Heidelberger Taschenbücher Band 70b

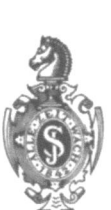

W. Doerr · G. Ule

Spezielle pathologische Anatomie III

Drüsen
mit innerer Sekretion,
Geschlechtsorgane,
Brustdrüse,
Bewegungsapparat,
Nervensystem

Mit 17 Abbildungen

Springer-Verlag Berlin Heidelberg New York 1970

WILHELM DOERR

o. Professor der Allgemeinen Pathologie und pathologischen Anatomie, Dr. med.

GÜNTER ULE

o. Professor der Neuropathologie, Dr. med.

beide: Pathologisches Institut der Universität Heidelberg

ISBN 978-3-540-04871-8   ISBN 978-3-642-88227-2 (eBook)
DOI 10.1007/978-3-642-88227-2

Das Werk ist urheberrechtlich geschützt. Die dadurch begründeten Rechte, insbesondere die der Übersetzung, des Nachdruckes, der Entnahme von Abbildungen, der Funksendung, der Wiedergabe auf photomechanischem oder ähnlichem Wege und der Speicherung in Datenverarbeitungsanlagen bleiben, auch bei nur auszugsweiser Verwertung, vorbehalten.

Bei Vervielfältigungen für gewerbliche Zwecke ist gemäß § 54 UrhG eine Vergütung an den Verlag zu zahlen, deren Höhe mit dem Verlag zu vereinbaren ist.

© by Springer-Verlag Berlin · Heidelberg 1970. Library of Congress Catalog Card Number 65-26982.
— Die Wiedergabe von Gebrauchsnamen, Handelsnamen, Warenbezeichnungen usw. in diesem Werk berechtigt auch ohne besondere Kennzeichnung nicht zu der Annahme, daß solche Namen im Sinne der Warenzeichen- und Markenschutz-Gesetzgebung als frei zu betrachten wären und daher von jedermann benutzt werden dürften. — Titel-Nr. 3005

Vorwort

Mit dem hier vorgelegten Bande findet die Veröffentlichung unserer Vorlesungen ihren Abschluß. Wir berichten über den zweiten Teil der Wintervorlesung 1969/1970, ergänzt durch einige Kapitel aus der natürlich auch im Sommer 1969 vorgetragenen Neuropathologie. Es war uns daran gelegen, die pathologische Anatomie des Nervensystemes geschlossen, d. h. in *einem* Zuge zur Darstellung zu bringen. Sie umfaßt hier beide anteiligen Elemente, nämlich den im Sommer 1969 und den im Winter 1969/1970 erörterten Stoff.

Unser Buch berichtet über die pathologische Anatomie der *Drüsen mit Innerer Sekretion*, der *Geschlechtsorgane*, über einige Kapitel aus dem Bereich der *Pathologie der Schwangerschaft*, der *Brustdrüse* und des *Bewegungsapparates* (W. DOERR), schließlich über die Pathologie des *Nervensystemes* (G. ULE). Wir sind auch diesmal dem im Vorwort zur „Allgemeinen Pathologie" (Heidelberger Taschenbücher Bd. 68) genannten Grundsatz treu geblieben, durch den sich ein *Taschenbuch*, wie wir glauben, von einem *Lehrbuch* unterscheidet: Wir meinen die *„dringliche Unmittelbarkeit"* der Darstellung. Sie versucht, aus dem Erfahrungsschatz des Alltags zuverlässig zu berichten, hält aber die „Grenzen offen". Sie ist also nicht schlußendlich, fertig, unabänderlich, sondern bestrebt, den Lernenden in die Nähe des sich oft lebhaft bewegenden Stromes pathologisch-anatomischer Arbeit und des mit diesem zusammenhängenden Fortganges unserer Wissenschaft zu bringen.

Der Leser möge von vergleichenden Umfangsberechnungen der einzelnen Kapitel Abstand nehmen. Jedes Thema hat seine Besonderheiten und erheischt einen individuellen, gleichsam optimalen Raum. Wenn der Abschnitt „Nervensystem" hier bewußt sehr knapp und pragmatisch gehalten wurde, so deshalb, weil eine ausführlichere Darstellung den Rahmen dieses Taschenbuches als „Pathologievorlesung" gesprengt hätte und an anderer Stelle als „Taschenbuch der Neuropathologie" vorgesehen ist. Alles, was vorgetragen wird, bedarf der selbstverständlichen Erläuterung durch das gesprochene Wort und der Belebung durch Fall- und Bilddemonstrationen.

Wir wiederholen heute noch einmal: Taschenbücher sind kein Lehrbuchersatz, und sie ersetzen erst recht nicht den „agierenden Unterricht". Sie versuchen „kunstlos", d. h. mit Hilfe des den Alltag des Pathologen erfüllenden „raisonnierenden Hin und Her", Tatsachen und einen Begriff von der Problemlage zu vermitteln. Sie wollen auch im klinischen Gebrauch konsultiert werden. Wir glauben uns zu der Hoffnung berechtigt, daß, wer sich die Mühe macht, sich unserer Darstellungen zu bedienen, bleibenden Gewinn haben wird.

Die *Pathologie als Wissenschaft* ist *nomothetisch*, also *Gesetzeswissenschaft;* aber sie ist auch *idiographisch*, also *Ereigniswissenschaft*. Ob jemand vorwiegend das eine pflegt, also Gesetzlichkeiten aufspürt, oder etwa in der diagnostischen Tagesarbeit das Phänomen des Einmaligen intuitiv richtig erschaut, — Intuition als höhere Form der Anschauung —, ist eine Funktion individueller methodischer Haltung. Der Nomothetiker wandelt, historisch gesehen, auf den Bahnen der Schule von *Knidos,* der idiographisch tätige Pathologe gehört zur Schule von *Kos.* Welcher Methode man sich bedient, die Pathologie hat Raum für jede dieser Betrachtungsweisen (PAUL ERNST). Die Unendlichkeit des Erkennens als Aufgabe macht den Akt des Erkennens selbst unendlich (KARL VIËTOR).

Wir haben unseren Freunden und Mitarbeitern für Rat, Urteil und Hilfe sehr zu danken. Wir nennen die Namen unserer Oberärzte, der Priv. Doz. Dr. Dr. BLEYL, KOLKMANN, WANKE und WEGENER, der Hauptpräparatoren G. BERG und P. SCHUBACH, der Graphiker H. BACHER und F. HEINRICH. Alle Schreib-, Gliederungs- und Ordnungsarbeiten wurden von unserer langjährig bewährten Sekretärin Frau HANNELORE GRIMMEL, jetzt Oxford, ausgeführt. Das Register besorgte die Akadem. Rätin Dr. U. MÜLLER gemeinsam mit Frau E. WYRWAS. Unser besonderer Dank gilt Herrn Dr. phil. HEINZ GÖTZE und seinen Mitarbeitern des Springer-Verlags.

Heidelberg, den 1. Juni 1970 WILHELM DOERR und GÜNTER ULE

Inhaltsverzeichnis

A. Drüsen mit innerer Sekretion

I. Vorbemerkungen 1

II. Hypophyse 4
   1. Bemerkungen zu Anatomie und Physiologie 4
   2. Allgemeine pathologische Anatomie der Hypophyse ... 9
      a) Entwicklungsstörungen 9
      b) Ernährungsstörungen 9
      c) Kreislaufstörungen 10
      d) Entzündliche Erkrankungen 11
      e) Geschwülste 11
      f) Hypophysäre Syndrome 12
         aa) Gigantismus 12
         bb) Akromegalie 12
         cc) Hypophysärer Zwergwuchs 12
         dd) Akromikrie 13
         ee) Cushing-Syndrom 13
         ff) Syndrom des chromophoben Adenomes 14
         gg) Hypopituitarismus 14
         hh) Hypophysenhinterlappen-Syndrome 14

III. Hypothalamisches System und Neurosekretion 16

IV. Zirbeldrüse 18

V. Schilddrüse 21
   1. Anatomie, Physiologie, Histophysiologie 21
   2. Mißbildungen 25
   3. Stoffwechselstörungen 26
   4. Kreislaufstörungen 27
   5. Entzündliche Prozesse 27
      a) Banale Formen der Thyreoiditis 27
      b) Thyreoiditis als Mitreaktion 28
         aa) Thyreoiditis non purulenta subacuta gigantocellularis de Quervain 28
         bb) Struma lymphomatosa Hashimoto 29
         cc) Eisenharte Struma Riedel 29
      c) Sogenannte spezifische Entzündungen 30
   6. Bemerkungen zum Kropfproblem 31
      a) Makromorphologische Manifestation 31
      b) Mikromorphologische Manifestation 31
      c) Adoleszentenkropf 32

	d) Kropf bei Morbus Basedow und Myxödem	33
	aa) Struma basedowiana	33
	bb) Myxödem und Hypothyreosen	36
	cc) Bemerkungen zu den Ursachen der Kropfbildung	38
	7. Eigentliche Schilddrüsengeschwülste	39
	a) Klassische Einteilung der Formen der Struma maligna	40
	b) Einteilungsvorschlag der UICC	40
VI.	Epithelkörperchen	44
	1. Anatomie, Physiologie	44
	2. Mißbildungen	47
	3. Stoffwechselstörungen	47
	4. Kreislaufstörungen	48
	5. Entzündliche Erkrankungen	48
	6. Geschwülste	48
VII.	Thymus	52
	1. Orthische Prämissen	52
	2. Mißbildungen	56
	3. Ernährungsstörungen	56
	4. Kreislaufstörungen	57
	5. Entzündliche Erkrankungen	57
	6. Hyperplastische Prozesse	58
	7. Geschwülste	59
	a) Banale d. h. nicht Thymus-eigentümliche Geschwülste	59
	b) Spezifisch-thymische Geschwülste	59
VIII.	Nebennieren	60
	1. Vorbemerkungen	60
	2. Mißbildungen	63
	3. Allgemeine pathologische Anatomie der Nebennieren	64
	a) Alarmphase	64
	b) Resistenzphase	64
	c) Erschöpfungsphase	64
	4. Stoffwechselstörungen	65
	5. Kreislaufstörungen	65
	6. Entzündliche Erkrankungen	65
	7. Geschwülste der Nebennieren	66
	a) Geschwülste der NNR	66
	b) Geschwülste des NNM	67
	c) Sonstige Geschwülste der NN	68
	8. Bemerkungen zu NN-Syndromen	68
	a) Zur Phäochromozytom-Symptomatologie	68
	b) Zum Morbus Addison	69
	c) Akute NN-Insuffizienz: Waterhouse-Friderichsen-Syndrom	70
	d) Syndrom der subakuten Nebenniereninsuffizienz	71
	e) Syndrome der Superfunktion der NNR	71
	aa) Cushing-Syndrom	71
	bb) Conn-Syndrom	72
	cc) Adrenogenitales Syndrom	73

B. Pathologische Anatomie der Geschlechtsorgane

I. Allgemeine Vorbemerkungen ... 75
II. Zwittertum ... 77
    Alte Nomenklatur: KLEBS, SIEGENBEEK VAN HEUKELOM
    1. Hermaphroditismus versus ... 78
    2. Pseudohermaphroditismus ... 78
        a) Pseudohermaphroditismus masculinus ... 78
        b) Pseudohermaphroditismus femininus ... 79
    Neuere Nomenklatur: (MOSKOWICZ):
    1. Hermaphroditismus ambiglandularis ... 79
    2. Hermaphroditismus testicularis ... 79
    3. Hermaphroditismus ovarialis ... 79
III. Allgemeine Mißbildungslehre der Genitalorgane ... 81
    1. Mißbildungen des weiblichen Genitale ... 81
        a) Bildungsfehler des Ovarium ... 81
        b) Bildungsfehler der Geschlechtsgänge ... 81
            aa) Mißbildungen der Eileiter ... 81
            bb) Mißbildungen von Gebärmutter und Scheide ... 82
            cc) Mißbildungen an der Geschlechtspforte ... 83
    2. Mißbildungen des männlichen Genitale ... 83
        a) Bildungsfehler des Hodens ... 83
        b) Bildungsfehler der Gänge ... 84
        c) Bildungsfehler der Geschlechtspforte ... 84
IV. Pathologische Anatomie (im engeren Sinne) des weiblichen Genitale ... 84
    1. Ovarium ... 84
        a) Vorbemerkungen ... 84
        b) Verlagerung in Hernien ... 86
        c) Stoffwechselstörungen ... 87
        d) Kreislaufstörungen ... 87
        e) Entzündliche Erkrankungen: Oophoritis ... 88
            aa) Phlegmone ... 88
            bb) Abszeß ... 88
            cc) Follikelempyem ... 88
            dd) Hodogenese der Eierstocksentzündung ... 89
            ee) Spezifische Entzündungen ... 89
                1. Tuberkulose ... 89
                2. Syphilis ... 89
                3. Aktinomykose ... 89
                4. Lymphogranulomatose ... 89
        f) Geschwülste ... 89
            aa) Zysten des Ovarium ... 89
                1. Follikelzysten ... 89
                2. Luteinzysten ... 90
                3. Endometrioide (Teer- und Schokolade-)Zysten ... 90
                4. Kleinzystische Degeneration des Ovarium ... 91
            bb) Echte Geschwülste des Ovarium ... 92

1. Gutartige epitheliale (fibroepitheliale) Tumoren .. 92
2. Bösartige epitheliale Tumoren 97
3. Gutartige Bindesubstanztumoren 100
4. Bösartige Bindesubstanztumoren 100
5. Mischgeschwülste................... 101
cc) Anhang 101
2. Eileiter 102
a) Bemerkungen zur Orthologie 102
b) Kreislaufstörungen...................... 102
c) Entzündliche Erkrankungen 103
aa) Katarrhalisch-eitrige Entzündung............ 103
bb) Tuberkulose...................... 104
cc) Salpingitis rara (qua causis alienis)............ 104
dd) Fremdkörperentzündung 104
ee) Salpingitis isthmica nodosa 105
d) Tuboovarialzysten 105
e) Geschwülste der Tube 105
aa) Gutartige Geschwülste................... 105
bb) Bösartige Geschwülste................... 106
3. Gebärmutter 106
a) Orthische Prämissen 106
b) Veränderungen der Lage................... 109
c) Funktionell-morphologische Störungen am Endometrium . . 109
aa) Dysmenorrhoea membranacea 109
1. Dreizipfeliger Ausgußsack 109
2. Membranen aus Plattenepithel........... 110
3. Reine Fibrin- und Blutergüsse 110
bb) Blutungen aus allgemeiner Ursache............ 110
1. Infektion, Intoxikation, hämorrhagische Diathese . . 110
2. Apoplexia uteri 110
3. Glandulär-zystische Hyperplasie 110
4. Anovulatorischer Zyklus................ 112
d) Entzündliche Erkrankungen der Gebärmutter 112
aa) Endometritis....................... 112
1. Akute Endometritis 112
2. Chronische Endrometritis 112
3. Cervicale Endrometritis 113
4. Endometritis post abortum und post partum 113
5. Die Portioerosion 113
bb) Entzündungen des Myometrium: Myometritis....... 116
cc) Entzündungen des Parametrium 116
dd) Spezifische Entzündungen 116
1. Tuberkulose 116
2. Syphilis........................ 116
3. Sonstiges 117
e) Geschwülste der Gebärmutter 117
aa) Bindesubstanztumoren 117
1. Einfachere Bindesubstanztumoren........... 117

2. Myome 117
3. Bösartige Bindesubstanztumoren 118
bb) Epitheliale Uterustumoren 119
   1. Gutartige Tumoren 119
   2. Bösartige Tumoren 119
   3. Metastatische Tumoren 124
4. Pathologische Anatomie der Scheide 124
  a) Allgemeine Vorbemerkungen 124
  b) Entzündliche Erkrankungen 124
    aa) Akute Colpitis 124
    bb) Chronische Colpitis 125
    cc) Scheidendiphtherie 125
    dd) Spezifische Entzündungen 125
  c) Cysten der Scheide 125
  d) Geschwülste der Scheide 126
5. Pathologische Anatomie der Vulva 127
  a) Entzündliche Erkrankungen 127
  b) Geschwulstige Veränderungen 127
6. Ausgewählte Kapitel aus der Pathologie der Schwangerschaft . 128
  a) Erkrankungen der Decidua 130
  b) Erkrankungen des Amnion 130
  c) Erkrankungen des Chorion 131
  d) Erkrankungen der Plazenta 132
    aa) Allgemeine pathologische Anatomie 132
      1. Verkalkung 133
      2. Zirkulationsstörungen 133
      3. Entzündliche Läsionen 133
      4. Geschwülste der Plazenta 134
    bb) Spezielle Morphologie der Plazenta: Histodiagnostische Synopsis 135
7. Pathologisch-anatomische Befunde beim uterinen Abort 138
8. Die extrauterine Gravidität 139
  a) Graviditas tubaria 140
    aa) Formen der Tubenschwangerschaft 140
    bb) Morphologie der Haftstelle 140
    cc) Schicksal der Tubargravidität 140
    dd) Ursachen der Eileiterschwangerschaft 141
  b) Graviditas ovarica 142
  c) Graviditas abdominalis 142
  d) Verhalten der Uterusmucosa bei ektopischer Gravidität . . 143
9. Bemerkungen zur pathologischen Anatomie der puerperalen Infektion 144

V. Pathologische Anatomie der männlichen Genitalorgane 146
  1. Hoden 146
    a) Orthologie 146
    b) Regressive Hodenveränderungen 148
    c) Kreislaufstörungen 148

aa) Anämische Nekrosen	148
bb) Hämorrhagische Infarkte	149
cc) Blutungen	149
d) Entzündliche Erkrankungen	149
aa) Akute Orchitis	150
bb) Chronische Orchitis	150
cc) Akute Epididymitis	150
dd) Chronische Epididymitis	150
ee) Spezifische Entzündungen	150
1. Tuberkulose	150
2. Syphilis	151
3. Seltenere Hodenentzündungen	152
e) Zysten an Hoden und Nebenhoden	152
aa) Retentionszysten	152
bb) Zysten auf dem Boden der Hydatiden	152
f) Geschwülste von Hoden und Nebenhoden	153
aa) Bindesubstanzliche Tumoren	153
bb) Epitheliale Tumoren	154
1. Adenoma tubulare testis	154
2. Hodencarcinom	154
cc) Mischtumoren	155
1. Teratoma adultum	155
2. Teratoma embryonale	155
g) Sekundäre Geschwülste von Hoden und Nebenhoden	155
h) Erkrankungen von Scheidenhaut, Nebenhoden und Samenstrang	156
aa) Hydrocele	156
bb) Haematocele	157
cc) Vaginitis (Vaginalitis)	157
dd) Geschwülste der Hodenhüllen	157
i) Bemerkungen zur bioptischen Punktatdiagnostik	158
2. Pathologische Anatomie von Samenblasen und Samenleiter	159
a) Orthologie	159
b) Degenerative Veränderungen	159
c) Entzündliche Erkrankungen	159
d) Zysten und Geschwülste	160
3. Pathologie der Prostata	160
a) Allgemeine Vorbemerkungen	160
b) Stoffwechselstörungen des prostatischen Gewebes	161
c) Entzündliche Affektionen der Prostata: Prostatitis	162
d) Sogenannte Prostatahypertrophie	163
aa) Episphinkterische, intravesikale Form	164
bb) Hypo(sub)sphinkterische, subvesikale Form	164
e) Kreislaufstörungen der Prostata	168
f) Geschwülste der Prostata	168
4. Bemerkungen zur pathologischen Anatomie von Penis und Scrotum	170

- a) Induratio penis plastica ... 170
- b) Geschwülste ... 170

VI. Pathologische Anatomie der Brustdrüse ... 172
1. Allgemeines ... 172
2. Mißbildungen ... 173
3. Entzündliche Erkrankungen der Mamma ... 174
   - a) Entzündungen am Warzenhof = Areolitis, an der Warze selbst = Thelitis ... 174
   - b) Entzündungen im Drüsenbereich = Mastitis ... 174
   - c) Spezifische Entzündungen ... 174
     - aa) Tuberkulose ... 174
     - bb) Lues ... 174
     - cc) Aktinomykose ... 174
4. Epitheliofibrosen ... 175
   - a) Fibrosis mammae virilis ... 175
   - b) Gynäkomastie ... 175
   - c) Mastopathia chronica cystica ... 176
5. Geschwülste und geschwulstähnliche Prozesse ... 177
   - a) Zum Thema ‚Zysten' ... 178
   - b) Zum Thema ‚Adenom und Fibroadenom' ... 178
   - c) Zum Thema ‚Mammacarcinom' ... 179
6. Bemerkungen über Makromastie ... 181
   - a) Pubertätsmakromastie ... 181
   - b) Makromastie bei Cushing-Syndrom ... 181
   - c) Fibroadenomatose und Mastodynie ... 182
   - d) Makromastie bei Disgerminom und Akromegalie ... 182

C. Pathologische Anatomie des Bewegungsapparates

I. Vorbemerkungen ... 183

II. Leichenerscheinungen ... 188

III. Mißbildungen ... 188
1. Hemmungen des Wachstumes ... 188
   - a) Örtliche Wachstumshemmung ... 188
   - b) Allgemeine Wachstumshemmung ... 189
     - aa) Primordialer Zwergwuchs v. HANSEMANN ... 189
     - bb) Zwergwuchs als Folge angeborener Störungen der Drüsen mit innerer Sekretion ... 189
     - cc) Chondrodystrophia foetalis Kaufmann ... 189
     - dd) Osteogenesis imperfecta ... 190
2. Beschleunigung des Wachstums ... 191
3. Besonders geartete Skelettmißbildungen ... 191
   - a) Mangelbildung verschiedener Skelettteile ... 191
   - b) Uneinheitlich heterologe und heterogene Skelettmißbildungen ... 192
     - aa) Arachnodaktylie ... 192
     - bb) Dysostosis cleidocranialis ... 192

cc) Dysostosis multiplex v. PFAUNDLER-HURLER 192
dd) Osteosclerosis fragilis generalisata 192
ee) Osteopoikilie 193
4. Anhang zum Kapitel ‚Mißbildungen' 195

IV. Ernährungsstörungen 195
1. Atrophie 195
   a) Druckatrophie 195
   b) Inaktivitätsatrophie 195
   c) Senile Atrophie 196
   d) Hungerosteopathie 196
   e) Osteopathie bei Morbus Cushing 196
   f) Osteopathie bei Hypercortizismus 196
   g) Trophoneurotische Atrophie 197
2. Osteosklerose 198
3. Osteomalacie 198
4. Rachitis 199

V. Knochenveränderungen bei Störungen der Inneren Sekretion . . . 202
1. Nannosomia pituitaria 202
2. Nannosomia thyreogenes 202
   a) Endemischer Kretinismus 202
   b) Sporadischer Kretinismus 202

VI. Knochenveränderungen durch abnorme Stoffablagerungen 202
1. Metallosteopathien 202
2. Farbveränderungen 203
   a) Icterus 203
   b) Diabetes mellitus 203
   c) Ablagerungen von hämoglobinogenen Pigmenten 203
      aa) Hämochromatose 203
      bb) Hämatoporphyrie 203
   d) Morbus Gaucher 203
   e) Hand-Schüller-Christiansche Krankheit 204
   f) Amyloid- und Paraproteinablagerungen 204

VII. Hyperostosen 204
1. Hyperostosen des Schädeldaches 204
2. Allgemeine Hyperostosen 206
3. Hyperostosen des Gesichtsschädels und der Schädelbasis 206

VIII. Frakturheilung 207

IX. Kreislaufstörungen 207

X. Entzündliche Erkrankungen 208
1. Akute entzündliche Veränderungen und Folgezustände 208
   a) Akute Periostitis 208
      aa) Periostitis simplex 208
      bb) Periostitis purulenta 208
   b) Akute Osteomyelitis und Ostitis 209
   c) Ausgang und Folgen der akuten Osteomyelitis und Periostitis 209

2. Chronische entzündliche Veränderungen 210
   a) Chronische Periostitis 210
   b) Chronische Osteomyelitis und Ostitis 211
   c) Schicksal der Nekrosen 211
   d) Anhang 212
      aa) Knochenabszeß 212
      bb) Phosphornekrose der Kiefer 212
3. Spezifische Entzündungen 212
   a) Tuberkulose 212
   b) Syphilis 215
   c) Morbus Besnier-Boeck-Schaumann 218
   d) Lymphogranulomatose 219
   e) Sonstiges 219
      aa) Lepra 219
      bb) Aktinomykose 220
      cc) Caffey-Syndrom 220
   f) Anhang 220

XI. Umbauprozesse im Skelettsystem 221
   1. Ostitis deformans Paget 221
   2. Ostitis fibrosa generalisata Engel- v. Recklinghausen 223

XII. Aseptische Knochennekrosen 226
   1. Spontane Nekrosen im engeren Sinne 227
   2. Spontannekrosen mit deutlicherer Beziehung zu einem Trauma . 228
   3. Nekrosen als Insuffizienzschäden 229
   4. Einteilung der aseptischen Knochennekrosen nach dem „Lieblingsalter" des Auftretens 229
   5. Einteilung der aseptischen Knochennekrosen „nach der Entstehung" 229
   6. Bemerkungen zur allgemeinen Pathogenese 230

XIII. Geschwülste und geschwulstähnliche Erkrankungen 231
   1. Chordom 231
   2. Fibrom 232
      a) Fibröser Corticalisdefekt 232
      b) Nicht-ossifizierendes Fibrom 232
      c) Solitäre Knochenzyste 233
      d) RZG: Gutartige Riesenzellengeschwülste 234
         aa) Sogenannter Brauner Tumor = Giant cell tumor 234
         bb) Sogenanntes Knochenaneurysma = aneurysmal bone cyst 235
         cc) Epulis gigantocellularis sarcomatodes 235
         dd) Myelom der Sehnenscheiden 235
   3. Chondrome 236
   4. Chondromyxoidfibrom 238
   5. Osteome 238
   6. Hämangiome 240
   7. Schwer klassifizierbare, zur Systemisierung neigende, geschwulstähnliche Prozesse 241

XV

a) Fibröse Dysplasie Jaffé-Lichtenstein-Uehlinger 241
b) Xanthogranulom 242
c) Eosinophiles Granulom 242
d) Reticulosen 243
8. Skelettogene Sarkome 243
   a) Parossale, periostogene Sarkome 243
   b) Osteogene Sarkome sensu stricto 243
9. Sekundäre Geschwülste 246

XIV. Parasitäre Erkrankung des Skelettes 246

XV. Aphorismen zur pathologischen Anatomie der Gelenke 247
1. Bemerkungen über das Wesen sogenannter Artikulationen 247
2. Entzündlich-degenerative Erkrankungen 247
   a) Akute Arthritis 247
   b) Chronische Arthritis 248
3. Spezifische Gelenkentzündungen 252
   a) Tuberkulose 252
   b) Syphilis 253
4. Rein degenerative Veränderungen 254
5. Geschwülste 254

XVI. Bemerkungen zur Bandscheibenpathologie 255

XVII. Notizen zur Pathologie der Kniegelenkmenisci 263

XVIII. Über Schädeldachveränderungen 265

D. Pathologische Anatomie des Nervensystems

Vorbemerkungen zur Orthologie 268

I. Fehlbildungen des Nervensystems 270
1. Zyklopie — Arhinenzephalie 271
2. Dysraphien 272
3. Störungen der Migration und der Rinden- und Windungsbildung 273
4. Mongolismus 273
Anhang: Cerebrale Kinderlähmung 274

II. Degenerativ-metabolische Prozesse 275
1. Diffuse Atrophien 278
2. Systematische Atrophien 279
3. Hallervorden-Spatzsche Krankheit 287
4. Speicherungsdystrophien und Leukodystrophien 287
5. Spongiöse Dystrophien 289

III. Hypoxydose — Kreislaufstörungen — Gefäßerkrankungen . . 292
1. Auswirkungen und Ursachen der cerebralen Hypoxydose 292
2. Ursachen cerebraler Durchblutungsstörungen 295
   a) Embolische Gefäßverschlüsse 296
   b) Erkrankungsformen der Hirnarterien 298
      aa) Cerebralarteriensklerose 298

bb) Hypertonische Erkrankung der Hirngefäße, hypertonische Massenblutung 302
cc) Kongophile Angiopathie 304
dd) Entzündliche Erkrankungen der Hirngefäße 305
c) Hirnvenen- und Sinusthrombose 306
d) Sackförmige Hirnbasisaneurysmen, Subarachnoidalblutung, cerebrale Angiome 307

IV. Entzündliche Erkankungen des Nervensystems und seiner Häute 310
1. Meningitiden 310
2. Enzephalomyelitiden 313
   a) Anatomische Ausbreitungsmuster 315
   b) Sonderformen der Enzephalitis 321
3. Anhang: Polyneuritis — Polyneuropathie. 323

V. Hirnveränderungen nach physikalischen und chemischen Einwirkungen 324
1. Mechanische Traumen 324
   a) Offene Hirnverletzung 325
   b) Gedeckte Hirnverletzungen 326
      aa) Commotio cerebri 326
      bb) Contusio cerebri. 327
      cc) Compressio cerebri 329
      dd) Gedeckte Rückenmarkverletzungen 331
2. Sonstige physikalische Noxen 332
3. Chemische Noxen 333

VI. Geschwülste des Nervensystems und seiner Häute 335
1. Hirnödem — Hirndruck 335
2. Autochthone Hirntumoren 337
   a) Neuroektodermale Geschwülste 338
   b) Mesodermale Geschwülste 342
   c) Epitheliale Tumoren 344
3. Metastatische Hirntumoren 345
4. Anhang: Dysraphische Störungen mit blastomatösem Einschlag 346

Schlußwort 348

Sachverzeichnis 349

A. Drüsen mit innerer Sekretion

I. Vorbemerkungen

Das Zusammenspiel der verschiedenen Organe des tierischen und menschlichen Körpers wird durch „Regulationen" gelenkt. Die Erkennung der ungeheuren Bedeutung der zentralnervös vermittelten Lenkung und Steuerung hat lange Zeit vergessen lassen, daß auch humorale Faktoren essentiell sind. Die *mittelalterliche Medizin* sprach vom *Consensus partium.* Jener beruhe auf „Sympathien". CLAUDE BERNARD (geboren am 12. Juli 1813 in Saint-Julien-en-Beaujolais, Rhône; gestorben am 10. Februar 1878, Paris) konzipierte den Begriff des *Milieu intérieur;* (vgl. „Allgemeine Pathologie", S. 37). CLAUDE BERNARD stellte 1855 fest, die Galle sei das „äußere Sekret", das Glykogen aber das „innere Sekret" der Leber!

Zu CLAUDE BERNARD: On a pu dire de lui, non sans raison, qu'il n'a pas été un physiologiste, mais „la physiologie même". Lui sacrifiant sa vie privée, lui consacrant le meilleur de son existence, il s'est effectivement identifié à elle avec une ardeur qui, chez ce positiviste convaincu, revêt un caractère véritablement passionel. „Sa base, dit-il en parlant de la médecine, doit être la physiologie. La science ne s'établissant que par voie de comparaison, la connaissance de l'état pathologique ou anormal ne saurait être obtenue sans la connaissance de l état normal . . ." (aus M. M. BARIÉTY und CH. COURY: Histoire de la médecine, Paris: Fayard *1963,* S. 660/661).

Einer der prominentesten Schüler von CLAUDE BERNARD, CHARLES-EDOUARD BROWN-SÉQUARD (1818—1894), veröffentlichte in der Pariser Akademie 1889 eine aufsehenerregende Mitteilung über die angebliche Wirkung von „Testis-Extrakten". Heute, ex post, weiß man, daß BROWN-SÉQUARD einer Täuschung (Autosuggestion) zum Opfer gefallen sein muß, denn die von ihm verwendeten Extrakte können nicht wirksam gewesen sein. Der von der „Entdeckung" BROWN-SÉQUARDs ausgegangene Impuls war jedoch ein außerordentlicher.

Zu BROWN-SÉQUARD: Élève préféré de CLAUDE BERNARD, CHARLES-EDOUARD BROWN-SÉQUARD a continué l'oeuvre de son maître et l'a développée sur certains points avec un esprit moins systématique sans doute, mais aussi intuitif et peut-être plus original. Anglais par naissance à l'Ile Maurice, americain par sons père BROWN, Francais par sa mère, née SÉQUARD, par sa langue et par ses goûts, BROWN-SÉQUARD a partagé sa vie entre quatre pays. Sa prédilection allait néanmoins à Paris qui vit le début difficile, le faîte et la fin de sa brillante carrière . . . (aus M. BARIÉTY und CH. COURY: Histoire de la médecine, Paris: Fayard *1963,* S. 668).

Der eigentliche Entdecker der inneren Sekretion ist der alte Jenaer Physiologe BERTHOLD (1845; ARNOLD ADOLF BERTHOLD, *1803—1861,* Professor der Physiologie in Jena und in Göttingen). Er implantierte einem kastrierten Hahn die Testes eines anderen Hahnes. Es gelang ihm, die durch Kastration verloren gegangenen sekundären Geschlechtsmerkmale wieder herzustellen!

Der Name „Hormon" kommt von „*ormao*" (= ich rege an). Er geht auf BAYLISS und STARLING zurück, die diesen Namen (Hormon) anläßlich der Entdeckung des Sekretines (1902; bgl. „Spez. path. Anat. II", S. 297) eingeführt hatten. Sekretin ist nun aber gerade ein Stoff, der nicht ganz dem entspricht, was man heute Sekret oder Inkret nennen möchte. HANS SELYE (zeitgenössischer Physiologe in Montréal/Canada, geboren 1907; österreichischer Emigrant) definiert so: Hormone sind physiologische, organische Verbindungen, die von bestimmten Zellen einzig zu dem Zwecke gebildet werden, die Aktivität „distaler" Teile des gleichen Organismus zu steuern!

Für uns, die Pathologen, gilt als sicher, daß „Hormone" nicht nur von Epithelien, sondern auch von Bindegewebszellen gebildet werden können. Intermediäre Stoffwechselprodukte dagegen, auch falls diese Fernwirkungen auszulösen imstande sein sollten, gelten nach aller Konvention nicht als „Hormone". Dagegen könnten die „Organisatoren" und „Induktoren" des embryofetalen Lebens den sogenannten Gewebe-Hormonen gleichwertig sein. Die Hormonsteuerung erfolgt nach dem Prinzip des *feed-back,* also des Servosystemes, folglich nach dem Grundsatz der Homöostase. Im gegebenen Zusammenhang wird gern von *„Kybernetik"* („Regulationswissenschaft"; kybernetes = gubernator = Steuermann) gesprochen. AMPÈRE hat in seinem „Essai sur la philosophie des sciences" (1834) das Wort „cybernétique" zum ersten Mal gebraucht. Er beabsichtigte jedoch etwas ganz anderes, seine „Kybernetik" sollte die möglichen Verfahrensweisen, etwa einer „Regierung" charakterisieren. Die „Regelungstechnik" ist eine in ihren Wurzeln uralte, in ihren Zielen aktuelle Wissenschaft. Das Modell der elementaren Regelungstechnik ist der historische „Fliehkraftregler", der durch JAMES WATT, 1790, erfunden und als „governor" bezeichnet wurde. — „Governor" und „gubernator" meinen natürlich das gleiche. Die moderne Kybernetik ist mit dem Namen NORBERT WIENER, 1948, — „Cybernetics" — verbunden.

Lit.: H. FRANK: Kybernetik, Brücke zwischen den Wissenschaften. Frankfurt/Main: Umschau-Verlag, 3. Auflage, *1964.*

Die Wirkungsweise der Hormone sensu stricto ist vielfach nicht hinlänglich geklärt. Es wird angenommen, daß Hormone teilweise eine Co-Ferment-ähnliche Wirkung besäßen. Vielfach werden die Effekte von Hormonen, Vitaminen und Fermenten „in einem Atem" genannt. Es ist nicht erlaubt, die Erörterung über die verschiedenen Wirkungsprinzipien allzu stark zu simplifizieren. Hormone, Vitamine und Fermente dürfen nicht deshalb zusammengefaßt werden, weil sie in kleinsten Dosen wirksam sind.

Für den Pathoanatomen am meisten auffällig ist die Tatsache, daß bestimmte Drüsensysteme gleichsam „zusammengefügt" auftreten: *Hypophysenvorder- und -hinterlappen, Schilddrüse und Nebenschilddrüse, tubuläres und insuläres Pankreas, Nebennierenrinde und -mark.* Es wird vermutet, daß in diesem organisatorischen und architektonischen Prinzip der Grundsatz des „Antreibers" — der Grundsatz der Ausbildung sogenannter „Synergiden" realisiert ist.

Wenn es gelingt, aus einer Drüse ein bestimmtes Hormon darzustellen, ist damit selbstverständlich nicht gesagt, daß das gleiche Hormon in derselben

Form auch im Blutserum vorhanden wäre. Die morphogenetische Leistung eines Hormones und seine Stoffwechselwirkung sind nur zum Teil identisch. Die Folgen der Ausschaltung einer Drüse mit innerer Sekretion werden um so tiefergreifende sein, je elementarer das betreffende Hormon (oder der Hormonkomplex) in den „Basalstoffwechsel" eingreift.

Adrenalektomierte Tiere sterben, weil die Nebennierenrinde in den zellularen Eiweiß- etc. -Stoffwechsel eingreift; hypophysektomierte Tiere sind deshalb äußerst empfindlich (vulnerabel) gegenüber anstrengender Muskelarbeit, experimenteller Vergiftung, Infektion, Unterkühlung, weil alle Organe offenbar „vermindert funktionieren". Umgekehrt: Die Thyreoidektomie setzt die allgemeine Empfindlichkeit (Störanfälligkeit) herab, weil der Sauerstoffverbrauch gesenkt ist. Die Mechanismen der Hormonwirkungen sind ganz unterschiedliche: Adrenalin wirkt auf dem Wege über sogenannte Überträgerstoffe der nervösen vegetativen nervalen Endigungen. Thyroxin fördert die Oxydationsprozesse. Glukokortikoide wirken (ohnehin) anabolisch. Insulin findet sich in der Gewebeflüssigkeit in Mengen von 0,3 Gamma %. Dies ist zu wenig, als daß es selbst als Ferment angesprochen werden könnte. Es „reguliert" die Gleichgewichtslage der Fermente des Glykogenauf- und -abbaues. Die Inaktivierung des Insulines erfolgt durch proteolytischen Abbau, wahrscheinlich durch ein „spezifisches" Enzym, die sogenannte Insulinase. Die Bestimmung von Hormonkonzentrationen im Blute oder der Gewebeflüssigkeit ist bis jetzt noch nicht befriedigend durchgearbeitet. Ganz allgemein kann man sagen, Hormonwirkungen bestehen in „Hemmung" und „Beschleunigung", in „Nutrition" sowie „Formation", also in „Assimilation" und „Dissimilation". Alle diese Bezüge haben etwas mit den Problemen der Konstitution zu tun. Die Störung der Tätigkeit der „Hormonproduzenten" kann bestehen in einer Afunktion, Hypofunktion, Hyperfunktion und Dysfunktion.

Von besonderem Interesse ist das *Schicksal der Hormone:* Hormone werden gebildet und gespeichert; sie werden ausgeschüttet und transportiert; sie verrichten eine ortsständige Wirkung, wobei eine Utilisation abläuft; sie werden schließlich inaktiviert und abgebaut. Schlußendlich: Die Hormonbausteine werden ausgeschieden. Hinter dem schlichten Wort „Ausschüttung" (der Hormone) verbirgt sich möglicherweise ein besonderes Reglersystem: Die moderne Endokrinologie kennt „releasing-factors" welche, nach dem jeweiligen Standort und der „Wirkungsrichtung", verschiedene Namen tragen: *CRF* = corticotropin releasing factor; *TRF* = thyreotropin releasing factor; *LRF* = luteotropin releasing factor; *FRF* = folliculin releasing factor; *SRF* = somatotropin releasing factor. Die „Faktoren" scheinen im Hypothalamus beheimatet. Von hier aus „veranlassen" sie, daß der Hypophysenvorderlappen die „tropischen" Hormone „entläßt".

Praktisch wichtig sind die *Kettenreaktionen:* Durch Insulinausschüttung entsteht eine Hypoglykämie, jene induziert eine Adrenalinausschüttung, dadurch kommt es zur Glykogenolyse, diese zeitigt eine Hyperglykämie, jene aber verursacht ihrerseits eine Hemmung der Insulinausschüttung. Mutatis mutandis gibt es entsprechende Kettenreaktionen in allen anderen hormonellen Bezugssystemen. Man spricht daher von „neurohormoneller" Steuerung.

Nach dem chemischen Aufbau kann man die Hormone folgendermaßen gruppieren:

1. *Eiweißartige Hormone.* Proteohormone. Es handelt sich um die glandotropen Hormone des Hypophysenvorderlappens, das Choriongonadotropin, das Wachstumshormon, das Insulin, das Parathormon und das Glukagon.
2. *Polypeptidhormone.* Hierher gehören die Hypophysenhinterlappenhormone, aber auch das ACTH; hierher gehören möglicherweise die verschiedenen releasing factors.
3. *Steroidhormone.* Nebennierenrindenhormone und Keimdrüsenhormone.
4. *Aminosäurenderivate.* Adrenalin, Noradrenalin, Thyroxin, Trijodthyronin.
Die erwartete Hormonleistung bleibt gelegentlich aus. Die Ursachen können verschiedene sein. Es mag sich um eine Störung des Hormongleichgewichtes handeln; es wäre denkbar, daß „Antihormone" existieren; es kann eine Hormonresistenz entstanden sein.

Antihormone gehören in das Kapitel der Immunopathien. Die Hormonresistenz kann auf die Bildung von Antikörpern zurückgeführt werden. Sogenannte Pseudoendokrinopathien können durch Enzymdefekte verursacht werden. Ihre Erkennung ist differentialdiagnostisch wichtig, jedoch sehr schwierig! Andererseits: Die Inkretdrüsen spielen im Fortgang der Auseinandersetzung des Makroorganismus mit seiner Umgebung eine große Rolle. Ohne ein intaktes Hypophysen-Nebennieren-System ist eine Infektabwehr oder auch die Erhaltung einer bestimmten Resistenz gegenüber physikalischen Noxen undenkbar. Sollten zahlreiche Drüsen mit innerer Sekretion erkrankt sein, spricht man von „pluriglandulärer Erkrankung" z. B. von multipler *Blutdrüsensklerose* (FALTA).

II. Hypophyse

1. Bemerkungen zu Anatomie und Physiologie

Bereits bei Embryonen von 2,5 mm Länge (!) wird die Hypophyse angelegt. Ihre Entwicklung nimmt den Ausgang von der auf Seite 5 der „Spez. path. Anat. II" dargestellten Rathkeschen Tasche. Diese liegt an der Grenze zwischen Ento- und Ektoderm, im Bereiche der Membrana buccopharyngica. Die Rathkesche Tasche liegt oral, die Seesselsche Tasche pharyngeal. Die eigentliche Hypophysenanlage ist also ektodermaler Herkunft. Es entsteht zuerst ein epitheliales Hypophysensäckchen. Dieses kommuniziert durch einen hohlen Stiel mit dem Mundhöhlenbereich. Der Stiel verliert nach und nach sein Lumen; er wird solide. Die Vorderwand des Hypophysensäckchens sproßt nach rostral, erwirbt vorübergehend selbst ein Lumen, bildet dann jedoch solide Epithelperlen. Aus diesen entsteht im wesentlichen der Hypophysenvorderlappen (HVL; = Adenohypophyse). Die Hinterwand des Hypophysensäckchens bildet die Pars intermedia. Gleichzeitig entsteht am hinteren unteren Teil des sogenannten Vorderhirnbläschens, also noch vor der Abgrenzung des Telencephalon, eine trichterförmige Ausstülpung des sogenannten Infundibulum in Richtung auf die Hypophysenanlage. Dieser „Trichter" legt sich unmittelbar dem dorsalen Abschnitt des Hypophysensäckchens auf. Aus dieser Gewebemasse entsteht die Anlage des Hypophysenhinterlappens (HHL; = Neurohypophyse). Der Hypophysengang verschwindet in der Regel gänzlich.

In seltenen Fällen bleibt er als Canalis craniopharyngicus erhalten; er führt durch das Keilbein zur Sella turcica. Gelegentlich findet der Pathologe Plattenepithelrelikte an der Oberfläche des HVL und im Bereiche des Infundibulum. Beim Menschen lassen sich mit einiger Regelmäßigkeit, bis ins hohe Greisenalter, Epithelkomplexe nach Art des HVL in und unter der Rachendachschleimhaut nachweisen: *Hypophysis pharyngica*. Die Rachendachhypophyse als besser ausgebildetes Organ findet sich auch bei Tieren, mit Sicherheit bei der Katze. Die Hypophysis pharyngica des Menschen ist im Bereiche einer medianen Linie von 5—7 mm Länge zu suchen, welche vom hinteren oberen Vomer-Ende bis an den Keilbeinkörper heranreicht. Während der fetalen Entwicklung handelt es sich lediglich um einen soliden Epithelstrang. Rechtzeitig vor der Geburt tritt ein alveolärer Bau auf. Die Größe dieser Relikte schwankt in weiten Grenzen. Manchmal sind weitere Hypophysenreste im ganzen ursprünglichen Verlaufe des Canalis craniopharyngicus entsprechend bis in die Sella turcica nachweisbar.

Die fertige Hypophyse liegt derart in der Sella, daß sie von Dura mater allseits eingehüllt wird: *Diaphragma sellae*. Jenes trägt ein Loch für das Infundibulum und bildet die Tapete für den Sellaboden. Beiderseits liegt der Sinus cavernosus. Der Stiel des Infundibulum selbst ist durch kleine venöse Blutbahnen umgeben. Durch die Sinus cavernosi einerseits, die venösen Transversalbahnen andererseits, resultiert ein *Sinus venosus parahypophyseos Ridleyi*. Die Kenntnis der Blutversorgung der Hypophyse ist wichtig, um die Möglichkeiten des Hormonabtransportes richtig zu übersehen. Die kleinen hypophysären Arterien entspringen jederseits als je eine obere und untere Schlagader aus der Carotis interna und dringen teils vom Hypophysenstiel aus, teils am Rande der Sella in den HVL ein. Es bestehen angeblich auch Beziehungen zum Circulus arteriosus Willisii. Zwischen den beidseitigen Arterien besteht je eine 70—100 μ starke Queranastomose. Der HVL wird hauptsächlich aus den Ästen der jeweiligen unteren hypophysären Arterien gespeist. Verbindungen zwischen den Gefäßen von HVL und HHL sind selten. Der venöse Abfluß folgt dem Hypophysenstiel in Richtung auf das Infundibulum. Es ist eine kleine „*Hypophysenpfortader*" vorhanden. Von hier aus erfolgt der Hormontransport in Richtung auf das Zwischenhirn. Angeblich existiert auch ein umgekehrter Transport: Neben der Einsonderung von Inkreten in die Blutbahn (*„Hämokrinie"*) existiert auch eine „*Neurokrinie*". Unter der Neurokrinie versteht man die Tatsache, daß Hormone der Hypophyse auf dem Wege über das „Pfortadersystem" in Richtung auf das Zwischenhirn transportiert werden. Tatsächlich gelingt der Nachweis von hypophysären Hormonen im Liquor des Bodentrichters des 3. Ventrikels. Man darf die Neurokrinie nicht verwechseln mit der „Neurikrinie", worunter die (klassische) Neurosekretion zu verstehen ist. Über die Neurosekretion wird im Zusammenhang auf S. 16 berichtet. Die Hypophyse ist im ganzen häufig etwas abgeplattet, sie hat die Form eines elliptoiden transversal orientierten zylindrischen Gewebekörpers.

Der *Zwischenlappen* (pars intermedia) enthält oft mehrschichtige Epithelsäume, welche schmale, spaltförmige Lumina auskleiden. Gelegentlich finden sich kolloidgefüllte Hohlräume. Das von oben her zwischen HHL und HVL einwachsende Bindegewebe scheint kleine Zysten abzugrenzen. Man spricht von Rathkeschen Zysten. Diese können auch Flimmerepithel tragen.

Hypophysengewichte:
Männer und Nulliparae: 0,56—0,64 g;
Primiparae (am Tage post partum): 0,847 g;
Multiparae: 1,06 g.

Histologisch fällt auf, daß der HVL eine „bunte" Zellulation besitzt. Chromophobe liegen vorwiegend im Zentrum des HVL, Eosinophile mehr im dorsalen Abschnitt, Basophile mehr im rostralen Teil des HVL. Chromophobe Zellen werden gelegentlich Hauptzellen genannt. Aus diesen gehen die Schwangerschaftszellen hervor. Jene sind schwach eosinophil getönt. Schwangerschaftszellen stehen im 4.—6. Monat einer Gravidität zahlenmäßig an erster Stelle, am 11. Tage post partum an 2., aber erst nach 7 Jahren (post partum) an 3. Stelle!

Die drei Kardinalzellen des HVL verhalten sich zueinander:
Chromophobe : Eosinophile : Basophile = 45,8 : 30,8 : 23,4.

Die Technik der Erforschung der Funktionen der Hypophyse war mühsam, weil die operativen Eingriffe schwierig und gefährlich sind. Es seien einige Daten aufgezählt:
HORSLEY, 1886, Hypophysektomie beim Hund;
PAULESCO, 1906, Hypophysektomie beim Hund;
ASCHNER, 1909; Hypophysektomie beim Hund;
CUSHING, 1909; Hypophysektomie beim Menschen;
HOUSSAY, 1930 und 1935, Hypophysektomie bei mehreren Versuchstieren;
SMITH, 1927, Absaugung der Hypophyse bei der Ratte.

Das experimentelle Geschick von SMITH hat die Möglichkeit geschaffen, bei einem kleinen Laboratoriumsnager mit hinlänglicher Genauigkeit die Funktionsausfälle nach Hypophysektomie zu studieren. Hunde zeigen nach Hypophysektomie eine Apathie, eine besondere Schläfrigkeit und Passivität; zuvor wilde Tiere werden zahm; gelegentlich resultiert leider eine Anorexie. Es können Krämpfe, Zuckungen, aber auch Anfälle von muskulärer Steifigkeit (Rigor) auftreten, welche aber nicht zum typischen Bilde der technisch wohl gelungenen Hypophysektomie gehören. Sie sind so gut wie immer die Folge der Verletzung des Tuber cinereum.

Cytologie des Hypophysenvorderlappens, erarbeitet mit Hilfe der Kresazanfärbung (BENNO ROMEIS)
2 acidophile Zelltypen: α- und ϵ-Zellen;
2 cyaneophile Zelltypen: β- und δ-Zellen;
1 chromophobe Zellrasse: γ-Zelle;
1 Schwangerschaftszelle: η-Zelle, -amphophil (?).
Eosinophile Zellen entstehen während der Kyematogenese III/IV, die Basophilen erst nach der Geburt.

Methoden der Zuordnung der Zellen zu den Hormonen
a) Beschreibende Cytologie, auch im Sinne der Erarbeitung der Veränderung der Hypophyse nach operativer Ausschaltung einer anderen Inkretdrüse;
b) numerische Erfassung der Hypophysenzellen;
c) Implantation von HVL-Anteilen oder Injektion sogenannter spezifischer HVL-Zell-Granula;

d) Immunochemische Verfahren: Lokalisation z. B. von fluoreszeierenden ACTH-Antikörpern.

e) Histochemische Methoden: PAS-Reaktion, Bestimmung zuckerhaltiger HVL-Hormone; saure Phosphatasen; Nachweis von Phosphorlipoiden; Feststellung einer Metachromasie; Nachweis von Ascorbinsäure; Darstellung eiweißgebundener SH- und -S-S-Gruppen.

Standorte sogenannter Hormonproduktion

1. Somatotropes Hormon STH (Somatotropin) — Acidophile Zellen, z. B. Adenomzellen bei Akromegalie; *argumentum e contrario:* Fehlen von Eosinophilen bei bestimmten Zwergmäusen
2. Luteotropin- oder Prolactin-Hormon LTH — Aidophile Zellen

(Zellen vom Typus 1 und 2 wahrscheinlich jeweils repräsentiert durch zwei Zellformen: α- und ε-Zellen?

3. Follikelstimulierendes Hormon FSH — Cyaneophile Zellen, argyrophil; δ_1-Zellen?
4. Zwischenzellstimulierendes Hormon ICSH — Cyaneophile Zellen, argyrophil; δ_2-Zellen?
5. Thyreotropes Hormon TSH hochmolekular, albumosen-, peptonartig, Zerstörung durch Erwärmung auf 60° — cyaneophile Zellen, vielleicht Untergruppe von γ-Zellen oder β-Zellen? Nicht-argyrophil; Aldehyd-Fuchsin-positiv

FSH, ICSH, TSH = glykoproteidpositive cyaneophile Granula; alle (3, 4 und 5) PAS-positiv; alle Zellen (3, 4 und 5) elektronen-mikroskopische Gemeinsamkeiten (Kern, Protoplasma, Golgi-Apparat, Mitochondrien, Granula).

6. Adrenocorticotropes Hormon ACTH α-cytotrope Wirkung (Langerhanssche Inseln), kontrainsulinäres Hormon — Herkunft unklar; in 50 % aller Fälle aus den Basophilen, sonst aus den Eosinophilen? Hyaline Zellumwandlung bei Morbus Cushing, nach ACTH- und Cortison-Medikation: Crooke-Zellen! Vielleicht: amphophile Zellen, nämlich aldehydfuchsinpositive β-Zellen?!

Histologischer Bau des Hypophysenhinterlappens. Die Pars nervosa der Hypophyse besteht aus lockerem Bindegewebe mit Saft- und Gefäßspalten, einigen Gliazellen und Gliafasern; daneben finden sich auch einige unscharf konturierte größere Zellen, von denen diskutiert wird, ob es sich um Ganglienzellen handeln könnte. Es ist wahrscheinlich, daß es sich um modifizierte Paragliazellen, also Ependymzellen, handelt. Im Zusammenhang mit den zuletzt genannten Zellen treten stets auch einige Kolloidtropfen auf, von denen angenommen wird, daß sie auch in das Cavum des Infundibulum eindringen können. Bereits in der Kindheit beginnt eine *Basophileneinwanderung* aus dem dorsalen Anteil des HVL. Die Basophileneinwanderung wird mit zunehmendem Lebensalter deutlicher. Dadurch resultieren Drüsenschlauch-ähnliche, ja adenomatoide Zellwucherungen. Die Basophilenmigration soll eine Beziehung zur Höhe des arteriellen Bluthochdruckes haben. Möglicherweise bestehen auch Beziehungen zur Pigmentation der Körperdecke. Auch an Ort und Stelle tritt ein feinkörniges Pigment auf, welches bei Männern mit steigendem Lebensalter zu-, bei Frauen abnimmt. Der Verlust an körnigem Pigment in der weiblichen Hypophyse steht angeblich im Zusammenhang mit einer „Pigmentresorption" in der Schwangerschaft. Die Histochemie des HHL-Pigmentes ist wechselnd; die Granula sind teils eisen- und lipoidfrei, teils eisen-positiv. — Die *Rachendachhypophyse* zeigt die dem HVL entsprechende, jedoch weniger gut differenzierte Zusammensetzung. Hier scheinen stärkere individuelle Schwankungen (der Zellulation) vorzukommen, ohne daß die ursächlichen Bezüge bekannt wären. — Die HHL-Hormone sind: (1.) *Vasopressin* = Antidiuretin; (2.) *Oxytocin* = uterustonisierendes Hormon. — Das antidiuretische Hormon = *Adiuretin* oder *ADH* kann nicht sicher vom Vasopressin abgetrennt werden. Dagegen kann das uteruswirksame Prinzip (2) von dem Hormongemisch (1) durch Zerstörung von (2) durch Alkali geschieden werden! Vasopressin und Oxytocin sind *Octapeptide,* es handelt sich um die ersten synthetisch rein dargestellten Peptid-Hormone. Vasopressin enthält Phenylalanin und Arginin, Oxytocin enthält Leucin. Beide Hormongruppen sind einander sehr ähnlich; sie unterscheiden sich lediglich durch den Aminosäurerest. Das Oxytocin hat auf den nicht-graviden bzw. graviden Uterus *vor* Beginn einer Geburt keinen eigentlichen Einfluß. Der Uterus wird vielmehr durch das Follikelhormon „sensibilisiert". Während einer Schwangerschaft wird im Blutplasma ein Anstieg eines Oxytocin abbauenden Fermentes nachweisbar. Der quantitative Abfall dieses Enzymes *(Pitocinase)* hat wahrscheinlich eine gewisse Bedeutung für die Auslösung des Geburtsmechanismus (für den Beginn der Wehentätigkeit). Vielleicht ist es so, daß die zunehmende Dehnung des unteren Uterinsegmentes über das Rückenmark und den Hypothalamus wirkt und auf diese Weise eine Oxytocin-Ausschüttung inszeniert. Sehr geringe Blutplasma-Konzentrationen von Oxytocin rufen eine Kontraktion der Myoepithelien der Brustdrüsen hervor.

Anhang: Sonstige hypophysäre Hormone
1. *Prolactin* — luteotropes Hormon = luteomammotropes Hormon = LTH (oder LMTH); völlig unklar ist die Bedeutung dieses Hormones beim Manne.
2. *Melanocyten stimulierendes Hormon* = MSH. Es wird wahrscheinlich im sogenannten Hypophysen-Zwischen-Lappen gebildet (Pars intermedia) und deshalb auch als *Intermedin* bezeichnet. MSH bewirkt bei niederen Tieren die Farbänderung der Körperdecke; es fördert die Melaninproduktion. MSH und CRF (= Corticotropin releasing factor) sind wahrscheinlich identisch, mindestens jedoch chemisch miteinander nahe verwandt. Es scheint, daß die Produktion von MSH mit der von ACTH gekoppelt ist. Auf den Gegenspieler, das *Melatonin,* d. h. auf ein mutmaßliches Hormon der Zirbeldrüse, sei hingewiesen. Durch das Ferment Oxyindol-o-Methyltransferase kann Serotonin in Melatonin übergeführt werden.
3. *Exophthalmus produzierendes Hormon.* Es ist fraglich, ob ein eigentliches Hormon oder nur ein „Faktor" vorliegt. Die eigentliche Bildungsstätte ist nicht bekannt.

4. *Van Dyke-Protein.* Vorrats- und Transform niedermolekularer Peptide, darstellbar aus HHL, im Besitze der Wirkung sowohl von Vasopressin als auch Oxytocin.

5. *Adipokinin und Lipotropin.* Problematische hormonähnlich wirkende Körper, wahrscheinlich des Hypophysenvorderlappens. Sie werden möglicherweise in Verbindung mit TSH, STH und ACTH ausgeschüttet. Die lipolytische Wirkung beruht ähnlich der des Adrenalines auf einer Aktivierung der intrazellularen Triglyceridlipase der „peripheren" Zellen, z. B. der Fettgewebezellen. Es scheint, daß ein Gegenspiel zwischen der Fettmobilisation durch lipolytische Fermente und der Glukose-Utilisation besteht.

2. Allgemeine pathologische Anatomie der Hypophyse

a) Entwicklungsstörungen

Nebenhypophysen finden sich im Gesamtgebiet der Hypophysenanlage. Sie können den Boden für die Entstehung von Geschwülsten abgeben. Sogenannte *Vorderlappenhernien* entstehen rostral und seitlich bei Steigerung des intrahypophysären Druckes, vornehmlich im Bereiche von Venenlücken (Gefäßdurchtrittslücken) der Bindegewebskapsel. Es kommen auch *Verlagerungen der Neurohypophyse an die Hirnbasis* bei erhaltener Lokalisation der Adenohypophyse zur Beobachtung. Die *angeborene Hypoplasie des HVL* kann mit Zwergwuchs, gelegentlich mit kretinischem Einschlag einhergehen. Bei *Anencephalie* kann der HHL fehlen und der HVL hämangiomatoid (kavernös) umgewandelt sein. Dabei findet sich vielfach eine vikariierende Rachendach- oder Kanal-Hypophyse.

b) Ernährungsstörungen

Eine *Atrophie* des HVL findet sich bei Myxödem, Morbus Basedow, bei schwerer Arteriosklerose, bei Alkoholismus und (vor allem) als Druckatrophie durch Geschwülste der Nachbarschaft. Zunächst entsteht ein Schwund der Chromophilen; die Chromophoben sind etwas stabiler. Alsdann tritt eine substitutive Bindegewebseinlagerung in Erscheinung. Im Rahmen sogenannter *degenerativer Veränderungen* spielen die hydropisch-vakuoläre, die fettige und die Pigment-Entartung eine große Rolle. Zellhydrops kann Ausdruck extremer funktioneller Stimulation bestimmter Zellgruppen sein! Bei toxischer Diphtherie finden sich umschriebene kleinherdige *Koagulationsnekrosen*. Bei progressem (verrottetem) Diabetes mellitus ist eine staubförmige Verfettung der Basophilen und eine Glykogenablagerung aller Epithelien des HVL sichtbar zu machen. Blutungen und Nekrosen sind bei Eklampsie beschrieben. *Die Pigmententartung des HVL* findet sich bei *Hämochromatose.* Es kommt zu extremer Ablagerung von Hämosiderin. Dadurch resultiert das Syndrome endocrino-hépato-cardiaque (Allgemeine Pathologie, S. 81; Spez. path. Anat. I, S. 44). Bei allgemeiner *Amyloidose* werden kongophile Substanzen stets auch in den Wänden der Capillaren des HVL abgelagert.

c) Kreislaufstörungen

Die HVL-Arterien (-Arteriolen) dürfen als funktionelle Endarterien gelten. Jedenfalls finden sich (nicht ganz selten) keilförmige Infarktnarben mit den Zeichen stattgehabter Blutung (Hämosiderose). Es wird erörtert, ob es sich um die Folgen einer (metastatischen) Thrombo-Embolie, einer Kokken-Embolie oder um ein Schock-Äquivalent handeln könnte. Wer die Hypophysen regelmäßig histologisch untersucht, ist beeindruckt von der Häufigkeit, mit der es gelingt, in den weitgestellten Lumina der HVL-Capillaren Siegmund-Schindlersche Kugeln nachzuweisen. Bei geeigneter Alkohol-Fixierung können nach der Methode von U. BLEYL (1968, 1969) Fibrin-Monomere sichtbar gemacht werden (Kennwort: Disseminierte intravasale Blutgerinnung!). In der Umgebung der lokalen Folgen sogenannter Zirkulationsstörungen finden sich gelegentlich kavernöse Ektasien der kleinen Gefäße. In den Formenkreis der Ernährungs- und Kreislaufstörungen der Hypophyse gehört das, was die alte Pathologie *Simmondssche hypophysäre Kachexie* nannte. Es handelt sich um die Ursache eines betonten Hypopituitarismus. Ein solcher ist bei Frauen mindestens doppelt so häufig wie bei Männern; die hypophysären Veränderungen, welche der Simmondsschen Kachexie zugrunde liegen, werden auch in der Regel als Folgen einer postpartualen Nekrose aufgefaßt. Es wird daran gedacht, daß es während der etwa 12 Stunden post partum einsetzenden Rückbildung des in der Gravidität aktiviert gewesenen HVL zu einer Ischämie, möglicherweise infolge von Spasmen des den HVL versorgenden Gefäßapparates, kommen könnte. Dadurch könnten Capillarthrombosen entstehen; diese aber zeitigten eine anämisch-hämorrhagische Infarktnekrose. Nach Wochen und Monaten käme es zu einer fibrösen Umwandlung mit zystöser Entartung des HVL. Nach den Untersuchungen von U. BLEYL (1968, 1969) ist es wahrscheinlich nicht nötig, diesen vergleichsweise komplizierten Mechanismus anzunehmen: Es ist viel näher liegend, daran zu denken, daß ein postpartualer Kreislaufkollaps, vielleicht ein posthämorrhagischer Schock, auf dem Wege über die Auslösung einer disseminierten intravasalen Gerinnung vornehmlich auch das Capillarsystem des HVL getroffen hatte! Tatsache ist, daß das Gefäßsystem des HVL besonders reagibel ist; die Capillarendothelien des HVL sind „legitime" Mitglieder des RES („Spez. path. Anat. I", S. 163). Das Syndrom der Simmondsschen Kachexie wird heute gern als *Reye-Sheehan-Syndrom* bezeichnet.

MORRIS SIMMONDS, Pathologe, Hamburg 1855—1925; E. REYE. Dtsch. med. Wschr. 54 : 696, *1928*; H. L. SHEEHAN, Quart. J. Med. 8 : 277, *1939*. — Die Simmondssche Kachexie stellt nur einen *Teil* des komplexen Reye-Sheehan-Syndromes dar. Jenes besteht in der Koinzidenz folgender *Partial-Symptome:* Amenorrhoe, Uterushypoplasie, Hypogalactie, Atrophie des inneren und äußeren Genitale; alabasterfarbene Körperdecke mit Verlust der Scham- und Achselbehaarung; Ausfall der Haare der lateralen Augenbrauenabschnitte; Versiegen der Schweiß- und Talgsekretion; Atrophie der Schilddrüse; deutliche Kälteempfindlichkeit; Spontanhypoglykämie und abnorme Insulin-Empfindlichkeit; psychische Labilität, gelegentliche geistiger Torpor; Zeichen beginnender Nebennierenrindeninsuffizienz; mäßige Tendenz zur Entwicklung einer sekundären Anämie; erhöhte Blutplasma-Cholesterinwerte; Tendenz zur Ausbildung einer Hypochlorämie. Die „Kachexie" ist nicht immer deutlich. Interessant ist das Bedürfnis nach Einnahme häufiger, wenn auch kleiner Mahlzeiten. Dies muß mit der Neigung zur Ausbildung hypoglykämischer Remissionen zusammenhängen. Jene sind die Folge der Enthemmung des Inselapparates. Diese aber scheint dadurch zustande zu kommen, daß der Ausfall des HVL das kontrainsulinäre Prinzip zum Versiegen gebracht hat. Die alabasterfarbene Körperdecke hängt wahrscheinlich mit dem Ausfall des MSH zusammen. Der Pigmentverlust wird vor allem an der Genital-, Perianal-Region und an den Mamillen deutlich. Abmagerung der Kranken wird in 25 % aller Fälle beobachtet; in 10 % der Fälle entsteht ein „paradoxes" Übergewicht. Extreme Fälle der Abmagerung hängen angeblich mit einer gleichzeitig vorhandenen, primär nicht-endokrin verursachten *Anorexia nervosa* zusammen.

Im Zusammenhang mit den Kreislaufstörungen der Hypophyse ist auch der Ausbildung eines chronisch-inveterierten *Ödemes* zu gedenken. Dieses wird nach stumpfem Schädel-Hirn-Trauma gesehen. Es kann entparenchymisierend wirken.

d) Entzündliche Erkrankungen

Bei *pyogener Allgemeininfektion, hämatogener Tuberkulose* sowie *Lues II* finden sich (natürlich) auch (metastatische) entzündliche Veränderungen. Die pyogene Allgemeininfektion wird über das Prinzip sogenannter Kokken-Embolien (mykotischer Embolien) wirksam. Bei der *Miliartuberkulose von Säuglingen und Kindern* sind zur Konfluenz neigende, verkäsende Tuberkel des HVL deutlich. Bei *Frauen*, welche geboren hatten, sind *trocken-verkäste Tuberkulome* beschrieben. Bei tuberkulöser Leptomeningitis kommt es per continuitatem zur tuberkulösen Alteration des Diaphragma sellae und damit der Hypophyse. Selten sind miliare Gummen bei *Lues connata*. Die häufigeren syphilitischen Veränderungen sind diejenigen, welche bei *Lues II* auftreten: Es handelt sich um eine diffus ausgebreitete, lympho-plasmazellulare, entparenchymisierende, also sklerosierende Hypophysitis. — Der *Morbus Besnier-Boeck-Schaumann* des hypophysären Bereiches ist bekannt. Der granulomatöse Prozeß ist „raumfordernd" und geht unter dem klinischen Bilde einer Geschwulst einher. Im gegebenen Zusammenhang spricht man am besten von *Boeckscher Sarkoidose der Schädelbasis, der Sellaregion und der Hypophyse.*

e) Geschwülste

Dies ist ein weites Feld pathischer Manifestationsmöglichkeiten. Neben einfachen *Hypertrophien* (Hyperplasien) finden sich „echte" *Adenome* („Strumen"). Diese sind vergesellschaftet mit bestimmt-charakterisierbaren Symptomenbildern. Von den Adenomen sind zu trennen die *Hypophysengang-Tumoren* (sogenannte *Erdheim-Tumoren, Kraniopharyngeome*; vgl. deren Ähnlichkeit mit Adamantinomen, „Spez. path. Anat. II", S. 53). Sodann spielt das sogenannte *Carcinom des HVL („malignes Adenom")* eine theoretisch interessante Rolle. Endlich sind *Epidermoidtumoren (primäres Cholesteatom, Margaritom)* zu nennen. Die Neubildungen der Hypophyse als Geschwülste im eigentlichen Sinne werden auf S. 344 im Zusammenhang mit den Hirntumoren abgehandelt. Selbstverständlich ist die Hypophyse häufig Ziel und Sitz der Ausbildung sekundär-metastatischer maligner Geschwülste. Anhangsweise sei erwähnt, daß *para-*

pituitäre Hirnhauttumoren *(Meningeome)*, Fibrome und *Sarkome* einerseits, skeletogene Geschwülste des *Chondrokranium* andererseits, die Hypophyse zerstören können.

f) Hypophysäre Syndrome

aa) Gigantismus

Mehr bei Männern als bei Frauen, vorwiegend im 2.—3. Lebensjahrzehnt. Es liegt gewöhnlich eine Hyperplasie der Eosinophilen des HVL, weniger oft ein typisches d. h. wohl abgegrenztes eosinophiles Adenom zugrunde. Klinisch auffällig ist das abnorm lange anhaltende Wachstum. *Therapeutisch wird versucht, den „Abschluß" der Epiphysenfugen durch Medikation großer Dosen von Methyltestosteron zu erzwingen.*

bb) Akromegalie

Frühe Einzelbeobachtungen gehen zurück auf VERGA (1811—1895), FRIEDREICH (1825—1882), LANGER (1819—1887). Die eigentliche klinische Konzeption der Akromegalie als Krankheitseinheit stammt von PIERRE MARIE (1853—1940; *1886*). OSCAR MINKOWSKI hat 1887 die Beziehungen der Akromegalie zu Veränderungen der Hypophyse erkannt. CARL BENDA hat 1901 die Vermehrung der Eosinophilen des HVL als für die Entstehung der Akromegalie ursächlich verantwortlich bezeichnet. HARVEY CUSHING erklärte 1927 das *„Eosinophile Adenom"* als anatomisches Äquivalent einer Akromegalie".

20 % aller Hypophysentumoren entfallen auf das klinische Syndrom der Akromegalie. STH hemmt den Abbau von Eiweißkörpern und Glukose, fördert jedoch den Abbau von Fetten. Entscheidend ist der STH-Effekt auf das Binde- und Stützgewebe-Wachstum. PIERRE MARIE unterschied die Akromegalie des *Type en carré* und des *Type en long*. Die Akromegalie findet sich ebenfalls mehr bei Männern als bei Frauen, vorwiegend im dritten und vierten Lebensjahrzehnt. STH kann vermehrt im Blut-Serum nachgewiesen werden. Abgesehen von den auffälligen Veränderungen des Habitus (Änderung des Konstitutionstypus; Transstitution) findet sich eine *Splanchnomegalie*. In 40 % aller Akromegalie-Fälle besteht ein Diabetes mellitus. Ungleich seltener wird auch ein Diabetes insipidus beobachtet. Je größer das HVL-Adenom wird, um so deutlicher tritt ein *Chiasma-Syndrom* in Erscheinung. Bemerkenswert ist eine konkordante Epithelkörperchen-Hyperplasie mit diffus ausgebreiteter Osteoporose. Die Kranken können sowohl einen Hyper-, als auch Hypogenitalismus besitzen. Auffällig ist, daß bei Frauen eine Laktation eintreten, bei Männern eine Gynäkomastie deutlich werden kann.

cc) Hypophysärer Zwergwuchs

Nannosomia pituitaria infantilis und tarda. Hierher gehört der Konstitutionstypus der sogenannten *Liliputaner*. Die Intelligenz bleibt intakt, aber sie ist „kindlich". Patho-anatomisch finden sich Oberschenkelkopfnekrosen und „erstarrte" Epiphysenfugen. Die Zahnentwicklung ist retardiert.

Die *Nannosomia pituitaria* wird in drei Formen aufgegliedert:
1. *Sporadischer idiopathischer hypothalamischer Zwergwuchs:* Als Ursache kommt ein Geburtstrauma oder eine Mißbildung der Hypophysen-Zwischenhirnregion in Frage.
2. *Familiärer rezessiv-erblicher hypophysärer Zwergwuchs:* Hierher gehört „im System" der tierexperimentelle Zwergwuchs bei Mäuse-Stämmen mit fehlenden Eosinophilen des HVL! Beim Menschen muß man annehmen, daß eine genotypisch bedingte Unterentwicklung der Eosinophilen vorliegt.
3. *Erdheim-Zwerge,* d. h. hypophysärer Zwergwuchs durch Geschwülste, z. B. Erdheim-Tumoren.

Der hypophysäre Zwergwuchs ist im Augenblicke der Geburt natürlich nicht erkennbar. Er wird erst etwa vom 2. oder 3. Lebensjahr an deutlich. Es gibt „frühe" und zeitlich „späte" Zwergwuchsformen. Die erreichte Körperlänge liegt zwischen 100 und 140 cm. Das Skelett bleibt schließlich im Differenzierungsstadium eines 10 bis 15 Jahre alten Kindes stehen. Die Körperproportionen gelten als grazil, der Kopf erscheint groß, die Nähte des Schädeldaches persistieren. Die Sella ist klein. Im Falle des Vorliegens von Hypophysengeschwülsten resultiert eine eigene Symptomatologie. Die Facies kann einer „Käthe-Kruse-Puppe" ähnlich sehen. Die Hüftkopfnekrosen entsprechen den Veränderungen bei *Perthesscher Krankheit.* Die Extremitätenenden sind zierlich; man spricht von *Akromikrie.* Die Akren selbst fühlen sich kühl an. Je älter die Hypophysenzwerge werden, um so greisenhafter sieht die Körperdecke aus: Die Haut ist trocken, in zahllose feinste Fältchen gelegt, so daß Hypophysenzwerge, etwa im Alter von 30 Jahren, eine durchaus greisenhafte Facies erwerben. Man spricht von Geroderma. Die sekundären Geschlechtsmerkmale fehlen. Männliche Individuen erfahren keinen sogenannten Stimmbruch. Die histologische Untersuchung des Hodens zeigt infantile oder puerile Verhältnisse. Hypophysenzwerge sind angeblich in der körperlichen Belastbarkeit begrenzt. Sie neigen zum Erwerb sogenannter Erschöpfungs- und Kollapszustände.

dd) Akromikrie

Diese kann gelegentlich auch als „eigenständig" d. h. als nicht notwendigerweise mit einem Zwergwuchs vergesellschaftet auftreten.

ee) Cushing-Syndrom

Das Cushing-Syndrom wird klinisch viel zu häufig diagnostiziert. Es wird unter 33 000 Leichenöffnungen 15mal gefunden. Frauen erkranken 3—4mal häufiger als Männer. Der Häufigkeitsgipfel liegt im dritten bis vierten Lebensjahrzehnt. In 50 % aller Cushing-Fälle ist ein Adenom des HVL nachweisbar. Diese HVL-Adenome sind in 75 % der Fälle basophile Adenome, in 23 % chromophobe, ausnahmsweise einmal eosinophile. In 75 % sämtlicher Cushing-Fälle werden Nebennierenrinden-Veränderungen gesehen.

Die HVL-Adenome sind eher klein; sie zeigen keine scharfe Begrenzung, eine bindegewebige Kapsel fehlt nahezu regelmäßig, sie rufen keine Kompression des Gewebes der Umgebung hervor. Das Parenchym des HVL in der unmittelbaren Umgebung der zu einem Morbus Cushing gehörigen Adenome besitzt sogenannte Crooke-Zellen. Das Symptomenbild des Morbus Cushing (man würde am besten lediglich von „Cushing-Syndrom" sprechen) ist ausgezeichnet durch: unbestimmte *Skelettbeschwerden*, vor allem *rheumatiforme Schmerzen* des Achsenskelettes; *Durst* und *Polyurie; Vollmondgesicht, Stammfettsucht* und *Antriebsarmut; Osteoporose, Striae distensae rubrae* und *Pruritus; Hypertrichose* und *Amenorrhoe; Hyperglykämie* und *arterielle Hypertonie.*

Von einem Vollmondgesicht sollte man erst dann sprechen, wenn bei Betrachtung eines Patienten von ventral (genau von vorne) die Ohrläppchen infolge der Entwicklung der Pausbacken nicht mehr sichtbar sind! Gelegentlich besteht ein etwas schmutziges Kolorit der Körperdecke. Es handelt sich hierbei um ACTH-Effekte, welche auch eine Aktivierung des Melaninstoffwechsels induzieren können.

ff) Syndrom des chromophoben Adenomes

Wir hatten das eosinophile Adenom (Akromegalie) und das basophile Adenom (Morbus Cushing) kennengelernt. Das chromophobe Adenom ist verhältnismäßig groß, ruft eine bitemporale Hemianopsie hervor, zeitigt eine Abnahme des Farbsehens in der Peripherie (Minderung des Sehvermögens für rote Farbtöne). Kopfschmerz, Opticusatrophie, Diabetes insipidus und Occlusiv-Hydrocephalus ergänzen das Bild. Chromophobe Adenome des HVL machen 6—7 % aller Hirntumoren aus!

gg) Hypopituitarismus

Synonyme: Pluriglanduläre Insuffizienz, multiple Blutdrüsensklerose, postpartuale Hypophyseonekrose, Simmonds' Kachexie, Reye-Sheehan-Syndrom (vgl. S. 10).

Unter 10 000 Frauen, welche geboren haben, finden sich 2 voll und 7 schwach ausgebildete Fälle sogenannter postpartaler Hypophyseonekrose.

Situationskritik. In 10 % *aller* Leichenöffnungen finden sich HVL-Nekrosen ohne jedes bekannt gewordene klinische Äquivalent!

hh) Hypophysenhinterlappen-Syndrome

Man kann die Zusammenhänge am besten verstehen, wenn man sich folgender Daten erinnert:

Wirkung	Oxytocin (aus Isoleucin)	Vasopressin (aus Glutamin)
	Angaben in internat. E/mg Reinsubstanz	
Kontraktion des Rattenuterus	500	30
Blutdrucksenkung am Vogel	500	85
Milchejektion	500	100
Blutdrucksteigerung	7	600
Diuresehemmung	3	600

Ähnlichkeiten und Unterschiede der Wirkung der HHL-(Haupt-)Hormone

1. Diabetes insipidus

a) *Hereditärer Hypophysenzwischenhirnschaden* ohne bekannte pathologisch-anatomische Veränderungen. Es existieren jedenfalls bis jetzt keine verwertbaren pathologisch-anatomischen Befunde. Bei der Erblichkeit handelt es sich um eine einfache Dominanz. Das Leiden kommt in 64 % aller Fälle bei Männern vor.

b) *Idiopathischer Diabetes insipidus:* Die Ursachen sind nicht bekannt. Der „idiopathische" Diabetes insipidus findet sich mit und ohne Vasopressin-Ausfall.

c) *Symptomatischer Diabetes insipidus: Geschwülste:* Zysten, Kraniopharyngeome, Gliome, HVL-Tumoren, Geschwulstmetastasen.

Entzündliche Erkrankungen: Morbus Boeck, Lues II und III, Tuberkulose, Encephalitis, Meningitis.

Trauma, Gefäßerkrankungen (z. B. Periarteriitis nodosa).

Nach therapeutischen Eingriffen an der Hypophyse.

Hand-Schüller-Christiansche Cholesterin-Granulomatose.

Cysticercus cellulosae (nicht ganz selten!).

Es gibt eine eigenartig interessante kleine Geschwulstbildung des HHL, ausgezeichnet durch Tumorzell-Rosetten, die keine nachweisbaren inkretorischen Störungen macht. Diesen Tumor nennt man *Sternberg-Prieselsche Geschwulst*. Sie sei hier aus Gründen der Differentialdiagnose genannt.

d) *Nephrogener Diabetes insipidus:* Er ist entweder vasopressinresistent oder aber „Vasopressin-inaktivierend".

e) *Cortexon-Diabetes insipidus:* Cortexon ist der Trivialname für Desoxycorticosteron; es handelt sich um ein Pregnen-3,20 dion-21 diol.

Bei Diabetes insipidus werden 5—20 Liter Harnes täglich ausgeschieden. Entsprechend groß ist die Polydipsie. Der Urin zeigt ein spezifisches Gewicht von maximal 1008. Er ist hell und salzarm. Der Diabetes insipidus ist — alles in allem — selten. Angeblich kommen auf 100 000 Krankenhauseinweisungen 16 Fälle! Die Cortexon-Wirkung greift in erster Linie an den Epithelien des proximalen Tubulus der Nieren an. Der Diabetes insipidus infolge Cortexon-Medikation ist dem nephrogenen Diabetes insipidus vergleichbar.

2. Dystrophia adiposogenitalis:
Lit. ALFRED FRÖHLICH: Ein Fall von Tumor der Hypophysis cerebri ohne Akromegalie. Wiener klin. Rundschau 15 : 883, 906 *(1901)*. Das Symptomenbild wird charakterisiert durch: Fettpolster an Hüften, Bauch, Venusberg, Gesäß, Mammen und Oberschenkeln; Hypogenitalismus; Kopfschmerz, epileptiforme Anfälle, heteronyme Hemianopsie; gelegentlich besteht ein Diabetes insipidus! Vielfach ist eine Wachstumsstörung vorhanden. Dabei kann es sich ebensowohl um Unterwuchs als auch um Überwuchs handeln. Es besteht eine erhöhte Kohlenhydrattoleranz. Die Kranken zeigen im Röntgenbild eine Veränderung der Sella. Klinisch auffällig ist gelegentlich die Neigung zu Untertemperaturen.

Pathologisch-anatomisch wird gewöhnlich ein Tumor der Hirnbasis, meist ein Erdheim-Tumor (Kraniopharyngeom) gefunden.

3. Laurence-Moon-Biedl-Bardet-Syndrom:
Lit. JOHN ZACHARIAH LAURENCE und ROBERT C. MOON: Ophthalmological Rev. 2 : 32 *(1866)*, London. G. BARDET: Sur un syndrome d'obésité congénitale avec polydactylie et rétinite

pigmentaire. Thèse, Paris, *1920*. A. BIEDL: Verein der Prager Ärzte, 16. 6. 1922, Dt. med. Wschr. 48 : 1630 *(1922)*.

Dieses komplizierte Symptomengefüge ist gewöhnlich durch folgendes ausgezeichnet: Fettsucht im Sinne eines von Geburt an bestehenden gleichmäßig verteilten, übermäßigen Fettansatzes; Rückständigkeit der geistigen Entwicklung; Minderwuchs einerseits, Hoch- und Riesenwuchs andererseits; Pigmentdegeneration der Netzhaut, Retinitis pigmentosa. Aderhautsklerose. Schwerhörigkeit bis Taubheit. Polydaktylie und Syndaktylie. Turmschädel, Spina bifida, Kyphose, Gaumenspalte, angeborene Herzfehler, Überstreckbarkeit der Gelenke.

Es handelt sich um ein rezessives, vereinzelt auch unregelmäßig-dominant übertragbares Erbleiden.

Anatomisch liegt wie beim Morbus Fröhlich eine Störung des Hypophysen-Zwischenhirnsystemes vor. Es wird angenommen, daß eine pathologische „Organisator-Wirkung" in der Fetalzeit vorgelegen hatte. Gelegentlich ist eine Basophilie des HVL beobachtet. Alles in allem: Die pathologische Anatomie dieses von dem Prager Pathologen BIEDL einst mitentdeckten Syndromes ist noch immer nicht genügend durchgearbeitet. Es wird diskutiert, ob eine Reduktion der Anzahl der Ganglienzellen des Hypothalamus eine Bedeutung haben könnte.

III. Hypothalamisches System und Neurosekretion

Diejenigen Hypothalamuskerne, welche eine „sekretorische" Beziehung zur Hypophyse besitzen, sind:

1. *Nucleus supraopticus mit Tractus supraopticohypophyseos.* Der Nucleus supraopticus besitzt Besonderheiten der Gefäßversorgung. Die Wände der kleinen Gefäße sind (ausnahmsweise) für Trypanblau permeabel! Die Blut-Liquor-Schranke einerseits sowie die Blut-Gehirn-Schranke andererseits sind unter natürlichen vitalen Bedingungen für Trypanblau nicht durchgängig.

2. *Nucleus paraventricularis mit Tractus paraventriculohypophyseos.*

3. *Nucleus tuberis mit Tractus tuberohypophyseos.* Es handelt sich um den ventro-medialen Abschnitt des zentralen Höhlengraues.

4. *Nucleus infundibularis mit Tractus hypothalamohypophyseos.*

Die Neurosekretion wird getragen von „Nervendrüsenzellen". Man könnte von einer doppelten Spezialisierung der zu den genannten Kerngebieten gehörigen Ganglienzellen sprechen: Sie haben die Aufgabe a) der Erregungsleitung und b) der Sekretproduktion. Die Sekretionsprodukte im einzelnen werden am besten durch standardisierte Färbungen sichtbar gemacht:

Chromhämatoxylinphloxin-Methode: Darstellung der CHP-positiven Substanzen.

Chromalaunhämatoxylin-Methode,
Alcianblau-Darstellung,
Pseudoisocyanin-,
Aldehydfuchsin-Färbung.

Die CHP-positiven Substanzen werden „auf Kosten" der Nissl-Granula gebildet. Im Hypophysenstiel liegen hunderttausend Nervenfasern. Wird tierexperimentell der Stiel durchtrennt, so resultiert eine Atrophie des HHL. Die Pituizyten treten dann leicht vermehrt in Erscheinung. Es kommt zu einem Aufstau der Inkrete „vor" der Durchtrennungsstelle (im allgemeinen also hirnwärts!).

Die Inkretgranula sind teilweise identisch mit den Herringschen Körperchen. Die „Abwanderung des Neurosekretes im Axon" geht unter dem Phänomen der Ausbildung sogenannter Herring-Körper einher. Es handelt sich um Sekretanhäufungen in Nervenfasern, welche dadurch einen Perlschnurcharakter verliehen bekommen. Größere Herring-Körper zeigen oft eine „zentrale Aufhellung" derart, daß man die Herring-Körper bei flüchtiger Betrachtung mit einem Zellkern verwechseln könnte. Bei Chromhämatoxylinphloxin-Färbung imponieren sie gelegentlich als homogene schwarzblau angefärbte Gebilde. Die Herring-Körper liegen also offenbar in dickeren Nervenfasern, welche vom Diencephalon zur Neurohypophyse hinstreben. Es scheint, daß Beziehungen auch zu dünneren, marklosen Nervenfäserchen bestehen. Die marklosen Fäserchen führen ebenfalls ein Neurosekret, welches freilich sehr viel feinkörniger ist. Nach BARGMANN (1954) bilden die feineren Nervenfasern perivaskuläre Geflechte. Das Neurosekret besteht aus sehr kleinen, jeweils von einer Membran umschlossenen Elementargranula. Ihr Durchmesser beträgt 1 000—2 000 Å. Die Elementargranula werden im Perikaryon der neurosekretorisch aktiven Zellen gebildet. So kann man den HHL im eigentlichen Sinne als „Stapelorgan" verstehen. Unter den verschiedensten Bedingungen der spontanen Pathologie und des Tierexperimentes kommt es zu einem Schwund der Elementargranula und einem Verschleiß der CHP-positiven Substanzen.

Bei starkem Hunger sowie im Durst-Experiment, besonders dann, wenn Versuchtiere gezwungen werden, ständig Salzwasser zu trinken, — ohne daß irgendein „wäßriger Ausgleich" geboten würde —, nehmen die CHP-positiven Substanzen stark ab. Nach experimenteller Durchtrennung des Tractus supraopticohypophyseos resultiert ein Diabetes insipidus. Bei sehr starker Diurese kommt es zu einem Aufstau der CHP-positiven Substanzen.

Während der Laktationsperiode schwinden die Granula vollständig. Es scheint, daß die Oxytocinbestände „erschöpft" werden.

Kleinkinder sind anfällig für die Entwicklung einer stärkeren Exsikkose. Bei ihnen sind die Ganglienzellen der oben genannten hypothalamischen Kerngruppen „noch nicht ausgereift", also offenbar noch nicht in der Lage, eine leistungsfähige Neurosekretion auch unter pathologischen Bedingungen aufrecht zu erhalten. Infolgedessen resultiert eine schlechte renale tubuläre Rückresorption (salt loosing nephritis).

Papierchromatographisch läßt sich in den Zellen des Nucleus paraventricularis ein Vasopressin- und Oxytocin-Polypeptid-Gemisch nachweisen. Es finden sich auch Trägersubstanzen, nämlich das van Dyke-Protein. Darüber hinaus hat man transmitter-Substanzen nachgewiesen. Das Neurosekret ist also die eigentliche Trägersubstanz für die HHL-Hormone. Das Neurosekret (im weiteren Sinne) stellt einen Glyko-Lipoprotein-Komplex dar. Die Biotechnik der Sekretion bedient sich gewöhnlich der Vorgänge sogenannter Merokrinie, gelegentlich der einer Holokrinie. Wahrscheinlich kann die Neurosekretion im Prinzip von allen Abschnitten der zu den genannten Kerngruppen gehörigen Neurone aus erfolgen, also auch durch einen etwaigen Nervenfaserzerfall! Die morphologischen Äquivalentbilder erinnern an die Vorgänge der „physiologischen Degeneration" sogenannter HHL-Zellen.

Nach HUGO SPATZ existieren drei Hormon-Transportwege:
a) *Zentrifugaler Sekretstrom:* Neurikrinie; klassischer Sekretionsablauf im Sinne von W. BARGMANN.
b) *Zentripetaler Sekretstrom:* LUDWIG EDINGER (1911) nahm eine Sekretion aus der Hypophyse in Richtung auf den Hypothalamus an. COLLIN (1924) sprach von Neurokrinie; er bezeichnete hiermit (im Prinzip) die Vorgänge der Basophilen-Einwanderung aus dem HVL in den HHL. Die Beobachtung war im Grundsatz wichtig, bewies sie doch die Möglichkeit der Stoffabgabe aus den Epithelien der Adenohypophyse zu den Pituicyten der Neurohypophyse.
c) Beide Sekretwege (der zentrifugale und der zentripetale) besitzen die Möglichkeit der Stoffabgabe in den dritten Hirnventrikel. *Diese* Sekretion bezeichnet man als *Hydrenkephalokrinie.*

Im Rahmen der menschlichen Pathologie ist die Störung der Neurosekretion zwar anerkannt, im Einzelfall jedoch histopathologisch sehr schwer zu beweisen. Dies hängt damit zusammen, daß die Darstellung CHP-positiver Substanzen im wesentlichen an lebensfrisches Material gebunden ist. Menschliches Untersuchungsgut ist aus verständlichen Gründen nicht vor Ablauf einer gewissen „Stundengrenze" zugänglich.

Lit.: W. BARGMANN: Das Zwischenhirn-Hypophysensystem. Berlin-Göttingen-Heidelberg: Springer 1954. W. BARGMANN: Histologie und mikroskopische Anatomie des Menschen, 6. Aufl., Stuttgart: G. Thieme 1967, S. 339 ff. E. SCHARRER und B. SCHARRER: Neurosekretion. In: W. VON MÖLLENDORFF und W. BARGMANN: Handbuch der mikroskopischen Anatomie des Menschen, Bd. VI, Teil 5, Berlin-Göttingen-Heidelberg: Springer 1954, Seite 953 ff.

IV. Zirbeldrüse

Das Organ liegt zwischen dem Zwischen- und Mittelhirn. Es hat eine starke Ähnlichkeit mit einem Pinienzapfen; daher die ältere anatomische Bezeichnung *Corpus pineale* oder Penis cerebri. Die Zirbel wiegt 0,157 g. Sie ist über der Decke des Mittelhirnes und zwar zwischen den vorderen Hügeln der Vierhügelplatte situiert. Durch zwei kleine neurektodermogene sogenannte Markblättchen wird der Recessus pinealis gebildet. Das untere Markblättchen ist die Commissura posterior des dritten Ventrikels, das obere bildet die Habenula. Die Zirbel ragt in das lockere Bindegewebe von Pia mater und Subarachnoidalraum hinein. Dicht über der Zirbeldrüse, also zwischen Zirbel und Tela chorioidea ventriculi tertii, liegt ein kleiner Recessus suprapinealis.
Mikroskopisch besteht die Zirbel aus verschieden großen, alveolär zusammengefügten Zellverbänden ohne echte Lumenbildung. Die Epithelien werden als pineale Hauptzellen bezeichnet. Sie führen große Kerne und können weder als Nerven- noch als Gliazellen gelten. Das Protoplasma ist schwach anfärbbar, es besitzt eine feine Granula, gelegentlich eine diskrete Vakuolisierung und trägt Pigmentkörnchen. Die durch Pyronin tingiblen „Kernkugeln" entleeren ihr Sekret durch „Kernexkretion" in das Protoplasma. Mit Hilfe von Spezialfärbungen können zarte Fibrillen sichtbar gemacht werden, welche mit Glia-

fäserchen in Verbindung stehen und in das Gefäßbindegewebe einstrahlen. Gelegentlich finden sich amitotische Kernteilungen. Manchmal ist auch echtes Gliagewebe nachweisbar, selten finden sich echte Ganglienzellen. Im Bindegewebe liegen stets auch Mastzellen. Mit zunehmendem Lebensalter treten auch Plasmazellen auf. Beim Neugeborenen finden sich einzelne, beim Erwachsenen zahlreiche kleine Zysten. Vielleicht handelt es sich um Pseudozysten; sie scheinen in der Folge einer Gefäßverödung, also durch Kreislaufstörungen, entstehen zu können. Bereits vom 4.—6. Lebensjahre an werden feine Kalkkrümelchen sichtbar. Aus diesen bilden sich maulbeerförmige Konkremente, der Acervulus (= Hirnsand). Etwa zur Zeit der Pubertät erreicht die Kernexkretion ihren Höhepunkt. Dann tritt eine physiologische Involution des Organes auf. Es findet sich eine Hyalinisierung des interstitiellen Bindegewebes. Lipofuszin wird in zunehmendem Maße abgelagert. Die Zirbel wird sowohl aus dem Thalamus als auch dem oberen Halssympathicus innerviert.

Über die *Funktion* der Zirbeldrüse sind nur wenige sichere Daten bekannt. GALEN hielt die Zirbel für den „Pförtner", der darüber wache, wie viel „Spiritus" vom dritten in den vierten Ventrikel gelange. DESCARTES vermutete in der Zirbel den Sitz der menschlichen Seele. *Heute* wird die Zirbeldrüse (gelegentlich) als „endokrine Bremse" der Geschlechtsreife, als „Unschulds- oder Keuschheitsdrüse" bezeichnet. Trotz der zirkumpuberal ablaufenden Involution stehen angeblich im Fortgang des ganzen Lebens immer einige Gruppen von Pinealepithelien zur Verfügung. Zirbelextrakte hatten (einst) eine angebliche diuretische, andere eine galaktagoge Wirkung gezeigt. Nach elektrischer Reizung der Zirbelregion würde ein mechanisch-regulatorischer Einfluß auf den Liquorzu- und -abfluß zwischen drittem Hirnventrikel und Aquaeductus sichtbar. Die Zerstörung der Zirbeldrüse führt zu einer Steigerung des Längenwachstumes, ausschließlich bei Knaben zum Symptomenbild der *Makrogenitosomia praecox*. Sobald die vorzeitige Geschlechtsreife eintritt, sistiert das Längenwachstum. Es scheint, daß zwei gleichsam konkurrierende Symptomenkomplexe ausgelöst werden können. Bei pathologischer Vergrößerung der Zirbeldrüse ist Fettsucht und Diabetes insipidus, wohl als Ausdruck mechanischer Kompression des Diencephalon, beobachtet.

In der Zirbeldrüse werden zwei Gewebshormone gebildet: *Melatonin* und *Serotonin* (Abb. 1). Beide Hormone sind Indolabkömmlinge, sie leiten sich her vom Tryptophan. Serotonin kann in Melatonin übergeführt werden. Melatonin ist auch in peripheren Nerven gefunden worden. Zirbeldrüsenextrakte besitzen eine die Melanophorenbewegung hemmende Wirkung. Melatonin kann als Antagonist des MSH des HVL gelten.

Derzeit wird auch diskutiert, ob in der Zirbeldrüse ein Proteid-Hormon gebildet werden könnte, welches auf die Zona glomerulosa der Nebennierenrinde einwirkt. Man bezeichnet diesen Wirkstoff, dessen Existenz bis jetzt nicht eindeutig erwiesen ist, als *Glomerulotropin*.

Pathologische Anatomie der Zirbeldrüse. Durch vermehrte *Hirnsandbildung* können *psammöse Wucherungen* inszeniert werden. Bei Typhus abdominalis ist eine entzündliche Mitreaktion im Gewebe des Corpus pineale die Regel. Es finden sich dann auch kleine herdförmige Blutungen. Bei eitriger Hirnhautentzündung ist die leukocytäre Infiltration des Corpus pineale regelmäßig vorhanden.

Selbstverständlich greifen auch spezifische Leptomeningitiden auf die Zirbel über. Die wichtigste Erkrankung der Zirbeldrüse wird repräsentiert durch die Summe der blastomatösen Entfaltungen. An der Zirbeldrüse existieren einfache Bindesubstanzgeschwülste, Sarkome, Melanome, Gliome, Ganglioneurome, Adenome, Carcinome und Mischgeschwülste. Psammosarkome sind nicht ganz selten. Die Zirbelgeschwülste sind zwischen das Splenium corporis callosi, den Hirnstamm und das Kleinhirn eingekeilt. Sie zeigen deshalb vielfach auf dem Sagittalschnitt eine trapezähnliche viereckige Form. Sie können in den dritten Ventrikel einbrechen, die Hirnkammern ausfüllen und liquogene Implantationsmetastasen setzen. Die Koinzidenz zirbeleigener bösartiger Geschwülste und teratoider Neubildungen ist auffällig. Die aus dem „Parenchym" der Zirbeldrüse entstehenden „organspezifischen" Geschwülste kann man einteilen in *Pinealome* und *Pinealoblastome*. Einzelheiten im Kapitel Hirngeschwülste, Seite 341.

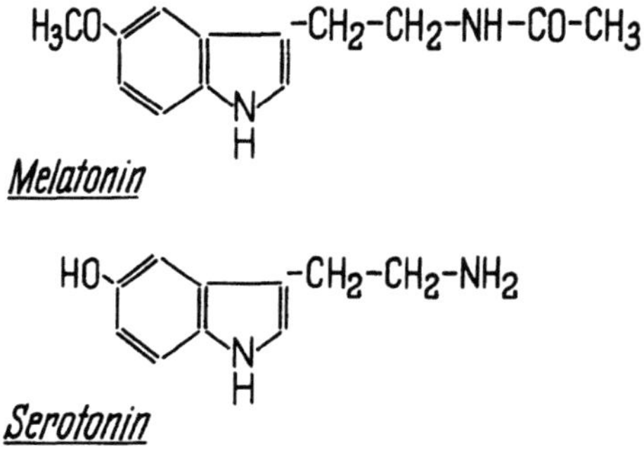

$$H_3CO-\bigg[\text{indole}\bigg]-CH_2-CH_2-NH-CO-CH_3$$

Melatonin

$$HO-\bigg[\text{indole}\bigg]-CH_2-CH_2-NH_2$$

Serotonin

Abb. 1

Die spezifischen Zirbelgeschwülste kann man nach dem histologischen Bilde differenzieren: a) *Anisomorphe Geschwülste*; sie imitieren die normale Textur der Zirbeldrüse; man kann sie daher histologisch relativ leicht identifizieren. b) *Isomorphe Geschwülste*. Sie sind einheitlich gebaut, uniform, aus dichtgefügten mittelgroßen rundlichen Zellen zusammengesetzt. c) *Pinealoblastome sensu stricto*. Sie sehen Medulloblastomen ähnlich, ja sie haben auch eine gewisse Ähnlichkeit mit Testisseminomen! — Alle diese Geschwülste finden sich überwiegend im zweiten bis dritten Lebensjahrzehnt, seltener im vierten oder in höherem Lebensalter. Sie finden sich weit häufiger bei Männern als bei Frauen; das Verhältnis männlich : weiblich beträgt etwa 10 : 3.

Die Größe der autochthonen Zirbelgeschwülste ist ganz unterschiedlich. Kastaniengröße wird nur selten überschritten. Pinealiskrebse können eine stärkere gewebliche Aggressivität offenbaren. Interessant ist, daß *Pinealome Metastasen auch außerhalb der Schädelhöhle* absiedeln können! Teratoide Neubildungen haben vielfach einen chorionepitheliomähnlichen Bau. Gerade diese Tumoren scheinen zur Ausbildung von Lungenmetastasen zu neigen.

Im Bereiche der Zirbel finden sich im übrigen Ependymzysten, echte Ependymome, Meningeome, sowie sekundär-metastatische Neubildungen (aller Art).

Ektopische Pinealome werden neben und außerhalb einer intakten Zirbel z. B. in der Vierhügelplatte, im Oberwurm des Kleinhirnes und im Infundibulum der dritten Hirnkammer gefunden.

Die Erkrankungen der Zirbeldrüse beinhalten eine „kleine aber interessante Pathologie".

Lit.: W. BERBLINGER in F. HENKE und O. LUBARSCH: Handb. Spez. path. Anat., Bd. VIII, Berlin: Julius Springer 1926, S. 681. F. HENSCHEN in F. HENKE, O. LUBARSCH und R. RÖSSLE: Handbuch Spez. path. Anat. Bd. XIII, 3. Tl, Berlin-Göttingen-Heidelberg: Springer 1955, S. 689; E. L. SCHÄFER: Das Corpus pineale. In: F. GROSSE-BROCKHOFF „Pathologische Physiologie", 2. Aufl., Berlin-Heidelberg-New York: Springer 1969, S. 517.

V. Schilddrüse

1. Anatomie, Physiologie, Histophysiologie

Die Schilddrüse besteht aus zwei Lappen, die seitlich am Kehlkopf liegen und durch eine Parenchymspange miteinander verbunden sind. Letztere, der Isthmus, liegt in Höhe des 2. bis 3. Trachealringes. Das Parenchym ist von einer fibrösen Kapsel umgeben. Von ihr gehen bindegewebige Septen in das Innere des Organes. Die Septen umfassen kleine Parenchymläppchen. Von jenen gehen sogenannte Alveolarseptula aus. Die Alveolen entsprechen dem, was man Follikel heißt. Die Follikel werden aufgebaut aus Thyreocyten. Diese sind identisch mit dem sogenannten Follikelepithel. Die Differenzierung der Follikelepithele hängt vom jeweiligen Funktionszustand des Organes ab. Die menschliche Schilddrüse befindet sich entweder a) in der *Ruhephase* (= Stapelform des Schilddrüseninkretes); oder b) sie unterliegt der *Sekretionsphase,* oder aber c) es liegt eine *Resorptionsphase* vor. Die Follikel enthalten also das Kolloid. Jenes ist das Sammelbecken für die Hormon-aktiven Substanzen. Die ruhende Schilddrüse besteht aus mittelweiten Follikeln. Der größte quere Durchmesser der Schilddrüsenfollikel des gesunden erwachsenen Menschen mißt 40 bis 300 μ. Bei geringer Sekretion sind die Epithelien niedrig, fast endothelähnlich. Im Falle der Aktivierung sind die Epithelien aufgerichtet; sie besitzen kubische oder gar Zylinderform. Vereinzelt sind umschriebene epitheliale papilläre Verdickungen erkennbar, die sogenannten Sanderssonschen Polster.

Das thyreotrope Hormon des HVL setzt eine proteolytische Verflüssigung des eingedickten Kolloides der Schilddrüsenfollikel. Jetzt treten Vakuolen auf. Jene findet man auf der der Follikellichtung zugewandten Seite der Thyreocyten. Das verflüssigte Kolloid wird zunächst in die Epithelzellen zurückresorbiert. Gerade dadurch wird die Zylinderform besonders deutlich. Erst dann wird das Sekret (Inkret) über die äußere Zirkumferenz der Schilddrüsenfollikel in Richtung auf ein engmaschiges Netz von Blut- und Lymphcapillaren abgegeben.

Die embryonale Schilddrüse ist bereits in der 12. Schwangerschaftswoche inkretorisch tätig. Im 4. Monate der intrauterinen Entwicklung bestehen die Follikel der Schilddrüsenanlage aus rundlichen, mäßig-kolloidhaltigen Bläschen. Im 7. bis 8. Monate des intrauterinen Lebens imponiert eine eigenartige Epitheldesquamation. Dadurch geht vorübergehend die follikuloide Struktur (scheinbar) verloren. In der perinatalen Lebensspanne ist die Abschilferung des Follikelepitheles erneut deutlich. Wenige Wochen nach stattgehabter Geburt zeigt die Schilddrüse jedoch ein tadellos differenziertes follikuläres Baumuster; die zu Verlust gegangenen Epithelien sind offenbar (heimlich und schnell) regeneriert worden.

Normalerweise ist das follikuläre *Schilddrüsenkolloid als epitheliales Hyalin* zu verstehen. Es färbt sich mit Eosin homogenrot, nach van Gieson gelbbraun. In den Thyreocyten können gelegentlich Fett-Lipoidtröpfchen, PAS-positive Substanzen, vielfach auch Glykogen-Kügelchen nachgewiesen werden. Die Follikelepithelien der reifen Schilddrüse sind reich an *Fermenten* vor allem des Zitronensäurezyklus. Die Reaktionen auf saure und alkalische Phosphatasen sind lebhaft positiv. Die *Schilddrüsenarterien* lassen an ihren Teilungsstellen eigenartige *Intimapolster*, förmliche myotheliale Knospenbildungen, erkennen. Es handelt sich um Verschlußeinrichtungen. Die nervale Versorgung der Schilddrüse ist eine vorzügliche. Schilddrüsen in kropffreien Landschaften besitzen große Follikel mit viel Kolloid; Schilddrüsen in kropfreichen Gegenden führen vorwiegend kleinere Follikel. Jenseits des 60. Lebensjahres sind die Follikel samt und sonders kleiner. Dann führen auch die Epithelien fetthaltige Abnutzungspigmente. Das Kolloid ist eingedickt, vermehrt anfärbbar, gelegentlich von Kalksalzen bestäubt. Jenseits der Lebenswende beginnt auch eine Kalksalzimprägnation der Mediastrukturen der Schilddrüsenarterien.

Größe und Gewicht der menschlichen Schilddrüse wechseln entsprechend der geographischen Lage des bevorzugten Wohnortes ihrer Träger. In der Schweiz besitzen 5/6 aller Menschen eine Schilddrüse, deren Gewicht über dem der sonstigen Höchstgewichtsschilddrüsen anderer Gegenden (in Mitteleuropa) gelegen ist. Die *Neugeborenenschilddrüse* wiegt im Mittel in Göttingen 4,7, in Berlin 5,7, in Freiburg i. Br. jedoch 10,5 g. Im ersten Lebensjahr verliert die Schilddrüse an Gewicht. Dann steigt das Schilddrüsengewicht kontinuierlich bis zum Beginn des 3. Lebensjahrzehntes an. Die *Erwachsenenschilddrüse* wiegt im Mittel in Göttingen 34, in Berlin 41, in Freiburg i. Br. 70 g!

Im *Interstitium* zwischen den Schilddrüsenfollikeln liegen *bestimmt-charakterisierbare Zellen*, welche sich durch morphologische, histochemische und physiologische Besonderheiten auszeichnen: Es handelt sich um die von KARL HÜRTHLE (1894), MAX ASKANAZY (1898), SOPHIA GETZOWA (1905) sowie J. F. NONIDEZ (1933) beschriebenen Zellen. Diese führen die verschiedensten Bezeichnungen: Hürthle-Zellen, parafollikuläre Zellen, Helle Zellen. HAMPERL rechnet diese Zellen zu den Onkocyten (Virchows Archiv 335 : 452, *1962*). Die letzte Entscheidung über die tatsächliche morphogenetische Zuordnung und Bedeutung der interessanten Zellform ist (noch) nicht gefallen. Diese Zellen sind identisch mit den „neurohormonalen Zellen" von SUNDER-PLASSMANN. Es wurde eine angeblich innige Bindung zum ortsständigen vegetativen Nervensystem angenommen; die neuro-hormonalen Zellen schlügen gleichsam die funktionelle Brücke zwischen nervalen Impulsen und hormonellen Effekten. Die interessante These von SUNDER-PLASSMANN (zuletzt 1951; Verhandlungen Dt. Ges. Path. 34. Tgg., S. 106, 1950) ist jedoch überwiegend auf Ab-

lehnung gestoßen. Die Bezeichnung „Helle Zellen" läßt daran denken, daß die parafollikulären Zellen Äquivalente der sonstigen „Hellen Zellen" z. B. der Elemente des insulären Gangorganes oder der enterochromaffinen Zellen darstellten. Die elektronenmikroskopische Analyse zeigt, daß die parafollikulären Zellen über sehr zahlreiche wohldifferenzierte Plasmaorganellen verfügen. Sie sind (histochemisch) reich an Sulfhydrilgruppen. *Die beiden Wirkstoffe der Schilddrüse sind*
1. Thyroxin = Tetrajodthyronin = T_4,
2. Trijodthyronin = T_3.

Die tägliche Jodzufuhr ist die Conditio, sine qua Hormone nicht gebildet werden können! Der tägliche Jodbedarf liegt bei 100—150 Gamma. Die Funktion der Schilddrüse geht über folgende Stufen:
1. *Stufe der Hormonsynthese: Jodination.* Unter Jodination versteht man die Jodaufnahme durch den Thyreocyten (die Epithelzelle der Schilddrüsenfollikel). Die Voraussetzung für die Jodination ist die Bildung von freiem ionisiertem Jod. Damit dieses zur Verfügung steht, ist die Tätigkeit einer Peroxydase, der Cytochromoxydase sowie von Kupfer als katalysatorisch wirksamer Substanz erforderlich.
2. *Stufe der Hormonsynthese: Jodisation.* Das Jod wird unter Mitwirkung der Tyrosin-Jodinase in das Tyrosin eingebaut. Je nachdem, ob eine Kondensation von Mono- oder Dijodtyrosin oder eine solche von zwei Dijod-Tyrosin-Molekülen erfolgt, entsteht Trijodthyronin (T_3) oder Tetrajodthyronin (T_4). Thyronin selbst ist hormonell unwirksam. Es scheint, daß das Jod die essentielle Komponente für die Effektualisierung der biologischen Leistung der Hormonausgangsstoffe darstellt.

In der normalen Schilddrüse des Erwachsenen findet sich Jod in einer Menge von 0,007—0,18 % des Schilddrüsengewichtes. Dies sind 20 % des gesamten Jod-Gehaltes des menschlichen Organismus. Die Jod-Konzentration in der Schilddrüse ist daher 1000mal größer als in anderen Organen. In der Schilddrüse ist Jod in folgenden Mengen und Formen verteilt:

Dijodthyronin	40 %
Monojodthyronin	28 %
Tetrajodthyronin	20 %
anorganisches Jod	7 %
Trijodthyronin	3 %

Wichtig ist, daß nach Proteolyse des Jodthyreoglobulines und Resorption der Thyronine eine reversible Bindung an das „thyronin binding protein" = *TBP* erfolgt. T_4 kann T_3 leicht aus seiner Bindung verdrängen. „Protein bound iodine" = *PBJ* enthält Thyroxin (in einer Menge bis zu 90 %) sowie Trijodthyronin, endlich auch anderweitige Jod-Hormon-Metabolite, alles zusammen in einer Quantität von bis 8 Gamma %.

Bei Morbus Basedow ist der Jodgehalt der Schilddrüse erniedrigt, die sogenannte Jodaktivität dagegen gesteigert. Der Blut-Jod-Spiegel ist deutlich, und zwar zugunsten des organischen Teiles, erhöht.

Die ersten analytischen Untersuchungen des Schilddrüsen-Inkretes, des Thyreoglobulines, erfolgten durch BOBINGTON (1836). Der hohe Jodgehalt der Schilddrüse wurde jedoch erst durch BAUMANN (1896) eindeutig erwiesen. Bereits in der 12. Schwangerschaftswoche kann eine deutlich gesteigerte Jod-konzentration im Inneren der Thyreocyten nachgewiesen werden. *Thyreostatica* wirken möglicherweise über eine Fermentblockade, vielleicht durch Eingriff an der Peroxydase. Möglicherweise spielen aber auch kompetitive Mechanismen der Thyreostatica gegenüber dem Peroxyd-Peroxydase-System eine Rolle (Abb. 2).

Wenn man das Bedürfnis hat, die Wirkungszusammenhänge graphisch — versuchsweise — darzustellen, mag folgende Skizzierung erlaubt sein:

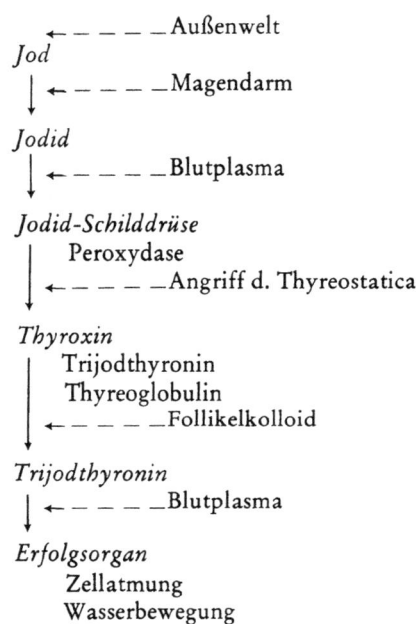

Die Isotopenuntersuchungen mit ^{131}J haben die alten Bemühungen zur Feststellung des Grundumsatzes abgelöst. Das Ausmaß der Speicherung von ^{131}J im Ablauf von 24 Stunden, nach peroraler Gabe von 50 μCi, vermittelt einen ausgezeichnet zuverlässigen szintigraphischen Eindruck von der „aktuellen" Reaktion. Bereits nach 6 Stunden kommt es zu einer massiven Anreicherung von Radiojod im Follikelkolloid. Dagegen findet sich ^{131}J nur spärlich im Protoplasma der Thyreozyten. Vitamin A hemmt die Thyroxin-Wirkung. Deshalb verbrauchen Basedow-Kranke mehr Vitamin A als Gesunde. Andererseits: Vitamin A, verabfolgt in übergroßer Dosierung, fördert in Kropfendemie-Regionen die Kropfbildung. Thiamin, Pyridoxin, Pantothensäure und Riboflavin werden als Vitamin B-Komplex bei Hyperthyreose in vermehrtem Maße verbraucht (WALTHARD, 1969). In der Kälte sind die Follikel klein, das Follikelepithel ist kubisch. Bei Einwirkung von Sonnenlicht und in der Wärme sind die Follikel vergrößert, reich an Kolloid, die Follikelepithelien sind freilich (noch stärker) abgeplattet.

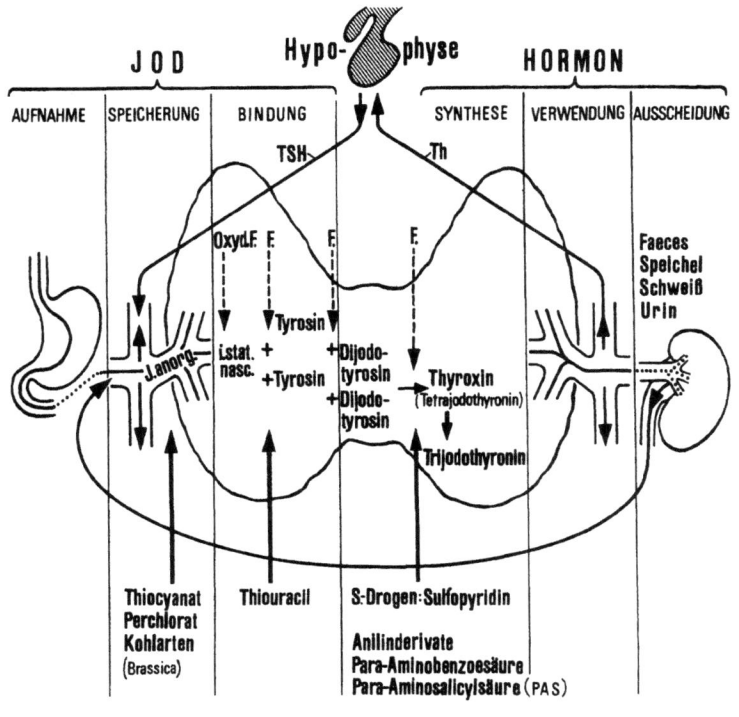

Abb. 2

2. Mißbildungen

Die Schilddrüse wird gebildet aus einer medialen und einer lateralen Anlage. Weil letztere auf jeder Seite gleichsam in je einem Exemplar vertreten ist, kann man sagen, daß die Schilddrüse aus insgesamt 3 Anlagen gebildet werde. Die sogenannten lateralen Anteile entstammen den geweblichen Arealen der 5. Schlundtasche. Es handelt sich um die Matrix für das sogenannte telo- oder ultimo-branchiale Körperchen (GETZOWA). Wahrscheinlich wird die überwiegende Menge dieses Blastemes der Entwicklung des Thymus zugeschlagen. Im Falle geschwulstiger Entfaltung der Schilddrüse können jedoch gewebliche Anteile eben dieser Matrix als „Geschwulstkeimanlage" wichtig werden. Die mediale Schilddrüsenanlage geht aus der vorderen Schlundwand, und zwar der zwischen den beiden Kiemenbögen gelegenen Region, hervor. Die Wachstumsrichtung ist ventrokaudal. Hieraus entstehen zwei Lappen. Jeder erhält ein Lumen. In der Mitte der vierten Embryonalwoche steht der Ductus thyreoglossus in voller Blüte. Auch hier wird vorübergehend eine Lichtung gebildet. Nach und nach kommt es zu einer bindegewebigen Substitution (Tractus thyreoglossus). Dieser Strang führt hin in die Gegend des Foramen caecum (des Zungengrundes). Vom Zungengrund aus kann gelegentlich in Richtung auf das Zungenbein der Ductus lingualis nachgewiesen werden. Man nimmt an, daß es sich um einen persistenten Anteil aus der Matrix des Ductus thyreoglossus handelt. Die völlige Persistenz des Ductus thyreoglossus imponiert gelegentlich als *Lobus pyramidalis*, welcher dem Isthmus der Schilddrüse, also der parenchymalen Verbindungsbrücke der beiden großen Seitenlappen aufsitzt. Gelegentlich wird eine mediane Nebenschilddrüse gefunden, welche ihre gewebliche Verbindung mit dem Isthmus verloren hat. Die hiervon ausgehenden Zysten und Fisteln werden entweder vom Ductus thyreoglossus selbst oder sogenannten Anhangsdrüsen gebildet. Über Halszysten und -fisteln, insbesondere über branchiogene Fisteln, hatten wir berichtet („Spez. Path. Anat. I", S. 225). Die medianen Halszysten führen Zylinderepithel, manchmal Flimmerepithel, seltener Plattenepithel. Die medianen Halsfisteln führen auch Schleimepithel.

Die vollständige *Aplasie* des Schilddrüsengewebes gilt als selten. WALTHARD verlangt, daß in diesen Fällen eine planmäßige histopathologische Durchmusterung der weiten Strecke zwischen Foramen caecum und Bifurkation der Luftröhre vorgenommen werde! In Fällen der Schilddrüsenaplasie werden gelegentlich Plattenepithelperlen in der unterhalb des Foramen caecum etablierten Region gefunden. — Partielle Schilddrüsenmangelzustände sind bekannt, werden aber nur selten beobachtet. Über die Struma baseos linguae hatten wir auf S. 31 „Spez. path. Anat. II" berichtet. Sie kann vikariierend für eine defekte orthotope Schilddrüse einspringen. — Sogenannte akzessorische Schilddrüsen werden gelegentlich (schlecht und mißverständlich) „Nebenschilddrüsen" genannt. Es handelt sich um mehr oder weniger große (meist kleine), histologisch typisch differenzierte Schilddrüsen-Gewebekörper, die mit der orthotopen Glandula thyreoidea keinen Zusammenhang besitzen. Akzessorische Schilddrüsen können in der oberen, seitlichen, hinteren, unteren Halsregion, auch in Bindung an cervicale Lymphknoten, vor allem aber auch im Inneren von Kehlkopf, Luftröhre, selbst des Myokard (!) beobachtet werden.

Aplasie der Schilddrüse, *partielle Agenesie, Hypoplasie* des Organes u. dgl. werden als Äquivalente schwerer Fälle von Kretinismus (mit Zwergwuchs, Idiotie, Innenohrstörungen etc.) beobachtet.

3. Stoffwechselstörungen

Wenn man sich klar macht, daß das Schilddrüsenkolloid als „epitheliales Hyalin" gelten kann, ist es verständlich, daß auch Amyloid und Paramyloid gerade in der pathologisch alterierten Schilddrüse nicht selten auftreten. Neben dem epithelialen Hyalin spielt natürlich das conjunctivale d. h. die Hyalinofibrose ausgedehnter Narbenfelder eine große Rolle. Auch die dritte Form des Hyalines (vgl. „Allgemeine Pathologie" S. 44) ist in der Schilddrüse vertreten. In alten Haematomen im Inneren zystisch umgewandelter Kröpfe begegnet man dem haematogenen Hyalin, das als *Kautschukkolloid* bekannt ist. Struma und Struma maligna haben eine bestimmte Beziehung zur Amyloidproduktion (S. 43).

Bei planmäßiger Untersuchung sogenannter Strumektomie-Präparate findet sich oft eine Kalkeisenablagerung, vorwiegend in Narbenfeldern. In allen Fällen der Haemochromatose ist auch eine Siderose der Thyreocyten gegeben. Der Haemochromatose-Kranke leidet und stirbt am *Syndrome endocrinohépato-cardiaque* (vgl. „Spez. path. Anat. I", S. 44).

Bei älteren Menschen wird nicht selten eine entdifferenzierende Atrophie der Schilddrüse gefunden. Es handelt sich nicht um eine einfache seneszente Involution, vielmehr um eine numerische Atrophie mit Parenchymumbau. Anstelle des eosinophilen Kolloides treten basophile Schollen auf. Das Epithel ist aufgesplittert, die Einzelepithelien sind abgeflacht, ganz niedrig, protoplasmatisch kondensiert. In den Schilddrüsenarterien findet sich nahezu regelmäßig eine sehr zierliche (halskrausenförmige) Verkalkung der Laminae elasticae internae. Die Abgrenzung der entdifferenzierenden Atrophie von den Spät- und Folgezuständen chronischer autoaggressiver Thyreoiditiden ist schwierig. Angeblich gibt es eine „idiopathische" Atrophie selbst im Kindesalter. Die entdifferenzierende Atrophie ist wesensverwandt den histologischen Veränderungen nach Einwirkung ionisierender Strahlen. Rezidivierte Radiojod-Teste belasten natürlich das ganze Organ. Die multiple Blutdrüsensklerose (vgl. S. 4) geht mit Zuständen höhergradiger numerischer Schilddrüsenatrophie einher. Es ist jedoch wahrscheinlich, daß es sich nicht eigentlich um eine „Atrophie", sondern um die Folge einer chronischen entparenchymisierenden serösen Entzündung handelt. Alles in allem: „Reine" Atrophieformen gehören zu den Seltenheiten; atrophisierende Prozesse als Sekundärphänomene sind dagegen häufig.

4. Kreislaufstörungen

Eine *kongestive Hyperämie* findet sich bei allen Zuständen der Schilddrüsenfunktion, während der Menses, einer Gravidität, bei psychischer Erregung, natürlich bei allen entzündlichen Prozessen. Nächst dem Gehirn rangiert die Durchblutung der Schilddrüse an zweiter Stelle (quantitative Konkurrenz mit der Nierendurchblutungsgröße); bezogen auf die Gewichtsverhältnisse wird die Schilddrüse fünfmal besser durchblutet als die Niere. — Bei *passiver Hyperämie* ist die Schilddrüse deutlich vergrößert. Dabei kommt es zur Schlängelung und Erweiterung der Schilddrüsenarterien und -venen; man spricht von *Struma vasculosa*. *Blutungen* finden sich bei allen Zuständen verrotteter Kropfbildung. Bei hämorrhagischer Diathese können kleinstfleckige Blutungen in Schilddrüsenkapsel und interstitiellem Gewebe angehen. Der Folgen größerer Hämatombildung — Kautschukkolloid — wurde gedacht. *Traumatische Blutungen* finden sich bei den verschiedensten Gelegenheitsursachen, natürlich auch bei Anlage eines Tracheostoma.

5. Entzündliche Prozesse

a) Banale Formen der Thyreoiditis

Eine *eitrige Entzündung* findet sich nach Trauma und bei pyogener Allgemeininfektion. Dabei können Abszesse unterschiedlicher Größe, zuweilen bis Walnußgröße, entstehen. Diese können in die Luftröhre durchbrechen. Eine Entzündung kann auch in der Kontinuität, also durch Fortleitung aus der Nachbarschaft, also bei eitrig-entzündlichen Zerstörungen der Übergangsregion zwischen Kehlkopf und Luftröhre, zustande kommen.

b) Thyreoiditis als Mitreaktion

Eine Entzündung der Schilddrüse findet sich häufig bei einer primär loco alieno inszenierten mikrobiellen Grundkrankheit z. B. bei: Scharlach, Masern, Pocken, Typhus abdominalis, Pneumokokken-Pneumonie, Meningitis epidemica, Diphtherie, Wundstarrkrampf und Peritonitis. Diese Form der Thyreoiditis wird auch bei ausgedehnten Verbrennungen der Körperdecke, insbesondere nach Influenza, beobachtet. Es handelt sich im allgemeinen um eine diffus ausgebreitete interstitielle, lymphocytäre und plasmazellulare, sklerosierende Entzündung, welche ungemein chronisch — im Gegensatz zur Grundkrankheit! — abläuft. Die sogenannte Grundkrankheit inszeniert lediglich den „entzündlichen Startprozeß", die Folgezustände werden durch eine eigene, immuno-pathologische Gesetzlichkeit gesteuert. — Bei vielen mehr zufällig gefundenen Thyreoiditiden ist ex post, vielfach im Abstand einer Reihe von Jahren, mit Sicherheit nicht mehr zu differenzieren, welcher Prozeß eigentlich am Anfange gestanden hatte.

aa) Thyreoiditis non purulenta subacuta gigantocellularis de Quervain

Die nosologische Entität des Krankheitsbildes wurde von DE QUERVAIN (1904/05) sowie DE QUERVAIN und GIORDANEGRO (1935/37)erarbeitet. Die Schilddrüse ist häufig nur partiell erkrankt. Die entzündlichen Veränderungen können freilich umherwandern. In Fällen der Thyreoiditis migrans wird nach und nach das ganze Organ abgeweidet. Es findet sich eine *schmerzhafte Schilddrüsenvergrößerung*. Der Schmerz wird als stechend und ausstrahlend (nach den Ohren zu, in Richtung auf die tiefen Halsfazien, nach der oberen Thoraxapertur zu) angegeben. Klinisch findet sich eine erhöhte BSG, eine Vermehrung der Blutplasma-Globuline und eine deutliche Konsistenzvermehrung. Die entzündlich alterierten Partien zeigen im allgemeinen keine Tendenz zur Ausbildung von Verwachsungen mit dem Gewebe der Umgebung. Manchmal bringt die Anlegung einer einfachen Incision Erleichterung. Therapeutisch versucht werden Thiouracil, Cortison, ACTH etc. Dort, wo der entzündliche Prozeß lokalisiert ist, kann eine Thrombophlebitis entstehen. Der histologische Befund ist charakteristisch: Das Gefüge der epithelialen Follikel ist gesprengt; es lassen sich *epitheliale Proliferate,* teils in Zügen, Straßen sowie aufgesplitterten Reihen, nachweisen; teilweise finden sich *epitheliale vielkernige Riesenzellen;* teilweise imponiert ein echter granulomatöser Prozeß, der mit einem Boeckschen Granulom entfernt vergleichbar erscheint. Niemals findet sich eine eigentliche Nekrotisierung, eine Verkäsung kommt selbstverständlich nicht zur Beobachtung. Allein, die epithelialen vielkernigen Riesenzellen sehen großen Langhansschen Riesenzellen durchaus ähnlich. Während der akuten Initialphase der Krankheit ist der Blutserum-Jodgehalt erhöht. Die Krankheit tritt zwischen dem 25. und 45. Lebensjahr auf. Frauen erkranken sehr viel häufiger als Männer. In der Folge einer de Quervainschen Thyreoiditis kann ebensowohl eine Hypo- wie auch eine Hyperthyreose entstehen. Im Inneren der großzelligen Granulome wird gelegentlich eine sogenannte Kolloidophagie beobachtet. Der Histopathologe, der sich nicht auskennt, stellt leicht die irrtümliche Diagnose eines tuberkulösen (produktiv-proliferativen) Prozesses. Nach unserer persönlichen Erfahrung ist die Thyreoiditis de Quervain durchaus nicht selten. Wer als Diagnostiker im Umkreis einer „Schilddrüsen-Beratungsstelle" tätig ist, findet immer wieder granulomatös-gigantocellulare Formen der Thyreoiditis. — Die Ursachen der Thyreoiditis de Quervain sind unbekannt.

bb) Struma lymphomatosa Hashimoto

Der japanische Pathologe HAKARU HASHIMOTO hat das Krankheitsbild 1912 beschrieben. Das Leiden betrifft überwiegend Frauen jenseits des 40. Lebensjahres. Der Prozeß beginnt schleichend; die diffus vergrößerte Schilddrüse ist *sehr schmerzhaft*; regelmäßig werden ausstrahlende Schmerzen in die Ohrregion und Schluckbeschwerden angegeben. Anfänglich findet sich eine Hyperthyreose, in den späteren Verödungsstadien das Gegenteil, also eine Hypothyreose bis zur Entwicklung eines Myxödemes. Die Thyreoiditis lymphomatosa Hashimoto findet sich *vorwiegend in kropffreien Gegenden*. Es bestehen erhöhte Körpertemperaturen, eine Blutleukocytose und eine gesteigerte BSG. Histologisch interessant ist die diffuse kleinzellige Infiltration. Dadurch kann der Epithelcharakter des Baues der Schilddrüse bis zur Unkenntlichkeit verändert sein. Das Parenchym ist buchstäblich gesprengt, die Einzel-Follikepithelien sind dissoziiert. Neben großen und kleinen Lymphocyten finden sich Plasmazellen und Monocyten. Die Reichlichkeit der Plasmazelleinlagerung läßt daran denken, daß immunokritische Prozesse pathogenetisch wirksam sind. Immer wieder wird berichtet, daß in den Präparaten der Thyreoiditis lymphomatosa neben den dissoziierten Follikepithelien „Onkocyten", also Hurthle-Zellen oder Askanazy-Zellen, zu sehen seien. Man hat die Struma lymphomatosa als Spät- und Endzustand nach Morbus Basedow auffassen wollen. Andere Untersucher bezeichnen die Hashimoto-Thyreoiditis als Vorstadium der „eisenharten Struma Riedel". Das entzündlich alterierte Organ ist zunächst vergrößert; es ist eine diskrete Verwachsung mit der Umgebung gegeben; in Spätstadien ist die Schilddrüse „wie ausgebrannt", unregelmäßig verkleinert und von fester Konsistenz. Es ist so etwas wie eine Schilddrüsenzirrhose entstanden.

cc) Eisenharte Struma Riedel

BERNARD MORITZ KARL LUDWIG RIEDEL hat das Krankheitsbild zuerst 1896 beschrieben. Der Prozeß beginnt schleichend, verläuft chronisch, geht mit Anschwellung der Schilddrüse und Zunahme der Konsistenz („eisenhart") einher. Es resultieren Atem- und Schluckbeschwerden. Die entzündlichen Veränderungen greifen auf das Gewebe der Umgebung über. So kommt es, daß die Riedel-Kranken vielfach heiser sind. Männer erkranken seltener als Frauen. Das Organ wird nach und nach vollständig umgebaut. Histologisch imponiert nicht nur eine sehr starke entzündlich-zellige Infiltration, sondern eine lebhafte Bindegewebsanbildung. Wiederum sind die Follikel aufgesplittert, so daß Kolloidschollen der Phagocytose preisgegeben sind. Ein sehr wesentliches Leitsymptom ist die derbe Konsistenz von Schilddrüse und entzündlich alterierter Umgebung, so daß von *„Holzphlegmone"* gesprochen worden ist. Das Leiden tritt im dritten bis fünften Lebensjahrzehnt auf. Die histologische Differentialdiagnose hat vor allem ein Schilddrüsencarcinom auszuschließen. Die Teilresektion der erkrankten Schilddrüse kann die Strumitis Riedel nahezu völlig zum Schwinden bringen. Wiederum wird erwogen, ob nicht das vorliegende Krankheitsbild mit den beiden anderen Formen der Thyreoiditis wesensmäßig zusammenhängen, also möglicherweise eine Spät- oder Ausheilungsform darstellen könnte. Zusammenfassende Lit.: KURT KÜHN „Über besondere, an die Namen von RIEDEL, DE QUERVAIN und HASHIMOTO geknüpfte Formen (entzündlicher) Schilddrüsenerkrankungen". Ärztliche Wochenschrift 11 : 752, 1956.

Bezüglich der Pathogenese der unter 5 genannten Thyreoiditiden mag folgendes gelten: Es ist möglich, tierexperimentell durch Sensibilisierung auf Schilddrüseneiweiß eine Antigen-Antikörperreaktion zu erzeugen, welche an die Schilddrüse gebunden ist und unter dem Bilde einer Thyreoiditis ablaufen kann. Auch beim Menschen sind *Thyreoglobulin-Antikörper-Nachweise* gelungen. Der höchste Titer hat sich bei Thyreoiditis Hashimoto gefunden. Weniger starke Konzentrationen wurden bei sogenanntem primärem Myxödem, bei toxischem Knotenkropf, Morbus Basedow, therapeutischem Myxödem sowie endemischem, nicht toxischem Kropf nachgewiesen. Bestimmt-charakterisierbare Relationen zwischen den serologischen Befunden einerseits und den klinisch-anatomischen Bildern andererseits existieren nicht. Fluoreszenzmikroskopische Untersuchungen haben gezeigt, daß Thyreoglobulin-Antikörper lediglich im Lumen der Schilddrüsenfollikel lokalisiert sind. Thyreoglobulin-Antikörper sollen für die „Autoimmun-Thyreoiditis" keine Bedeutung haben. Dagegen hat man im Blutserum von Patienten mit Struma lymphomatosa Hashimoto „anti-mikrosomale" Antikörper im Inneren der Schilddrüsenepithelien sichergestellt. Derartige Antikörper kommen auch in normalen Schilddrüsen vor. In einer intakten Schilddrüse zeitigen die Antikörper offenbar nicht den Ablauf einer cytotoxischen Reaktion; in der Hashimoto-Schilddrüse ist die Reagibilität jedoch eine erhebliche. Es ist bis jetzt nicht bekannt, wo eigentlich der pathogenetische Ictus liegt. Die aktuellen experimentellen Bemühungen zielen darauf ab, in Erfahrung zu bringen, wodurch die Suszeptibilität der Follikelepithelien der Schilddrüsen der Hashimoto-Kranken begründet wird. Die einigermaßen komplizierten Verhältnisse sind durch E. LETTERER („Allgemeine morphologische Immunologie", Stuttgart-New York: F. K. SCHATTAUER *1969*) erörtert.

c) Sogenannte spezifische Entzündungen

Die *Tuberkulose* der Schilddrüse kommt einmal als *miliare Tuberkulose*, sodann, fortgeleitet von tuberkulösen Lymphknoten, als *knotig-konglomerierte* vor. *Luische Schilddrüsenveränderungen* finden sich sowohl *konnatal* als auch, als *erworbene Lues*, im Sinne einer diffus ausgebreiteten interstitiellen lymphoplasmazellularen *Thyreoiditis syphilitica* des späten Sekundärstadiums. — *Morbus Besnier-Boeck-Schaumann, Aktinomykose* und *Lymphogranulomatose* können, im ganzen mehr zufällig, im Bereiche der Schilddrüse nachgewiesen werden. — Von erheblicher praktischer Wichtigkeit ist die auf dem südamerikanischen Kontinent weit verbreitete, durch das Schizotrypanun Cruzi hervorgerufene *Chagas-Thyreoiditis*.

6. Bemerkungen zum Kropfproblem

Grundsätzlich kann man jede Vergrößerung der Schilddrüse „*Kropf*" nennen. Als Synonym hat sich der Terminus „*Struma*" eingebürgert. Wer heute von „Struma" spricht, erweckt reflektorisch das Vorstellungsbild eines Schilddrüsenkropfes. „Struma" heißt — genau genommen — nichts anderes als „Knoten". Die alten Pathologen sprachen daher (ohne weiteres) auch von „*Struma suprarenalis*", wenn sie eine hypernephroide Neubildung meinten, welche also gar nichts mit einer Vergrößerung der Schilddrüse zu tun hatte. Andererseits: Unter „*Struma ovarii*" wird eine Ovarialgeschwulst verstanden, welche aus Schilddrüsen-ähnlichem Gewebe aufgebaut ist.

Der Kropf der Schilddrüse, *die* Struma, wird repräsentiert entweder durch eine Hyperplasie oder eine echte Geschwulst. Wann das eine, wann das andere vorliegt, ist nicht leicht zu sagen. Nach *morphologischen Gesichtspunkten* lassen sich die Kröpfe folgendermaßen einteilen:

a) Makromorphologische Manifestation

1. Ein Kropf kann *diffus* sein; die Schilddrüse ist im ganzen mehr oder weniger betroffen.
2. Ein Kropf kann *knotig* beschaffen sein; es sind daher im allgemeinen nur einzelne, umschriebene Schilddrüsenanteile knotig-knollig vergrößert.
3. Ein Kropf kann sowohl diffus als auch knotig sein; man spricht von *diffusknotiger Struma*.

b) Mikromorphologische Manifestation

Nach dem histologischen Bilde lassen sich die Kröpfe folgendermaßen unterscheiden:
1. *Parenchymkröpfe,*
2. *Kolloidkröpfe.*

Makro- und mikromorphologische Manifestationen können miteinander in verschiedener Weise kombiniert auftreten. Hierin liegt für den Anfänger eine gewisse Schwierigkeit. Weiter: Nach dem *histologischen Bilde* muß man sich klar machen, daß Parenchymkröpfe arm an Kolloid, Kolloidkröpfe jedoch arm an Parenchym sind.

Die Parenchymkröpfe teilt man ein in
1. mikrofollikuläre,
2. tubuläre und
3. trabekuläre.

Parenchymkröpfe sind fleischig, mäßig fest; sie zeigen das Phänomen sogenannter „numerischer" Hyperplasie. Eine solche Struma ist epithelreich. Die Mikrofollikel enthalten häufig ein dünnes, schlecht anfärbbares Kolloid. Die sogenannten Mikrofollikel sind niemals größer als dem dreifachen Durchmesserwert des normalen Schilddrüsenfollikels entspricht! Sogenannte kolloidarme Parenchymkröpfe verändern niemals die Hufeisenform der Schilddrüse. *Cave:* Wo wenig Lumina für die Aufnahme des Kolloides zur Verfügung stehen, prävaliert das Parenchym; wo Epithelien dicht bei dicht liegen, ist für die Entwicklung eines Kolloidkropfes kein Raum.

Kolloidkröpfe dagegen sind histologisch makrofollikuläre, zystische oder zystopapilläre. Solche Strumen sind unregelmäßig vergrößert, auf der Schnittfläche von eigenartigem Glanze, teilweise sagokornähnlich, gelegentlich an Honigwaben erinnernd. — Kolloidkröpfe verfügen über zahlreiche Lumina; diese sind durch das Sekretionsprodukt angefüllt. Kolloidkröpfe können nicht gleichzeitig parenchymreich sein.

Im allgemeinen gilt als Grundsatz, daß die Struma diffusa vorwiegend eine parenchymale, daß die Struma nodosa häufiger eine kolloidreiche ist. Die Kombination der einzelnen Formen makroskopischer und mikroskopischer Manifestation zeitigt einen außerordentlichen Reichtum an Gestaltungsmöglichkeiten.

Beispiele: Struma diffusa microfollicularis parenchymatosa;
Struma diffusa tubularis parenchymatosa;
Struma diffusa trabecularis parenchymatosa;
Struma nodosa macrofollicularis colloides;
Struma nodosa macrofollicularis et cystica colloides.

Die histologische Manifestation des Kropfes und die makro-morphologische Beschaffenheit besagen zunächst nichts oder doch nur wenig über die mutmaßliche biologische Leistung. Nach den *funktionellen Gegebenheiten* lassen sich folgende Kröpfe auseinanderhalten:

c) Adoleszentenkropf

Gewöhnlich liegt eine diffuse Hyperplasie der Schilddrüse, also eine Struma diffusa parenchymatosa vor. In sogenannten Kropfländern können Adoleszentenkröpfe auch knotig gebaut sein. Adoleszentenkröpfe sind ausgesprochen kolloidarm. Gewöhnlich geht der Kropf Jugendlicher nach und nach in das natürlich-normale Bild der Erwachsenenschilddrüse über. Ein Adoleszentenkropf „wächst sich aus", er „verwächst sich", er ist ex post nicht mehr nachweisbar.

Den Adoleszentenkropf darf man keinesfalls mit dem „fetalen Adenom Wölfler" verwechseln. Drüsenreiche Parenchymkröpfe nennt man gern „Adenome". Adenome aber gelten nach allgemeiner Vorstellung als knotige Drüsenwucherungen. Also muß man konzedieren, daß es auch knotige Parenchymkröpfe gibt! Tatsächlich sind derartige Kombinationsformen gerade beim Adoleszentenkropf immer wieder zu sehen.

Zum sogenannten fetalen Adenom WÖLFLER: In den Läppchenzentren jugendlicher Schilddrüsen finden sich normalerweise epitheliale Zentralkanälchen. Es handelt sich um dichtgefügte Epithelschläuche. Diese stehen im Zusammenhang mit wenig differenzierten embryonalen Zellhaufen. WÖLFLER nahm an, daß bestimmte läppchenzentral gelegene unscharf begrenzte kleine Adenome aus diesen embryonalen Zellhaufen hervorgingen. Deshalb sprach er von „fetalen" Adenomen. Möglicherweise liegt eine Verwechslung mit örtlichen Ansammlungen parafollikulärer Zellen vor.

Allgemein gilt als Regel: Bei Jugendlichen überwiegt der diffus ausgebreitete, bei älteren Menschen der knotige Kropf. Knotenkröpfe liegen bevorzugt in den unteren Polen der Schilddrüsenseitenlappen.

Die „Eigenstellung" sogenannter Adenome, also knotiger Schilddrüsenvergrößerungen, wird folgendermaßen begründet:
Adenome wachsen aus sich heraus;
Adenome tragen eine bindegewebige Kapsel;
Adenome zeigen Gefäßeintrittsstellen lediglich an einigen wenigen kapsulären Punkten;
im Zentrum von Adenomen sollen Lymphbahnen fehlen; auch die Lymphverbindungen mit dem Gewebe der Umgebung seien kümmerlich;
die elastischen Fasern des Bindegewebes der in der Umgebung von Adenomen ausgebreiteten Schilddrüsen-Parenchymanteile „machen halt", sobald sie an die Kapsel herantreten. Im Inneren sogenannter Adenome werden elastische Fasern lediglich in den Wänden etwa vorhandener Gefäße nachzuweisen sein;
Adenome besitzen Fähigkeit und Neigung zum selbständigen Erwerb degenerativer Veränderungen; es handelt sich um Ödem, Blutung, Capillarektasie, Hyalinose, Ausbildung eines kavernomähnlichen Bildes, zystische Rarefikation mit Kautschukkolloid und Verkalkung. Alle diese degenerativen Veränderungen sollen vorwiegend im Zentrum sogenannter Adenome beginnen!
Adenome beteiligen sich nicht an den seneszenten Veränderungen des übrigen Schilddrüsengewebes.

Der Adoleszentenkropf ist mehr ein kosmetisches als ein ärztliches Problem. Er ist selten derart groß, daß er eine Beeinträchtigung der Respiration hervorruft. Es ist unwahrscheinlich, eine „vegetative Stigmatisation" wesensmäßig an das Vorhandensein eines Adoleszentenkropfes zu knüpfen. Andererseits wird eine bescheidene Koinzidenz zwischen Adoleszentenkropf (bei Mädchen) mit „fliegenden Pulsen" und „flammender Rötung" der Haut des Halses, des Gesichtes und der oberen Brust nicht zu bestreiten sein. Sexuelle Erregung führt zu einer reversiblen, jedoch deutlichen Vergrößerung der Schilddrüse.

d) Kropf bei Morbus Basedow und Myxödem

aa) Struma basedowiana

Die Schilddrüse ist im allgemeinen diffus, seltener knotig vergrößert, makroskopisch von fein-lobulärem, kompaktem Bau, fleischiger Konsistenz, auf der Schnittfläche von blasser Farbe. Es läßt sich (von der Schnittfläche) reichlich Gewebesaft abstreifen. Daneben ist das Bild des toxischen Adenomes bekannt. Der Morbus Basedow kann auch auf dem Boden einer „basedowifizierten", vorbestandenen Struma realisiert werden. Durch diese drei Möglichkeiten (genuine Struma Basedow, toxisches Adenom, Struma basedowificata) wird die Beurteilung des Einzelfalles erschwert.

Die histopathologische Diagnose ist nicht schwierig. Es lassen sich drei Befundgruppen herausstellen:
a) *Veränderungen des Follikelinhaltes:* Das Kolloid ist dünn, schwach anfärbbar; das „alte" d. h. vorher vorhanden gewesene Kolloid, ist verflüssigt. Das neugebildete Kolloid bleibt stets dünn; im Inneren der Follikel finden sich gleichsam nur lockere Gerinnsel. Das Sekret ist jodarm. Es finden sich zahlreiche sogenannte Sekretionsvakuolen.

b) *Veränderungen am Epithel:* Die Thyreocyten werden aufgerichtet, hochzylindrisch, gelegentlich mehrzeilig, stellenweise papillär eleviert. Die Einzelzellen verraten eine deutliche Polymorphie. Sanderssonsche Polster, d. h. epitheliale Knospenbildungen, sind häufig. Auch die parafollikulären argentaffinen Zellen können vermehrt nachgewiesen werden.

c) *Veränderungen des Interstitium:* Neben einer vermehrten Vaskularisation mit starker Hyperämie finden sich ausgedehnte lymphocytäre, weniger plasmazellulare Infiltrate. Die Anreicherung der Lymphocyten geht mit Ausbildung von Lymphfollikeln mit angedeuteten Reaktionszentren einher.

Der *Morbus Basedow* (K. A. V. BASEDOW, 1840) wird auch als *Flajani-Krankheit* (GUISEPPE FLAJANI, 1802) oder als *Graves' disease* (R. J. GRAVES, 1835) bezeichnet. Die Krankheit ist durch eine sehr gut durchgearbeitete Symptomatologie charakterisiert, einige Merkmale seien genannt:
Merseburger Trias (V. BASEDOW lebte in Merseburg): Struma, Exophthalmus und Tachykardie.
Tremor, psychisch gesteigerte Erregbarkeit, motorische Unruhe. Heißhunger, Durchfälle;
Neigung zu Schweißausbrüchen, Neigung zur Ausbildung subfebriler Körpertemperaturen;
Augen-Lid-Symptome: Glanzauge; weit offene Augenlider, vermehrter Tränenfluß;
v. Graefe-Zeichen: Zurückbleiben des oberen Augenlides bei Blicksenkung; Kennwort: Graefesche Sklerasichel!
Moebius-Zeichen: Sogenannte Konvergenzschwäche der Augen;
Stellwag-Zeichen: Seltener Lidschlag. Kennwort: „Stellwagen verkehrt selten!"
Kocher-Zeichen: Wenn man einen etwa in Augenhöhe des Kranken angebrachten Gegenstand rasch anhebt, schnellen die Oberlieder des Kranken blitzartig hinauf, und zwar geschwinder, als die Augäpfel nachfolgen können.

Der Basedow-Kranke leidet und stirbt am Herzen! Die Tachykardie ist vielfach beängstigend, sie kann auch paroxysmal auftreten. Der Basedow-Kranke bietet häufig das Bild der perpetuellen Arrhythmie. Basedow-Kranke zeigen atrophische Störungen der Skeletmuskulatur, Haarausfall, brüchige Fingernägel, Störungen auch der übrigen Drüsen mit innerer Sekretion, Steigerung des Grundumsatzes, einen erhöhten Blut-Jod-Spiegel, Frauen bieten oft das Bild der Dysmenorrhoe bis zur Amenorrhoe.

J. M. CHARCOT faßte den Morbus Basedow als *Sympathicusneurose* auf. MOEBIUS erklärte die Schilddrüse als ursächlich verantwortlich. CHVOSTEK und SAHLI hielten die Schilddrüsenveränderungen mit den Störungen des ZNS für „koordiniert". In der Gedankenwelt des Chirurgen dominiert bei allen Betrachtungen de causis das Bedürfnis, die sedes morbi zu erkennen; der Chirurg also denkt vorwiegend an die Schilddrüse, der Internist *auch* an die Bedeutung der nervalen Regulationsstörung. Sicher ist, daß bei allen „Abhängigkeiten" und „Verschränktheiten" der „Regulationen" die Schilddrüse das „zentrale Organ" für den Morbus Basedow darstellt.

Interessant ist die Wirkung der *Plummerung.* Der Internist H. ST. PLUMMER (Minnesota, 1874—1937) hat eine Jod-Prämedikation im Sinne einer vorbereitenden Behandlung der Basedow-Kranken auf eine nachfolgende Strumektomie eingeführt. Es wird Kalium-Jodid gegeben. Worin der Jodid-Effekt eigentlich besteht, ist nicht genügend bekannt. Bei Schilddrüsen-Gesunden kann durch eine längere Jodmedikation unter Umständen eine Hypothyreose erzeugt werden; in anderen Fällen kommt es zur Kropfbildung; in wieder anderen Fällen ist eine vorbestandene Struma, welche keine Hyperrhoe ausgelöst hatte, basedowifiziert worden! Ein gewisser Hemmeffekt für die Schilddrüsentätigkeit durch Jod-Medikation liegt der Plummerung zugrunde. Man hat angenommen, daß die künstliche Steigerung des Blutjod-Spiegels eine Art von Ruhigstellung des HVL zur Folge haben könnte. Es werde dann sehr viel weniger TSH ausgeschüttet; die Schilddrüse würde nicht weiter stimuliert, sie könnte sich — vorübergehend — beruhigen. Dann aber müsse (gleichsam unter allen Umständen!) operiert werden, anders eine Entfesselung des Basedow die Folge sei (basedowische Krise).

Interessant ist, daß in 10—15 % aller Basedow-Fälle an der Schilddrüse keine Veränderungen gefunden werden können, welche als hinlängliche Erklärung für die klinisch-funktionell eindeutige Symptomatik aufgefaßt werden dürfen!

Am 1. 8. 1955 hat C. MARTIUS über „Thyroxin und oxydative Phosphorylierung" (in Brüssel) vorgetragen (Proc. 3rd internat. Congress Biochemistry, Brussels *1955*, p. 1; New York 1956) und dargelegt, daß Thyroxin eine *Entkoppelung* der oxydo-reduktiven Prozesse der Energiegewinnung und Energieübertragung in den Zellen (der Organe und Gewebe) verursacht. Der Motor des Morbus Basedow-Leidenden liefe gleichsam auf hohen Touren, die Energieübertragung sei jedoch entkoppelt. Trivialvergleich: Wer in seinem Pkw Kupplungs- und Gashebel gleichzeitig bedient, arbeitet mit hoher Tourenzahl, jedoch ohne lokomotorischen Effekt! — *Der Basedow-Kranke verzehrt seine Kräfte ohne energetischen Nutzeffekt!*

Klinisch bestehen Unterschiede zwischen Morbus Basedow und Hyperthyreose. Eine hyperrhoische Schilddrüse ruft nicht ohne weiteres das klinische Vollbild des Morbus Basedow hervor. Es muß also noch eine konstitutionelle Eigentümlichkeit hinzutreten, damit ein Morbus Basedow entsteht. Psychische Insulte sind nicht unwesentlich. Hierfür spricht die tierexperimentelle Erfahrung, welche zeigt, daß ein Schreck-Erlebnis eine basedowische Stoffwechsellage zur Folge haben kann. Kennwort: Schreck-Basedow.

(*Lit.:* JOACHIM KRACHT: Die Schilddrüse und ihre Beziehungen zum Hypophysenvorderlappen und zur Nebenniere; Habilitationsschrift, Med. Fakultät Universität Kiel, *1953*).

Die pathologische Anatomie des Morbus Basedow ist reich an Besonderheiten. Über das histologisch-typische Bild der Basedow-Schilddrüse war berichtet worden. Einfache Fälle sogenannter Thyreotoxikose bieten lediglich eine „hyperrhoische Struma". Dabei sind nicht alle morphologischen Symptome gleichmäßig entwickelt. Wichtig ist der Nachweis der Sekretvakuolen. Beim sogenannten toxischen Adenom können histologische Kriterien weitgehend fehlen. Ob ein Adenom „toxisch" ist, kann man dem Gewebebild durchaus nicht immer ansehen. — In der Hypophyse findet sich eine Vermehrung der Hauptzellen, eine Degeneration der Basophilen mit Kernpyknose, jedoch keine zuverlässige Gewichtsvermehrung des Organes. In den Nebennieren findet sich eine

Hyperplasie der Markregion. Dort liegen auch Lymphocytenhäufchen. Die Rinde ist schmal, der Lipoidgehalt mäßig reduziert, die Zona glomerulosa zeigt eine diskrete Sklerosierung. Im Herzmuskel findet sich das Bild der „serösen Myokarditis". Es handelt sich um eine ungleichmäßig ausgebreitete interstitielle Ödembildung mit Mobilisation des aktiven mesenchymalen Zellbestandes. Die Muskelfasern bieten das Phänomen der diskordanten Hypertrophie mit Vakuolisation des Protoplasma. Das Basedow-Herz kann man als Äquivalent einer „Myocardie endocrinienne" auffassen. Eine eigentliche „Myokarditis" liegt natürlich nicht vor. — In der Leber findet sich ein inveteriertes Ödem; jenes wird, je länger es besteht, um so parenchymfeindlicher. Es entsteht eine Desmolyse mit Umstrukturierung des Läppchengefüges, kollagener Metaplasie, Verdickung der Glissonschen Kapsel. Es kommt zu Glykogenschwund und Sternzellverfettung. Die „vernachlässigte" Basedow-Leber kann als milde Form einer diffus ausgebreiteten bindegewebsreichen Leberzirrhose angesprochen werden.

Das *Coma basedowicum* ist selten. Seine Letalität beträgt 50 %. Es kann durch ein Trauma, eine schwere akzidentelle Infektion oder einen psychischen Insult ausgelöst werden. Auch eine bei einem Basedow-Kranken notwendig werden sollende Operation (aus anderer Ursache) kann als „Trauma" wirken. Die Krise bricht plötzlich aus; es finden sich eine Tachykardie (200/min), gelegentlich Vorhofflimmern, alsdann eine Hyperthermie mit trockener (!) Haut, es stellen sich Erbrechen und Durchfälle, myasthenische Symptome, Sprach- und Schluckstörungen, endlich delirante Zustände ein. Es muß jetzt unter allen Umständen versucht werden, die Schilddrüse wenigstens passager ruhig zu stellen. Intravenöse Jodmedikation wird empfohlen.

bb) *Myxödem und Hypothyreosen*

Es gibt ganz unterschiedliche Möglichkeiten der korrespondierenden Schilddrüsenveränderungen:
a) Die Schilddrüse kann ganz oder teilweise fehlen;
b) die Schilddrüse trägt „von Haus aus" das Stigma „des zu wenig", es liegt also eine *Hypoplasie* vor;
c) die Schilddrüse ist kleiner als normal, sie ist *atrophisch*. Es liegt also ein rückschrittlicher Prozeß zugrunde. Dieser Befund ist der häufigste und wichtigste. Es handelt sich um einen Zustand nach Thyreoiditis (nach sklerosierender, entparenchymisierender Thyreoiditis) mit mehr oder weniger eindrucksvollen histologischen Veränderungen: Rarefikation des Parenchymes, quantitative Reduktion des Epithelbestandes der zerstörten Schilddrüsenfollikel, reichlich Einbau von Bindegewebe, diffus ausgebreitete interstitielle kleinzellige Infiltrate.
d) Die Schilddrüse ist zwar vergrößert, aber funktionell minderwertig. Es handelt sich um einen großfollikulären Kropf mit inveterierten Kolloidschollen, ausgedehnten Narbenfeldern und Verkalkung.

Bemerkungen zum Myxödem. Das Myxödem findet sich vorwiegend bei Frauen zur Zeit des Klimakterium. Es handelt sich im allgemeinen um den Ausdruck einer erworbenen Schilddrüseninsuffizienz. Der Gesamtstoffwechsel ist erniedrigt, die teigige Haut alabasterfarben, es imponiert eine allgemeine

Verlangsamung (insbesondere eine geistige Trägheit). Es besteht Neigung zu Untertemperaturen, gleichzeitig eine arterielle Hypertonie, eine Hypercholesterinämie, daher auch eine schwere Skleratheromatose. Der Herzmuskel zeigt träge, wurmförmige Kontraktionen. Im EKG findet sich eine Niedervoltage. Vorwiegend in den kräftigen Wänden der linken Herzkammer sowie in der Kammerscheidewand lassen sich zahlreiche basophile Degenerate nachweisen (vgl. „Spez. path. Anat. I", S. 42). Beim klassischen Myxödem finden sich natürlich eine Thymusinvolution, Fettmark in den langen Röhrenknochen, eine Atrophie der Genitalorgane.

Die Erforschung des Myxödemes geht auf die Tätigkeit der *„englischen Kropfkommission"* (1888) zurück. Die Klinik der Hypothyreosen ist zuerst genauer bei den Fällen studiert worden, welche in der Folge relativ zu ausgedehnter Kropfoperationen eintraten („postoperatives Myxödem"). In der überwiegenden Mehrzahl des Myxödemes durch erworbene Schilddrüseninsuffizienz handelt es sich um einen Spätzustand nach chronischer Thyreoiditis. Die Hypophyse ist vergrößert, vor allem der HVL. Die Hauptzellen des HVL sind vermehrt; auch die Eosinophilen sind quantitativ angereichert; dagegen scheinen die Basophilen nach Zahl und Größe zurückzutreten. Im Herzmuskel findet sich nicht nur die bereits genannte basophile Degeneration, sondern eine stenosierende hypertonische Coronarsklerose mit allen Konsequenzen.

Bemerkungen zum Kretinismus. Es gibt verschiedene Formen des sogenannten Kretinismus; es existiert kein einheitliches morphologisches Schilddrüsenäquivalent.

Endemischer Kretinismus. Der endemische Kretinismus ist gebunden an eine durch exogenen Jodmangel erzeugte Kropfendemie; der endemische Kretinismus findet sich also nur in einem Endemiegebiet! In der *hochgradig atrophischen Schilddrüse* treten eigenartige regeneratorische Epithelwucherungen auf. Man nennt diese Michaud-Hitzigsche Epithelbläschen. Es handelt sich um eigenartige tubuläre, kolloidgefüllte Formationen. Von diesen kann später, nach Jahr und Tag, eine Art von Knotenkropf entstehen. Der *HVL ist deutlich vergrößert;* die Hypophyse wiegt in Fällen des endemischen Kretinismus bis 3,5 g! Die Gonaden persistieren auf kindlicher Entwicklungsstufe; das Körperwachstum bleibt erheblich zurück; kretinische Zwerge sind 100—120 cm lang. Die Extremitäten sind eigenartig kurz, plump, gedrungen. Für den Pathologen am meisten eindrucksvoll ist es, daß die Synchondrosis sphenooccipitalis „offen" bleibt. Die Wirbelkörper sind kurz, das Becken ist stark verengt, an den großen Gelenken findet sich eine Arthrosis deformans, der Zahnwechsel kommt verspätet in Gang. Durch die Veränderungen der Schädelbasis (Persistenz der Synchondrosis sphenooccipitalis, weite Sella, kurzer steiler Clivus) erscheint die Nasenwurzel stark eingezogen. Die geistige Entwicklung der Kranken ist hochgradig retardiert. Bei taubstummen Kretinen finden sich Veränderungen sowohl am Mittelohr als auch an der Schnecke. Schwerer Kretinismus und Myxödem gehören zusammen. Kretinen haben also eine myxödematische Beschaffenheit der Körperdecke. Seit Einführung der Vollsalzprophylaxe (Schweiz) ist der endemische Kretinismus stark zurückgegangen.

Sporadischer Kretinismus. Der sporadische Kretinismus tritt unabhängig von einer durch exogenen Jodmangel bedingten Kropfendemie auf. Die Ursachen der meisten Fälle von sporadischem Kretinismus sind: Thyreoaplasie; *Defekt der Jodinase*, also Störung der Hormonsynthese. In letzterem Falle resultieren sogenannte *Jodfehlverwertungsstrumen*. Auch in den Fällen des sporadischen Kretinismus ist die Hypophyse übergewichtig. Man darf annehmen, daß die Strumen im wesentlichen durch den Impuls der vermehrten Ausschüttung von TSH induziert werden. Die Träger des sporadischen Kretinismus leiden an Zwergwuchs, Idiotie, Ausbleiben der Geschlechtsreife, Haarmangel, Gebißanomalie; es fällt eine eigenartige Wulstung der Lippen auf; die Zunge erscheint verdickt und in der Konsistenz vermehrt. Groß- und Kleinhirnrinde zeigen Störungen der Cytoarchitektonik. Im HVL imponieren „thyreoprive Zellen", welche den Hauptzellen nahestehen.

Allgemein läßt sich feststellen: „Zuviel" und „zu wenig" d. h. „zu große" und „zu kleine" Schilddrüsen, d. h. *Strumen* und Defektbildungen, luxurierende Schilddrüsenparenchymwucherungen, aber auch atrophisierende Prozesse, — alle diese morphisch bunten Bilder können funktionell
hyperthyreot,
euthyreot,
hypothyreot sein, also mit
einer Hyperrhoe,
einer unauffälligen Inkretionsleistung,
aber auch mit einer Hypo-rhoe
vergesellschaftet sein. Man kann also durch den äußeren Aspekt allein nicht entscheiden, welche funktionellen Leistungen eine Schilddrüse, insbesondere eine vergrößerte Schilddrüse, aufzubringen imstande ist. Die histologischen Kriterien freilich sind verläßlich. Der Radiojodtest und die Szintigraphie geben ein willkommenes Äquivalent.

cc) Bemerkungen zu den Ursachen der Kropfbildung

a) Exogener Jodmangel,
b) Einwirkung von Thyreostatica und
c) Applikation von ^{131}J.

Die Biotechnik der formalen Genese der Kropfbildung wird gesteuert durch den HVL: Eine zu geringe Ausbildung von Thyroxin, eine ungenügende Thyroxin-Konzentration im Blute übt einen Einfluß auf die TSH-Produktion aus.

Anmerkungen zu den Thyreostatica: Etwa seit dem Jahre 1928 ist bekannt, daß man bei Kaninchen Kröpfe durch ausschließliche Kohlfütterung erzeugen kann. Die Nachprüfung im damaligen Institut von L. ASCHOFF (Freiburg) hat diese Beobachtung bestätigt. BLUM (Schweiz. med. Wschr. *1938*, S. 889) hat nachgewiesen, daß sämtliche Brassicaarten (Wirsing, Weißkohl, Rotkohl, Blumenkohl, Kohlrabi) in Blättern, Blüten und Früchten eine Kohlkropfnoxe führen. — Unabhängig davon wurde die thyreostatische Wirkung von Rhodansalzen (im Rahmen der seinerzeit geübten Medikation gegen arterielle Hypertonie) entdeckt. Nahezu gleichzeitig stellte sich heraus, daß das Rattenvertilgungsmittel Thioharnstoff bei der Ratte Kröpfe erzeugen kann. Sulfaguanidin hatte eine ähnliche Wirkung. ASTWOOD (1942/43) untersuchte systematisch eine sehr große Reihe thyreostatisch wirksamer Substanzen. Dabei wurden über 100 chemische Stoffe und Verbindungen, welche vor allem dem Thioharnstoff und Anilin nahestanden, getestet. Dabei hat sich herausgestellt, daß Thiouracil einer der wirksamsten Körper gewesen ist. BLUM (1938) hatte folgendes herausgefunden: Wenn Kaninchen einen Kohlkropf bekommen haben, werden sie hypothyreotisch. Der Grundumsatz wird deutlich meßbar erniedrigt. Wenn jetzt die Kohlfütterung eingestellt wird, zeigen die Tiere eine deutliche Neigung zur Basedowifizierung. Die Deutung wurde so gegeben: Solange die Kohlkropfnoxe wirksam war, wurde eine Dejodase in der Leber, welche normalerweise das organisch gebundene Jod der Nahrung abspaltet und dessen Überführung in Kaliumjodid verhindert, gelähmt. Hört die Wirkung auf die Dejodase auf, dann wird erneut Kaliumjodid gebildet. Die durch die Kohlkropfnoxe alteriert gewesene Schilddrüse erfährt dann eine Basedowifizierung. Wenn während dieses Versuches 3—10 Gamma Jod-Kalium gegeben werden, entsteht ein Basedow. Es scheint, daß es also auf das anorganisch gebundene Jod ankommt.

Die heute am meisten verbreiteten, bekannten und bezüglich ihres Wirkungsmechanismus durchgearbeiteten Thyreostatica sind:
1. *Cyanide.* Diese finden sich in den Brassicaarten und in vielen Gräsern; sie hemmen die Jodaufnahme in die Schilddrüse. Experimentelle Medikation sehr großer Joddosen kann freilich diese Hemmung überwinden.
2. *Thioharnstoffverbindungen.* Hierher gehören das Thiouracil und die Gruppe aller verwandter Körper. Es wird das Fermentsystem gelähmt, welches die Einlagerung von Jod in Thyroxin ermöglicht. Exogene Gaben von Jod sind ohne Einfluß auf die antithyreoidale Wirkung.
3. *Sulfonamide (Sulfopyridin)* und *Anilinderivate.* Hierher gehören auch die Paraaminobenzoesäure und die Paraaminosalicylsäure. Das Jod geht eine direkte Verbindung mit den Sulfonamiden und Anilinderivaten ein.
4. *Fluor.*
5. *Ionisierende Strahlen* (^{131}J).

7. Eigentliche Schilddrüsengeschwülste

Nahezu alles, was als „echte" Geschwulst der Schilddrüse gelten kann, gehört in das Kapitel der *Struma maligna.* Die maligne Struma ist in Kropfländern seit Jahrhunderten bekannt. Paulus von Ägina (7. sc): „Struma est tumor induratus circa collum!" Paulus fährt fort, daß der indurierte Kropf die äußere Haut der Kranken durchsetze und zerstöre. Er meinte zweifellos die maligne Struma. 1 000 Jahre später ist die Struma maligna als nosologische Entität bekannt. PARACELSUS hat den malignen Kropf sorgfältig beschrieben; er unterscheidet den *Hochkropf,* der zum Tode führe, und trennt diesen ab von dem banalen hängenden Kropfe. Seit dem Jahre 1793 ist bekannt (KORTUM), daß diese Kröpfe tatsächlich etwas mit der Schilddrüse zu tun haben. 1822 ist die Rede von einem Skirrhus der Schilddrüse. Seit 1860 wird das Problem der Struma maligna planmäßig bearbeitet. Vor allem die schweizerischen Pathologen der Berner Schule haben das Verdienst, die Kenntnis der Biopathologie der malignen Struma gefördert zu haben. Es seien zunächst zwei Einteilungen gebracht, die *klassische (europäische)* Gliederung und eine *moderne (internationale):*

a) Klassische Einteilung der Formen der Struma maligna
(LANGHANS, WEGELIN, WALTHARD)
aa) Epitheliale Formen
1. Metastasierendes Adenom Cohnheim (1876);
2. Großzelliges metastasierendes Adenom Langhans (1907); Hürthlezelltumor, Getzowasche Struma, Onkozytom (?);
3. Wuchernde Struma Langhans (1907);
4. Papillom Ehrhardt (1902), Th. Kocher (1907).
5. Parastruma maligna Th. Kocher (1899), Wegelin (1926);
6. Carcinom: cylindroepithelial-solide, plattenepithelial, follikuloid.
7. Sklerosierender Schilddrüsentumor Graham (1924).

bb) Sarkomatöse Formen
1. Ohne kollagene Zwischensubstanz: Rundzellen-, Reticulumzell-, Lymphosarkom;
2. mit kollagener Zwischensubstanz: Fibro-, Myxo-, Chondro-, Osteosarkom; Spindelzellen-, polymorphkerniges Sarkom.

Hämangioendotheliome
Carcinosarkome

b) Einteilungsvorschlag der UICC (Union international contre le cancer), Lausanne 1968; Berlin-Heidelberg: Springer 1969, S. 64.

aa) Epitheliale Formen
1. *Maligne Strumen, welche einer Entité morbide entsprechen:*
Differenzierte Geschwülste
 Follikuläres Carcinom
 papilläres Carcinom
Wenig differenzierte (undifferenzierte) Geschwülste
 anaplastisches (klein-, riesen-, spindel-, polymorphzelliges) Carcinom
Solides (medulläres) Carcinom mit amyloidem Stroma
2. *Maligne Strumen, deren Klassifikationsmerkmale schwierig und stritig sind:*
Sklerosierendes Carcinom ohne Kapsel,
eosinophiles Carcinom,
hellzelliges Carcinom,
Pflasterzellencarcinom.

bb) Sarkome
Hämangioendotheliome
Maligne Lymphome
Unklassifizierbare Geschwülste.

Hinter allen Nomenklaturvorschlägen steht das Bedürfnis, die Fülle der pathischen Erscheinungen so zu ordnen, daß durch die jeweilige diagnostische Nutzanwendung irgendeiner bestimmten Diagnose zugleich eine *Aussage über*

die mutmaßliche *Prognose* d. h. über das voraussichtliche künftige Verhalten der malignen Neoplasie getroffen werden kann.
Die schematisierenden Aufzählungen sind „ohne Leben". Es sei daher stichwortartig einiges zur Charakteristik der Tumoren angefügt:

Zu „Metastasierendes Adenom". Hierbei dringt Adenomgewebe in eine Vene ein und induziert eine embolische Verschleppung. Der Primärtumor ist gut ausgereift; man sieht ihm nicht ohne weiteres die Fähigkeit, Metastasen setzen zu können, an. Die Diagnose ist schwierig. Sie wird häufig erst ex post d. h. dann gestellt, wenn eine fernab angegangene Skelettmetastase operativ entfernt worden sein sollte. Der Terminus „metastasierendes Adenom" repräsentiert im Grunde eine contradictio in adjecto. Damit hängt es zusammen, daß die neuere Klassifikation (1968/1969) die Bezeichnung „folliculäres Carcinom" bevorzugt. Ob es richtig ist, in Bausch und Bogen von „Carcinom" zu sprechen, sei dahingestellt. Denn maligne Geschwülste folgen den Gesetzlichkeiten der „Stufen der Malignität". Carcinom ist nicht gleich Carcinom. Ein „metastasierendes Adenom" mag als „semimaligner" Tumor gelten. Es kommt darauf an, insofern ein adäquater Primärtumor bioptisch zur Untersuchung gelangen sollte, durch möglichst zahlreiche, sorgfältig gearbeitete Schnitte die etwaige propagative Tendenz (Kapselaufbruch, Venenwandeinbruch etc.) sichtbar zu machen.

Zu „Großzelliges metastasierendes Adenom". Es handelt sich um eine interessante semimaligne Neubildung, welche aus „Hellen" Zellen aufgebaut wird. Der Tumor ist solide strukturiert. Er leitet sich von den von HÜRTHLE und ASKANAZY beschriebenen Zellen ab. SOPHIA GETZOWA hat zuerst auf die fragliche blastomatöse Entfaltung der aus der fünften inneren Schlundtasche herrührenden geweblichen Matrix aufmerksam gemacht. Die Aggressivität dieses Tumors ist begrenzt. Ob er, wie HAMPERL (1962) dies will, als „malignes Onkocytom" bezeichnet werden darf, sei dahingestellt. Die parafolliculären (Hürthle-)Zellen sind wahrscheinlich etwas anderes als Onkocyten.

Zu „Wuchernde Struma Langhans". CARL WEGELIN vermutete Übergänge zwischen dem metastasierenden Adenom und der wuchernden Struma Langhans. Es handelt sich gewöhnlich um kugelige oder eiförmige, leidlich abgegrenzte Knoten, die auf der Schnittfläche eine *café-au-lait-Farbe* zeigen; sie sind von zarten Bindegewebssepten durchzogen, markig vorquellend, im Zentrum gewöhnlich hyalin-schwielig vernarbt. Gelegentlich finden sich mehrere derartiger Knoten. Im histologischen Detail findet sich vielfach ein trabekulärer Bau, der eine gewisse Ähnlichkeit mit einem trabekulären „Adenom" besitzt. Die Zellstränge sind jedoch breiter, die Einzelepithelien polygonal und zu ovoiden Feldern zusammengetreten. Zwischen den epithelialen Trabeculae können sinusoide Capillaren ausgebreitet sein. Im allgemeinen werden zwei Zelltypen gefunden: Banale Epithelien mit bläschenförmigen Kernen sowie Zellen mit kleinen, pyknotischen, dunkelfarbenen Kernen. Letztere gelten als „Ersatzzellen". Mitosen sind selten. Die wuchernde Struma Langhans besitzt einen „organoiden Charakter", was bedeutet, daß der Tumor dem eigentlichen organspezifischen Bauplan näher steht als ein vulgärer Krebs. WEGELIN hat dies so ausgedrückt: Die Eigenschaften des gutartigen trabekulären Schilddrüsenadenomes würden im Falle des Vorliegens der wuchernden Struma Langhans gleichsam ins Groteske übersteigert. — Die Metastasen werden auf dem Blutwege, vor allem in Lungen, Pleura und Skelett gesetzt. Vielfach entstehen stattliche Geschwulstthromben. Die Skelettmetastasen bevorzugen platte Knochen. Die Metastasen der wuchernden Struma Langhans sind derart gefäßreich, daß man bei Palpation ein Schwirren und Pulsieren feststellen kann. Nicht ganz selten ist die Latenz zwischen Manifestation des Primärtumors und Aufscheinen der Tochtergeschwülste unerwartet lange. Schlummermetastasen sind bekannt. Einige Formen der wuchernden Struma sind auch papillär, manche sogar zystopapillär strukturiert. Die „wuchernde Struma Langhans" kommt in der modernen Nomenklatur der UICC nicht vor. Dies ist bedauerlich, denn man erweist dem Fortschritt der Erkenntnis einen schlechten Dienst, alles, was noch nicht genügend genau durchgearbeitet ist, als „Carcinom" zu deklarieren. Die im Falle der Stellung der Carcinomdiagnose unvermeidlich werdenden radikalen therapeutischen Maßnahmen sind geeignet, die Erkennung wahrer biologischer Sachverhalte zu verschleiern. Zwischen ausgemacht bösartigen und eindeutig gutartigen Geschwülsten existiert ein großes Zwischenreich. In dieses gehört die wuchernde Struma Langhans.

Zu „Papillom Ehrhardt-Kocher". Die Malignitätsstufe der sogenannten Papillome ist eine ähnliche wie die der wuchernden Struma Langhans. Es erkranken mehr Frauen als Männer. Auch Kinder können befallen sein. Lebhafte Papillenbildung gilt als Zeichen eines stärkeren Wachstumes. Während sonst und im allgemeinen fibroepitheliale papilläre Proliferate gern in präformierte Hohlräume eindringen, ist auch hier ein „exophytisches" Wachstum nachweisbar: Die Papillen schieben sich also in das nicht veränderte Schilddrüsengewebe der Umgebung oder in das nächst-nachbarliche Bindegewebe vor. Man hat vorwiegend solide und vorwiegend zystöse Papillome zu unterscheiden. Papillome stellen im allgemeinen rundliche Gebilde dar, welche eine unvollständige Kapsel tragen. Die Schnittfläche hat eine markige Konsistenz. Papillome neigen zu Einblutungen. Bei Lupenbetrachtung werden zahlreiche spaltförmige Lumina deutlich. Papillome lassen sich im allgemeinen gut auslösen. Während die wuchernde Struma Langhans als maligne (semimaligne) Variante des trabekulären Adenomes gelten konnte, bestehen beim (malignen) Papillom keine histogenetischen Beziehungen zu großfollikulären oder zystopapillären kolloidreichen Adenomknoten. Maligne Papillome setzen im allgemeinen keine hämatogenen Skelettmetastasen; sie bevorzugen die lymphogene Propagation. Man kann immer wieder Fälle untersuchen, die dadurch ausgezeichnet sind, daß die ganze Hals- und Mediastinalregion durch papillärepithelial okkupierte Lymphknoten „belastet" ist!

Zu „Parastruma maligna Kocher, Wegelin". Der Bau ist auffällig, die Epithelien sehen den Zellen der Epithelkörperchen ähnlich. Bei Lupenpräparation finden sich polyedrische Parenchymfelder, die aus breiten Epithelsträngen aufgebaut werden. Die Geschwulstzellen sensu stricto haben Pflanzenzellencharakter infolge eines hohen Glykogengehaltes. Die Parastruma maligna darf unter keinen Umständen mit einem Epithelkörperchenadenom verwechselt werden. Die Parastruma maligna erzeugt keine Ostititis fibrosa generalisata cystica (vgl. jedoch F. DE QUERVAIN: Die Struma maligna. Stuttgart: F. ENKE 1941, S. 48 und 49).

Zu „Sklerosierender Schilddrüsentumor Graham". Es scheint, daß dieser kleine, derbe, etwa 1 cm im Durchmesser haltende Knoten, der einem in Vernarbung begriffenen Adenocarcinom entspricht, eine geringe Wachstumstendenz besitzt. Er wird in thyreostatisch behandelten Basedow-Strumen gefunden! Es scheint, daß die thyreostatische Medikation eine lebhaftere Proliferation der Follikelepithelien induziert, weil infolge der Enzymblockade die Hormonbildung sistiert. Auch hier findet der Grundsatz, daß, was an Qualität verloren ist, an Quantität „kompensiert" wird, Bestätigung!

Zu „solides (medulläres) Carcinom mit amyloidem Stroma". Die Geschwulst findet sich am meisten in höherem Lebensalter. Es handelt sich um ein zur Entdifferenzierung neigendes Adenocarcinom mit epithelialen Rund- und Spindelzellen. Das stets reichlich vorhandene Bindegewebe ist durch kongophile Substanzen durchtränkt. Die „amyloiden" Schilddrüsenkrebse wachsen relativ langsam, jedoch unaufhaltsam. Am aggressiv-malignen Charakter ist kein Zweifel! W. BRANDENBURG (1954) hat auch in den Lymphknoten-Metastasen einer entsprechenden Struma große Amyloidmengen nachgewiesen.

Zu „Maligne Strumen, deren Klassifikationsmerkmale schwierig und strittig sind". Hierher gehören eigenartige Tumoren, welche wie Adenokankroide oder Plattenepithelkrebse aussehen. Sie haben mit onkocytären Neubildungen nichts zu tun, sondern wachsen „ohne Gnade" (G. BRÄUNIG, *1966*).

Zu „Haemangioendotheliome". Die Schilddrüse kann als klassischer Standort dieser eigenartiger Neubildungen (neben der Leber) gelten. Es handelt sich um großzellige blutreiche Geschwülste; vielfach werden Riesenzellen gefunden, welche als verpuffte Capillarendothelien gelten können. Ausgedehnte landkartenförmige Nekrosen verleihen der Schnittfläche dieser Gewächse ein gesprenkeltes Aussehen.

Bei der Beurteilung der klinischen Situation ist außer den oben geschilderten Besonderheiten (Hochkropf, Hautzerstörung) der ausstrahlende Schmerz (C_2—C_4), die Posticuslähmung und das Horner-Syndrom charakteristisch. Im Szintigramm wird gern über „kalte" Knoten berichtet. Eine nur und ausschließlich durch ^{131}J gesteuerte Therapie ist wahrscheinlich ohne Erfolg. Aber auch die Radiojod-Diagnose hat ihre Hindernisse: „Kalte" Knoten können auch durch narbige Verödungsbezirke vorgetäuscht werden. Klinische Funktionsdiagnostik, Radiojod-Test, bioptische Kontrolle und chirurgisch-radiologische Kombinationstherapie gehören zusammen. Organotypisch ausgereifte maligne Strumen können durchaus eine hormonelle Leistung verrichten. So ist es bekannt, daß die Metastase einer epithelialen malignen Struma auch nach Exstirpation des Primärtumors mitsamt der Schilddrüse vollständig funktionierte und etwaige Hormonausfälle nicht eintraten!

Prozentuale Verteilung der malignen Schilddrüsentumoren im Untersuchungsgut des Pathologischen Institutes Heidelberg.
(Zusammengestellt von Dr. D. BOKELMANN)

A. Differenzierte epitheliale Tumoren:
   1. Metastasierendes Adenom   1,0 %
   2. Papillär wachsendes Adenocarcinom   27,4 %

a) Malignes Papillom (WEGELIN)
b) Cystopapilläres Adenom
c) Papilläres Carcinom
3. Follikulär wachsendes Adenocarcinom   25,0 %
   a) Hürthlezelltumor/Onkocytom
   b) Wuchernde Struma Langhans
   c) Folliculäres Carcinom
4. Pflasterzellcarcinom   2,1 %

B. Undifferenzierte epitheliale Tumoren:
  1. Solides (Medulläres) Carcinom   14,5 %
  2. Anaplastisches Carcinom   14,5 %
     a) Riesenzelliges Carcinom
     b) Kleinzelliges Carcinom
     c) Polymorphzelliges Carcinom

C. Nichtepitheliale Tumoren: 12,4 %
  1. Rundzelliges Sarkom
  2. Spindelzelliges Sarkom
  3. Polymorphzelliges Sarkom
  4. Reticulumzellsarkom
  5. Angiocelluläres Sarkom

D. Sekundäre Tumoren   3,1 %

Über die absolute Häufigkeit der Schilddrüsenkrebse ist es schwierig, zu urteilen. Der Pathologe ist von der Natur seines Einzugsgebietes stark abhängig. Dies rührt daher, daß immer dort, wo Schilddrüsenberatungsstellen eingerichtet sind, vergleichsweise viele Biopsien entnommen und zur Beurteilung eingesandt werden.

Zusammenfassende Literatur zum Kapitel „Schilddrüse": B. WALTHARD: „Die Schilddrüse". In: W. DOERR, G. SEIFERT und E. UEHLINGER „Spezielle pathologische Anatomie", Bd. IV, Berlin-Heidelberg-New York: Springer 1969, S. 321; E. L. SCHÄFER: „Schilddrüse". In: F. GROSSE-BROCKHOFF „Pathologische Physiologie". Berlin-Heidelberg-New York: Springer 1969, S. 518.

VI. Epithelkörperchen

1. Anatomie, Physiologie

Die Epithelkörperchen wurden im Jahre 1858 von REMAK zuerst gesehen. 1863 konstatierte R. VIRCHOW, die von REMAK gesichteten Gebilde seien Lymphknoten ähnlicher als Schilddrüsengewebe; gleichwohl nahm VIRCHOW an, die nachmalig als Epithelkörperchen bezeichneten Gebilde würden aus Schilddrüsengewebe aufgebaut sein. SANDSTRÖM (1880) vertrat folgende Auffassung: So wie es ein Parovarium und eine Paradidymis gäbe, müsse eine Glandula parathyreoidea existieren. SANDSTRÖM nahm an, daß Epithelkörperchen aus „fetalem" Schilddrüsengewebe aufgebaut seien. Im Jahre 1891 begann GLEY seine experimentellen Arbeiten: Er exstirpierte die Epithelkörperchen zunächst gemeinsam mit der Schilddrüse, später auch ohne diese. 1896 zeigten die beiden Italiener VASALLE und GENERALI, daß ausschließlich die Exstirpation der Epithelkörperchen Krämpfe hervorruft (Tetanie!), nicht aber die der Schilddrüse. Im Jahre 1899 erkannte der Prager Anatom KOHN, daß es sich bei den Epithelkörperchen um bestimmte Drüsen, um eigenständige Organe mit innerer Sekretion, handelt! Im Jahre 1903 beobachtete MAX ASKANAZY (Genf) einen Fall von *eigenartiger Skeletterkrankung* mit Epithelkörperchenadenom. Die Skelettveränderungen bezeichnete er als „progressive Knochenatrophie". Er erkannte richtig, daß der kleine neben der Schilddrüse gelegene Tumor seinen Ausgang von einem Epithelkörperchen nahm. ASKANAZY schloß, daß die kleine Geschwulst ursächlich für die Entstehung der Skelettveränderungen verantwortlich zu machen sei. 1906 gelang es JAKOB ERDHEIM (Wien) durch *Exstirpation der Epithelkörperchen* bei der Ratte *Mineralisationsstörungen* der Zähne hervorzurufen. ERDHEIM schloß, daß auch umgekehrt Skelettveränderungen kompensatorische Epithelkörperchenalterationen zu induzieren in der Lage wären! Es handelt sich um ein klassisches Paradigma einer bestimmt-charakterisierbaren Form des „plausiblen Schließens" (vgl. „Allgemeine Pathologie", S. 2). Im Jahre 1907 berichtete ERDHEIM über mehrere Fälle von „Osteomalazie" mit Epithelkörperchenhyperplasie. Er deutete die Zusammenhänge so, daß die Skelettveränderungen sekundäre Proliferationen der Epithelkörperchen induziert hätten. Die Askanazysche Interpretation der Zusammenhänge war bis dahin wenig beachtet worden. Die These von ERDHEIM war über zwei Jahrzehnte prädominant. Würde ERDHEIM ausschließlich Recht gehabt haben, wäre die therapeutische Konsequenz bei entsprechenden Skelettveränderungen die gewesen, daß neues Epithelkörperchengewebe substitutiv, nämlich im Sinne der Kompensation der Fehlfunktion der entarteten hyperplastischen Epithelkörperchen, hätte „zugeführt" werden müssen. Ein Schüler von ERDHEIM, der Wiener Chirurg MANDL, berichtete 1926, daß er bei einem Patienten, der an einer schweren Form einer Ostitis fibrosa cystica litt, entsprechend der Auffassung von ERDHEIM vier Epithelkörperchen eines durch Unfall zu Tode gekommenen Menschen unter die Bauchhaut implantiert habe. Diese Maßnahme führte zu einer Verschlimmerung des Zustandes. MANDL entschloß sich daher, nicht nur die vier implantierten Epithelkörperchen wieder zu entfernen, sondern ein autochthones Epithelkörperchen-Adenom zu exstirpieren. Der Kranke genas in kurzer Zeit! MANDL hatte dadurch — ungewollt — die These von ASKANAZY bestätigt. Heute, im Abstand einiger Jahrzehnte, ist es offenkundig, daß sowohl ASKANAZY als auch ERDHEIM Recht hatten. Beide Formen der Epithelkörperchen-Fehlfunktionen sind existent.

Seit 1909 hatte TH. KOCHER mehrfach darüber berichtet, daß die gezielte *Exstirpation der Epithelkörperchen* eine *„chronische Tetanie"* hervorrufe. KOCHER sprach von *„Cachexia parathyreopriva"*. Dabei entstünden rachitisähnliche Wuchsstörungen, Schmelzdefekte der Zähne, Linsentrübungen, schließlich perfekte Cataractbildungen. Für die Auslösung einer Tetanie erwies sich als wichtig, daß das *ionisierte Calcium* im Blutplasma erniedrigt ist. Kommt es etwa im Ablauf eines nephrotischen Syndroms durch renalen Eiweißverlust zu einer Senkung des Blutplasma-Eiweißspiegels mit einer Depression der Plasma-Calcium-Werte auf 4 mg %, braucht keine Tetanie zu entstehen! Über Störungen des Calcium-Stoffwechsels vgl. „Allgemeine Pathologie", S. 72 ff. Die parathyreoprive chronische Tetanie erzeugt im Experiment trophische Störungen der ektodermogenen Gewebe. Dabei kann es auch zur Kalksalzablagerung in den basalen Ganglienzellgruppen, selbst zur Auslösung epileptiformer Anfälle kommen. Im Blutplasma besteht eine Hypocalcaemie, eine Hypomagnesiaemie und eine Hyperphosphataemie. Das Hormon der Epithelkörperchen — *Parathormon* — wurde von COLLIP (1925) dargestellt.

Ein zweites Hormon, welches ebenfalls in den Calcium-Stoffwechsel eingreift, jedoch gegensinnig wirkt, ist das *Thyreocalcitonin*. Während das Parathormon in den eigenständigen Epithelkörperchenzellen gebildet wird, stammt das Thyreocalcitonin — wahrscheinlich — aus den parafollikulären Zellen der Schilddrüse (Hürthle-Zellen, Askanazy-Zellen, Getzowasche Matrix, Nonidez-Zellen etc.). Die Wechselwirkung zwischen Parathormon und Thyreocalcitonin läßt sich vor allem am Skelett studieren: Parathormon induziert eine Mobilisation des Calcium aus dem Skelett, Calcitonin hat einen hemmenden Effekt. Parathormon mobilisiert die Osteoklasten, Calcitonin die Osteoblasten. Interessant ist, daß die Parathormonwirkung eine ständige, die Calcitoninwirkung jedoch eine intermittierende ist. Calcitonin macht also eine Senkung des Blutplasma-Calcium-Spiegels und erzeugt eine vermehrte Einlagerung von Calcium in die Knochen. Wie die Vorgänge im einzelnen realisiert werden, ist im Augenblick nicht genügend bekannt.

Die *vier Epithelkörperchen* des Menschen wiegen zusammen etwa *170 mg*. Jedes einzelne Epithelkörperchen wiegt etwas mehr als 40 mg. Die Epithelkörperchen entstehen aus den dorsalen Abschnitten der dritten und vierten Schlundtasche. Die beiden Anlagen aus den dritten inneren Kiemenfurchen wandern am weitesten nach kaudal, die aus den vierten Schlundtaschen bleiben kranial. Die beiden kranialen Epithelkörperchen sind stärker und tiefer in das Schilddrüsenparenchym eingebettet, die beiden kaudalen Epithelkörperchen sind „mehr distanziert" angelegt. Ein Epithelkörperchen hat im allgemeinen einen größten queren Durchmesser von 10—15 mm. Die natürliche Farbe ist rötlichbraun, gelegentlich braungelb. Epithelkörperchen sind entweder „kompakt", d. h. ungegliedert gebaut. Man spricht dann von dem „fetalen" Bautyps. Oder aber die Epithelkörperchen sind trabekulär, lobulär oder guirlandenförmig, d. h. retikuliert strukturiert. Sie führen reichlich Capillaren, praekollagene argyrophile interstitielle Fibrillen, vielfach auch kleine Fettgewebeinseln. Die Epithelkörperchen liegen in der Nähe der großen Schilddrüsenarterien. Das Epithelkörperchenparenchym besteht aus folgenden Zellen (Tabelle S. 47).

Die Parenchymzellen der Epithelkörperchen verfügen über eine vergleichsweise gute *Fermentausstattung*. Es handelt sich um die verschiedensten Dehydrasen, Diaphorasen, sie saure Phosphatase, die Leucinaminopeptidase. Vor allem die „hellen" Epithelzellen sind reich an Glykogen. Die Summe der elektronenmikroskopischen Befunde macht es wahrscheinlich, daß die verschiedenen Zellformen unterschiedlichen Stadien eines Funktionszyklus entsprechen (cum grano salis). Die immunofluoreszenzmikroskopische Analyse hat Parathormon vor allem in den Hauptzellen nachgewiesen. Der Golgi-Apparat ist für die Ausbildung der Pro-Inkretgranula wichtig.

Zelltypen	Zelldurchmesser	Zellfunktion
1. *Hauptzellen*		
dunkle	6 μ	normaktiv
helle	8 μ	leistungsgesteigert
2. *Wasserhelle Z.*		
kleine	10 μ	sekund. Hyperparathyreoidismus
große	15 μ	degenerat. Erschöpfungszustand
3. *Eosinophile* (Welsh)		
dunkle	9 μ	reich ausgestattet mit Plasmaorganellen
helle	13 μ	seneszente Formen, Onkozyten (?)

Schematische Zusammenstellung der Eigenschaften der zellularen Hauptvertreter der menschlichen Epithelkörperchen. In Anlehnung an R. LANGE *(1961)*, K. HOLZMANN und R. LANGE *(1963)*; vor allem an E. ALTENAHR, N. SEEMANN und G. SEIFERT *(1969)*.

2. Mißbildungen

Es gibt sowohl Anomalien der Anzahl der Epithelkörperchen als auch der Lokalisation. Akzessorische Epithelkörperchen können in Mengen bis zu 10 Stücken, weit mediastinalwärts, disseminiert gefunden werden.

Auch bei Aplasie der Schilddrüse können die Epithelkörperchen erhalten sein. Die beiden unteren Epithelkörperchen sind häufig zystös umgestaltet. Histologisch findet sich das Bild sogenannter branchiogener Zysten (lymphoepitheliales Gewebe). Konnataler Mangel der Epithelkörperchen ist bekannt. Agenesie, Aplasie, partielle Aplasie, Hypoplasie der Epithelkörperchen können hinführen zum Bilde des angeborenen Hypoparathyreoidismus. Derartiges stellt eine lebensgefährliche Komplikation der Neugeborenenperiode dar: Plötzlicher Kindstod durch tetanischen Laryngospasmus! — Verlagerung der Epithelkörperchen in den Verlauf des Nervus phrenicus ist beobachtet.

3. Stoffwechselstörungen

Atrophisierende Prozesse entstehen häufig ohne erkennbare Ursache. In höhergradigen Fällen handelt es sich um eine entdifferenzierende Atropie in der Folge einer chronischen sklerosierenden Entzündung.

Lipomatose, Hyalinose, Amyloidose (Paramyloidose) sind im Bereiche der Epithelkörperchen nicht selten. Die kongophilen Massen liegen an den Basalmembranen. Eine Amyloidose der Epithelkörperchen wird angeblich bei primär-chronischer Polyarthritis gesehen. Die *Siderose* der Epithelkörperchen ist nahezu bei allen Zuständen der *Hämochromatose* gegeben.

4. Kreislaufstörungen

Blutungen im Parenchym der Epithelkörperchen sind nicht selten. Man findet sie nach Geburtstrauma, nach Stauungshyperämie, auf entzündlicher Basis. Die kleinen Venen in der Umgebung der Epithelkörperchen sollen angeblich ohne Venenklappen sein. Aus kleinen Blutergüssen können resorptive Pseudozysten werden. Durch Resorption eines Haematomes mag eine Vernarbung eines Epithelkörperchens entstehen.

5. Entzündliche Erkrankungen

Die *Parathyreoiditis* entsteht entweder als Mitreaktion bei einer primär loco alieno ablaufenden Grundkrankheit. Sie entsteht also im Zuge einer Septicopyaemie, eines Typhus abdominalis, einer Influenza oder einer Listeriose. Die Parathyreoiditis kann auch in der Kontinuität, nämlich durch Übergreifen der Entzündung von der Schilddrüse aus, zustande kommen. Die chronische Thyreoiditis greift Schritt für Schritt auf das Bindezellgewebe der Umgebung über. Die Epithelkörperchen werden auf die Dauer — mehr oder weniger — stets einbezogen. — Die aktuelle Frage ist die, ob es eine eigenständige, primär-chronische Parathyreoiditis im Sinne einer Autoagressionskrankheit gibt. Die experimentelle Reproduktion der sogenannten Immun-Parathyreoiditis ist gelungen. — Sogenannte *spezifische Entzündungen* (Tuberkulose etc.) können aus der Umgebung, gewöhnlich vermittelt durch erkrankte Lymphknoten, auf ein Epithelkörperchen, selten auf mehrere Parathyreoideae, übergreifen.

6. Geschwülste

Es gibt folgende Möglichkeiten:
a) *Geschwulstähnliche Hyperplasien*
b) *Adenome*
Solide gebaute d. h. tubuläre, trabeculäre, mikrofollikuläre; cystös und areoliert gebaute, multiloculäre;
eosinophile (oxyphile) $\simeq$ Onkozytom (HAMPERL) aus Welsh-Zellen;
c) *Carcinome: Parastruma maligna.*

Bezüglich der Abgrenzung der Adenome von sogenannten adenomähnlichen Hyperplasien gelten die auf Seite 33 skizzierten histo-diagnostischen Regeln. Epithelkörperchenadenome wiegen im Mittel 5 g. Bei sogenannten primärem Hyperparathyreoidismus sind die Adenome schwerer (bis 10 g) als bei sekundärem (bis 1,5 g). Das höchste bekannt gewordene Gewicht eines Epithelkörperchenadenomes betrug 50 g! Die Adenome sind knotig, elliptoid gebaut, vielfach zwerchsackähnlich geschnürt, also zipfelig und durch Fortsätze ausgestattet. Die häufigste Form der Epithelkörperchenadenome nimmt ihren Ausgang von den „hellen Hauptzellen". Sind alle vier Epithelkörperchen vergrößert, können Gewichtswerte von 60 bis 85 g (alles in allem) erreicht werden. Es scheint, daß Frauen mehr zur Ausbildung hyperplastischer Epithelkörperchen neigen als Männer. Die Grenzen zwischen Hyperplasie und Adenom-

Typus des Hyperparathyreoidismus	Art der Überfunktion	Blutchemie Ca	P	alkal. Phosphatase	RN	Pathologische Anatomie der Epithelkörperchen	Sedes morbi
primär	autonom	↑	↓	↑	–	Adenom 84% Hyperplasie 12% Karzinom 4%	Epithelkörperchen — Hauptzelle + kleine Wasserhelle; selten Oxyphile
sekundär	regulativ	→	⇅	↑	↑	diffuse Hyperplasie	Niere, Magendarm, Nahrung (D-Hypovitaminose) — Hauptzellen + Wasserhelle
tertiär	autonom	↑	⇅	↑	↑	Adenom	sekd. Typ + ↗ Niere ↘ Darm — Hauptzellen + Wasserhelle
quartär	regulativ	–	↑	↑	↑	diffuse Hyperplasie	primärer Hyperparathyreoidismus → Niereninsuff. → ? — uneinheitlich
quintär	autonom	↑	↑	↑	↑	Adenom oder diffuse Hyperplasie	primärer Hyperparathyreoidismus → Niereninsuff. → sekund. Hyperparath. — uneinheitlich

Schematische Darstellung der möglichen Formen des Hyperparathyreoidismus nach ALTENÄHR, SEEMANN, SEIFERT, LOZANO-TONKIN, KUKLENCORDT und BARTELHEIMER, 1969; leicht verändert. Ob es einen „quartären" oder gar „quintären" Hyperparathyreoidismus wirklich gibt, erscheint dem Verf. dieser Zeilen fraglich. Es fehlt wohl noch an ausreichender Erfahrung.

bildung sind (naturgemäß) fließende. Ob jede Epithelkörperchenvergrößerung mit einer gesteigerten Funktion einhergeht, ist nicht hinlänglich bekannt. Tatsache ist jedoch, daß die Mehrzahl der Epithelkörperchencarcinome nicht das Bild des Hyperparathyreoidismus erzeugt. Carcinome der Epithelkörperchen infiltrieren das Gewebe der Umgebung, neigen zum Rezidivieren und setzen Metastasen. Die Konsistenz der Carcinome ist angeblich größer als die der Adenome. Die Metastasen befallen einmal die regionären Lymphknoten, sodann Leber, Nieren, Nebennieren und Skelett. „Metastasierende Epithelkörperchenadenome" sind nicht sicher bekannt.

Mit dem Kapitel „Geschwülste der Epithelkörperchen" ist das des „Hyperparathyreoidismus" wesensmäßig verknüpft. Die korrelierte klinisch-pathoanatomische Untersuchung unterscheidet heute folgende Formen des Hyperparathyreoidismus (s. Tabelle S. 49).

Nach BENJAMIN CASTLEMAN („Tumors of the Parathyroid Glands", Atlas, Armed Forces Institute of Pathology, Washington DC *1952*) entstehen Adenome oder Hyperplasien der Epithelkörperchen bei primärem Hyperparathyreoidismus vorwiegend im Bereiche der beiden kranialen Nebenschilddrüsen. Dagegen fände sich bei sekundärem Hyperparathyreoidismus eine Vergrößerung vorwiegend der beiden kaudalen Epithelkörperchen. Unsere schematische Abbildung versucht, die Zusammenhänge deutlich zu machen. CASTLEMAN glaubt auch, zeigen zu können, daß in Fällen des primären Hyperparathyreoidismus die Epithelkörperchenadenome follikulär, alveolär oder mikrozystös, daß die vergrößerten Epithelkörperchen jedoch bei sekundärem Hyperparathyreoidismus vorwiegend „geschlossen", also solide gebaut seien (Abb. 3).

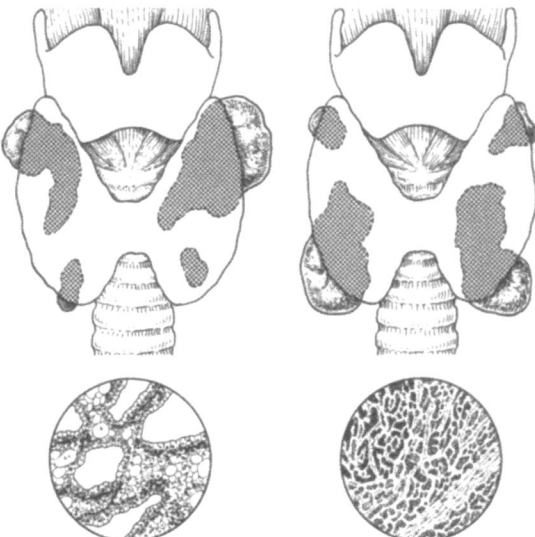

Abb. 3. Schematische Gegenüberstellung der Verhältnisse bei primärem und sekundärem Hyperparathyreodismus: Linkes Teilbild primärer, rechtes sekundärer Hyperparathyreoidismus; die mikroanatomische Skizze versucht, die häufigeren Manifestationsformen zu veranschaulichen. Nach B. CASTLEMAN, *1952*; verändert

Die Erfahrung seit 1952 hat gelehrt, daß das didaktisch bewährte Einteilungsmuster viele Ausnahmen gelten lassen muß. Dennoch: Der Versuch der Castlemanschen Gliederung dient — alles in allem — der bioptisch-schnelldiagnostischen Tagespraxis des Pathologen. Selbstverständlich muß die Regel in den Fällen versagen, in denen ein tertiärer, quartärer oder gar quintärer Hyperparathyreoidismus in Rede steht.

Über die Skelettveränderungen bei Hyperparathyreoidismus wird auf Seite 223 berichtet. Auf die diagnostische Bedeutung der Sulkowitsch-Probe hatten wir hingewiesen („Allgemeine Pathologie", S. 72). In 2/3 der Fälle des primären Hyperparathyreoidismus findet sich eine Urolithiasis. Dabei kann es sich um bilaterale Nierenbeckensteine, um multiple Steine einer Niere, um die Nephrocalcinose, aber auch um Ausguß- oder Harnblasensteine handeln. Das Hypercalcaemie-Syndrom ist in 1/4 aller Fälle mit peptischen Läsionen von Magen oder Duodenum vergesellschaftet. Bezüglich der Pankreatitis bei Hyperparathyreoidismus sei auf S. 317 der „Spez. path. Anat. II" hingewiesen. Sekundärer und tertiärer Hyperparathyreoidismus haben primär mit den Epithelkörperchen nichts zu tun. Neben den in unserer Tabelle genannten Ursachen (renale, intestinale, alimentäre Störungen) wird erwogen, ob nicht eine überschießende Funktion der parafollikulären Zellen der Schilddrüse, also der Thyreocalcitoninbildner, vorliegen könnte. Schließlich muß bedacht werden, daß eine Hypercalcaemie auch aus anderer Ursache entstehen kann: Bei neoplastischen Prozessen mit Zerstörung des Skelettes, bei Morbus Besnier-Boeck-Schaumann, bei Vitamin-D-Intoxikation, bei *Burnett-Syndrom* (Milch-Alkali-Syndrom, Milchtrinker-Vergiftung), bei Nebennierenrindeninsuffizienz, und bei idiopathischer Hypercalcaemie.

Bei dem Burnett Syndrom (C. H. BURNETT, R. R. COMMONS, F. ALBRIGHT and J. E. HOWARD, New England J. of Medecine 240 : 787, *1949*) handelt es sich um folgendes: Zustand nach längerer Zufuhr großer Mengen von Milch oder Calcium-Karbonat oder Magnesiumverbindungen; starker Widerwillen gegen Milch mit Übelkeit und Erbrechen; Bewußtseinstrübungen mit Pruritus; Ablagerung von Kalksalzen in den Conjunctiven des Lidspaltenbereiches; Hypercalcaemie ohne Hypercalciurie und ohne Hypophosphatämie; Blutalkalose; alkalische Harnreaktion; Pyurie; metastatische Verkalkungen. Das Burnett-Syndrom ist selten. Die wenigen patho-anatomisch untersuchten Fälle sind sehr eindrucksvoll.

Dankbare Objekte der chirurgischen Therapie sind der primäre, der tertiäre und quintäre Hyperparathyreoidismus. Es kann technisch schwierig sein, akzessorische oder ektopische Epithelkörperchenadenome aufzufinden. Es wird empfohlen, eine „Lokalisationsdiagnostik" durch ^{75}Se-Methionin zu versuchen.

Zusammenfassende Lit. zum Kapitel „Epithelkörperchen":

G. HERXHEIMER: Epithelkörperchen. In F. HENKE und O. LUBARSCH Handb. Spez. path. Anat. Bd. VIII, Berlin: J. Springer *1926*, S. 548; M. WERNLY: Parathyreoidea. In A. LABHART „Klinik der Inneren Sekretion", Berlin-Göttingen-Heidelberg: Springer *1957*, S. 824; E. ALTENAHR, H. BARTELHEIMER, V. BAY, F. KUHLENCORDT, C. LOZANO-TONKIN, C. SCHNEIDER, N. SEEMANN und G. SEIFERT: Der autonome und regulative Hyperparathyreoidismus. Prakt. Chir., Heft 82, Stuttgart: F. Enke *1969*.

VII. Thymus

Synonyma: Bries, Brösel, Lactes (Kalbsmilcher), Corpus thymicum, innere Brustdrüse. Der Name „Thymus" geht auf GALEN zurück. Er leitet sich her von „thymos", was soviel bedeutet wie Mut, Gemüt, Sitz der Affekte.

1. Orthische Prämissen

Die erste zuverlässige Beschreibung des Thymus stammt von ANDREAS VESAL (1650). REYGNIER (Regner) DE GRAAF beschreibt 1671 sogenannte zentrale Cavitäten. FREDERIK RUYSCH findet 1736 einen „zentralen Sekretkanal" im Thymus. WILLIAM COWPER (1666—1709) sowie ALBRECHT VON HALLER (1708—1777) erklärten den Thymus als „lymphoides Organ". LUCAE konstatiert (1812), daß der Thymus Mark und Rinde besäße. A.H. HASSALL entdeckt 1846 die nach ihm benannten „Epithelkugeln". J. AUGUST HAMMAR erarbeitet in den Jahren 1906 bis 1929 die feinere moderne Histologie der inneren Brustdrüse.

Der Thymus ist ein branchiogenes, paarig angelegtes Organ der ventralen Abschnitte der dritten und vierten Schlundtasche. Wahrscheinlich ist auch das entodermogene Epithel der fünften Schlundtasche mitbeteiligt. Der Thymus besitzt also, entwicklungsgeschichtlich gesehen, eine metamerale Struktur (Schlundtaschen III, IV, V). Er wird zuerst bei Embryonen von 3 mm größter Länge nachweisbar. Es handelt sich um zylindrische Epithelschläuche, die später ihre Lichtung verlieren, also solide und lappig gebaut und umstrukturiert werden. Die antimeralen Komponenten der Organanlage treten ventral vom oberen Abschnitt der Herzbeutelanlage als einheitliches Gebilde zusammen. Ende der vierten Embryonalwoche besitzt der Thymus gleichsam seine definitive Form. Bezüglich der Vorstellungen von der feineren histologischen Ausreifung existieren zwei Anschauungen: Eine Substitutionstheorie und eine Transformationstheorie.

Die *Substitutionstheorie* besagt, daß das Mesenchym aus der Umgebung der Thymusanlage in den Thymus eindringe, das eigentliche thymische Parenchym aber in das Gewebe der Umgebung „abgeschoben" werde. Die Matrixteile des späteren Thymus würden also gegeneinander verlagert und ineinander geschachtelt. Dadurch biete sich Gelegenheit zu reicher Vascularisation (Gefäßsprossung). Aus den „eingewucherten" Gefäßen würden Lymphocyten, aber auch andere mesenchymogene Zellelemente, auswandern und zwischen die entodermogenen thymischen Epithele eindringen. Letztere gingen vielfach zugrunde; die zu Verlust gegangenen Epithelien würden nach und nach bindegewebig ersetzt. Dadurch fände eine Lockerung des Parenchymes statt; es käme zur Ausbildung eines epithelialen Reticulum. Man könne von einer Zone sogenannter lympho-epithelialer Durchdringung sprechen. Einige „Markepithelien" scherten gleichsam aus dem Verband der bis dato erhalten gewesenen kontinuierlichen Verbindung aus. Gerade diese Zellen nähmen Kugelform an; durch epitheliale kugelförmige Schichtung entstünden die Hassallschen Körperchen. In der Marksubstanz lägen zunächst vergleichsweise wenige, in der nachmaligen Rindensubstanz relativ viele Lymphocyten.

Die *Transformationstheorie* bringt dagegen zum Ausdruck, daß die kleinen Rindenlymphocyten nichts anderes als umgewandelte Epithelien seien. Hinsichtlich der nachweisbaren Strahlenempfindlichkeit oder des Verhaltens in der Zell-Gewebe-Kultur bestünde (später) kein Unterschied zwischen den durch Transformation entstandenen „Lymphocyten" gegenüber den „richtigen" (eingewanderten) Lymphocyten. Trotzdem könne der Thymus nicht einfach als lymphatisches Organ gelten, weil typische Reaktionszentren nicht ausgebildet würden und eine notorische Mitbeteiligung des Thymus bei lymphatischen Systemerkrankungen (alles in allem) nicht gegeben sei.

Man muß den Thymus als kombiniertes, lymphoepitheliales Organ ansprechen. Er gehört mit den Organen des Waldeyerschen Rachenringes in eine große histogenetische Gemeinschaft. Im reifen Zustand ist die thymische Rinde zellreich und dicht, das Mark jedoch stärker gelockert und im Besitze der HASSALLs.

Die grobe Form und Lappung des Thymus sind variabel. Gelegentlich lassen sich zungenförmige Fortsätze bis zu den unteren Schilddrüsenpolen nachweisen. Von besonderem Interesse ist das *Thymusgewicht*. Einzelheiten mögen aus nachfolgender Zusammenstellung entnommen werden:

Thymusgewichte bei Neugeborenen   bis 15 g,
im 1.— 5. Lebensjahr   bis 26 g,
im 6.—10. Lebensjahr   bis 29 g,
im 11.—15. Lebensjahr   bis 29 g,
mit 30 Jahren   etwa 20 g,
mit 45 Jahren   etwa 19 g,
mit 60 Jahren   etwa 14 g.

Es besteht eine starke individuelle Variabilität bezüglich der Gewichte. Für das gesunde Neugeborene mag als Mindestgewicht 7,5, als Höchstgewicht 25,5 g gelten! Beim gesunden Menschen im Alter von 11—15 Jahren liegt das Mindestthymusgewicht bei 19, das Höchstthymusgewicht bei 43,32 g. Wichtig sind die „Parenchymwerte":

Das Verhältnis Parenchym : Mesenchym beträgt beim Neugeborenen 5 : 1, beim 20jährigen gesunden Menschen 1 : 1. Man spricht von einem Mark-Rinden-Index. Die Gesamtzahl der Hassallschen Körperchen beträgt beim Neugeborenen 1—1,5 Millionen; mit zunehmendem Lebensalter kommt es zu einer ständigen Abnahme. Die Größe der Hassallschen Körperchen variiert, Riesenformen haben einen Durchmesser bis 500 μ. Vielfach kommt es zu Hyalinose und Verfettung. Selbstverständlich spielt die sekundäre, zeitlich in späteren Jahren immer wieder stattfindende Einwanderung von Lymphocyten, auch Leukocyten, eine nicht unerhebliche Rolle. Ist der Thymus im ganzen aktiviert, scheint die Zahl der HASSALLs vermehrt. Es werden dann auch Eosinophile an der Markrindengrenze gefunden. Zur Zeit der Pubertät findet eine *physiologische Thymusinvolution* statt. Es resultiert eine quantitative Abnahme von Mark und Rinde; Lymphocyten können vorübergehend und weitgehend schwinden; dadurch ist die Markrindengrenze verwaschen; es imponiert eine relative Zunahme des interstitiellen Bindegewebes, auch des Fettgewebes. Es entsteht das, was man den retrosternalen thymischen Fettkörper nennt.

Die *Nervenversorgung* des Thymus ist eine sehr reichhaltige: Es finden sich Nervenendigungen des Vagus, des Hypoglossus, natürlich des Halssympathicus, und es bestehen Verbindungen zu den Wrisbergschen Ganglien. Die durch zahllose Nervenfäserchen repräsentierte „breite" Kommunikation zwischen Thymus und Herznervensystem ist bezeugt. Die Blutversorgung erfolgt über die Arteria mammaria interna. Echte und eigenständige afferente Lymphbahnen sollen fehlen.

Die „Lebenskurve" des Thymus spricht dafür, daß die innere Brustdrüse im wesentlichen in der Jugend tätig sein muß. Es ist naheliegend anzunehmen, daß wesentliche Beziehungen zwischen Thymus und Wachstum, Beziehungen zur Infektionsabwehr, zur Entgiftung, vielleicht auch zur Blut-Alkalose, möglicherweise zu den Keimdrüsen, bestehen.

Wird Thymusgewebe an Kaulquappen verfüttert, wird die Metamorphose verzögert und das Wachstum verstärkt. Werden mehreren successiven Generationen von Laboratoriumsratten Thymusextrakte verabfolgt, zeigen die Tiere, im allgemeinen von der dritten Generation an, eine schnellere Entwicklung, so daß kräftigere Exemplare von gesteigerter Fertilität entstehen. *Die Beziehungen des Thymus zu den Vorgängen der Infektabwehr werden seit 50 Jahren erörtert.* Die experimentelle Thymusforschung bedient sich der verschiedensten Methoden. Der Thymus wird exstirpiert, er wird den Einflüssen von Hormonen, von Antigenen, Antikörpern, „Adjuvantien" ausgesetzt, cytotopochemisch, autoradiographisch, elektronenoptisch, vor allem auch in der Gewebekultur, untersucht. Eine besondere Rolle scheint die Reichlichkeit der Einlagerung von *Mastzellen* in das thymische Parenchym zu spielen. Die Mastzellen des Thymus sollen sich möglicherweise von den Thymocyten selbst herleiten. Normalerweise beträgt die Relation der Mastzellen von Mark : Rinde (in der Norm) 2,3 : 1; bei den Vorgängen sogenannter akuter akzidenteller Involution liegt die Relation bei 1,7 : 1; bei sogenannter chronischer Involution des Thymus aber lautet das Verhältnis 0,6 : 1. Formal betrachtet sind die Vorgänge bei der akzidentellen d. h. aus einer mehr zufälligen Gelegenheit, gewöhnlich einer fieberhaften Infektionskrankheit, zustande gekommenen Involution denen der „altersgemäßen" Involution gleichwertig (A. SCHMINCKE, Klin. Wschr. 1 : 2026, *1922*). Bekanntlich gelingt es, den Thymus experimentell dadurch zum „Zusammenbruch" zu bringen, daß große Mengen von Glucokortikoiden appliziert werden. Für die Vorgänge der Mitbeteiligung des Thymus bei allen Formen der Infektabwehr und der Ausreifung der Immunitätslage scheint die Anzahl der Mastzellen entscheidend. Jene sind reich an Phosphatasen, Peptidasen, Esterasen und können durch Toluidinblau, Astrablau, die PAS-Reaktion, aber auch fluoreszenzmikroskopisch nachgewiesen werden. Einzelheiten vgl. P. GRISS „Quantitatives Verhalten von Mastzellen im normalen und akzidentell involutierten menschlichen Thymus", Ärztl. Forschung 24 : 1, *1970*. Die Hassallschen Körperchen sind reich an Vitamin C. Nach H. HOEPKE spielt der Zerfall der Thymuslymphocyten im Dienste der Abwehr einer drohenden Alkalose des Blutes die essentielle Rolle. Die an sich interessante These von HOEPKE ist nicht unwidersprochen.

Der DNS-Umsatz im Thymus ist zwei- bis fünfmal so groß wie in gewöhnlichen Lymphknoten. Der Thymus produziert angeblich einen *„lymphocytosis stimulating factor"* (LSF). Wird der Thymus sehr frühzeitig (beim Versuchstier) exstirpiert, resultiert entweder das *Wasting-Syndrom;* dabei kommt es zu Wachstumsstillstand, Auftreten von Durchfällen, quantitativer Reduktion aller Lymphknoten, auch Lymphknotenanlagen, schließlich zum Tod. Oder es resultiert „*Runt-Disease*". Wörtlich übersetzt heißt dies die „Zwerg-Krankheit". Der Zustand wird dadurch erzeugt, daß dem thymektomierten Tier ein neuer Thymus implantiert wird. Runt-Disease wird auch bezeichnet als „*graft versus host reaction*". Wasting-Syndrom und Runt-Disease gelten als reversibel. Offenbar ist es so, daß im allgemeinen die experimentelle Thymektomie zu einem Zusammenbruch der Antikörperproduktion führt. Lit. bei MAX W. HESS „Experimental Thymectomy, Possibilities and Limitations", Berlin-Heidelberg-New York: Springer *1968*. Runt-Disease kann bei bestimmten Mäusestämmen auch dadurch erzeugt werden, daß den thymektomierten Tieren Gewebestücke aus Milz, Knochenmark oder Lymphknoten injiziert werden. Es kommt zu einer eigenartigen Reaktion der implantierten Zell-Populationen gegen den durch Thymektomie „wehrlos gemachten Wirtsorganismus"! Prinzipiell ähnliche Fragen beschäftigen die experimentelle Forschung im Zusammenhang mit der Knochenmarktransplantation als Substitutionstherapie bei einer etwa stattgehabten tödlichen Strahlenschädigung. Nach einer tödlichen Strahlendosis (mit Vernichtung des Thymus) können Mäuse durch Injektion von Knochenmarkzellen des gleichen Maus-Inzucht-Stammes eine Zeit lang am Leben erhalten werden. Durch Versuche mit markierten Zellen läßt sich zeigen, daß die „Gastzellen" sich zunächst im Knochenmark und im leeren Thymuslager ansiedeln. Die experimentellen Ergebnisse sind wechselnd, die Deutung ist unterschiedlich. Interessant ist, daß bei Vögeln ein Äquivalent des Thymus in Form der *Bursa fabricii* (vgl. „Spez. path. Anat. II", S. 70) existiert. Wird bei Eintagsküken ein Bursektomie vorgenommen, kommt es zu einer starken Depression der Antikörperbildung. Dagegen führt die Thymektomie zu gesteigerter Toleranz gegen Transplantate. *Wird Nortestosteron in die Allantoishöhle von 5—12 Tage alten Hühnerembryonen eingespritzt, wird die Entwicklung der Bursa fabricii vereitelt, also die Antikörperbildung gehemmt!*

Trotz außerordentlicher experimenteller Bemühungen ist es bis jetzt nicht sicher gelungen, Thymushormone darzustellen. Neben LSF gibt es weitere „Faktoren", darunter solche, welche in Kombination mit alpha-2-Globulin auf die Antikörperproduktion hemmend wirken können. Andererseits: Der *Mäuseinzuchtstamm* NZB/BL ist durch Thymushyperplasie mit Reaktionszentren und Plasmazellen ausgezeichnet. Im Alter von etwa 6—7 Monaten entwickelt sich zusätzlich eine hämolytische Anämie. Werden diese Mäuse mit gesunden Inzuchtstämmen gekreuzt, so finden sich in den Glomeruli der Nieren der Filialgenerationen sogenannte wireloops, also die Zeichen des *Erythematodes disseminatus subacutus*.

Zusammenfassende Lit. bei O. GÜNTHER, Dtsch. med. Wschr. 89 : 987, *1964*.

Die sogenannte *Involution* des Thymus verläuft, prüft man das histologische Detail, über 6 Stadien! Wie die Zusammenhänge zwischen Thymusinvolution und Keimdrüsenentwicklung zu denken sind, ist unklar. Man hatte sich früher vorgestellt, daß durch Zellzerfall im Thymus große Mengen von Thymonukleinsäure (DNS) freigesetzt würden. Jene sollten zum Aufbau z. B. der Spermatocyten verwendet werden; gerade dadurch aber käme es zu extremer

Erschöpfung des Thymus. Der thymische „Zusammenbruch" bliebe bei kastrierten Jungtieren aus. Um das *Bomskovsche Thymushormon* (1936, 1942) ist es still geworden.

2. Mißbildungen

Duch mangelhafte Rückbildung der kranialen Thymusanlagen kann eine *Verbindung zur Schilddrüse* bestehen bleiben. Gelegentlich wird versprengtes Thymusgewebe im Inneren der Schilddrüse, aber auch verlagertes Schilddrüsengewebe im Inneren eines Thymus gefunden. Echte *dysgenetische Zysten* mit Zylinderepithel oder Flimmerepithel sind bekannt. Gelegentlich persistiert der Ductus thymico-pharyngicus, also eine Epithelsprossung, welche den ontogenetischen Entstehungsweg erkennen läßt. *Knorpeleinschlüsse* im Thymus gelten als Schlundbogenreste. Eine große Rolle spielen die in den Thymus dislozierten Epithelkörperchen, welche auch adenomatös entfaltet sein können!

Wenn es sich darum handelt, Schilddrüsengewebe-Mißbildungen histologisch zu prüfen, muß man sich der weitgehend einheitlichen Reagibilität der *thyreo-parathyreo-thymischen Matrix* erinnern. Hiermit hängt der Begriff der „geweblichen Kontinuität" der branchiogenen Derivate zusammen. Auf dem Boden der thyreo-parathyreo-thymischen Metaplasie können Formationen von Mißbildungscharakter entstehen. Man hätte zu sprechen von „blastomatöser Dysplasie", also von geschwulst*ähnlichen Fehlbildungen.*

3. Ernährungsstörungen

Hierher gehört vor allem das Phänomen der *Involution*. Pathologische Involutionsformen nennt man „akzidentelle". Nach HAMMAR kann man folgende Formen akzidenteller Thymusinvolution auseinanderhalten: aa) den *Hungertypus*, bb) den *Infektionstypus*, cc) den *Intoxikationstypus*, dd) den *Röntgentypus*, ee) den *Graviditätstypus* und ff) den sogenannten *Saison-Typus.*

Histologisch geht es darum, daß die sogenannten Thymusläppchen kleiner und schmäler werden; es schwinden die kleinen Reticulumzellen der Rinde; das Thymusmark wird von Lymphocyten „überschwemmt"; hierdurch soll das Bild des „invertierten Thymus" entstehen. Unter der „Inversion" des Thymus versteht man die Tatsache, daß bei (oberflächlicher) mikroskopischer Betrachtung die frühere Markregion die Eigenschaften des Rindengewebes, die frühere Rindenregion aber die des Markgewebes angenommen zu haben scheint. Die Thymusinvolution kann den epithelialen geweblichen Grundcharakter deutlicher in Erscheinung treten lassen.

Beim Hungertypus der Involution sind die HASSALLs vermindert oder fehlen gänzlich; beim Infektionstypus und beim Typus sogenannter Schwangerschaftsinvolution können die HASSALLs vermehrt und verkalkt sein; bei der durch Röntgenbestrahlung erzeugten Involution treten riesenhafte HASSALLs auf, die etwa 700 mal größer als die natürlich-normalen Vorbilder sind. Gleichzeitig können die Hassallschen Körperchen verfetten. Es findet sich eine Ablagerung von Lipoproteiden. Nach Unterbrechung der Thymusschädigung kommt es im allgemeinen zu ausreichender Regeneration. Höhergradige Störungen führen zu entdifferenzierender Atrophie. Es resultiert eine starke Vermehrung der ortsständigen Gitterfasern. Durch ACTH oder Glucokortikoide, durch experimentellen Stress etc. kann es zu einer karyoklastischen Krise d. h. zu einer Zerstörung einer sehr großen Anzahl von Zellkernen der Thymocyten und Thymuslymphocyten kommen. Man spricht von „Alarmreaktion" im Sinne von H. SELYE.

Durch den Schwund der lymphoiden Zelleinlagerung bei höhergradigen Zuständen sogenannter Involution wird die epitheliale Grundstruktur derart deutlich, daß Gänge oder Zysten, im allgemeinen Pseudozysten, sichtbar werden. Hiermit sind natürlich nicht diejenigen Zysten zu verwechseln, die im Ablauf entzündlicher Prozesse aufscheinen (Duboissche Abszesse; Sequesterzysten).

Sehr auffällig sind tumorförmige Ablagerungen von Cholesterinkristallen im Thymus (TESSERAUX, 1953). Dabei handelt es sich um Cholesterinkristallablagerung, um xanthöse Granulome, vergesellschaftet mit zystischer Transformation.

Amyloidose und Paramyloidose treten im thymischen Gewebe regelmäßig auf; plasmazellulare Myelome mit Paraproteinkristallen des Thymus sind bekannt. — Bei allgemeiner Haemosiderose, insbesondere bei Haemochromatose, wird auch Eisenpigment, in unterschiedlicher Menge, im thymischen Gewebe nachweisbar.

4. Kreislaufstörungen

Blutungen im thymischen Gewebe finden sich vor allem bei Erstickungszuständen, bei Masern, Keuchhusten, hämorrhagischer Diathese und leukämischer Infiltration. Unter einer Apoplexia thymica versteht man eine massive Blutung, die zur Ausbildung sogenannter Haematomzysten führen kann. Eine echte hämorrhagische Infarzierung des Thymus ist nicht bekannt.

5. Entzündliche Erkrankungen

Das thymische Gewebe reagiert im Sinne einer „Mitreaktion" bei allen schwereren fieberhaften Grundkrankheiten, besonders bei Scharlach, Masern, Erysipel, Diphtherie und Pocken. Bei pyogener Allgemeininfektion können metastatische Abszesse entstehen. Die phlegmonöse Mediastinitis ist stets und ständig auch im thymischen Raum gelegen. Die *Tuberkulose* trifft den Thymus in Form miliarer Tuberkel oder käsiger Konfluenztuberkel. Die *Syphilis* kommt als Lues connata unter dem Bilde der mehrfach genannten („Allgem. Path." S. 127) Duboisschen Abszesse zur Ausbildung. Es handelt sich hierbei um ein eindrucksvolles Zeichen einer durch die luische Entzündung erzwungenen Entwicklungsstörung: Es liegen Pseudoabszesse, nämlich Ansammlungen von Detritus in Epithelsträngen und Epithelschläuchen vor. Die *Lymphogranulomatose* des Mediastinum greift von den benachbarten Lymphknoten auf den Thymus über.

6. Hyperplastische Prozesse

Eine Thymushyperplasie findet sich bei
a) Status thymico-lymphaticus,
b) Status thymicus,
c) Morbus Basedow,
d) Morbus Addison,
e) bei Myasthenia pseudoparalytica gravis sowie
f) bei Störungen der Keimdrüsen und Akromegalie.

Soll die Diagnose Thymushyperplasie gestellt werden, muß eine deutliche Gewichtsvermehrung gegeben sein. SCHMINCKE gibt an, daß von Thymushyperplasie erst dann gesprochen werden dürfe, wenn das tatsächlich erwiesene Gewicht um 50 % über dem altersentsprechenden Normgewicht läge! Als Faustregel gilt, daß man eine Thymushyperplasie beim Neugeborenen erst dann diskutieren darf, wenn der Thymus 25 g wiegt. Im histologischen Sinne darf die Thymushyperplasie nur diagnostiziert werden, wenn es sich wirklich um eine Vermehrung des thymischen Parenchymes nach Maß und Zahl, nicht aber um die Interposition irgendeines geweblichen Substitutes handelt. Die Konzeption des „Status thymico-lymphaticus" geht auf R. PALTAUF (1889, 1890, 1912) zurück. Der „Status thymicus" ist mit dem Namen von C. HART (1912, 1914, 1921, besonders 1923) verknüpft. Früher wurde die klinische Bedeutung der Thymushyperplasie überschätzt; später wurde sie lange Zeit gering geachtet; sie hat jetzt eine „Rehabilitation" gefunden. Der „Status thymico-lymphaticus" hat wesensmäßige Beziehungen zur exsudativen Diathese. Der „Status thymicus" hat Bindungen an den hypoplastischen Konstitutionstypus. Dabei handelt es sich um die Koinzidenz von Hochwuchs, langer Unterlänge, zarter glatter Haut, hetero- oder intersexueller Körperbehaarung, sogenanntem Kastratenfett, Hypogenitalismus, Hypoplasie der Nebennieren, einer grazilen, zartwandigen, wenig elastischen Aorta, Apex cordis bifidus, abnormer Crenierung der Milz, trichterförmigem Ursprung des Processus vermiformis etc. etc.

Thymushyperplasie soll mit anfallsweiser Atemnot vergesellschaftet sein: Man spricht vom Asthma thymicum. Thymushyperplasie soll die Ursache einer mors subita = mors thymica sein können. Die Biotechnik des sogenannten Thymustodes ist ganz dunkel. Es wird folgendes erörtert:
a) Mechanischer Druck auf Trachea, Herz, Nervus vagus;
b) funktionelle Regulationsstörung durch aa) hypotonisierendes Thymusinkret (?), bb) pathochemisch wirksame Autointoxikation;
c) durch Dysthymisation. Was dies ist, ist im Augenblick nicht exakt zu definieren. Man darf annehmen, daß eine sogenannte immunokritische Störung vorliegt.

Die Berechtigung, von einem „Status" mit Beziehungen zum Eintritt einer mors subita zu sprechen, ist nach wie vor fraglich. Die Alternative lautet: Findet sich ein großer (übergewichtiger) Thymus, weil (aus irgendeinem, zunächst nicht erkannten Grunde) der Tod plötzlich eingetreten ist; oder mußte der Tod plötzlich deshalb eintreten, weil der Thymus hyperplastisch war?

Die gutachtliche Beurteilung der etwaigen Zusammenhangsfrage kann nur per exclusionem erfolgen. Vor allem sind die sonstigen Ursachen eines unerwartet-plötzlichen Todes (juvenile Coronarsklerose, akuteste Leptomeningitis, Encephalitis, Myocarditis, Herzsynkope bei latenter Tetanie, bei perakuter Nebenniereninsuffizienz, bestimmte Formen einer Sepsis acutissima, bei Kindern eine spastische Entzündung der Bronchioli terminales) zu bedenken, zu prüfen oder auszuschließen. Die Träger einer Thymushyperplasie scheinen mehr als thymus-gesunde Menschen exponiert für den Tod „durch elektrischen Unfall", durch „Kältetrauma" (Badetod durch plötzliche Kaltwassereinwirkung etc.). Gute Kenner der Thymuspathologie (H. TESSERAUX, 1959,) neigen eher zur Ablehnung der Bedeutung des „Status thymico-lymphaticus" für einen plötzlichen Todeseintritt. Tatsächlich haben die patho-anatomischen Erfahrungen der beiden Weltkriege gezeigt, daß bei jungen Menschen, welche durch äußere Gewalteinwirkung zu Tode kamen, bei denen also eine Vorerkrankung oder eine „Dysthymisation" keine Rolle gespielt haben konnte, relativ viel zu große Thymen nachweisbar waren!

7. Geschwülste

Es gibt sehr zahlreiche Geschwülste des thymischen Gewebes. Es empfiehlt sich folgende Einteilung:

a) Banale d. h. nicht Thymus-eigentümliche Geschwülste

Lipom,
Fibrom, Fibrolipom,
Neurinom, Neurofibrom,
teratoide Neubildungen,
Lymphoreticulom,
Reticulumzellsarkom,
Rundzellen-, Lympho-Sarkom, leukämische Infiltrate.

b) Spezifisch-thymische Geschwülste

Lymphoepitheliales Carcinom,
  ähnlich dem Schmincke-Regaud-Tumor (cf. „Spez. path. Anat. II", S. 85),
Carcinom mit buntem Zellbild
  mit und ohne HASSALLs,
Carcinom von „granulomatösem" Charakter
Thymusreticulum, thymisches Granulom
Carcinom mit adenoiden Strukturen.

Anhang: Thymusgeschwülste bei Myasthenia pseudo-paralytica gravis mit hellen Zellen, PAS-positiven, endokrin wirksamen Zellen!

In welcher Häufigkeit die Myasthenia pseudoparalytica gravis mit Thymusgeschwülsten kombiniert ist, wird verschieden angegeben; die Relationen schwanken zwischen 49 und 100 %! Dabei findet sich gleichzeitig eine eigenartige Form der Myokarditis (vgl. „Spez. path. Anat. I", S. 52).

Unter dem *Thymus-Syndrom* (auch primäres Thymus-Syndrom genannt) versteht man die Koinzidenz einer Thymushyperplasie (oder einer echten Thymusgeschwulst) mit Myasthenie, aplastischer Anämie, Störungen der Gamma-Globulin-Synthese, Erythematodes disseminatus subacutus, gelegentlich auch mit primär-chronischer Polyarthritis. Es handelt sich um den Ausdruck einer sogenannten autoimmunopathischen Korrelation.

Zusammenfassende Lit. zum Thymus-Kapitel: H. TESSERAUX „Physiologie und Pathologie des Thymus", 2. Aufl., Leipzig: J. A. BARTH, *1959.*

VIII. Nebennieren

1. Vorbemerkungen

Die Geschichte der Kenntnis der Nebennieren reicht nicht ganz so weit zurück, wie die von den anderen und vergleichbaren Organen. Es scheint, daß der versteckte Situs, das Etablissement der Nebennieren im Bereiche der Nierenfettkapsel, die Erkennung von der Eigenständigkeit eines besonderen „neben den Nieren" gelegenen Organes erschwert hat. R. BACHMANN meint, daß EUSTACHIUS, und zwar während der Jahre 1520—1547, die Nebennieren entdeckt habe. BACHMANN beruft sich auf LANCISIUS (1714) als Gewährsmann. WHARTON (1656) gab an, daß die Nebennieren eine zentrale Höhle trügen. LIEUTAUD (1703—1780) meinte, die Nebennieren sezernierten eine Flüssigkeit, deren Aufgabe darin bestünde, Gerinnungsvorgänge in der unteren Hohlvene hintanzuhalten. FRIEDRICH MECKEL (1806) schätzte, daß die Nebennieren „Drüsen" seien und irgendeine funktionelle Beziehung zu den Genitalorganen hätten! Wiederum 50 Jahre später ist die Rede von „Drüsenschläuchen" der Nebennierenrinde (KÖLLIKER, FRIEDRICH ARNOLD, HENLE). Die zeitgenössischen Engländer bezeichneten die Nebennieren als „blood-glands", „glands of blood vessels" oder „vascular ganglia". Das erste Hormon der Nebenniere, das Adrenalin, wurde durch TAKAMINE (1901) entdeckt und von ALDRICH (1901) als kristallisierte Substanz isoliert.

Bekanntlich werden die Nebennieren aus *zwei Komponenten* aufgebaut, Mark und Rinde; beide haben eine verschiedene gewebliche Herkunft. Mark und Rinde der Nebenniere sind bei *Selachiern* noch ständig getrennt. Der Rindenanteil bildet das langgestreckte unpaare *Interrenalorgan*, welches zwischen den Nieren liegt. Der Markanteil dagegen entsteht aus dem paarigen *Suprarenalorgan*. Das Suprarenalorgan entsteht vorwiegend segmental und zwar durch Abgliederung von Matrixteilen der Sympathicusanlage. In der Phylogenese verschmelzen beide Elemente (Interrenal- und Suprarenal-Organ) zu einem einheitlichen Organ. Bei Amphibien, Reptilien und Vögeln läßt sich ein quantitativ zunehmendes Eindringen von Sympathicusteilen in die epitheliale Nebennierenrinden (NNR)-Anlage nachweisen. Erst bei Säugetieren dagegen liegt eine Konzentration der Sympathicuszellen in den zentralen Abschnitten der Nebennieren-Anlagen vor. Die jugendlichen Sympathicuszellen *(Sympathicogonien)* sind klein und dunkel anfärbbar; sie geben noch keine sogenannte Chromreaktion. Erst mit dem 4. Monate der intrauterinen Entwicklung beim Menschen treten Phäochromocyten auf. Die Nebennierenrinde (NNR) entsteht aus dem mesodermalen *Coelomepithel* und zeigt eine typische Schichtung

(Zona glomerulosa, fasciculata und reticularis). Die Rinde macht 80—90 % des gesamten Organgewichtes aus. Infolge des außerordentlichen Lipoidgehaltes zeigen die NNR-Zellen einen wabigen Bau, ein „botanisches Aussehen" und einen gelblichen Farbton. Die Zona reticularis ist dunkelbraun pigmentiert. Es handelt sich um die Einlagerung von Lipofuszin. Die Regeneration der Nebennierenrindenschichten erfolgt von außen nach innen. In der inneren NNR-Zone werden die Zellen verbraucht und gehen nach Abgabe der Lipide (Lipoproteide etc.) zugrunde. Damit hängt es zusammen, daß die Breite der Rindenzonen variabel ist. *Quantität und Qualität der Zellulation sind von den Funktionszuständen des Gesamt-Endokrinium abhängig.* Bald nach der Geburt des Menschen setzt eine physiologische Degeneration der innersten NNR-Schicht ein. Es kommt zunächst zu einer starken Hyperämie, dann zu einer ausgedehnten Zerstörung der Epithelien, also zu einer passageren Entparenchymisierung. Indem die Regeneration von Seiten der Zona glomerulosa einsetzt, findet gleichzeitig eine Verbreiterung des Nebennierenmarkes (NNM) statt. Ein „intimer" Zusammenschluß von Mark und Rinde ist erst im 2. Lebensjahr wieder erreicht!

Im NNM kann man eine Reihe besonderer *Farbreaktionen* ablaufen lassen:
a) Die wichtigste Reaktion ist die des Nachweises sogenannter *Chromaffinität.* Das Phänomen wurde durch HENLE (1865) gefunden. Der Effekt beruht darauf, daß nach Fixierung der ganzen Nebenniere (jedenfalls von NN-Teilen, welche NNM und NNR enthalten!) in Kaliumbichromat diejenigen Gewebeabschnitte, welche aus der Sympathicusanlage stammen, eine kräftige Braunfärbung, auch nach Abspülen, zeigen. Während man früher annahm, die Braunfärbung gehe auf die Bildung von Chromoxyden zurück, hat sich gezeigt, daß die Bräunung auf der Entstehung von Chinhydronen beruht. Diese werden durch nicht zu stark wirksame Oxydationsmittel gebildet. Damit hängt es zusammen, daß ganz der gleiche Effekt durch Einwirkung chromfreier Oxydationsmittel z. B. von Jodaten auf das NNM erzielt werden kann. Im Grunde genommen bedeutet die Chromaffinität den Nachweis von Phenolen. Es liegt also tatsächlich ein Nachweis von Brenzkatechinderivaten (Adrenalin und Noradrenalin) vor!
b) *Argentaffinität.* Die Elemente des NNM haben die Fähigkeit, ammoniakalisches Silberhydroxyd zu metallischem Silber zu reduzieren. Die Reduktion wird durch die Anwesenheit von Polyphenolen und Aminophenolen bewirkt.
c) Adrenalin und Noradrenalin können auch durch die
1. *Vulpiansche Eisenchlorid-Reaktion,* welche einen grünen Farbeffekt gibt, sowie
2. durch die *Sublimat-Probe von* COMESSATTI, welche auf eine kräftige Rot-Färbung hinausläuft,

und zwar sowohl im Gewebe als auch in Schnitten, als auch in der Fixierungsflüssigkeit, in der die etwa zur bioptischen Diagnose eingesandten Stückchen konserviert worden waren, nachgewiesen werden!

VULPIAN (C. r. Acad. Sci. 43 : 663, *1856)* stellte fest, daß der ausgepreßte Saft der Nebennieren mit Eisenchlorid eine Grünfärbung zeitigt. Wurde der NN-Saft verdünnt, brachte die Zugabe von Eisenchlorid eine dunkle, ins Blaue oder Grüne spielende, gelegentlich schwärzliche Farbe; durch Zugabe von oxydierenden Substanzen, vor allem einer wäßrigen Jodlösung, wurde ein rosé-farbener Ton erzeugt. Alle diese

„Farbenspielereien" schienen etwas mit den Zellen des NNM zu tun zu haben! R. VIRCHOW (1857) bestätigte die Vulpianschen Beobachtungen. Vulpians Grünfärbung ließ sich auch im Plasma des Blutes der Nebennierenvenen demonstrieren! Damit war zum ersten Mal die „innere" Sekretion, wenn auch die Zusammenhänge keineswegs erkannt waren, dokumentiert worden. Vulpians Entdeckung war wahrscheinlich die Ursache dafür, daß man sich in den folgenden Jahrzehnten vorwiegend der Erforschung der Bedeutung des Nebennierenmarkes, weniger der von NNR, zuwandte. Die Reaktion von COMESSATTI (Münch. med. Wschr. *1908* II, 1926) ist sehr viel jünger. COMESSATTI freilich nahm an, daß Adrenalin-Vorstufen in NNR gebildet würden; er trat dafür ein, NNR und NNM als „funktionelle Einheit" aufzufassen.

Nebennierengewichte:
Im 6. Fetalmonat   NN : Nieren = 1 : 2
beim Neugeborenen   NN : Nieren = 1 : 3
beim jugendlichen Erwachsenen NN : Nieren = 1 : 28

beide Nebennieren des Neugeborenen wiegen   7 g
   nach der Geburt Absinken des NN-Gewichtes auf   3 g
Beide Nebennieren des jugendlichen Er-
wachsenen wiegen, und zwar beim Manne   11,6 g,
bei der Frau   10,6 g
Der Adrenalingehalt beider Nebennieren des gesunden jugendlichen Erwachsenen beträgt 4,59 mg.

Blut-, Nerven- und Lymphbahnversorgung beider NN sind eine besonders gute. Die *Hormone der NNR* sind (summarisch): Cortisol = 70 %, Corticosteron = 15 %, Aldosteron = 1 %, sonstige Steroide = 14 %. Die *NNR-Schichten* heißen:
Zona glomerulosa (äußerste Rindenschicht): Die Glomerulosa ist der Produktionsort für *Mineralocorticoide*. Diese werden repräsentiert durch Aldosteron, (pharmazeutisch auch durch) Cortexon und DCA (*Desoxycorticosteronazetat*). Aldosteron ist 20—30 mal wirksamer als Cortexon. Aldosteron wirkt auf alle Körperzellen, besonders aber auf Epithelzellen, unter diesen wiederum besonders auf die Harnkanälchenepithelien! Aldosteron fördert die Na^+-Rückresorption aus den ableitenden Harnkanälchen. Die *Mineralocorticoide* bewirken eine „Ausdehnung" des extrazellularen Raumes, also eine Na^+-Retention, K^+-Exkretion und H_2O-Retention. Im übrigen ist die Zona glomerulosa die „Keimzone" für die physiologische Regeneration, wohl auch die pathologische, nämlich die vorwiegende blastomatöse Entfaltung der epinephrischen Matrix.

Zona fasciculata (mittlere NNR-Schicht). Sie ist durch ihren trabekulären, um nicht zu sagen tubulären Bau ausgezeichnet. In ihren Epithelien imponiert vor allem die Reichlichkeit der Einlagerung doppelt lichtbrechender Lipoide. Gerade die Zona fasciculata wird deutlich verbreitert in Fällen der „emergency-function" (CANNON, 1914). Dies bedeutet in praxi, daß die Zona fasciculata breit und vermehrt durch anisotrope Substanzen ausgestattet ist in allen Fällen drohender kardialer Dekompensation.

Die emergency-Theorie wurde einst im Zusammenhang mit der Erforschung der Adrenalin-Wirkung konzipiert. Sie hat sich aber eine Ausweitung gefallen lassen müssen.

Die mittlere NNR-Schicht ist der Produktionsort für *Glucocorticoide*. Jene besitzen bekanntlich folgende Wirkungen: Senkung der Glukose-Toleranz, katabole und antianabole Wirkung, eosinopenische sowie lymphocytolytische Wirkung (experimentell vorzüglich demonstrabel am Thymus!); Glukocorticoide besitzen außerdem einen antiphlogistischen Effekt; sie zeitigen Veränderungen am Skelett, die man als ostitis-fibrosa-ähnlich (Kennwort: Cortisoninfarkte!) bezeichnen muß. Glukocorticoide verursachen eine Hypokaliämie und können Diuresestörungen korrigieren (?!). Mit Hilfe der von BROSTER und VINES angegebenen Ponceau-Fuchsin-Färbung lassen sich Zelleinschlüsse als Äquivalente der zur Inkretion bereitgestellten Hormongemische darstellen (vgl. BROSTER, L. R. and H. W. C. VINES: The adrenal cortex; a surgical and pathological study. London: 1933).

Zona reticularis (innerste NNR-Schicht. Sie ist besonders üppig vaskularisiert; sie hat eine dunkle Eigenfarbe wegen des stets in großer Menge vorhandenen Lipofuszinpigmentes. Die Epithelzellen der Zona reticularis zeigen „sekretorische Besonderheiten". Sie lassen nämlich eine innige Symbiose mit den Uferformationen sogenannter Markvenen erkennen. Die Zona reticularis produziert sowohl *androgene Hormone* als auch Hormone mit *Gelbkörperwirkung*. Die Hormongemische der Zona reticularis sind in erster Linie verantwortlich für die sogenannte androgene Wirkung; sie fördern also die Entwicklung der Sexualbehaarung; sie besitzen eine anabole Wirkung; sie sind freilich angeblich auch dafür verantwortlich, daß in der Zeit der puberalen Umstellung eine Störanfälligkeit der Körperdecke für Eiterkokken-Infekte (Acne vulgaris) entsteht.

Die histotopochemische Zuordnung der einzelnen Hormonqualitäten ist nicht absolut gesichert. Richtunggebend, auch für die Beurteilung orthischer Verhältnisse, waren die Erfahrungen, die mit Hilfe der Analyse besonders bei NNR-Adenomen gesammelt wurden. Es sei im folgenden ein einfaches Beispiel angefügt: Bei

a) *NNR-Adenom* (mittlere und innere NNR-Schicht) wurden *5,7 mg*/24 Std-Urin von Keto-C_{17}-Steroiden,

b) bei *Nebennierenrinden-NNR-Hyperplasie* (ohne besondere topische Präponderanz) wurden *18,1 mg*/24 Std-Urin und bei

c) *NNR-Carcinom* (diffus infiltrierend) wurden *124 mg*/24 Std-Urin nachgewiesen.

Man ist natürlich auch auf indirekte Schlüsse angewiesen. *Nach Hypophysektomie entsteht eine Verbreiterung der Zona glomerulosa und eine betonte Aldosteronwirkung;* nach NaCl-Zufuhr resultiert eine Unterfunktion der Zona glomerulosa und ein (histochemischer) Lipoidverlust; nach NaCl-Entzug resultieren rückläufige Veränderungen!

2. Mißbildungen

Doppelseitiges angeborenes Fehlen der NN ist mit dem Leben nicht vereinbar. *Einseitige Agenesie* ist beobachtet; sie kommt auf der rechten Seite häufiger als auf der linken vor; sie kann mit einer Agenesie der zugehörigen Niere vergesellschaftet sein. Dadurch wird eine Disposition für den Krankheitserwerb der jeweiligen Gegenseite impliziert. NN-Mißbildungen sind häufig mit solchen des ZNS (Hemicephalie, Encephalocele, Cyklopie, Mikrocephalie) kombiniert. Die „Unabhängigkeit" von NNR und NNM existiert im Bereiche der Entwicklungsstörungen nur innerhalb ganz enger Grenzen: So ist die *Aplasie* des NNM bei Hydrocephalus connatus (angeblich) beobachtet. — Trotz Agenesie einer Niere kann die seitenzugehörige NN dennoch regelrecht ausgebildet sein. Gelegentlich findet sich eine Verschmelzung beider NN zu einer Schmetterlingsform (= Hufeisennebennieren). Die *Hypoplasie* der NN (vor allem von NNM) tritt kombiniert mit dem Status thymico-lymphaticus auf. Unter der *Marchandschen NN* versteht man die „*Beizwischennebenniere*", welche gleichbedeutend ist mit einem versprengten NNR-Keim in Leber, Pankreas, Ligamentum latum und Ovarium. Derartige „Versprengungen" werden bis in den Bereich des Nebenhodenkopfes nachgewiesen! Es taucht dann doch die Frage auf, inwieweit es sich wirklich um „Versprengungen" oder um die Umdifferenzierung der Matrix des gemeinsamen entwicklungsgeschichtlichen Bodens gleichsam am ungewöhnlichen Orte handelt: Die Beziehungen der Gonaden *vor* dem Descensus zum metanephrogenen Gewebestrang, aus dem zugleich die Zellen der NNR hervorgehen, ist sinnfällig! In allen derartigen Fällen ist zu prüfen, ob die akzessorische NN lediglich aus NNR besteht oder aber auch NNM (!) enthält. Unter 100 Routinesektionen werden 16 mal akzessorische NN (mit NNM!) gefunden, wenn nur genügend genau im retroperitonealen Bindezellgewebe gesucht wird.

3. Allgemeine pathologische Anatomie der Nebennieren

„General adaptation-syndrome" (stress-syndrome, H. SELYE, 1946).

a) Alarmphase

Schnelle Entspeicherung von NNR an Lipoiden, Cholesterin, Plasmalogen, Ascorbinsäure; Hyperämie der NNR-Gefäße; Ausbildung von Lumina im Bereiche der Zona fasciculata; Umbau der mittleren NNR-Schicht zu einem „tubulären System". Anschwellung der Zellkernvolumina.

b) Resistenzphase

NNR hat sich, so scheint es, „erholt"! Es resultiert das, was man nennt „progressive Transformation" im histologischen Bereich. Dadurch wird die NNR breiter als zuvor; sie verfügt jedoch jetzt und zunächst noch über einen zu geringen Lipoidgehalt. Die Resistenzphase steht wesentlich unter der beherrschenden Steuerung des HVL.

c) Erschöpfungsphase

Jetzt entsteht die „regressive Transformation". NNR bricht gleichsam definitiv zusammen. Es kommt zu einer subakuten Entparenchymisierung. In deren Folge kann eine „ständige" Sklerosierung entstehen.

Die Einzelheiten der Aufeinanderfolge dieser drei Phasen sind viel komplizierter, als dies hier und im gegebenen Zusammenhang dargestellt werden kann. Man möge sich einprägen, daß eine *Responsibilität der Nebennieren nur gegeben ist, wenn HVL intakt ist!* HANS SELYE hat alle Einzelheiten vielfach dargestellt; es sei auf die zusammenfassende Abhandlung „The Physiology and Pathology of Exposure to Stress", Montreal (Canada): Acta, Inc., *1950* (792 Seiten + 203 S. Literatur) hingewiesen.

4. Stoffwechselstörungen

Mit fortschreitendem Lebensalter nimmt die Bindegewebseinlagerung kontinuierlich zu. Man spricht von progressiver seneszenter Sklerosierung. Im gleichen Umfange tritt eine Verschmälerung der Regenerationsschicht, also der Zona glomerulosa, ein. Ebendort finden sich „Vakatwucherungen", nämlich substitutive *Rundzelleninfiltrate*. — Bei der Routine-Leichenöffnung wird vielfach eine Erweichung von NNM gefunden. Es klafft ein schmutziger Spalt auf der NN-Schnittfläche, und der palpierende Finger des Obduzenten bricht ein in eine morsche Höhle. Eine definierbare Zuordnung von Schnelligkeit und Ausmaß der Erweichungsvorgänge von NNM zu einer bestimmten lebensletzten Krankheit ist nicht (ohne weiteres) möglich. Die *Basalmembranen* der Capillaren von NNR werden häufig *lipoproteidig* oder durch *kongophile Substanzen* imprägniert; die NNR nimmt also teil an den Veränderungen bei allgemeiner *Amyloidose*. Bei schwerer Haemosiderose, bei allen Fällen einfacher *Hämochromatose*, ist eine Eisenpigmentbestäubung auch des NNR-Parenchymes sichtbar. Unter bestimmten Bedingungen kann man röntgenologisch in der Höhe des ersten LWK *kalkdichte Schatten* im NN-Lager darstellen. Es sei daran erinnert, daß die Endothelien der Capillaren von NNR „legitime" Mitglieder des RES (ASCHOFF-LANDAU) sind. Die Reagibilität der NNR-Strombahn gegenüber den verschiedensten funktionellen und pathologischen Belastungen wird dadurch verständlich.

5. Kreislaufstörungen

Es handelt sich im wesentlichen um *Blutungen*. Diese können durch Geburtstrauma, als Erstickungsblutungen, in der Folge einer Capillarthrombose, aber auch nach extremer funktioneller Überbelastung von NNR (ACTH, Elektroschock) entstehen. Spodogene Thromben finden sich im Ablauf einer mikrobiellen Allgemeininfektion. Die durch eine ausgedehnte Capillarthrombose inszenierte hämorrhagische Infarzierung kann den Charakter einer „*NN-Apoplexie*" besitzen. Die klinische Folge hämorrhagischer NN-Zerstörung ist der totale oder subtotale NN-Funktionsausfall.

6. Entzündliche Erkrankungen

Hier sind in erster Linie *toxische Läsionen* zu nennen. Solche finden sich als Spätfolge nach toxischer Diphtherie, schwerem Scharlach, Sepsis, nach Shiga-Kruse-Ruhr etc. Es entsteht das patho-anatomische Bild der *cytotoxi-*

schen *Schrumpfnebenniere* (A. DIETRICH und H. SIEGMUND, *1926*). Histologisch handelt es sich um ein einziges fein-fibrilläres oder kollagenfaseriges Narbenfeld. Es liegt also eine hochgradige Entparenchymisierung vor. Diagnostisch wichtig ist der Nachweis sogenannter *Steinbissscher Schalenkugeln* (Virchows Archiv Bd. 262 : 286, *1926*). Hierbei handelt es sich um geschichtete Epithelreste, welche tannophile Zellsubstanzen tragen. — Die cytotoxische Schrumpfnebenniere wird nicht ganz selten als Äquivalent eines Morbus Addison gefunden! — Vom Standpunkte einer allgemeinen morphologischen Pathologie muß man sagen, daß die Folgen der toxischen Parenchymschäden der NN auf den Generalnenner einer serösen Entzündung im Sinne von R. RÖSSLE zu bringen sind. — Eine besondere Rolle im Formenkreis sogenannter Epinephritis spielt natürlich die *Tuberkulose*. Sie wird in 17 % der einschlägigen Fälle als scheinbar primäre Tuberkulose gefunden. Die Nebennierentuberkulose tritt in 89 % aller Beobachtungen doppelseitig auf! Eine eigentliche primäre Tuberkulose der NN ist nicht denkbar. Es muß sich also bei allen Formen der NN-Tuberkulose um die Manifestation von Streuherden handeln. Diese können bereits „subprimär" d. h. in der Phase der sogenannten Frühgeneralisation (vgl. „Allgemeine Pathologie", S. 114) entstanden sein. Die tuberkulöse Zerstörung der NN erfolgt schrittweise. Es entstehen zunächst nur miliare Herde, nach und nach konglomerierte Tuberkulome, schlußendlich eine subtotale Mortifizierung beider NN. Die sogenannte Latenzzeit, d. h. die Zeit zwischen der ersten Absiedelung eines tuberkulösen Streuherdes in den NN bis zur klinischen Manifestation eines NN-Ausfalles, kann 8—21 Jahre betragen (vgl. „Allgemeine Pathologie", S. 116)! Die tuberkulösen Gewebeveränderungen der NNR sind trocken-verkäsende; das nekrotisierte Material ist eigenartig krümelig, schollig, vielfach verkalkt. Gelegentlich werden kleine kompensatorische Rindenregenerate oder vikariierend entfaltete akzidentelle NNR-Keime gefunden. — Neben der Tuberkulose ist vor allem die *Lues* zu nennen. Die Lues connata ruft das Bild sogenannter Periepinephritis hervor, greift nach und nach auf die Rinde über und kann diese durch schwielig-narbige Veränderungen zerstören. Bei der *Tollwut* sind in den neur-ektodermalen Zellen des NNM Negri-Körperchen gefunden worden. — Die *Lymphogranulomatose* befällt nicht ganz selten bei Propagation im Verlauf der Lymphknotenkette neben der Lendenaorta entweder eine NN oder die NN beider Seiten.

7. Geschwülste der NN

a) Geschwülste der NNR

aa) Hyperplasie:

Die Abgrenzung der Hyperplasie von einem NNR-Adenom kann schwierig, ja unmöglich sein. Die Hyperplasie kann diffus auftreten, d. h. die ganze NNR betreffen; sie kann diskordant-polytop realisiert sein, d. h. einige umschriebene Rindenschichtabschnitte bevorzugt betreffen. Die Hyperplasie von NNR kann daher auch adenomatoid sein!

bb) *Adenom*

Adenome können singulär und multipel auftreten; sie können an bestimmte Rindenschichten gebunden, jedoch auch übergreifend erscheinen; es kann schwierig sein, die Adenome zu „orten". Es gibt „braune" NNR-Adenome. Adenome können an Myelolipome erinnern, oder mit solchen vergesellschaftet auftreten.

cc) *Carcinom*

Krebse von NNR sind tubulär, trabekulär, follikuloid gebaut, vorwiegend diffus ausgebreitet, von landkartenförmigen Nekrosen durchsetzt, partiell hämorrhagisch infarziert und sekundär entzündlich verändert.

Anhang

Alle Geschwülste der NNR können mit einer „Hohlraumbildung" einhergehen. In dieser kommt es zur Entwicklung von Knochenmark! Jenes ist reich an hämatopoetischen Zellen. Durch eine mehr oder weniger diskrete Kalksalzabscheidung (in den Interstitien) entstehen tatsächlich ektopische spongiöse Knochenformationen, die von Mark besiedelt sind. Die „Myelolipome" sind so (histogenetisch) zu verstehen. Das „Myelon" der „Myelolipomata" hat nichts mit dem „Mark" der NN zu tun! Inwieweit bei dieser interessanten Form der „myeloischen Metaplasie" wieder erwachte Bildungspotenzen der Endothelien der NNR-Capillaren eine Rolle spielen, wird diskutiert. — Alle epithelialen Geschwülste der NNR können (sie müssen es nicht!) hormonelle Leistungen verrichten. Ob NNR-Carcinome auf dem Boden vorangegangener NNR-Hyperplasien entstehen, oder ob NNR-Adenome carcinomatös entarten können, wird erwogen. Verfasser dieser Zeilen hält derartiges aufgrund eigener Beobachtungen für gesichert.

b) Geschwülste des NNM

Es handelt sich um *Sympathoblastome, Sympathicogoniome, Phäochromoblastome* und *Phäochromocytome*. Die Histogenese der Matrix-Elemente sei durch folgendes Schema skizziert:

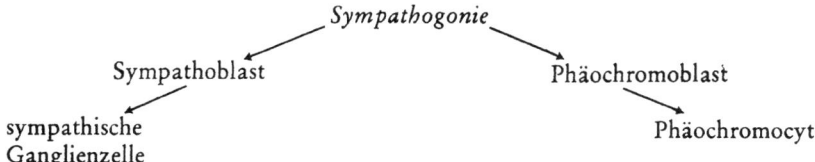

Cave: Die „cytogenetische Genealogie" bezeichnet lediglich den „Standort" der natürlichnormalen Zellen. Die Zuordnung der genannten Geschwülste stellt ein eigenes (heikles) Problem dar. Das Schema will vorwiegend der Verständigung dienen. Es ist nicht eigentlich berufen, ein tieferes Verständnis zu fördern. Das Schema hat sich jedoch didaktisch bewährt.

Sympathicogoniome und Sympathoblastome treten im frühen Kindesalter auf. Es handelt sich um knollig-markige, sehr schnell und stark infiltrierend wachsende Geschwülste, welche zahlreiche Metastasen in Leber, Lymphknoten und Knochenmark absiedeln. Die Geschwülste sind aus kleinen lymphocytenähnlichen Zellen aufgebaut, welche in Form kleiner Rosetten angeordnet sein können. Bei Entwicklung eines Sympathicogoniomes der einen Seite zeigt das NNM der anderen Seite stets überschüssige, unausgereifte Sympathicogonien (Sympathicus-Bildungszellen). Die Metastasierung erfolgt häufig in den subperiostalen Kambiumlagen des knöchernen Schädels. Durch den Reiz seitens der abgelagerten Tumorzellen wird die Bildung neuer Knochenbälkchen angeregt. Diese sind radiär auf die alte Tabula externa orientiert. Röntgenologisch imponiert das Bild des *Bürstenschädels*. Dieser spielt sonst diagnostisch in ganz anderem Zusammenhang (bei chronischer hämolytischer Anämie) eine Rolle („Spezielle pathologische Anatomie I", S. 143). Die Diagnose der malignen Geschwulst der Sympathicus-Bildungszellen wird vielfach durch Knochenpunktat (Sternum, Beckenkamm, Wirbelkörper, Tibiakante) gestellt. Die Prognose ist infaust.

Dagegen kann das *Phäochromocytom* als reife Neubildung gelten. Phäochromocytome sind aus geschlossenen Epithelverbänden aufgebaut; die Zellen sind polygonal, groß, protoplasmatisch entweder granuliert oder von feinen Vakuolen durchsetzt. Alle Phäochromocytome geben eine stark positive chromaffine Reaktion. Dagegen sind Sympathicogoniome und Sympathoblastome im allgemeinen chromaffin-negativ. Adrenalin- und Noradrenalin-Effekte können daher beinahe ausschließlich auf Phäochromocytome bezogen werden. Das Phäochromocytom ist im histologischen Sinne gutartig. Es kann aber multipel auftreten. Es kann seinen Ausgang auch von sonstigen retroperitonealen chromaffinen Gewebesplitterchen nehmen. Es kann mit der Neurofibromatosis Recklinghausen vergesellschaftet sein. *Phäochromoblastome* nehmen eine Sonderstellung ein. Sie sind teilweise ausgereift und bilden chromaffine Substanzen, teilweise weniger differenziert, infiltrierend wachsend und metastasierend.

c) Sonstige Geschwülste der NN

Im Bereiche der NN werden immer wieder gefunden: Fibrome, Angiome, Endotheliome (maligne Endotheliome!), Sarkome (Rundzellensarkom, Lymphosarkom, kleinzelliges Reticulumzellsarkom), leukämische Infiltrate und maligne Melanome. Letztere nehmen ihren Ausgang von den ektodermogenen Zellen des NNM.

8. Bemerkungen zu NN-Syndromen

a) Zur Phäochromocytom-Symptomatologie

Die Ausschüttung von Adrenalin + Arterenol erzeugt sympathicotonische Krisen. Extraadrenal gelegene Phäochromocytome produzieren Noradrenalin. Das Krankheitsbild des Phäochromocytomes ist seit 1886 bekannt. Es ist ausgezeichnet durch das Auftreten von Blutandrang nach dem Kopfe, Druckgefühl im Schädelinneren, Migräne-Anfällen, Blutdruck-Krisen, Benommenheit, Augenflimmern, Ohrensausen und Erbrechen. Ein zusätzlicher Blutdruckanstieg tritt nach Schreckerlebnis, Angsteinwirkung, nach manueller Palpation der Nierengegend auf! Die Blutdrucke steigen in wenigen Minuten auf über 200 mm Hg an. Nach dem Blutdruckabfall bleibt eine starke Rötung des Gesichtes zurück, die Haut ist schweißbedeckt. Beim Phäochromocytom wird immer wieder eine Hyperglykämie gefunden. Diese ist auf die Adrenalinwirkung zu beziehen; Arterenol hat keinen hyperglykämisierenden Effekt. Das Phäochromocytom erzwingt eine Grundumsatzsteigerung bei an sich normaler Schilddrüse. Die Klinik bedient sich einer Reihe von Testuntersuchungen zur Förderung der Diagnose: Der *Histamintest* induziert einen Anfall, der *Regitintest* soll ihn coupieren.

Histamin fördert die Ausscheidung von Adrenalin. Der Blutdruck steigt auf hohe Werte an und fällt im Laufe von 6—8 Minuten ab. Falsch positive Histaminteste werden gelegentlich bei sehr nervösen Kranken beobachtet. — Dem Histamin-Test entgegen orientiert ist der Regitintest. Regitin hemmt die Wirkung des Sympathicus-Uberträgerstoffes und kann als Adrenalinantagonist gelten. Die Klinik arbeitet mit Dibenamin (β-Haloalkylamin) oder Benzodioxan etc. Der cold pressure test besteht darin, daß man einen Hochdruckanfall bei einem vorbereiteten Patienten dadurch auslöst, daß man bei liegender Blutdruckmanschette die Hand der Gegenseite für 1 Minute in eiskaltes Wasser eintaucht. Der Blutdruckanstieg erfolgt in Sekundenschnelle. Es wird versucht, den Effekt des Histamintestes einerseits, den hypertonisierenden Effekt des cold pressure test andererseits durch den Regitin-Test zu frustrieren.

Auf 1000 Obduktionen wird *ein* gewöhnlich sehr kleines chromaffines retroperitoneales Gewächs gefunden. Was dieser Fund klinisch bedeutet, ist nicht geklärt. Die durch Phäochromocytome, allenfalls Phäochromoblastome, induzierte Symptomatologie ist, wenn freilich weniger ausgeprägt, durchaus nicht immer an anfallsweise auftretende Vorgänge geknüpft. Es gibt auch „persistierende" Formen. Soviel ist sicher: Die klinische Diagnose wird mit großer Leichtigkeit bei voll ausgebildeten Phäochromocytom-induzierten Attacken gestellt. Alle anderen Fälle bereiten vielfach größere Schwierigkeiten.

b) Zum Morbus Addison

Das Krankheitsbild ist seit 1855/1856 bekannt. Die NN sind zu 9/10 zerstört. *In 70 % aller Addison-Fälle liegt eine Tuberkulose zugrunde.* Die restlichen Fälle sind patho-anatomisch als cytotoxische Schrumpfnebennieren belegt. Die Klinik des Morbus Addison ist gekennzeichnet durch Gewichtsabnahme, Adynamie, Magen-Darm-Störungen. Dabei handelt es sich um Inappetenz, Nausea, Erbrechen, Obstipation, welche mit Durchfällen alterniert; um schwierig zu charakterisierende abdominelle Schmerzen, so daß immer wieder Fehldiagnosen in Richtung Gallenblasenerkrankung, peptischem Ulcus und Appendicitis unterlaufen. In vielen Fällen besteht eine histamin-refraktäre Achylia gastrica, verständlich durch den chronischen Cortisonmangel. Im übrigen bestehen Hypoglykämie, Hyponatriumämie, eine starke Empfindlichkeit gegen Kalium-Gaben, ein sehr charakteristisches amnestisches Psychosyndrom und die bekannte Pigmentation der Körperdecke sowie der Mundschleimhaut.

In 23 % aller Addison-Fälle läßt sich röntgenologisch eine Verkalkung in Höhe des 1. LWK sichtbar machen. Ein wenig beachtetes, jedoch verläßliches

Symptom des ADDISON ist die Verkalkung des Ohrknorpels im Bereiche der Helix.

Die hypotonische Regulationsstörung findet ihre Erklärung durch die Verringerung der Blutplasma-Volumen! Die Pigmentation des Morbus Addison läßt an der belichteten Haut, auch im Bereiche der Handlinien eigenartige „Figuren" entstehen. Die Pigmenteinlagerung der Mundschleimhaut tritt unter dem Bilde je etwa pfennigstückgroßer Flecke auf. Seltener sind Zungen-, Gaumen-, Vaginal- und Mastdarmschleimhaut pigmentiert. Das Nachdunkeln der Haupthaare sei addison-verdächtig!

Nach unserer Erfahrung stellt das Auftreten dunkelfarbener bis schwärzlich getönter Sommersprossen im Bereiche der Haut der oberen Körperhälfte ein besseres Indiz dar.

Bemerkungen zum Pigmentierungsproblem beim M. Addison

1. Es handelt sich um Melanin-Pigment.
2. Da auch NNM mit zerstört ist, wurde die Annahme ventiliert, daß diejenigen Brenzkatechine, welche sonst für die Adrenalin-Produktion zur Verfügung gestanden hätten, nunmehr frei wären. Sie könnten für die Melaninbildung herangezogen werden.
3. Das Intermedin der Hypophyse, das MSH sowie das ACTH (HVL) erzeugen auch nach NN-Totalexstirpation eine addison-ähnliche Pigmentierung. Handelsübliches ACTH kann beim Menschen, und zwar im Verlaufe von 8 Std. eine deutlich sichtbare Pigmentation der Körperdecke erzeugen! Ganz reines ACTH soll keine MSH-Wirkung besitzen. Hypophysäre Insuffizienz erzeugt allgemeinen Pigmentverlust. Interessant: Durch langdauernde Medikation von Cortison kann man ACTH hemmen, dadurch entsteht ebenfalls ein Pigmentverlust.

c) Akute NN-Insuffizienz: Waterhouse-Friderichsen-Syndrom

1894 beschrieb VOELCKER den Fall einer Purpura fulminans mit NN-Blutungen; 1911 stellt RUPERT WATERHOUSE 15 vergleichbare Fälle zusammen; 1918 berichtet CARL FRIDERICHSEN über „Nebennierenapoplexie bei kleinen Kindern".

Die ältere deutsche Pathologie hatte einschlägige Beobachtungen, freilich ohne die Zusammenhänge zu erkennen, registriert: FELIX MARCHAND (Virchows Archiv 81 : 477, *1880*). Der eigentliche Erstbeschreiber des Symptomenbildes ist Sir ERNEST G. G. LITTLE (Brit. J. Dermatology 13 : 445, *1901*).

Im allgemeinen erkranken Neugeborene, häufig zweijährige Kinder, seltener Erwachsene. Es gibt zwei Formen des Waterhouse-Friderichsen-Symptomenkomplexes:

1. *Ohne Blutungen;* der infektiöse Charakter der Grundkrankheit ist nicht sofort deutlich;
2. *mit Blutungen;* die Körperdecke ist livide verfärbt und von zahllosen Blutpunkten durchsetzt.

Die Krankheit beginnt plötzlich; Kopfschmerz, Erbrechen, hohes Fieber, Zyanose, Durchfälle. Die marmorierte Veränderung der Körperdecke, insbesondere das Auftreten von Blutungen, welche auch eine Tendenz zur Konfluenz besitzen können, entwickelt sich in wenigen Stunden. Unter zunehmender Eintrübung des Sensorium entwickeln sich delirante Zustände. Gelegentlich treten generalisierte Krämpfe auf. Dann tritt ein Coma ein. Der Zusammenbruch der Nebennieren (totale bis subtotale hämorrhagische Infarzierung; spodogene Capillarthrombosen) führt zu einer entscheidenden Störung der Transmineralisation. Im Blute können Meningo-, Strepto- oder Pneumokokken gezüchtet werden. Die Therapie hat drei Aufgaben: 1. Bekämpfung des Infektes; 2. Bekämpfung des Kollapses (des Schockzustandes); 3. Bekämpfung der NN-Insuffizienz.

Lit.: R. WATERHOUSE The Lancet 1911 II, S. 577; C. FRIDERICHSEN Jahrb. Kinderhk. 87 : 109, *1918*.

d) Syndrom der subakuten Nebenniereninsuffizienz

Adrenogenitales Salzverlust-Syndrom: Selten, familiär gebunden, fast nur Mädchen betreffend, renale Komponente.

Es bestehen Beziehungen zum Fanconi-Debré-de Toni-v. Gierke-Syndrom. Entscheidend ist offenbar die Anacidogenese. Das Leiden wird durch die saltloosing-nephritis beherrscht. Die Kinder können unter einem Addison-ähnlichen Bild, kombiniert durch Erbrechen wie bei einer Pylorusstenose, mit Gewichtsverlust, Herzrhythmusstörungen und terminalen Durchfällen erkranken. Die kleinen Patientinnen zeigen oft einen angedeuteten Pseudohermaphroditismus! Lebensrettend wirkt die Verabfolgung von 2—5 g NaCl täglich + 10—20 mg Cortison + 2—10 mg DOC!

e) Syndrome der Superfunktion der NNR

Hypercorticoidismus, Hypercortizismus.

aa) Cushing-Syndrom

Es verhalten sich in einem größeren Patientengut Männer zu Frauen wie 3 : 1. Es imponiert die Koinzidenz von Stammfettsucht, besonders ausgezeichnet durch rhizomele Fettpolster mit Vollmondgesicht, Hyperpigmentation, starker Körperbehaarung, arterieller Hypertonie (in 86 % der Fälle; im Ekg sogenannter Linkstypus), mit Skelettveränderungen und psychischen Alterationen. Bei der „Fettsucht" ist es nicht so sehr die absolute Vermehrung des Panniculus adiposus als die auffällige Fettgewebsverteilung! Bei den Skelettveränderungen imponiert die Fischwirbelbildung (die bikonkave Sinterung der Wirbelkörper bei gleichzeitiger Osteoporose). Im Röntgenbild sieht man eine unterschiedliche Schattendichte im Bereiche der WK „wie Pfeffer und Salz"! Diagnostisch wichtig ist, daß in sehr vielen Fällen des Cushing-Syndromes eine Hyperglykämie existiert.

Pathologisch-anatomisch finden sich Adenome der Zona fasciculata der NNR; gelegentlich wird eine diffuse NNR-Hyperplasie, zuweilen eine polytopkleinstherdige diskordante Hyperplasie gesehen. Über HVL-Adenome (basophiles Adenom) war auf S. 13 berichtet. Die Alternative lautet: Ist der CUSHING ein primärer oder sekundärer Interrenalismus? Man muß antworten, daß er ganz überwiegend ein primärer Interrenalismus ist; daß jedoch in etwa 25 % aller Fälle das HVL-Adenom führt. In 25 % aller Cushing-Fälle findet der Patho-Anatom HVL- und NNR-Adenome nebeneinander! Die Zellen des HVL in der Umgebung der basophilen Adenome sind im Sinne sogenannter Crooke-Zellen umgewandelt.

Im Zusammenhang mit den Vorgängen beim Cushing-Syndrom ist es nützlich, sich noch einmal die Wirkungsmechanismen von ACTH einerseits und Cortison andererseits zu vergegenwärtigen:
„Was macht ACTH"?
1. NNR-Hormonbildung,
2. NNR-Hormonabgabe,
3. Abnahme der Ascorbinsäure,
4. Wachstum der NNR-Schichten (vor allem der Mittelschicht) und
5. bei exzessiver Gabe eine NN-Apoplexie!
„Was macht Cortison"?
1. Förderung der Umwandlung von Eiweiß und Fett in Kohlehydrate (Glukoneogenese);
2. Mobilisation des Leberglykogenes und zwar nur in Anwesenheit von Cortisol; es handelt sich also um einen „permissiven" Effekt.
3. Es entsteht eine eigenartige Form eines „Diabetes"; man nennt ihn „Steroid-Diabetes"!
4. Steigerung der Aminosäure-Ausscheidung.

bb) Conn-Syndrom

Die klinische Symptomatologie des sogenannten Conn-Syndromes besteht in der Koinzidenz folgender Partialstörungen: Schwindelgefühl, Migräne-Anfälle, Dyspnoe, Nykturie, Fundus hypertonicus, Hypernatriumämie, Hypokaliämie. Die Hochdruckanamnese der Patienten reicht im Augenblick der ersten klinischen Untersuchung über 6 Jahre zurück!

Patho-anatomisch findet sich in 91 % aller Fälle ein solitäres Adenom der Zona glomerulosa der NNR. In den restlichen Fällen liegt eine mikro-, multinoduläre Hyperplasie, ebenfalls vorwiegend der äußeren NNR-Schicht vor. Die 3-ß-Hydroxysteroid-Dehydrogenase ist negativ. GEORG DHOM (1968) unterscheidet 5 besondere Adenom- sowie Rindenveränderungs-Typen!

Cave: 20 % aller Patienten mit essentieller Hypertonie sollen einen Aldosteronismus besitzen!

Die NNR-Knötchen sind lipoidreich; die großen Epithelzellen sind spongiozytär, also schwammähnlich, umgewandelt.

Kranke mit Conn-Syndrom klagen oft über Muskelschwäche, intermittierende Tetanie, Migraine cervicale! Blutchemisch imponieren, wie betont, eine Hypernatriumämie, Hypokaliämie und eine gefährliche Tendenz zur Entwicklung einer Blut-Alkalose. Es scheint, daß Übergangsformen zu „milden Fällen" der malignen Nephrosklerose existieren. Tritt das Conn-Syndrom im Kindesalter auf, geht es mit Wachstumsverzögerung und allgemeiner Entwicklungshemmung einher.

Lit.: J. W. CONN, Brit. Med. J. 1954, S. 1415; J. Laborat. Clin. Med., St. Louis, 40 : 661, 1955. Ausgezeichnete kritische Darstellung durch G. DHOM und F. STADTLER in Virchows Arch. Abt. A 345 : 176 (1968).

Bemerkungen zur Situationskritik. Von dem Conn-Syndrom ist das Bartter-Syndrom zu unterscheiden!

cc) Adrenogenitales Syndrom

Es handelt sich um den Ausdruck der Überproduktion von androgenen Nebennierenrinden-Steroiden. Man muß drei Formen des adrenogenitalen Syndroms auseinanderhalten:
a) Hereditäres adrenogenitales Syndrom bei konnataler NNR-Hyperplasie.
b) Adrenogenitales Syndrom bei erworbener NNR-Hyperplasie.
c) Adrenogenitales Syndrom als Folge eines NNR-Tumors.

Hyperplasie und Geschwulstbildung (Adenome und Carcinome) betreffen im wesentlichen die Zona reticularis, also die innerste NNR-Schicht. Das histopathologische Bild ist uneinheitlich. Man spricht von Pseudo-Pubertas interrenalis. Das Syndrom kann bei Jungen, Mädchen, erwachsenen Männern und Frauen auftreten. Die Symptomenbilder sind ähnlich, jeweils naturgemäß „situationsgerecht" verschieden.

Bemerkungen zur Phänomenologie:

1. *Adrenogenitales Syndrom bei Knaben:* Pubertas praecox und Makrogenitosomie. Vorzeitige Entwicklung der sekundären Geschlechtsmerkmale: Körperbehaarung, Bartwuchs, Achsel- und Genitalbehaarung, Stirnglatze; allgemeiner Körperbau und Stimmbruch! — Kleinbleiben der Testes bei im übrigen stark vergrößertem äußerem Genitale. Beschleunigtes Längenwachstum, jedoch vorzeitige Knochenreifung mit Epiphysenschluß! Dadurch wird die Wachstumsbeschleunigung zu einem frühen Abschluß derart gebracht, daß schlußendlich doch ein Minderwuchs resultiert! — Die Kranken sind besonders muskelstark. Im Harn erfolgt ein Mehrfaches der 17-Ketosteroidausscheidung.

2. *Adrenogenitales Syndrom bei Mädchen:* Es resultiert der äußere Habitus des Pseudohermaphroditismus femininus; man kann von einem heterosexuellen Interrenalismus sprechen. Penisartige Clitorishypertrophie. Hypertrophie der Labia majora, wodurch ein Scrotum bipartitum vorgetäuscht wird. Das innere Genitale ist in Ordnung. Es findet sich eine frühzeitige Entwicklung der Scham- und Achselbehaarung, später eine virile Körperbehaarung mit Bartwuchs! Durch Kehlkopfverknöcherung und Stimmbruch ist die Virilisierung unverkennbar akzentuiert. Auch hier resultiert ein Minderwuchs. Im allgemeinen besteht eine primäre Amenorrhoe.

3. *Adrenogenitales Syndrom bei Männern:* Gynäkomastie, eigenartige Feminisierung, weiblicher Verteilungstypus des Panniculus adiposus, Penisatrophie, Hodenatrophie, Verlust der Potenz. Schwund des heterosexuellen Geschlechtstriebes. Cushingoider Habitus. Stark vermehrte Harnausscheidung von 17-Ketosteroiden.

4. *Adrenogenitales Syndrom bei Frauen:* Allgemeine Virilisierung, männliche Körperbehaarung mit Bartwuchs, kräftige Muskulatur, verknöcherter Kehlkopf, tiefe Stimme; Mammaatrophie, Clitorishyperplasie, Frigidität.

Das adrenogenitale Syndrom bei Mädchen und bei Frauen geht ebenfalls mit stark vermehrter 17-Ketosteroidausscheidung im Harn einher. Während einfache Nebennierenrindenhyperplasien im Falle des Vorliegens des adrenogenitalen Syndromes durch Cortison-Medikation beeinflußt werden können, ist dies bei echten Adenomen oder NNR-Carcinomen nicht der Fall! Es scheint, daß das adrenogenitale Syndrom im eigentlichen Sinne eine Enzymopathie ist. Mangel an C_{21}- oder C_{11}-Oxygenasen führt zu einer Anhäufung, der vor diesen sogenannten Blockaden gelegenen Progesteronen, aus denen dann angeblich in vermehrtem Maße männliche „Prägungsstoffe" aufgebaut werden können. Das Syndrom ist im übrigen dadurch ausgezeichnet, daß, obwohl eine gewebliche Wucherung zugrunde liegt, eine NNR-Insuffizienz besteht: In dem Maße, in dem 17-Ketosteroide gebildet und ausgeschieden werden, wird Cortison zu wenig produziert. Die Korrelation der histopathologischen Details mit der Fülle der klinischen Symptome ist im Augenblick noch nicht befriedigend gelungen.

Lit.: A. PRADER, Schweiz. med. Wschr. 86 : 289, *1956.*

Literarische Hinweise zur Nebennierenpathologie überhaupt

A. DIETRICH und H. SIEGMUND: Die Nebenniere und das chromaffine System. In: F. HENKE und O. LUBARSCH Handb. der spez. path. Anat. Bd. VIII, Berlin: Julius Springer 1926, S. 951 ff. — R. BACHMANN: Die Nebenniere. In: W.v. MÖLLENDORFF und W. BARGMANN Handb. der mikroskopischen Anatomie des Menschen, Bd. VI/5, Berlin-Göttingen-Heidelberg: Springer 1954. — GEORG DHOM: Die Nebennierenrinde im Kindesalter. Berlin-Heidelberg-New York: Springer 1965.

B. Pathologische Anatomie der Geschlechtsorgane

I. Allgemeine Vorbemerkungen

Die Anlage der inneren und äußeren Geschlechtsorgane ist bei beiden Geschlechtern im Prinzip gleich. Nur der Chromosomenbestand der Geschlechtszellen ist von vornherein verschieden. Die Urgeschlechtszellen sind also gleichsam von ihrem ersten Auftreten an von den Somazellen different. Die Urgeschlechtszellen liegen an der dorsalen Wand der Hinterdarmanlage und wandern von hier aus an die Stelle der Leibeshöhlenwand, an der die Anlagen der Keimdrüsen angesiedelt sind. Die Urgeschlechtszellen bestimmen alsdann wesentlich die Ausbildung der geschlechtlichen Unterschiede bei der „indifferenten" Anlage der Geschlechtsorgane. Durch die Anlagen der Keimdrüsen entsteht jederseits eine Verdickung der dorsalen Leibeshöhlenwand und zwar medial der zugehörigen Urnierenfalte. Durch Zellvermehrung im Felde der Keimdrüsenanlagen entsteht die *Keimdrüsenfalte (Plica genitalis)*. Zusammen mit der unmittelbar lateral von ihr gelegenen Falte der Urnierenanlage entsteht die *Plica urogenitalis* (Urnierengeschlechtsfalte). Ein Teil des Bindegewebes der Geschlechtsfalte ordnet sich zu den *Keimsträngen*. Das auf der „abdominellen" Oberfläche etablierte Epithel heißt *Keimdrüsenepithel*. In dieses wandern die Urgeschlechtszellen ein! Aus dieser insgesamt wenig differenten Anlage entsteht im Anfange des zweiten Entwicklungsmonates die Anlage des *Hodens* dadurch, daß sich die Keimstränge in primitive Hodenkanälchen, die dort vorhandenen Urgeschlechtszellen in Spermiogonien und die übrigen Zellen in Sertoli-Zellen umwandeln. Die Anlage des *Eierstockes* aber entsteht dadurch, daß die Keimstränge in eine große Anzahl von kugeligen Zellhaufen zerfallen. Diese bestehen aus einer jeweils zentral gelegenen Urgeschlechtszelle, die von einer aus Keimstrangzellen gebildeten Hülle umgeben ist. Diese Zellkongregation nennt man die Primärfollikel des Ovarium. Aus dem zwischen den Keimsträngen etablierten embryonalen Bindegewebe entstehen im Falle der Entwicklung der Hodenanlage die Septula testis und die Leydigschen Zwischenzellen, im Falle der Entwicklung der Ovarialanlage das Stroma ovarii. Die Anlagen der Keimdrüsen reichen zuerst von Th_6—S_2, später von L_5—S_2. — Zwischen der Keimdrüsenanlage und der Urniere jederseits findet sich bei beiden Geschlechtern die *Urogenitalverbindung*. Beim *Manne* handelt es sich um die Verbindung des *epigenitalen* Urnierenabschnittes mit den Hodenkanälchen. Dadurch entstehen die Ductuli efferentes, welche die Verbindung zwischen den Hodenkanälchen und dem Ductus epididymidis herstellen. Beim *Weibe* besteht die Urogenitalverbindung in einer innigen Lagebeziehung zwischen Ovarial-Anlage einerseits und dem entsprechenden Teile der Urnieren-

Anlage (Pars epigenitalis) andererseits. Hieraus und aus der Pars epigenitalis des Wolffschen Ganges entsteht das *Epoophoron*.

Ursprünglich ist die Anlage der Keimdrüsen parallel zur Anlage des Achsenskelettes orientiert. Bereits am Ende des zweiten Fetalmonates rückt die *Hodenanlage nach kaudal*. Am Ende des dritten Monates hat sie die Gegend des nachmaligen Annulus inguinalis abdominalis erreicht. Dort bleibt der fetale Hoden bis zum 7. Monate liegen, steigt dann jedoch noch vor der Geburt in den als Hautfalte imponierenden Hodensack hinein. Als Leitband dient ein vom kaudalen Hodenpol in den Hodensack verlaufender Bindegewebsstrang, das *Gubernaculum Hunteri*. Der *Descensus testis* erfolgt also retroperitoneal. Unabhängig vom Hoden und seinem organeigenen „Bewegungsapparat" (Gubernaculum) entsteht ein Peritonealfortsatz durch den Leistenkanal in Richtung auf das Scrotum. Es handelt sich um den Processus vaginalis peritonei. Nach vollzogenem Descensus testis bildet sich der im Leistenkanal verbliebene Abschnitt des Peritonealfortsatzes zurück. Dadurch entsteht am Hoden einerseits die *Tunica vaginalis propria testis*, am Leistenring andererseits das *Rudimentum processus vaginalis peritonei*. Bei der Frau bleibt dieses Rudiment als *Diverticulum Nucki* erhalten. — Beim Ovarium findet im Gegensatz zum Entwicklungsgang der Hodenanlage kein eigentlicher Descensus, wohl aber eine Drehung um 90 Grad in dem Sinne statt, daß der ursprünglich kranial gelegene Pol der Ovarialanlage latero-kaudalwärts rückt. Der kaudale Pol verbleibt einigermaßen am alten Platze. Er liegt daher von jetzt an medial vom einstmals kranial gelegenen Pole.

Bei beiden Geschlechtern wird der Ableitungsweg der Keimdrüsenanlagen in Form eines epithelialen Rohres, des *Müllerschen Ganges*, formiert. Dieser bleibt jedoch nur beim weiblichen Geschlecht erhalten. Dort, wo der Müllersche Gang beim weiblichen Keimling liegt, findet sich im Anfang des zweiten Fetalmonates und zwar in Höhe des 3. Thorakalsegmentes eine Verdickung des Coelomepitheles lateral vom Wolffschen — also dem Urnierengang. Aus der Anlage des Müllerschen Ganges entsteht ein Trichter, der nachmalige Tubentrichter, und ein eigentlicher Kanal. Der Müllersche Gang tritt später und zwar in Höhe des Beckeneinganges auf die mediale Seite des Urnieranges hinüber. Von jetzt an liegen beide Geschlechtsgänge dicht nebeneinander und zwar zwischen den lateral etablierten Urnierengängen. Dieses Bündel von 4 Gängen liegt in der Tasche zwischen Harnblase und Rektum. Die beiden Müllerschen Gänge vereinigen sich später derart miteinander, daß aus ihnen der epitheliale Anteil von Uterus und Vagina entsteht. Das kaudale Ende stülpt sich vor nach dem Sinus urogenitalis. Es erscheint dort als Müllerscher Hügel und bricht erst später durch. Zu beiden Seiten liegt jeweils die Mündung des Urnieranges. Beim Weibe entstehen aus den Müllerschen Gängen Tube, Uterus und Vagina. Die Durchbruchsstelle des Utero-Vaginalkanales auf dem Müllerschen Hügel entspricht dem Hymenalspalt. Die Wand der definitiven Vagina wird durchaus nicht nur aus dem „Müllerschen Epithel" gebildet. Auch Wandabschnitte des Sinus urogenitalis und Urnierenreste sind mitbeteiligt. Diese bleiben gelegentlich als Gartnersche Gänge, die Reste des Müllerschen Ganges beim Manne bleiben als Vagina prostatica masculina (Utriculus prostaticus) erhalten.

Fetus	Mann	Frau
Keimdrüse	Hoden	Eierstock
Urniere	Nebenhoden, Nebenhodenkopf, Paradidymis (= Giraldèssches Organ), Ductulus aberrans sup. (vom Rete testis), Ductulus aberrans inf. (Halleri; vom Schwanz des Nebenhodens	Markstränge Epoophoron Appendix vesiculosa Morgagni Paroophoron
Wolffscher Gang	Harnleiter, Samenleiter, Samenblasen, Appendix epididymidis (= gestielte Hydatide)	Harnleiter Gartnerscher Gang evtl. Skenescher Gang
Müllerscher Gang	Utriculus prostaticus, Müllerscher Hügel = Colliculus seminalis, ungestielte Hydatide des Hodens (= Appendix testis)	Eileiter, Gebärmutter Vagina
Leistenband der Urniere = Kaudales Geschlechtsband	Leitband des Hodens (= Ligamentum scrotale testis)	Ligamentum uteri teres und Ligamentum ovaricum proprium
Canalis urogenitalis	Harnröhre, Prostata- peri (para) urethrale Drüsen	Vestibulum Urethral- und Vestibulardrüsen, Skenesche Gänge

II. Zwittertum

Hermaphroditismus, Intersexualismus

Durch Fehlentwicklung bei beiden Geschlechtern kann es zur Imitation jeweils des anderen Geschlechts oder zu einer Indifferenzentwicklung kommen. Die Skizzierung des Ganges der Entwicklungsgeschichte hat die *potentielle Bisexualität der Anlage* erkennen lassen. Dagegen scheint die gleichzeitige Entwicklung von Hoden und Ovarium im gleichen Individuum beim Menschen äußerst selten zu sein. Mischorgane, sogenannte Ovotestes, sind besser bekannt. Das Geschlecht des Menschen ist im Augenblick der Zeugung (grundsätzlich) bestimmt. Es handelt sich um den Ausdruck der Wirkung der geschlechtsbestimmenden Chromosome. Die Wahl, welche Differenzierungsrichtung zu welchem Geschlecht eingeschlagen werden soll, ist damit an sich eigentlich bestimmt. Beim „Einschlag" einer „Differenzierungsrichtung" wirken die *Geschlechtsenzyme* fördernd. Sie werden dem neu erschaffenen Individuum von Ei und Spermium mitgegeben, sie wirken unterstützend bei der Biotechnik der Sexualentwicklung. Zeitlich sehr viel später übernehmen die Sexualhormone das „Protektorat". Unter deren Schutz entstehen die sekundären Geschlechtsmerkmale. Wenn die Ausdifferenzierung in Richtung auf ein bestimmtes Geschlecht „umkippt" („kentert") und eine „neue Richtung" auf das andere Geschlecht einschlägt, dann kann die zuerst unterdrückt gewesene Anlage zur Ausbildung gelangen. Man spricht vom *„Drehpunkt der Sexualentwicklung"*, d. h. von einem Geschlechtsumschlag an diesem Drehpunkt!

Alte Nomenklatur (EDWIN KLEBS; SIEGENBEEK-VAN HEUKELOM).

1. Hermaphroditismus verus

Beide Keimdrüsen sind vorhanden, entweder beide auf einer Seite oder aber alternierend!

2. Pseudohermaphroditismus

Es existiert jeweils nur eine Garnitur von Keimdrüsen. Je nachdem, welcher Typus einer Keimdrüse vorliegt, Hoden oder Ovarium, spricht man von dem Pseudohermaphroditismus masculinus oder femininus.

a) Pseudohermaphroditismus masculinus

aa) *Pseudohermaphroditismus masculinus internus.* Das äußere Genitale erscheint männlich; die Keimdrüse besteht aus einem Hoden, daneben finden sich Samenblasen und Prostata, *aber auch* Uterus und Tuben!
bb) *Pseudohermaphrotitismus masculinus externus.* Es handelt sich um die häufigste Form des Intersexualismus. Bei äußerer Besichtigung scheint es sich um eine Frau zu handeln, das äußere Genitale erscheint also weiblich. Genau genommen liegt eine Hypoplasie des Penis und eine Hypospadie der Harnröhre vor. Das Skrotum ist gespalten (Scrotum bipartitum), wodurch die Existenz großer Labien vorgetäuscht wird. Im übrigen besteht ein Kryptorchismus; Sopranstimme und Gynäkomastie ergänzen den Phänotypus. Die Keimdrüse als solche ist ein „Hoden". Es finden sich außerdem Prostata und Samenblasen. Männer dieser Konstitution gelten vielfach ihr Lebtag als Frauen!
cc) *Pseudohermaphroditismus masculinus externus und internus.* Träger dieser Konstitutionsanomalie erscheinen bei äußerer Betrachtung, aber auch nach der inneren anatomischen Organisation als „weiblich". Die Keimdrüse ist ein Hoden; es finden sich Samenblasen und Prostata einerseits, Uterus und Tube andererseits!

b) Pseudohermaphroditismus femininus

Er ist sehr viel seltener.

aa) *Pseudohermaphroditismus femininus internus.* Der Phänotypus ist regelrecht weiblich; die Keimdrüse besteht aus einem Ovarium. Daneben finden sich Uterus und Tuben einerseits, aber es existieren *auch* Prostata und Samenblasen andererseits!

bb) *Pseudohermaphroditismus femininus externus.* Diese beklagenswerten Geschöpfe sind phänotypisch „männlich". Sie besitzen eine Hyperplasie der Clitoris, eine Verlagerung der Ovarien in das Stroma der Schamlippen, eine partielle Verwachsung der Labien; die Keimdrüse als solche ist ein Ovar. Es finden sich außerdem Tuben und Uterus. Die Phänokopie des männlichen Geschlechtes kann eine derart weitgehende sein, daß die Träger dieser Konstitutionsanomalie jahrzehntelang als Männer gelten. Wenn die Körperbehaarung dem männlichen Typus entspricht, die Stimme tief, der Kehlkopf groß und hart ist, wenn die Mammen flach und unterentwickelt sind, wenn eine totale Amenorrhoe besteht (was in gegebenen Fällen häufig ist), besteht im allgemeinen und zunächst keine Veranlassung, daran zu zweifeln, daß ein „männliches" Individuum gegeben ist. Verfasser hat zwei einschlägige Fälle beobachtet, bei denen die Träger dieses Habitus Soldaten, Kriegsteilnehmer, ja Spätheimkehrer aus Gefangenschaft waren, — erst die Obduktion hat die wahre Natur der Konstitution aufgeklärt.

cc) *Pseudohermaphroditismus femininus externus und internus.* Der äußere Aspekt ist „männlich"; die Keimdrüse entspricht einem Ovarium; es existieren neben Uterus mit Tuben auch Prostata und Samenblasen.

Neuere Nomenklatur (Moskowicz)

1. Hermaphroditismus ambiglandularis

Es handelt sich um echte Zwitter; man spricht von Zweidrüsenzwittern. Diese Individuen tragen entweder Hoden und Ovarium oder Ovotestes.

2. Hermaphroditismus testicularis

Man spricht von Hodenzwittern. Die Träger dieser Konstitutionsanomalie sind genotypisch männlich. Phänotypisch und nach der Organisation der tubulären inneren Geschlechtsorgane kann das Vorliegen eines weiblichen Geschlechtes vorgetäuscht werden. Man kann daher den Hermaphroditismus testicularis auch bezeichnen als „Hermaphroditismus testicularis tubularis".

3. Hermaphroditismus ovarialis

Es handelt sich um einen Eierstockszwitter. Das Individuum ist tatsächlich weiblich, es kann jedoch, wie oben geschildert, die männliche Konstitution vorgetäuscht sein. Auch hier könnte man sinngemäß sprechen von „Hermaphroditismus ovarialis tubularis".

Die Kenntnis von der Pathogenese der Zwittrigkeit ist durch die Nebennierenforschung einerseits, durch die diagnostische Handhabung der sogenannten chromosomalen Bestimmung des Zellkerngeschlechtes zum anderen wesentlich gefördert worden. In allen Fällen des Pseudohermaphroditismus femininus muß das Differenzierungsschema des adrenogenitalen Syndromes (S. 73) bedacht werden. In allen Fällen des Pseudohermaphroditismus masculinus mag eine konnatale NNR-Hyperplasie ohne Androgen-Überproduktion vorliegen.

Eine besondere Manifestation des Pseudohermaphroditismus masculinus ist in Form des *hairless women-Syndromes* gegeben. Hier liegt eine Pseudoendokrinopathie vor. Das Symptomenbild ist ausgezeichnet durch a) äußeren weiblichen Habitus, reichliche Brustentwicklung bei infantilen Mamillen; b) weibliche Stimme, weibliche Beckenform, lange Extremitäten, angeblich große Hände und Füße; c) primäre Amenorrhoe, Sterilität; d) fehlende Scham- und Achselbehaarung; e) normale männliche 17-Ketosteroidausscheidung sowie normale weiblich Oestrogenausscheidung; f) kurze blind endigende Vagina, fehlenden oder stark hypoplastischen Uterus, Bauchhoden mit stark vermehrten Leydigschen Zwischenzellen, keine typische Spermiohistiogenese; g) chromosomales Kerngeschlecht männlich! Eine Chromosomenaberration ist nicht gegeben; die sogenannte chromosomale Geschlechtskonstitution beträgt XY. Es liegt die *Koinzidenz einer männlichen Gonade mit einer konnatalen Androgenresistenz* vor! Die Therapie durch Testosteron ist versucht, jedoch im allgemeinen ohne Erfolg.

Alles in allem: Bei den Fällen des Pseudohermaphroditismus femininus, bei sogenannter Scheinmännlichkeit, liegen vielfach erworbene Phänokopien d. h. die Folgen hormoneller Fehlsteuerungen zugrunde. Dagegen scheint der Pseudohermaphroditismus masculinus weit weniger hormonal verursacht zu sein. Die Differentialdiagnostik der einzelnen Zwitter- und Scheinzwitterformen hat sich zu einer sehr speziellen Fachrichtung entwickelt. Neben Kerngeschlecht, Hormonstatus ist das Ergebnis der bioptischen Untersuchung aus der mutmaßlichen Keimdrüse oder deren geweblichen Äquivalenten wichtig.

Anhang: Die Problemgeschichte der Zwittrigkeit reicht weit zurück. Sie ist reich an tragischen menschlichen Einzelschicksalen. Vergleiche EUGEN HOLLÄNDER „Wundder, Wundergeburt und Wundergestalt". Stuttgart: F. Enke 1921, S. 39 ff. RUDOLF VIRCHOW kannte und beschrieb den Fall eines Berliner Bürgers, der in weiten Strecken seines Lebens als Mann galt und Kinder erzeugte, während anderer Perioden aber angeblich weiblich war und Kinder empfing (JORES, A.: Klin. Endokrinologie. Berlin-Göttingen-Heidelberg: Springer, 3. Aufl. 1949, S. 344).

III. Allgemeine Mißbildungslehre der Genitalorgane

Die Mißbildungen bei beiden Geschlechtern können in solche der Geschlechtsdrüsen, der Geschlechtsgänge und der Geschlechtspforten eingeteilt werden.

1. Mißbildungen des weiblichen Genitale

a) Bildungsfehler des Ovarium

Einseitiger oder doppelseitiger Mangel des Ovarium ist bekannt; die Aplasie (Agenesie) des Ovarium ist mit sonstigen Fehlbildungen, z. B. einem Defekt der gleichseitigen Tube oder aber der Nierenanlage, kombiniert. Agenesie des Ovarium tritt im Rahmen des Morgagni-Turner-Albright-Syndromes auf. Es handelt sich um das gleiche wie beim sogenannten Ullrich-Turner-Syndrom. Es liegt eine besondere Intersexform mit Chromosomenaberration vor.

Das Syndrom besteht in der Koinzidenz folgender Merkmale: Dissoziierter Infantilismus (die durch Oestrogenwirkung zur Reife gebrachten Geschlechtsmerkmale bleiben infantil, während die vom NN-Androgen induzierten Reifungsvorgänge rudimentär zur Ausbildung gelangen); Minderwuchs mit verzögertem Epiphysenschluß; Pterygium colli; Cubitus valgus; Gonadendysgenesie; eigenartig tiefer Haaransatz nach dem Nacken zu. — Man unterscheidet Fälle mit weiblichem Phänotypus, jedoch männlichem Geschlechtschromatin (männlichem Kerngeschlecht), sogenannte weibliche Fälle mit weiblichem Geschlechtschromatin sowie Fälle mit männlichem Phänotypus und männlichem Kerngeschlecht. Zum Morgagni-Turner-Albright-Syndrom gehören die verschiedenartigsten sonstigen Mißbildungen, etwa des Skelettes, angeborene Herzfehler (VSD, Isthmusstenose der Aorta), Zystennieren, Taubheit, Exophthalmus etc. — Die Intelligenz ist gewöhnlich normal. Verf. hat gemeinsam mit H. KOCH den Fall einer Sekretärin in gehobener Stellung patho-anatomisch untersucht mit Isthmusstenose der Aorta, Ruptur der Pulmonalvenen, Dysgenesie der Ovarialplatte und männlichem Kerngeschlecht. Die Fälle sind nicht selten.

Im Gegensatz zu den „Defektbildungen" gibt es auch „Vermehrungen" der Ovarien: Ovaria tertia, Ovaria succenturiata. Gelegentlich handelt es sich nur um Ovaria disjuncta und bipartita. — Selten zeigen die Ovarien Hufeisenform; noch seltener ist eine primäre Dystopie, relativ häufig eine fehlerhafte Gewebekomposition (Hamartie) nachweisbar (Einlagerung von Urnierenresten mit Hypernephrom-ähnlicher Differenzierung).

b) Bildungsfehler der Geschlechtsgänge

aa) Mißbildungen der Eileiter

Eigenständige Tubenmißbildungen sind sehr selten; Entwicklungsstörungen der Tube finden sich gewöhnlich in Kombination mit Mißbildungen anderer Organe, welche selbst vom Müllerschen Gang ausgehen. Eine akzessorische Tube besitzt ein akzessorisches Ostium abdominale mit einem eigenen Fimbrienkranz. Auf dem Boden der akzessorischen Tube kann sich eine Parovarialzyste entwickeln. Gravidität in einem akzessorischen Tuben-Abschnitt ist beschrieben. — Die *infantile Tube* ist durch Schlängelung und besondere Zartheit ihrer Wand ausgezeichnet. — Kleine Gewebemißbildungen bestehen in der Entwicklung subseröser Plattenepithelknötchen; gelegentlich finden sich Gewebsformationen, welche das Aussehen von NNR-Keimen besitzen.

bb) Mißbildungen von Gebärmutter und Scheide

1. *Fehlbildungen infolge Aplasie und Rückbildung der Urogenitalorgane auf frühester Entwicklungsstufe:* Hierher gehören totaler oder partieller, metameraler oder antimeraler Defekt. Durch den totalen einseitigen Defekt der Anlage von Uterus und Vagina entsteht der *Uterus unilateralis verus.*

2. *Fehlbildungen durch Ausbleiben der Verwachsung der Urogenitalfalten oder mangelhafte Verschmelzung:*
a) *Mangelhafte Aneinanderlegung der Müllerschen Gänge:*
   Uterus didelphys i. e. S. = Uterus duplex separatus und Vagina duplex;
   Uterus bicornis bicollis;
   Uterus bicornis unicollis;
   Uterus arcuatus mit schwacher Andeutung der Bircornität.
b) *Mangelhafte Verschmelzung der Müllerschen Gänge:*
   Uterus septus bilocularis cum vagina septa;
   Uterus septus bilocularis;
   Uterus subseptus;
   Uterus biforis.

Die beiden Mißbildungsgruppen (mangelhafte Aneinanderlegung und mangelhafte Verschmelzung der Müllerschen Gänge) können symmetrisch und asymmetrisch ausgebildet sein. Im Falle des Vorliegens einer mangelhaften Verschmelzung mag eine Komplikation dadurch zustande kommen, daß „Septumdefekte", aber auch „Mesenchymdefekte" (z. B. Verschmälerung der Wand des einen Abschnittes des Genitalganges) gefunden werden. Klinisch bedeutsam ist die Entwicklung eines rudimentären Nebenhornes. Die Kommunikation mit der Hauptlichtung kann eng sein. So mag sich im Nebenhorn eine Hämatometra entwickeln. Gravidität im Nebenhorn, entstanden durch äußere Überwanderung, wird immer wieder einmal beobachtet. Angeblich soll bei Gravidität im Nebenhorn die Schleimhaut im Haupthorn dem mensuellen Zyklus unangefochten folgen können?! Sollten derartige Beobachtungen zuverlässig sein d. h. einer ernsten Kritik standhalten, könnte man daraus entweder auf eine erhebliche lokale Hormonwirkung (im Sinne von RUNGE) oder aber auf die Bedeutung des ZNS (R. MEYER) für die Auslösung, aber auch das Sistieren der Menstruation schließen.

Klinisch wichtig ist die *Hypoplasie des Uterus* (häufig vergesellschaftet mit allgemeinem Infantilismus: Uterus hypoplasticus membranaceus mit papierdünner Wand. Daneben gibt es den Uterus hypoplasticus simplex, bei dem die Wand nicht eigentlich alteriert ist). Der hypoplastische Uterus ist vergesellschaftet mit dem „Muldendamm", der „spitzen Form des Schambogens", einer engen und wenig dehnbaren Vagina mit flachem Scheidengewölbe und einer eigentümlichen Linksverlagerung der unterentwickelten Gebärmutter. Bei

Kleinheit besonders des Corpus uteri scheint quantitativ die Cervix zu überwiegen.

c) *Gynatresien:* Diese können nach der Lokalisation eingeteilt werden in vulvare, hymenale, vaginale, cervicale, corporale und tubare. Atresien der Geschlechtsgänge haben die Ausbildung von Hämatokolpos und Hämatometra zur Folge.

d) *Abnorme Gewebsverlagerungen:* In 20 % aller Erwachsenen findet sich häufiger auf der rechten als der linken Seite ein Gartnerscher Gang. Er tritt in Höhe des Uterusisthmus an die Außenwand des Uterus heran; in Höhe der Cervicalregion findet sich eine ampulläre Erweiterung; die Epitheltapete kann einschichtig oder zweischichtig sein; sie kann aus Zylinderepithel, seltener aus Plattenepithel bestehen. Die Gartnerschen Gänge können verdoppelt sein; sie können Beziehungen zu einer Zystenbildung zeigen.

cc) Mißbildungen an der Geschlechtspforte

Über die wesentlichen Veränderungen wurde im Zusammenhang mit dem Pseudohermaphroditismus externus berichtet.

2. Mißbildungen des männlichen Genitale

a) Bildungsfehler des Hodens

Doppelseitiger oder einseitiger Mangel eines Testis sind außerordentlich selten. Die gegenteilige Mißbildung, also die Multiplicitas testiculorum, ist nur als *Triorchie* sicher bekannt. — Abnorme Kleinheit eines der beiden Hoden (Hypoplasie) soll sehr häufig sein. Der unvollständige Descensus testis führt zu den verschiedenen Formen des Kryptorchismus:
aa) *Bauchhoden* = Retentio testis abdominis.
bb) *Leistenhoden* = Retentio testis inguinalis. Der Leistenhoden kann sowohl einseitig wie doppelseitig vorkommen; er kann auch mit anderen Mißbildungen kombiniert sein: z. B. mit Bauchmuskeldefekten, offenem Prosessus vaginalis peritonei, einer vollständigen Trennung von Nebenhoden und Samenleiter einerseits vom retinierten Hoden andererseits. Nebenhoden und Samenleiter haben dann den Descensus gleichsam selbständig durchgeführt, während der retinierte Hoden in der Leistenbeuge verbleibt. Histologisch zeigt der Leistenhoden höhergradige Formen der Atrophie. Die Epithelien sind niedrig, partiell desquamiert; die Basalmembranen sind stark verbreitert und hyalin imprägniert. Die Störanfälligkeit für die spätere maligne Entartung der retinierten Hoden ist eine außerordentliche (20 %!).
cc) *Fehlwanderung des Hodens* = Descensus aberrans. Es gibt folgende Möglichkeiten:
Dystopia perinealis (der Hoden liegt unter der Haut des Dammes);
Dystopia cruralis (der Hoden liegt im Bereiche des Oberschenkels, er ist durch den Schenkelkanal descendiert);
Dystopia inguinalis interstitialis (der Hoden liegt in der vorderen Bauchwand);
Dystopia praepenalis (der Hoden liegt unter der Haut des Penisrückens);

Dystopia transversa superficialis (der Hoden ist unter der Haut nach der entgegengesetzten Seite verlagert);
Descensus paradoxus (beide Hoden liegen in einer Scrotalhälfte).

b) Bildungsfehler der Gänge

Weil der Wolffsche Gang zugleich den Ureter bildet, handelt es sich um kombinierte Mißbildungen der ableitenden Geschlechts- und Harnwege. Dabei spielen Defekte und Verdoppelung des Nebenhodens, vor allem des Nebenhodenkopfes eine verhältnismäßig große Rolle.

c) Bildungsfehler der Geschlechtspforte

Es handelt sich um hypoplastische Prozesse, welche mit Mißbildungen der Kloake kombiniert sein können. Halbseitiger Prostatamangel ist bekannt. Am *Penis* kommen folgende Mißbildungen zur Beobachtung: *Aplasie, Hypoplasie* einerseits, ganze oder partielle Verdoppelung (Diphallie) andererseits. Auch eine *Verlagerung* des Penis ist bekannt: Penis subcoccygeus. — Eine weit größere praktische Bedeutung besitzen die *Penisspaltbildungen*: Es handelt sich einmal um die *Fissura penis inferior* (= Hypospadie). Die Urethralmündung liegt dann unter der Eichel, am Penisschaft oder an der Peniswurzel. Geringe Grade werden unter 300 Männern je einmal gefunden. Stärkere Grade haben Beziehungen zu den Intersexformen. — Es handelt sich zum anderen um die *Fissura penis superior* (= Epispadie). Auch hier kann die Spaltbildung eine partielle oder totale sein. Ausgedehnte Penisspalten haben unmittelbare Beziehungen zur Entstehung einer Bauchblasenspalte. Die Epispadie ist viel seltener als die Hypospadie. — Bei 2 % aller männlichen Neugeborenen findet sich eine angeborene *Phimose*. Es liegt entweder eine wahre Phimose (d. h. eine abnorme Enge) oder eine falsche Phimose (d. h. eine mangelhafte Ablösung der Vorhaut von der Glans penis; Praeputium und Glans sind im allgemeinen stumpf lösbar!) vor. Ganz selten gibt es einen konnatalen Vorhautmangel. Der angeborene totale Verschluß der Vorhaut wird als Conglutinatio orificii praeputialis bezeichnet. Es handelt sich um eine ernste, folgenschwere Entwicklungsstörung, eine absolute Operationsanzeige.

IV. Pathologische Anatomie (im engeren Sinne) des weiblichen Genitale

1. Ovarium

a) Vorbemerkungen

Das Ovarium ist ein mandelförmiges Gebilde von unterschiedlicher Größe; es ist 25 bis 50 mm lang und wiegt 5—7 g. Es ist in eine Bauchfellduplikatur derart eingehüllt, daß ein „Gekröse", das *Mesovarium*, entsteht. Das *Ligamentum ovarii proprium* setzt hinter und unter der Tubenecke an. Zwischen Tuben-

trichter und seitlichem Pol des Ovarium liegt das *Ligamentum infundibulopelvicum.* Ihm sitzt die *Fimbria ovarica* auf. Auf der Schnittfläche durch das Ovarium erkennt man unschwer Rinden- und Markschicht. In der Rinde liegt das eigentliche Parenchym, im Mark finden sich vorwiegend Blutgefäße und Stroma *(Zona parenchymatosa und vasculosa).* Die Oberfläche des Ovarium ist durch ein einfaches kubisches, allenfalls etwas modifiziertes „Epithel" (= Mesothel) überkleidet. Dieses *(Serosazellen des Peritoneum)* ist häufig defekt und nur in den Furchen der Ovarialoberfläche erhalten. Die Serosaepithelzellen (Mesothelzellen) haben angeblich die Fähigkeit, Keimzellen zu bilden, die ihnen ontogenetisch eignet, im Fortgang der Individualentwicklung eingebüßt. Jedenfalls findet sich unter dem Mesothel die *Tunica albuginea,* ein follikelfreier Randstreifen aus kernarmem Bindegewebe. Dieser Stromabezirk ist fibrillenreich. Unmittelbar an ihn angrenzend findet sich die eigentliche Parenchymzone. Diese führt die *Follikel.* Primärfollikel enthalten eine Eizelle und Follikelepithelien; letzteres ist zunächst platt, dann kubisch, später zylindrisch. Ausnahmsweise finden sich doppel- und mehrkernige Ovula sowie mehreiige Primärfollikel. Die Epithelzone der Follikel wird als *Zona* (membrana) *granulosa* bezeichnet. Durch Verflüssigung eines Teiles der Epithele entsteht ein Hohlraum, in welchen die von einem Epithelzellkranz umgebene Eizelle, einer hügelförmigen Wanderhabenheit aufsitzend, hineinragt. Der kleine Wandhöcker heißt *Cumulus oophorus.* Die eigentliche Eizelle hat einen Durchmesser von 90—140 μ und ist gegen das Epithel der Umgebung durch die *Zona pellucida* abgegrenzt. In den Binnenraum eines Follikels diffundiert der *Liquor folliculi.* Die Follikelhöhle nennt man *Antrum folliculi.* Die mit Flüssigkeit ausgestatteten Follikel nennt man *Graafsche Follikel.* Infolge des Wachstumsdruckes entsteht aus dem Bindegewebe der unmittelbaren Umgebung eine Art von Hülle, die *Theca folliculi.* Die *Theca interna* enthält rundliche bis polygonale Zellen, aus denen bei Gelbkörperbildung durch Fett- und Pigmentaufnahme die *Theca-Luteinzellen* entstehen. Der Liquor folliculi soll angeblich im Bereiche dieser inneren Thecazellen gebildet werden. Die äußere Zone nennt man die *Theca externa.* Nach stattgehabtem Follikelsprung bleibt ein *Corpus luteum menstruationis* zurück. Die Follikelhöhle füllt sich mit Blut oder einer schleimig-gallertigen Masse. Die Gelbkörper haben auf der Schnittfläche eine halskrausenförmige Gestalt; sie verfügen über eine 1—3 mm breite Randzone. Diese besteht aus großen polygonalen Luteinzellen. Sie leiten sich her entweder von den Theca-Luteinzellen oder den Granulosa-Luteinzellen. ROBERT MEYER unterscheidet *drei Stadien* in der Entwicklung eines *Gelbkörpers:*
1. *Proliferationsstadium.* Es liegt vor, so lange die Entwicklung von Luteinzellen, Bindegewebe und so lange eine Gefäßsprossung in Gang sind.
2. Das *Blütestadium* des Gelbkörpers ist dann gegeben, wenn ein nebennierenrindenähnlicher Bau erreicht ist. Die Vascularisation ist dann beendet. Man spricht von „Glandulärer Metamorphose".
3. Das Stadium der *Rückbildung* beginnt vor der Menstruation, die sogenannte Rückbildung ist etwa 6 Wochen später beendet. Im Ablauf einer Menstruation oder im unmittelbaren Anschluß an eine solche blutet es auch in das Corpus luteum. ASCHOFF sprach von „*Corpus haemorrhagicum secundum*". In seltenen Fällen entsteht ein Prolaps des Gelbkörpers nach dem Douglas zu, noch seltener eine Expulsion des Corpus luteum in die Excavatio recto-uterina. —

Das *Corpus luteum graviditatis* ist größer. Es ist gelegentlich recht schwierig, histologisch, ohne Kenntnis einer Vorgeschichte, *Corpus luteum menstruationis* und Corpus luteum graviditatis voneinander zu unterscheiden. Die Notwendigkeit der Differenzierung ist gelegentlich gutachtlich gegeben. Die histodiagnostische Beurteilung eines Corpus luteum bei intrauterinem Fruchttod kann praktisch durchaus wichtig werden. P. B. DIEZEL hat versucht, eine histochemische Differentialdiagnose zu erarbeiten (Verhandl. Dt. Ges. Path. 46 : 320, *1962*). Danach ist es so, daß das Corpus luteum graviditatis über zahlreiche „*Kolloidtropfen*" verfügt. Diese bestehen vorwiegend aus Eiweiß. Jenes enthält aromatische Aminosäuren und Neuraminsäure. Die Kolloidtropfen treten besonders reichlich auf, im Anfange der Involution des Schwangerschaftsgelbkörpers. DIEZEL denkt daran, daß die Anzahl der Kolloidtropfen etwas mit der Einstellung der Hormonproduktion zu tun haben könnte. Neben den Kolloidtröpfchen finden sich dann auch sudanophile Substanzen und Kalkkörnchen. Letztere sollen angeblich nur im Corpus luteum graviditatis auftreten. Im Falle des Vorliegens einer Gravidität kann man in der unmittelbaren Umgebung etwa anwesender kleiner Follikelzysten oder atretisierender Follikel eine „partielle akzessorische Luteinsaumbildung" nachweisen. Von den mindestens 500 000 Follikeln erreichen nur etwa 400 die Ovulation. Die anderen verfallen der Atresie. Die Involution beginnt bereits im Kindesalter. Die Atresie kindlicher Follikel hinterläßt keine Narbe. Im Falle der Rückbildung Graafscher Follikel geht zunächst die Eizelle zugrunde. Alsdann verfetten Follikelepithele und Theca-Zellen; schließlich kommt es zu einer Bindegewebswucherung. Man spricht von obliterativer oder zystischer Follikelatresie. Schließlich resultiert ein kernarmes hyalinisiertes Narbengewebe, das Corpus atreticum. — Die Gesamtheit der um untergehende Follikel gebildeten Theca-Luteinzellen gilt als „*glande interstitielle*", welche bekanntlich von STEINACH als Pubertätsdrüse aufgefaßt wurde. Thecazellen stellen trophische „Hilfsorgane" dar.

Die *Marksubstanz* des Ovarium ist besonders gefäßreich: *Zona vasculosa.* Dort liegt auch glatte Muskulatur, dort finden sich elastische Fasern. Embryonale Gewebseinschlüsse imponieren als solide Markstränge, luminisierte Markschläuche und als Rete ovarii. Letzteres ist in 85 % aller Erwachsenen-Ovarien gut ausgebildet. Abkömmlinge embryonaler Gewebeeinschlüsse sind außerdem das Epoophoron und andere Urnierenreste.

Die gewebliche Ovarialrinde zeigt vom 3. Monate einer Gravidität an so etwas wie eine deziduale Reaktion. Es handelt sich darum, daß die Zellen der Tunica albuginea umgewandelt werden. Dabei finden sich, mit freiem Auge erkennbar, winzig kleine höckrige Knötchen der Ovarialoberfläche.

b) Verlagerung in Hernien

Die Hernia ovarii inguinalis und labialis ist angeboren; unter den erworbenen Dystopien ist die *Hernia ovarica cruralis* zu nennen. Ovar und Tube sind gewöhnlich irreponibel in den Bruchsäcken befestigt.

c) Stoffwechselstörungen

Der Untergang der Primärfollikel wird beschleunigt durch die Einwirkung akuter und chronischer Infektionskrankheiten (Scharlach, Tuberkulose, Fleckfieber, Malaria, Lues), durch Radium- und Röntgenstrahlen, durch exogene Intoxikationen (Alkohol, Arsen, Quecksilber, Morphin, Phosphor), durch Diabetes, Gicht, Fettsucht und Myxödem. Es resultiert eine höhergradige Form der entdifferenzierenden Atrophie des Ovarium. — Einige Jahre nach Eintritt der Menopause wird die *senile Atrophie* deutlich. Follikel sind dann nicht mehr nachweisbar. Die Ovarien sind klein, hart, im Besitze einer hirnwindungsähnlichen Oberfläche; auf der Schnittfläche finden sich Corpora fibrosa. Das Bindegewebe erscheint insgesamt vermehrt. Vielfach finden sich Einsenkungen und Abschnürungen von ovariellen Epithelresten. Die Gefäße am Hilus des Ovarium haben eine „eigene" Pathologie: Lipoproteidige Imprägnation der Arteriolenwände wird als Funktions-, Menstruationssklerose etc. bezeichnet; kongophile (amyloide) Gefäßerkrankung ist nicht selten. In alten Corpora albicantia kommt es zu staubförmiger Kalkabscheidung. Die mit freiem Auge sichtbaren Konkremente hängen ursächlich mit Hämatomresten oder einer Ablagerung von Detritus z. B. nach mikroabszedierender Oophoritis zusammen. Man spricht dann von „Ovarialsteinen". Diese dürfen *nicht* mit den Corpora arenarea (psammosa) verwechselt werden, welche in bestimmten Ovarialtumoren vorkommen.

c) Kreislaufstörungen

Blutungen werden entweder diffus in das Ovarialstroma ergossen oder in präformierten Hohlräumen abgelagert. Stroma-Blutungen bedingen eine Vergrößerung, so daß das Ovarium wie ein mit Blut vollgesogener Schwamm imponieren und douglaswärts absinken kann. Kleinere Blutungen werden vollständig resorbiert, größere hinterlassen eine Pigmentation. Es entsteht dann leicht eine perifokale resorptive „Oophoritis" und „Perioophoritis". Dadurch kann das Ovarium im Douglas fixiert werden. Stromahämatome sind andererseits schon bei Neugeborenen beobachtet. Bei den Blutungen in präformierte Hohlräume des Ovar handelt es sich entweder um Follikel- oder Corpus luteum-Hämatome.Nach H. RUNGE finden sich banale Corpus luteum-Blutungen in 70 % der Fälle nach stattgehabter Menstruation. Diesen Blutungen kommt im allgemeinen keine besondere Bedeutung zu. Ganz selten kann die Ruptur einer Ovarialoberfläche mit profuser Sickerblutung in das Cavum peritoneale entstehen. Verf. kennt zwei Beobachtungen, bei denen eine tödliche Blutung auf diese Weise zustande kam. Klinisch bestand der Eindruck des Vorliegens eines Tubarabortes. — Eigentliche Follikelhämatome besitzen im allgemeinen eine größere Bedeutung. Durch Blutung in die Follikelhöhle (aus der Theca interna) stirbt die Eizelle ab. Durch Ruptur der Follikelwand kann es zu einer stärkeren Douglasblutung kommen. Es entsteht eine Hämatocele retrouterina. — Als Ursache der Ovarialblutungen sind zu nennen: Ovulation, exogene Intoxikation, Stauungshyperämie (infolge Retroflexio, Stieldrehung, hämorrhagische Infarzierung). Im übrigen finden sich Ovarialblutungen in allen Fällen sogenannter hämorrhagischer Diathese. Eine massive Infarzierung kann die Totalnekrose mit Aufsaugung und resorptiver Beseitigung des ganzen Ovarium zur Folge haben. Anämische Nekrosen finden sich bei Stieldrehung mit totaler Gefäßdrosselung. Sogenannte septische Ovarialnekrosen entstehen durch entzündliche Prozesse der unmittelbaren Umgebung (bei Puerperalsepsis). — Größere Ovarialblutungen sind so gut wie regelmäßig die Folge einer Endometriose.

e) Entzündliche Erkrankungen: Oophoritis

Die Oophoritis ist früher viel häufiger diagnostiziert worden als heute; dies hängt damit zusammen, daß interstitielle kleinzellige Vakat- und Substitutiv-Wucherungen, eine notorische Begleiterscheinung aller regressiver metabolischer Veränderungen, als „entzündlich" fehlgedeutet wurden. Die Situation lag ähnlich wie bei der arteriolosklerotischen Nierenschrumpfung. Auch dort war man beeindruckt von der Reichlichkeit der lymphocytären interstitiellen Infiltrate; man sprach vielfach von chronisch-parenchymatöser Nephritis.

Nach der Art des entzündlichen Exsudates kann man von seröser, fibrinös-eitriger, rein-eitriger und hämorrhagischer Oophoritis sprechen.

Es sei lediglich paradigmatisch über einige Entzündungsformen berichtet:

aa) *Phlegmone*

Schwellung und Vergrößerung des ganzen Ovarium, mehr oder weniger ausgedehnte sogenannte partielle Rindennekrosen, Perioophoritis purulenta vielfach im Zusammenhang mit einem *„infizierten Wochenbett"*.

bb) *Abszeß*

Herdförmig-eitrige Entzündungen des Ovarium schwanken nach Anzahl, Form und Größe beträchtlich. Zuweilen findet sich eine den Abszeß begleitende Phlegmone. Durch multiple Abszesse alterierte Ovarien sind weich; sie sind häufig „eingeschmolzen", gleichsam „ausgehöhlt" und werden nur noch durch eine Tunica albuginea überkleidet, vielfach geradezu repräsentiert. Gelegentlich findet sich eine mächtige Granulationsgewebebildung, welche zu einer besonders starken Perioophoritis hinführt. In der Umgebung des abgesackten Eiters entsteht eine *pyogene Membran*. Diese verfügt über eine gelbe Farbe, sie ist reich an Pseudoxanthomzellen. Man muß sich davor hüten, diese mit den Luteinzellen im Falle des Vorliegens sogenannter Corpus luteum-Abszesse zu verwechseln. — Der Abszeßinhalt dickt ein und wird verkalkt. Selten brechen derartige Ovarialabszesse in die Nachbarschaft (Bauchhöhle, Rektum, Bauchwand) durch. Sollten Serosaepithelverbände in die Tiefe des Ovarialgewebes verlagert werden, entwickeln sich hieraus perioophoritische Rindenzysten.

cc) *Follikelempyem*

Es handelt sich um die durch eine Follikelwand jeweils abgegrenzte sackförmige Eiterung. Der entzündliche Prozeß kann von hier aus auf die Umgebung übergreifen.

dd) Hodogenese der Eierstocksentzündung

Die Oophoritis entsteht vorwiegend durch Fortleitung aus der Nachbarschaft (Umgebung), sie kann aber auch metastatisch-hämatogen entstehen. — Abszesse „zwischen" Tube und Ovarium nennt man *Tuboovarialabszesse.* Ein Tuboovarialabszeß gehört beiden Organen an.

ee) Spezifische Entzündungen

1. Tuberkulose

Eine primäre Tuberkulose des Ovarium ist nicht bekannt. Die tuberkulöse Oophoritis tritt stets im Rahmen der Generalisationsperiode auf. Sie wird hämatogen, lymphogen oder durch Übergreifen aus der Nachbarschaft inszeniert. Dementsprechend hat man folgende Formen der Ovarialtuberkulose zu unterscheiden:

Perioophoritis,
Miliartuberkulose,
verkäsende Ovarialtuberkulose (tuberkulöser Ovarialabszeß),
knotige tumorbildende Form der Eierstockstuberkulose.

2. Syphilis

Sowohl Lues II als auch III. In der Phase der Generalisation kann eine diffus ausgebreitete infiltrative, lympho-plasmazellulare Oophoritis entstehen. Gummen im Bereiche des Ovarium sind selten.

3. Aktinomykose

Sie entsteht in der Regel von der erkrankten Ileocoecal-Region aus. Die Oophoritis actinomycotica kann auch haematogen entstehen.

4. Lymphogranulomatose

Hodgkin's disease des Genitale ist vergleichsweise selten. Bei lymphogranulomatöser Oophoritis ist, insofern eine Schwangerschaft eintritt, diaplazentare Übertragung beobachtet.

f) Geschwülste

aa) Zysten des Ovarium

1. Follikelzysten

Hydrops folliculi. Er entsteht, wenn in einem reifen Graafschen Follikel, der nicht zum Platzen kommt, die „Transsudation" fortbesteht. Der Follikelzysten-Inhalt ist klar, bernsteinfarben, nicht fadenziehend. Im Falle einer Blutbeimengung resultiert ein bräunlicher Farbton. Hinsichtlich der Größe der Follikelzysten gehen die Angaben weit auseinander: R. VIRCHOW hat Follikelzysten bis Walnußgröße, KERMAUNER bis Hühnereigröße, JOHN MILLER bis 5 cm im Durchmesser angegeben. In kleineren Follikelzysten sind Granulosazellen und die Eizelle erhalten; in größeren Zysten ist das Epithel zerstört, die Wände sind „nackt". — Follikelzysten können ein- oder doppelseitig, in der Ein- und Mehrzahl auftreten. Follikelzysten können bereits bei Neugeborenen nachgewiesen werden. Benachbart etablierte Follikelzysten können konfluieren; ein Teil der Wände bleibt spornartig erhalten. Finden sich zahlreiche kleinere

Zysten (mit den Ovula), muß man diagnostisch an das Vorliegen der *kleinzystischen Degeneration* denken.

2. *Luteinzysten*

Luteinzysten werden von zahlreichen Forschern als mit Corpus luteum-Zysten identisch aufgefaßt. Patho-anatomisch gilt der Grundsatz, daß Luteinzysten nicht größer als etwa eine Zitrone sind. Die Innenfläche der Luteinzysten ist ausgekleidet durch Luteinzellen. Hierbei handelt es sich wahrscheinlich um Theca-Luteinzellen. Jedenfalls ist bei der typischen Luteinzyste Epithel niemals nachweisbar! Die Wandung der Luteinzyste besteht aus zwei Schichten: Es findet sich eine äußere, vorwiegend bindegewebige Lage; und es findet sich nach innen zu eine luteinzellige, verhältnismäßig breite Schicht. Die innere Oberfläche der Luteinzysten ist feingekörnt. Der makroanatomische Aspekt erinnert an die Oberfläche einer pyogenen Membran. — Die Zystenwand ist weich, der Inhalt vielfach schokoladefarben. Durch Palpation der Bauchdecken können Ruptur und Blutung zustande kommen. — Die *Corpus luteum-Zysten* sind histologisch besser definiert. Sie treten gern bei Blasenmole und malignem Chorionepitheliom, gewöhnlich doppelseitig, auf. Die innere Oberfläche der Corpus luteum-Zysten trägt, lumenwärts von den Luteinzellen, Fibrin. Sollte ein Corpus luteum bereits im Begriffe gestanden haben, bindegewebig organisiert zu werden, findet sich zwischen den Luteinzellen einerseits, dem Fibrin und der eigentlichen Zystenlichtung andererseits ein lamellärer oder kapsulärer Bindegewebsstreifen. Corpus luteum-Zysten entstehen zuweilen besonders schnell im Ablauf einer Schwangerschaft. Es wird folgendes erörtert: Entweder ist eine Schwangerschaft die Ursache für die Entstehung einer Corpus luteum-Zyste; oder es ist so, daß die Luteinzystenbildung den Ablauf einer Schwangerschaft stört. — Luteinzysten können Scheinschwangerschaften hervorrufen (Amenorrhoe von etwa 4 Monaten Dauer, Colostrum); man hat in diesen Fällen leicht den Verdacht auf Vorliegen einer extrauterinen Gravidität. Die Exploration per laparotomiam klärt die Situation. — Eigentliche Corpus luteum-Zysten unterscheiden sich von Luteinzysten dadurch, daß sie im Besitze von Epithelzellen, Granulosa-Luteinzellen, sind. Sollte die Wand eines zystisch entarteten Corpus luteum bindegewebig organisiert und hyalin imprägniert werden, dann liegt ein zystisches Corpus albicans vor!

3. *Endometrioide (Teer- und Schokolade-) Zysten*

Endometrioide zystische Veränderungen finden sich ausschließlich bei Frauen im geschlechtsreifen Alter, vorwiegend bei solchen, welche nicht geboren haben. Endometrioide Zysten können in Mark und Rinde auftreten. Sie überragen gelegentlich die Ovarialoberfläche. Histologisch findet sich eine weitestgehende Kopie der Gebärmutterkörperschleimhaut. So weit die Drüsen von Stroma eingescheidet sind, erweisen sich die Epithelzellen als relativ hoch. Infolge Teilnahme der endometrioiden Heterotopien am menstruellen Zyklus entstehen Blutungshohlräume, aus diesen Zysten, aus den ergossenen Blutmassen Kautschukkolloid (= hämatogenes Hyalin). In der unmittelbaren Umgebung erblüht ein großzelliges resorptives Granulationsgewebe, reichlich beladen durch Hämosiderinpigment. Auf Schritt und Tritt finden sich Pseudoxanthomzellen.

Formale Histogenese der Endometriosen:
Wolffscher Körper, Wolffscher Gang (V. RECKLINGHAUSEN); die Endometriose würde danach auf dem Boden von Urnierenresten entstehen können. *Müllerscher Gang* (HALBAN; SAMPSON); *Serosaepithel* (LAUCHE). Es wird angenommen, daß die zystösen Bildungen durch Einsenkung peritonealer Deckzellen (= Serosaepithel) entstehen könnten. *Kloakales Coelomepithel* (ASCHOFF).

Die Annahme, daß Endometriumstückchen durch das Menstruationsblut pertubar verschleppt würden, geht auf SAMPSON zurück. Vom Ovarium aus könnte eine sekundäre Weiterverschleppung in den Bauchraum mit Ansiedlung an einem „fremden" Ort zustande kommen. Die morphologischen Bezüge zu den schleimhäutigen Einrichtungen des Systemes der Müllerschen Gänge wären danach gegeben. Die Frage, ob die Menstruationsschleimhaut noch implantationsfähig ist, wurde durch Gewebekulturen experimentell zu beantworten versucht. Die Ergebnisse waren nicht eindeutig. Für eine lymphogene Verschleppung von Endometriumteilchen sprachen sich SAMPSON, HALBAN, MESTIZ aus. Tatsächlich finden sich gelegentlich drüsige Einschlüsse in den Beckenlymphknoten. Es wurde erwogen, ob die Endometriosen aus gewucherten Lymphgefäßendothelien hervorgegangen sein könnten. Auch diese Auffassung fand keine Zustimmung. Man dachte alsdann, Endometriumteilchen würden haematogen (durch die Venolen der tiefen Schleimhautschichten) verschleppt. Tatsächlich sind endometrioide Formationen im Unterhautzellgewebe von Arm und Bein, natürlich im gesamten Bauchraum, merkwürdigerweise auch in den Lungen, festgestellt worden. Die Annahme, daß Endometriosen durch hämatogenen Transport entstünden, ist nicht schlecht geschützt. — Geht man von der Laucheschen Konzeption aus, daß nämlich endometrioide Fehlbildungen durch serosoepitheliale Einstülpungen entstehen könnten, so hätte dies zur Voraussetzung, daß eine „Heteroplasie" angenommen wird. Unter einer Heteroplasie versteht man einen Vorgang, der der typischen Metaplasie nahesteht, bei dem sich aber die neuen und „andersartigen" Gewebe von dysontogenetischen Verlagerungen herleiten sollen. Weiter: Man könnte annehmen, daß indifferente „vorbegabte" Zellen der Serosa, welche auch auf dem Ovarium angesiedelt sind, unter dem Reiz besonderer örtlicher und hormoneller Verhältnisse zur Endometriose „ausreifen". — Die These von ASCHOFF gilt als solche von großer Wahrscheinlichkeit: Die Multipotenz des kloakalen Coelomepitheles bewirke, daß nicht nur Oberflächen überkleidet und seröse Häute gebildet, sondern auch „prosoplastische" Differenzierungswege beschritten würden. — Ob auf dem Boden einer Endometriose eine bösartige Geschwulst entstehen kann, ist eine offene Frage. In einigen Fällen imponiert die Reichlichkeit der Stroma-Mitbeteiligung. Wegen der unübersehbaren proliferativen Tendenz hat man vielfach gesprochen von „Stromatose". Endometrioide Zysten mit „Stromatose" neigen stark zum Rezidivieren; sie können als fakultativ semimaligne gelten!

4. Kleinzystische Degeneration des Ovarium

Es handelt sich darum, daß sehr zahlreiche, oft nur stecknadelkopfgroße, gelegentlich auch erbs-, seltener kleinkirschgroße Rindenbläschen, weniger Markbläschen, vorhanden sind. Das Ovar ist vergrößert, die Oberfläche flach-

buckelig gestaltet. Die Zystenwände sind dünn. Die jeweilige innere Oberfläche trägt eine sehr distinkt differenzierte Lage von einschichtigem Epithel. Insoweit es sich um die Umwandlung kleiner Follikel handelt, sind die Cumuli oophori erhalten. Die kleinzystische Degeneration des Ovarium kommt schon bei Neugeborenen vor. Als mutmaßliche Ursachen werden erörtert:
Entzündungsfolge;
überstürzte Follikelreifung, ohne daß die Ausreifung des einen Follikels die der anderen hemmen könnte!
Konstitutionsanomalie: Diejenigen Ovarien, welche für die Entwicklung einer kleinzystischen Degeneration anfällig seien, wären groß, oberflächlich glatt, von blasser Farbe, fester Konsistenz. Es findet sich histologisch ein „Zuviel" an fibrillärem Stroma.
Chronische Stauungshyperämie der Beckenorgane?!

bb) Echte Geschwülste des Ovarium
1. Gutartige epitheliale (fibroepitheliale) Tumoren
I. *Tubuläres Adenom:* Es handelt sich um eine knotig-umschriebene Geschwulst, von lappigem Bau, mit buttergelber Schnittfläche. Der Tumor wird aus Drüsenschläuchen aufgebaut; diese sind lang, stark gewunden, dichtgefügt und ausgestattet durch eine einschichtige Lage von kubischem, allenfalls zylindrischem Epithel. Das tubuläre Adenom des Ovarium gleicht texturell weitgehend dem tubulären Adenom des Hodens! Im interstitiellen Gewebe bei Eierstocksadenomen finden sich sudanophile epitheloide Zellen. Man hat daher die tubulären Adenome des Ovarium vom Hodenanteil einer „Zwitterdrüse" ableiten wollen. Es ist jedoch wahrscheinlicher, daß das tubuläre Ovarialadenom vom Rete ovarii (Urnierenresten) ausgeht. *Hormonelle Leistung:* Virilisierende Wirkung!

II. *Brenner-Tumoren:* Der Tumor trägt seinen Namen nach dem deutschen Gynäkologen FRITZ BRENNER, geboren 1877, der einen einschlägigen Fall im Jahre 1907 beschrieben hatte, nach Südafrika auswanderte, jahrzehntelang segensreich in Johannesburg wirkte und (zu seinem eigenen Erstaunen) erst sehr viel später feststellte, daß eine Ovarialgeschwulst seinen Namen trägt! — Brenner-Tumoren sind selten; sie treten gewöhnlich einseitig auf und kommen bei Frauen jenseits des 40. Lebensjahres vor. Brenner-Tumoren wechseln in der Größe erheblich, zeigen auf der Schnittfläche einen sehnig-bündeligen Bau, führen vielfach kleinste Hohlräume und besitzen eine feste Konsistenz. Brenner-Tumoren sind histologisch aus polygonalen Epithelzellen aufgebaut, welche reichlich Glykogen führen und randständige Vakuolen besitzen. In diesen Zell-Vakuolen lassen sich eosinophile Koazervate darstellen. Auch der Schleimnachweis (Thionin, Astrablau) ist positiv. Das interstitielle Bindegewebe entspricht der Textur des Stroma ovarii. Brenner-Tumoren sehen gelegentlich carcinomähnlich aus, sind jedoch gutartig. Sie nehmen ihren Ausgang von den Walthardschen Zellinseln. Bei diesen handelt es sich um Plattenepithel-, angeblich auch Flimmerepithelverbände und Becherzell-Kongregationen, welche unter der Serosaepithelschicht liegen.

III. *Zystische Geschwülste:* Sie können einseitig oder doppelseitig auftreten und sind ganz unterschiedlich groß; gelegentlich werden riesenhafte Tumorzysten (angeblich von bis 93 Pfund!) gefunden. Zystische Geschwülste sind

einkammerig oder vielkammerig. Die Kammern sind ganz unterschiedlich groß.
1. Cystadenoma pseudomucinosum simplex. a) *Klassische Form:* Cystadenoma glandulare simplex. — Es handelt sich um die häufigste Ovarialgeschwulst. Sie besitzt einen sulzig-gallertigen, fadenziehenden Inhalt. Die Oberfläche ist kugelig und flach-höckrig, vielfach gebuckelt. Die Schnittfläche bringt Haupt- und Nebenzysten zur Darstellung. Gelegentlich liegt eine Unzahl kleiner und kleinster Zystchen dicht beieinander. Dadurch kann die Konsistenz relativ derb und fest werden. Im ganzen imponiert ein wabenartiger Bau. — Die Zystenwände sind glatt, die Konsistenz ist mäßig fest. Viele Zystenwände tragen Poren. Auf Druck läßt sich aus den Poren Schleim auspressen. Dabei werden die in den Zystenwänden etablierten Schleimdrüsen mit entleert. Der Zysteninhalt besteht aus Glucoproteiden und Mucopolysaccharidgemischen. Er ist durch Essigsäure in der Kälte nicht fällbar. Konventionell gilt die Regel, daß der schleimige Inhalt der Ovarialkystome als „Pseudomucin" zu gelten habe. Tatsache ist, daß die Batterie der Schleimfärbungen unterschiedlich positive d. h. verschieden deutliche Reaktionen gibt. Mikroskopisch findet sich ein einreihiges, helles Zylinderepithel. Die Kerne stehen basal. Gelegentlich sind die Epithele mehrzeilig. Vielfach finden sich versteckte Becherzellen. Die Geschwülste vergrößern sich nach dem Typus des „unilokalisatorischen Wachstumsschema". Darunter versteht man die Tatsache, daß der Sekretionsdruck die Wände übergroß gewordener Partialzysten sprengt. Es kommt also zur Konfluenz der Hohlräume. Vielfach diffundiert der mucinöse Zysteninhalt in die bindegewebigen Zystenwände. Er induziert auch dort eine „schleimige Metamorphose".
b) *Traubiges pseudomucinöses Kystom:* Es enthält zahlreiche, unterschiedlich große traubige Blasen und gestielte „Beeren" mit geleeartigem Inhalt.
c) *Papilläres pseudomucinöses Kystom:* Dieser Tumor besitzt ein blumenkohlartiges Bild. Die Papillen liegen mehr im Inneren der Blasen, selten nach außen zu. Die Biologie dieser Geschwulst steht jener des Cystadenoma pseudomucinosum glandulare simplex nahe.

Die polyzystischen pseudomucinösen Ovarialkystome können rupturieren. Der gallertige Inhalt tritt in die Bauchhöhle aus. Durch Verschleppung der Epithelien der jeweiligen inneren Oberflächen der rupturierten Zysten kommt es zur Implantationsmetastasierung. Auch von diesen Epithelien wird das Pseudomucin weiter produziert. Es entsteht das Bild des *Pseudomyxoma peritonei e cystadenomate.* Der Gallertbauch kann riesenhafte Dimensionen haben; die Bauchdecken sind stark gespannt, der Nabel ist verstrichen. Es ist fast unmöglich, dieses Leiden therapeutisch zu beherrschen. Schlummermetastasen komplizieren das Bild. Rezidive treten oft erst nach Jahr und Tag in Erscheinung. Die metastatisch dislozierten Epithelien der Zystenwände wachsen entlang den Blutgefäßen am Implantationsorte. Ein rezidivierendes Pseudomyxoma ist 25 Jahre nach Exstirpation der Primärgeschwulst beobachtet worden! Nicht ganz selten entsteht durch Okkupation des Milzhilus eine folgenschwere Milzzerstörung (Gefahr der Blutung).

d) *Vorwiegend solide Formen:* Auch diese Manifestation findet man nicht selten. Es ist gewöhnlich so, daß neben einigen wenigen Zysten eine kompakte Gewebemasse zu sehen ist. Dort sind Mikrozysten und Tubuli gelegen. Auch deren Epithelien sind hochzylindrisch und schlecht anfärbbar, von Becherzellen untermischt. Das interstitielle Stroma überwiegt jedoch quantitativ bei weitem! Der Sekretionsdruck ist offenbar bescheiden. Infolgedessen kommt es nicht zur zystischen Ektasie der Drüsengänge.

2. *Cystadenoma cilioepitheliale serosum.* a) *Cystadenoma papilliferum serosum.* Die Geschwulst ist multilokulär strukturiert, im Besitze üppiger, papillärer, dendritischer, blumenkohlartiger Vegetationen. Seltener werden nur vereinzelte Papillenbildungen gesehen. Das Stroma verfügt über einen wechselnd großen Gefäßgehalt. Die Epithelien sind kubisch bis zylindrisch, die Kerne mittelständig, die meisten Epithelien tragen Flimmerhärchen. Im Stroma der Papillen werden häufig Psammomkörperchen gefunden. Es handelt sich um Konkremente, welche maulbeerförmig gestaltet und konzentrisch geschichtet sind. Sie entstehen in Anlehnung an die nutritiven Gefäßbäumchen des bindegewebigen Tumorgerüstes. Sie bestehen vorwiegend aus kohlensaurem Kalk. Die Psammomkörperchen besitzen eine sandige Konsistenz (Corpora arenarea). Die eigentliche proliferative Tendenz ist an die Epithelien gebunden. Jene schleppen das Bindegewebe hinterdrein. Die Größe des Cystadenoma papilliferum serosum überschreitet nicht die sogenannte Mannskopfdimension. Der Tumor liegt gelegentlich intraligamentär. Die Papillen können die Wände der Tochterblasen durchbrechen. Das papilläre Ovarialkystom tritt häufig doppelseitig auf, erzeugt einen Ascites und setzt Metastasen im Bauchraum. Der Tumor hat als bösartig, mindestens „fakultativ bösartig" zu gelten. Aus Gründen der „systematischen Ordnung" im Sinne histogenetischer Klassifikation ist er aber an dieser Stelle, nämlich unter 1, III, zu führen.

b) *Cystadenoma serosum simplex:* Es besteht aus einer Haupt- und mehreren Nebenzysten. Die Wände zwischen den Kammern sind oft daumenstark und von derber Konsistenz. Die Epithelien sind niedrig, der Flimmerbesatz ist nur schwer erkennbar. Es sind seröse Zystadenome bekannt, welche eine Menge von 20 Litern wasserklarer Flüssigkeit enthielten!

c) *Oberflächenpapillom:* Die Papillenbildung geht von vornherein an der Oberfläche beider Ovarien an. Die Papillenbildung ist üppig, die Einzelpapillen sind gefäßreich, die Anzahl der Einzelpapillen ist erstaunlich groß. Die Ähnlichkeit mit einem Zottenbesatz oder einer blumenkohlähnlichen Wucherung ist unverkennbar. Beide Ovarien können durch Neubildungen dieser Art in weiche, bis kindskopfgroße, pelzige Geschwülste von roter Farbe umgewandelt sein. Psammomkörperchen kommen vor. In den tiefen Schichten liegen mehr oder weniger ausgedehnte Binnenräume (Zysten); auch diese tragen zottige Proliferate. In Spätstadien ist es unmöglich, zu entscheiden, ob die papillomatöse Wucherung an der Oberfläche oder den Wänden der Zysten begonnen hat. Der Tumor erzeugt einen Aszites; Implantationsmetastasen am Bauchfell. Oberflächenpapillome neigen zum Rezidivieren. Wird die Diagnose rechtzeitig gestellt, ist die Prognose nicht ungünstig. Der Malignitätsgrad gilt als geringer als der des Cystadenoma papilliferum serosum. Oberflächenpapillome sind also semimaligne.

d) *Traubig-polypöses seröses Zystom:* Es steht dem traubig gewachsenen Pseudomucinkystom nahe. Es entsteht entweder durch eine blasenmolenähnliche Degeneration der Tumorzotten (sogenannter Kleinescher Tumor) oder vom Parovarium aus. In letzterem Falle werden die Eierstöcke als gänzlich intakt befunden!

e) *Fibroadenom:* Das Fibroadenom, häufig auch Adenofibroma ovarii genannt, tritt ein- oder doppelseitig auf, besitzt Walnuß- bis Apfelgröße, ist mehr oder weniger stark gekammert, stets auch im Besitze ausgesprochen solider Partien sowie stattlicher Stromamengen. Die innere Oberfläche der meist kleinen Zysten trägt traubigpolypöse, fibroepitheliale Proliferate. Die Epithelbindegewebsgrenzen sind äquilibriert. Der Tumor neigt zum Rezidivieren, ist jedoch harmlos. Totalexstirpation bringt Dauerheilung.

3. *Sekundäre Veränderungen an Ovarialkystomen.* a) *Verfettung.* Es verfetten sowohl Epithelien als auch Stroma als auch etwa vorhandene entzündlich-zellige Infiltrate (Leukocyten). Infolgedessen finden sich stets auch mehr oder weniger reichlich Pseudoxanthomzellen.

b) *Blutungen:* Solche treten vor nach Stieldrehung auf. Angeblich zeigt ein Cystadenom des linken Ovarium eine Rechtsspirale, das torquierte Cystadenom des rechten Ovarium jedoch eine Linksspirale. Die Stärke der Rotation beträgt 180 Grad, selten 360 Grad, ganz selten noch mehr. Die Ursachen der Stieldrehung sind nicht immer genügend zu klären. Angeblich haben Darmperistaltik, Wirkung der Bauchpresse, unterschiedliche Füllung von Venen und Arterien (sogenannter hämodynamischer Effekt!), wahrscheinlich und vor allem jedoch die Übertragung von Drehbewegungen des ganzen Körpers auf die große und pendulierende Ovarialgeschwulst, eine mehr oder weniger große Bedeutung. Stieldrehung erzeugt hämorrhagische Infarzierung; jene setzt Nekrosen; diese begünstigen das Angehen einer Durchwanderungsperitonitis. Die Infektion erfolgt in der Regel vom Darm aus. Das nekrotische Ovarialkystom kann jauchig zerfallen.

c) *Infektion:* Diese entsteht nicht nur durch Durchwanderung, sondern auch hämatogen. Nach Typhus abdominalis sind ausgedehnte Salmonellen-induzierte entzündliche Prozesse beobachtet.

d) *Durchbruch:* Die Perforation führt zum *Pseudomyxoma peritonei*. Dieses stellt ein interessantes Paradigma dafür dar, daß eine an sich gut ausgereifte Geschwulst (Cystadenoma pseudomucinosum glandulare simplex) Metastasen setzen kann! Im Sinne einer kritischen allgemeinen Onkologie muß festgestellt werden, daß hier ein Grenzfall morphologischer Tumordiagnostik vorliegt.

e) *Krebsige Umwandlung:* Zwischen Zystadenomen des Ovarium und notorischen Krebsen bestehen sowohl phänomenologische als auch biologische Ähnlichkeiten, jedoch auch Unterschiede! Versucht man eine Ordnung herzustellen, läßt sich folgendes darlegen:

Gemeinsame Merkmale von Ovarialkystomen und Ovarialkrebsen: Beide Tumorformen treten doppelseitig auf, beide können papillär aussehen, beide bilden Corpora arenarea (Psammom-Geschwülste).

Unterschiede zwischen Ovarialkystomen und Ovarialcarcinomen: Krebse wachsen im allgemeinen sehr viel schneller; Krebse zeigen eine hochgradige Polymorphie ihrer Epithelien; Carcinomepithelien sind mehrzeilig und verstärkt anfärbbar; Ovarialkrebse führen stets in reichem Maße auch solide Gewebepartien! Ovarialcarcinome setzen „hemmungslos" Metastasen, sie sind „ausgemacht bösartig"!

4. *Histogenese der Ovarialkystome:* a) *Pflügersche Schläuche:* Unter Pflügerschen Schläuchen versteht man mehr oder weniger solide Einstülpungen

von Zylinderepithel in und unter den ovariellen Serosa-Überzug. Es handelt sich hierbei angeblich um embryonale Vorläufer der Graafschen Follikel.

b) *Oberflächenepithel:* Wahrscheinlich kann das Serosaepithel, jedenfalls in bestimmten Bauchhöhlenabschnitten, auch Flimmerepithel bilden. Jedenfalls werden immer wieder Einstülpungen der Ovarialoberfläche nachgewiesen, welche Flimmerepithel tragen. Das Cystadenoma cilioepitheliale könnte hiervon seinen Ausgang nehmen.

c) *Granulosazellen der Graafschen Follikel:* Die Granulosazellen stammen von dem Oberflächenepithel (Serosaepithel) ab. Insofern liegen ähnliche Verhältnisse wie unter *b)* vor. Die Annahme einer besonderen Histogenese im Sinne von *c)* hat sich nur darum als notwendig herausgestellt, weil vereinzelt in pseudomucinösen Ovarialkystomen auch Ovula gefunden worden sind. Sollten diese Beobachtungen stichhaltig sein, ist die Annahme der histogenetischen Beziehung zu den Graafschen Follikeln zwingend.

d) *Urnierenreste;*

e) *Walthards Zellinseln:* Zwischen dem Oberflächenepithel (Serosaepithel) und dem Ovarialstroma finden sich notorisch kleine und kleinste Inseln, welche aus Plattenepithel, Flimmerepithel und Becherzellen bestehen. Diese Zellgruppen sind jeweils von einem eigenen Stroma umgeben. Von den Walthardschen Zellinseln können kleine Zysten und Schläuche ausgehen. Es bestehen Beziehungen zur kleinzystischen Degeneration einerseits, aber auch zur Entstehung der großen Ovarialkystome zum anderen. Nach ROBERT MEYER handelt es sich um verschiedene Differenzierungsergebnisse des Coelomepitheles. Je nach den örtlichen Gegebenheiten und den allgemeinen Bedingungen könnten ganz verschiedenartige Proliferate (Neubildungen) in Szene gehen, *erstens* kleinzystische Degenerate, *zweitens* riesenhafte multilokuläre Zystadenome.

f) *Teratome:* Es soll sich um einseitig ausdifferenzierte Entodermteratome handeln. Diese Annahme trifft wahrscheinlich für die Histogenese des Cystadenoma multiloculare glandulare simplex zu. Denn bei diesem Tumor gleicht die Epithelgarnitur „aufs Haar" der Differenzierung der Dickdarmschleimhautepithelien.

IV. *Epoóphoron- und Parovarialzysten:* Man muß das Rete ovarii von den Urnierenresten vom Standpunkt histogenetischer Betrachtung trennen. Das Rete entsteht aus den Oberflächen (Keim-) -Epithelien, das Ep- und Paroophoron jedoch aus der Urniere. Nach Auffassung von RÖSSLE und WALLART könnte freilich auch das Rete genetische Beziehungen zur Urniere haben. Das letzte Wort ist offenbar derzeit nicht gesprochen. Jedenfalls ist es so, daß Ep- und Paroophoronkanälchen kubisches und zylindrisches Flimmerepithel tragen und glatte Muskulatur besitzen. Im Paroophoron werden außerdem glomerulusartige Gebilde gefunden. Dagegen finden sich in den Elementen des Rete ovarii niemals Flimmerepithelien und keine fibromuskulären Elemente. Parovarialzysten sind einkammrig, bis faustgroß, schlaffwandige Säcke, welche eine schwach salzhaltige, wasserklare und eiweißfreie Flüssigkeit führen. Die innere Oberfläche der Zysten ist von Zylinderepithel und Flimmerepithel ausgekleidet. Der peritoneale Überzug ist leicht abziehbar. Peritonealgefäße überkreuzen die Gefäße der Zystenwand, was sich bei der Transparenz der dünnen Zystenwände leicht darstellen läßt. Dieses „Kreuzungsphänomen" ist zur Differentialdiagnose gegenüber „eigenständigen" Ovarialkystomen entscheidend. Derartige

Gefäßüberkreuzungen finden sich bei Cystadenomata ovarii niemals. Die Farbe der mesonephrischen Zysten ist im übrigen dunkler als die der Ovarialkystome sensu stricto. Sie spielt ins Grünliche. Verwachsungen zur Umgebung fehlen. Rupturen sind beobachtet.

2. Bösartige epitheliale Tumoren

Ovarialkrebse sind von allen Carcinomen des weiblichen Genitale am bösartigsten. Sie finden sich in einigen Vertretern bereits im Kindesalter. Histologisch imponiert ein außergewöhnlich buntes Bild.

I. *Primäre Ovarialkrebse im engeren Sinne:* Es handelt sich um walnuß- bis mannskopfgroße, selten größer werdende, oberflächlich glatte oder höckrige, auf der Schnittfläche im allgemeinen solide gebaute Geschwülste, deren Konsistenz, je nach der Menge des miteinbezogenen Bindegewebes, unterschiedlich fest ist. Die Schnittfläche kann gesprenkelt, unruhig, grauweißlich bis rot-livide aussehen und von Blutungen durchsetzt sein. Gelegentlich finden sich landkartenförmige Nekrosen. Mikroskopisch besteht das Carcinom aus dichtgefügten polygonalen, vielfach plumpen Zellen, welche in breiten Guirlanden angeordnet sind. Gelegentlich ist der Bau ausgesprochen tubuläradenoid, in anderen Fällen indifferentzellig-medullär, in wieder anderen kleinzellig bis szirrhös. Adenoide Formationen können auch zystopapillär strukturiert sein. Ovarialcarcinome treten häufig doppelseitig auf. Es ist dann schwer zu entscheiden, an welcher Stelle der Primärtumor seine Entwicklung begonnen hatte. Die Neigung zur Absiedelung von Metastasen ist groß. Es gibt auch intrakanalikuläre z. B. intratubare Tochterkrebsbildungen. Klinisch imponiert die *Carcinosis peritonei.* Der Tumor „weidet" die sich ihm im Cavum peritoneale bietenden Oberflächen ab. — Ovarialcarcinome scheinen ihren Ausgang aus dem Bestande der sogenannten ovariellen Oberflächen-, oder der Follikelepithelien, allenfalls der Urnierenreste zu nehmen.

II. *Krebsige Zystome:* Diese Carcinome entstehen entweder durch krebsige Umwandlung eines Zystenadenomes oder es handelt sich um Krebse, die von vornherein unter dem Bilde eines Ovarialkystomes abgelaufen sind. Die mikroskopische Differentialdiagnose zwischen „verkrebstem Ovarialzystom" und primär-zystös gewachsenem Adenocarcinom kann sehr schwierig sein. Diese Geschwülste, gleich wie die Histogenese im einzelnen sein mag, metastasieren in mindestens 90 % der Fälle in das Bauchfell. Die Tochterkrebse können sehr klein, miliar, also feinstknotig, sein, so daß der Obduzent differentialdiagnostisch auch an die Möglichkeit des Vorliegens einer Peritonitis tuberculosa zu denken gehalten ist. Die Metastasen der Ovarialkrebse gehen gern an Punktionsstellen (Ascitespunktion), in Laparotomienarben, im Bereiche der Nabelregion, in der Gegend der Linea alba an. Die Lymphknotenkette, kann folgend dem Verlaufe des Achsenskelettes, bis in die Cervico-Nuchal-Region befallen sein. Remissionen der Geschwulstausbreitung sind (eigenartigerweise!) nach operativer Entfernung des Primärtumors beobachtet. Die Prognose ist gleichwohl infaust.

III. *Besondere Krebsformen.* 1. *Granulosazelltumoren:* Erste gute Beschreibung durch v. WERDT (Beitr. path. Anat. 59 : 453, *1914*). Granulosazelltumoren machen 2—3 % aller Ovarialgeschwülste aus. Sie sind oestrogenbildend. JOHN MILLER (1937) bezeichnet die Granulosazelltumoren als „Basalzellenkrebse". Die Tumoren haben eine wechselnde Größe; sie können ausnahmsweise bis mannskopfgroß werden; die Schnittfläche ist gelblich getönt, die Konsistenz weich. Mikroskopisch imponieren follikelähnliche und gyriforme Bildungen. Die Geschwülste können doppelseitig auftreten. Es sind zwei Hauptformen auseinanderzuhalten:

a) *Follikuloide Formen:* Ausbildung kleinster follikelähnlicher Hohlräume, breite Epithelkränze, sogenannte Antipodenstellung der Epithelien, besonders im Falle ihrer zweireihigen Anordnung. Das follikelähnliche Bild ist besonders deutlich, wenn reichlich Bindegewebe interponiert wird. Durch Eindickung des eiweißhaltigen Follikelinhaltes können Formationen entstehen, welche einem Ovulum *ähnlich sehen.* Tatsächlich finden sich dann auch desquamierte d. h. dem Follikelinhalt mitgeteilte Zellen, welche „eiähnlich" aussehen.

b) *Zylindromatöse Formen:* Dieser Typus ist überwiegend solide gebaut; die Epithelguirlanden sind palisadär strukturiert. Bindegewebe ist reichlich eingelagert und gewöhnlich hyalin imprägniert. Zuweilen ist eine Rhythmik der Textur unverkennbar. Wirbelartige Gewebsbilder mit „lutein-like transformations" (EMIL NOVAK, 1952) gelten als charakteristisch.

Nach R. MEYER (1931) kann man die Granulosazelltumoren bezeichnen als: *Carcinoma folliculoides et cylindromatosum ovarii.* Die Geschwülste leiten sich ab von „unverbrauchten" Granulosazellen oder von den Granulosazellen reifer Follikel. Granulosazelltumoren finden sich am häufigsten im Greisenalter, gelegentlich freilich bei Kindern. Infolge der Oestrogenwirkung entsteht bei alten Frauen eine zystisch-glanduläre Hyperplasie des Corpusendometrium. Der Uterus ist vergrößert, die Mammen können angeschwollen sein. Bei Kindern wird ausnahmsweise eine Pseudopubertas praecox gesehen. Die Klinik achtet auf folgende Symptome: a) Gebärmutterblutungen; b) glanduläre Hyperplasie; c) palpabler Ovarialtumor, falls dieser genügend groß ist; d) Oestrogeneffekt an den Zellen des Vaginalabstriches.

Luteinisierte Granulosazelltumoren zeitigen natürlich anderweitige Hormoneffekte. Deziduale Umwandlung des Endometrium ist beobachtet. — Die gewebliche Aggressivität kann als „mittelgradig" beurteilt werden.

2. *Seminome (Dysgerminome).* Vorkommen vor allem bei Jugendlichen, mehr ein- als doppelseitig, faustgroß, doppeltfaustgroß, mannskopfgroß. Schnittfläche solide und markig, vielfach teigig-weich. Häufig sind Blutungen und Nekrosen darstellbar. Mikroskopisch imponieren plumpe, glykogenreiche, dichtgefügte, rundliche Zellen, die eine starke Ähnlichkeit mit den Seminomzellen des Hodens besitzen. Riesenzellen, selbst solche des Langhans-Typus, werden beobachtet. Seminome des Ovarium finden sich vorwiegend im 2. Lebensjahrzehnt: tumeur de l'ovaire des fillettes (!), großzelliges solides Carcinom der Jugendlichen und der Scheinzwitter! Die Hormoneffekte der ovariellen Seminome sind nicht immer eindeutig, Intersexualismus und Scheinzwittertum freilich beobachtet. Der Tumor nimmt seinen Ausgang von „liegen gebliebenem", indifferentem Keimepithel. Er ist äußerst maligne, jedoch strahlenempfindlich. Daher ist eine gute therapeutische Beeinflussung immer wieder gelungen.

3. *Mesonephroma ovarii Schiller.* Der Tumor steht dem Dysgerminom nahe. Er ist bösartig, vorwiegend solide gebaut, teilweise multilokulär, nicht selten zystisch differenziert. Die innere Oberfläche der Zysten kann fein-papilläre Erhabenheiten tragen. Die Epithelien sind oft niedrig, abgeflacht und daher en-

dothelartig. Durch die Tendenz zur Ausbildung kleiner Hohlräume mit zirkumskripten Proliferaten der Wandzellen entstehen Bilder, welche den *Glomeruli* einer „entwicklungsgeschichtlich-primitiven Niere" ähnlich sehen. SCHILLER (1936, 1939) ist der Auffassung, daß der „urnierenähnlich" differenzierte Tumor als Mesonephrom bezeichnet werden dürfe. Gleichartig aussehende Geschwülste fänden sich, wenn auch seltener, in den Nieren.

4. *Hypernephroides Carcinom.* Der Tumor gleicht histologisch dem hypernephroiden Carcinom der Niere. Er nimmt möglicherweise seinen Ausgang von der Marchandschen Beizwischennebenniere (S. 64). Er ist häufig im Ligamentum latum lokalisiert. Hypernephrische Genitalkrebse gehen mit Pubertas praecox und Hirsutismus bei kleinen Mädchen einher. Ihre Ableitung von den Zellen der Corpora lutea wird diskutiert.

5. *Arrhenoblastome R. Meyer.* ROBERT MEYER hat sich mehrfach, erfolgreich, nämlich klärend, mit der Typologie dieser eigenartigen Geschwülste beschäftigt (Verhandlungen Dt. pathologische Gesellschaft *1908*, S. 135; Beitr. path. Anat. 84 : 485, *1930*; Archiv Gynäkol. 145 : 1, *1931*). ROBERT MEYER unterscheidet drei Gruppen:

a) *Adenoma tubulare ovarii* (LUDWIG PICK). Regelmäßiger und gleichmäßiger Bau. Führt zur „Entweiblichung".

b) *Atypisches verwildertes solides Gewächs von sarkomähnlichem Aussehen.* Reichlich Blutungen, Nekrosen, Zerfallszysten. Histologisch finden sich raupen- und guirlandenförmige Zellzüge.

c) *Übergangsformen.* Dieser Typus des Arrhenoblastomes hat eine starke Ähnlichkeit mit einem Granulosazelltumor!

Arrhenoblastome finden sich vorwiegend bei jüngeren Frauen. Sie entstehen angeblich aus dem „männlichen angelegten" Keimepithel. Die Geschwülste sind klinisch relativ gutartig, man kann sie als semimaligne bezeichnen. Die Prognose ist nicht schlecht. Vielfach genügt die lokale Exstirpation. Arrhenoblastome bewirken bei Kindern eine „heterosexuelle Frühreife".

d) *Zwischenzell-Tumoren.* Die Geschwülste sehen histologisch so aus, als ob sie von Leydigschen Zwischenzellen herrührten. Die Tumoren sind gewöhnlich klein, rundlich, leidlich abgegrenzt und von gelber Farbe. Auch diese Geschwülste können „männliche Prägungsstoffe" sezernieren. Zwischenzelltumoren sind histologisch ausgereift.

IV *Sekundäre epitheliale Tumoren.* Diese machen nach MARTIUS 24 % aller Eierstockkrebse aus. Die Primärgeschwülste liegen im Magen-Darm, an den Gallenwegen, in Uterus und Tuben, am Tracheobronchialbaum und in den Mammen. Sekundäre epitheliale Malignome treten überwiegend doppelseitig auf. Sie sind von ganz unterschiedlicher Größe. FRIEDRICH ERNST KRUKENBERG hat durch seine Arbeit „Über das Fibrosarcoma ovarii mucocellulare (carcinomatodes)", Arch. Gynäkol. 50 : 287, *1896*, eine Flut von einschlägigen Untersuchungen ausgelöst: Die Geschwülste treten doppelseitig auf; die Stromareaktion kann führend sein; dadurch kann der Eindruck des Vorliegens eines Sarkomes entstehen; die Erstauffassung von KRUKENBERG wurde durch F. SCHLAGENHAUFER (Mschr. Geburtsh. und Gynäkol. 15 : 485, *1902*) korrigiert. Danach handelt es sich um Metastasen gallertbildender Carcinome z. B. des Magens oder des Dickdarmes oder aber eines sonstigen Ausgangspunktes. Die histologische Diagnose (aus dem Ovarialtumor) steht und fällt mit dem Nachweis sogenannter *Siegelringzellen.* Es handelt sich um verschleimte, vielfach deformierte Epithelien, deren Kern gleich dem Stein eines Siegelringes an den Rand der Zirkumferenz verlagert ist. Es liegen Implantationstumoren vor. Gelegentlich wird differentialdiagnostisch erwogen, daß „primäre" KRUKENBERG-Tumoren durch ovarielle Endotheliome imitiert werden könnten.

3. Gutartige Bindesubstanztumoren

I. *Fibrome:* Vorkommen in jedem Lebensalter, einseitig oder doppelseitig, in Einzahl oder Mehrzahl, winzig klein, mittelgroß, kindskopfgroß; die Oberfläche kann glatt oder feinhöckrig, ein Fibrom kann gestielt, die Konsistenz fest sein. Stieldrehung ist nicht selten. Auf der Schnittfläche finden sich Ödem, Blutung, Nekrose, Verkalkung. Eine besondere Form ist das *Fibroma thecocellulare xanthomatodes ovarii* mit starker Lipoidspeicherung. Der Tumor hat histogenetische Beziehungen zur Granulosazellgeschwulst und ist imstande, eine inkretorische Leistung zu verrichten!

II. *Myome:* Sie sind vergleichsweise selten. Makromorphologisch gleichen sie den Fibromen. Zellreiche Myome sind histologisch oft schwer von Spindelzellsarkomen zu unterscheiden. Durch Kreislaufstörungen kann es zur pseudozystischen Rarefikation, zu sekundärer Verkalkung, Ossifikation etc. kommen.

III. *Myxom, Chondrom, Osteom:* Es handelt sich um mehr zufällige Beobachtungen. Die Frage der Benignität oder Malignität ist bei Myxomen schwierig zu beantworten. Rezidivneigung ist gegeben.

4. Bösartige Bindesubstanztumoren

I. *Sarkome:* Sie machen 3 % der Ovarialgeschwülste aus und sind besonders bösartig. Histologisch prävalieren Rundzellen-, Spindelzellen-, gemischtzellige Sarkome, manchmal fibroplastische Sarkome, gelegentlich indifferente, markig-weiche Tumoren, die man Alveolärsarkome nennt. Rhabdomyoplastische Sarkome sind beobachtet. Jene imponieren als polymorphkernige Neoplasien. Nur die subtile Untersuchung kann klarstellen, daß einige pittoreske Tumorzellen quergestreifte fibrilläre Strukturen führen, als ob es sich um Abkömmlinge der Skelettmuskulatur handelte! Sarkome neigen wie alle schnell wachsenden Tumoren zu autodestruktiven Veränderungen. Dadurch entstehen Pseudozysten mit Blutung, Vernarbung, Verkalkung etc.

II. *Peri- und Endotheliom:* Genau genommen sind zu unterscheiden Lymphangio- und Haemangioendotheliome. Bei diesen können endovasculäre Deckzellproliferate einerseits, perivasculäre (peritheliale) Wucherungen andererseits vorherrschen. Die sogenannten Endotheliome sind 8 mal häufiger als die Sarkome im engeren Sinne. Es wird angenommen, daß Endotheliome ihren Ausgang aus der Theca interna und zwar von den sogenannten Zwischenzellen, nehmen können. Damit hängt es zusammen, daß viele „Theliome" den Granulosazellgeschwülsten ähnlich sehen, obwohl diese zu den Carcinomen, jene aber zu den Sarkomen gehören. Peri- und Endotheliome sind vielfach reich an Riesenzellen. Diese haben eine Ähnlichkeit mit chorionepitheliomatösen symplasmatischen Wucherungen. Die Tumoren sind also gefäßreich, von Blutungen durchsetzt und bieten ein buntes Bild. Obwohl diese Geschwülste mit Sicherheit mit Chorionepitheliomen gar nichts zu tun haben, können sie doch mit einem positiven Aschheim-Zondek einhergehen.

5. Mischgeschwülste

I. *Dermoide:* Es handelt sich um gutartige Mischgeschwülste, welche etwa 10 % aller Ovarialtumoren ausmachen. Dermoide treten im allgemeinen einseitig auf, sie sind nur gelegentlich doppelseitig. Es handelt sich um zystische Neubildungen, gewöhnlich bei jüngeren Frauen. Dermoide tragen ihren Namen nach den bei Eröffnung der Zysten sichtbar werdenden Bestandteilen einer „Haut": Die Zystenwand ist also an einer Stelle gewöhnlich solide gebaut. Man spricht vom Dermoidzapfen. Dieser ist von Epidermis überkleidet und trägt Haare sowie Talgdrüsen. Im Inneren des Dermoidzapfens lassen sich Zähne sowie Knochenstrukturen erkennen. Den Dermoidzapfen nennt man auch Wilmssche Zotte; den eingeschlossenen (meist molaren) Zahn heißt man Saxerschen Zahn. Die in den Dermoidzysten gelegenen Haare sind im allgemeinen von dunkler Farbe. Dermoidzysten sind ausgesprochen gutartig, sie wachsen langsam.

II. *Teratome:* Auch Dermoide und Dermoidzysten sind natürlich „Teratome". Sie sind jedoch „einseitig" differenziert und vorzüglich ausgereift. Teratome im engeren Sinne sind dagegen embryonale unreife und daher klinisch bösartige Neubildungen. Sie sind ungleich seltener. Histologisch findet sich ein buntes Durcheinander aller Keimblattderivate. Vielfach überwiegt die Differenzierung bald des einen, bald des anderen Keimblattes einschließlich der jeweils zugehörigen Keimblattabkömmlinge. Histologisch und biologisch gleich interessant ist die Struma ovarii. Sie kann das Symptomenbild der Hyperthyreose verursachen. Rechtzeitige Erkennung und Exstirpation bringen Heilung. — Folgendes gilt als Regel: Teratome und maligne Teratoide können die Abkömmlinge aller drei Keimblätter besitzen. Es können selbst Derivate der Medullarplatte, primitive Ganglienzellbildner, Medullarepithelien, Augen- sowie Rückenmarkanlagen, die Anlagen aller entodermogener Organe und dgl. immer wieder einmal — dargestellt werden; *niemals* soll der Nachweis einer akzessorischen Garnitur von Geschlechtszellen oder Keimdrüsen gelungen sein!

cc) Anhang

Resümierend sei noch einmal festgestellt, daß Ovarialtumoren (im weiteren Sinne) mit hormoneller Leistung folgende Neubildungen sind:
Lutein- und Corpus luteum-Zysten,
Granulosazelltumoren,
Seminome (Dysgerminome) und *Mesonephrome,*
hypernephroide Carcinome,
Arhenoblastome,
Fibroma thecocellulare xanthomatodes ovarii,
Peri- und Endotheliome, insofern diese den Bau eines Chorionepitheliomes imitieren, und schließlich die
Struma ovarii.
Die Wirkungen können als
oestrogen- (ganz überwiegend),
progesteron- (ganz selten),
ICSH-ähnlich,
androgen (häufig), sowie
thyroxinartig bezeichnet werden.

2. Eileiter

a) Bemerkungen zur Orthologie

Die Tube ist 10—14 cm lang; lateral liegt das *Infundibulum*. Eine seiner Fimbrien ist besonders lang = *Fimbria ovarica*. Medial an das Infundibulum schließt sich die *Ampulle* an. Diese ist 4—10 mm weit. Weiter nach medial folgt der *Isthmus*. Der Durchmesser der lichten Weite beträgt dort nur noch 2—3 mm. Das am weitesten medial gelegene Stück ist die *Pars interstitialis*. Die Öffnung nach dem Cavum uteri ist so eng, daß eine Sondierung im Grunde kaum, die Einspritzung von Flüssigkeit oder Luft einigermaßen gelingt. Die Tube verfügt über ein „Eileitergekröse". Die Tube ist lateralwärts derart gebogen, als ob sie das Ovarium „in den Arm nehmen" wollte. Der Wandbau ist charakteristisch: Man hat Schleimhaut, Unterschleimhaut, Muskelhaut, Subserosa und Serosa zu unterscheiden. Im Bereiche der Ampulle ist die Schleimhaut sehr stark abgefaltet. Dort ist die Muskulatur besonders dünn. Das Epithel der Tubenschleimhaut wird durch ein einschichtiges flimmerndes Zylinderepithel repräsentiert. Die Epithelien sind unterschiedlich hoch; nicht alle tragen Flimmerhaare; viele besitzen auch Sekrettröpfchen. Becherzellen und kleine Drüsen sind eingestreut. In die Garnitur der Epithelien der Tubenschleimhaut sind auch Helle Zellen eingebaut. Schleimhaut und Unterschleimhaut lassen gelegentlich Fluorocyten erkennen. Ihre eigentliche Bedeutung ist noch nicht hinlänglich geklärt. Der Flimmerschlag ist uteruswärts orientiert; etwa vorhandene Spermatozoen „schwimmen gegen den Strom". Die Tubenschleimhaut nimmt am menstruellen Zyklus teil. In der Phase des Praemenstrum geht der Flimmerbesatz teilweise verloren. Während der Menstruation findet die Abstoßung einiger „erschöpfter" Drüsenepithelien statt. Eine eigentliche Tubenmenstruation ist aber nicht gegeben. Während der Jahrzehnte der Geschlechtsreife sind die Schleimhautfalten der Tube besonders hoch, vielfach wie erigiert, ausgestattet durch „vollsaftige" Epithelien. Jenseits des Klimakterium zeigen die Epithelien eine Abflachung. Es kommt zur Vermehrung des Bindegewebes der Tunica propria. In den Fällen einer stärkeren Wucherung der Schleimhaut des Corpus uteri entsteht ein praktisch totaler Verschluß des uterinen Tubenostium. Die Muskulatur der Tube besteht aus einer inneren Ring- und einer äußeren Longitudinalschicht. Die Ringmuskulatur ist in flachen Schraubenzügen angeordnet. Auch nach innen zu sind einige wenige Längsmuskelfäserchen darstellbar. Die Tube zeigt peristaltische Bewegungen, welche von dem Oestrogenspiegel abhängig sind. Die „infantile" Tube gilt als relativ zu lang. Die Erfahrungen mittels der Pertubation der Tube haben gelehrt, daß drei bis vier Druckschwankungen der Tubenmuskulatur (peristaltische Bewegungen) pro Minute ablaufen.

b) Kreislaufstörungen

Bei fieberhafter Allgemeininfektion, bei exogener Intoxikation etc. entstehen sogenannte parenchymatöse d. h. diffus ausgebreitete, profuse Tubenschleimhautblutungen. In selteneren Fällen sind die Blutungen umschrieben, gelegentlich fleckförmig. Aus größeren Gefäßen blutet es in die Tubenwand, allenfalls in das Cavum peritoneale, im Falle sogenannter Tubenruptur (bei Tubarabort). Es entsteht die *Haematosalpinx*. Im Falle der Stieldrehung eines Ovarialtumors wird die Tube zu einem fingerdicken, schwarzroten, strangförmigen Gebilde umgewandelt. Eine bestimmte Form eines chronisch-inveterierten Ödemes der Tube ist der *Hydrops tubae profluens*. Der Name bringt zum Ausdruck, daß die in der Tube retinierte Flüssigkeit gelegentlich entleert wird; der Hydrops profluiert in das Cavum corporis uteri. Der Hydrops tubae ist entweder die Folge einer chronischen Entzündung oder einer abnorm gesteigerten Sekretion (Sekretionsneurose?).

c) Entzündliche Erkrankungen

aa) Katarrhalisch-eitrige Entzündung

Es handelt sich um eine starke Schwellung und Rötung der Schleimhaut; die Fimbrien zeigen eine leuchtend rote Farbe. Die Menge des Exsudates ist unterschiedlich groß. Diese Form der Entzündung entsteht entweder deszendierend, bei *Appendicitis, Peritonitis* und *Parametritis*; oder aszendierend vom Uterus aus oder aber haematogen. Bei *Salpingitis gonorrhoica* finden sich ungemein zahlreiche Plasmazellen. Gelegentlich sind eosinophile Leukocyten sichtbar zu machen. Die Salpingitis bei Gonorrhoe ist bei makroskopischer Betrachtung durch eine schwefelgelbe Farbe der vereiterten Wandschichten ausgezeichnet. Mikroskopisch finden sich, vor allem im Bereiche des abdominellen Tubenendes, ungemein zahlreiche *Pseudoxanthomzellen*. Die Gesamtheit der Veränderungen bei Gonorrhoe ist unspezifisch, gleichwohl eindrucksvoll. Die durch andere Erreger verursachten eitrigen Salpingitiden verfügen nicht über derart zahlreiche Plasmazellen und Schaumzellen. — Streptokokkeninfekte der Tube sollen angeblich auf dem Lymphwege zustande kommen. In selteneren Fällen wird eine intramurale Tubenphlegmone gefunden. Diese kann mit seichter Geschwürsbildung der Schleimhaut oder auch mit pseudomembranöser Entzündung kombiniert sein. — Alle diese Entzündungen der Tube können erstaunlich gut abheilen, ohne daß stärkere Residuen bleiben. Manchmal nimmt eine Pelveoperitonitis ihren Ausgang von der Tube. Durch Organisation der am abdominellen Tubenende etablierten Exsudatauflagerungen mögen Verklebungen der Fimbrien, Verwachsungen, Stenosen und Verschlüsse resultieren. — Perisalpingeale Adhäsionen können eine Abknickung der Tuben zur Folge haben. Das abdominale Tubenende und das Ovarium sind dann von zarten entzündlichen Pseudomembranen bedeckt. Es kann ein gekammertes Narbensystem entstehen, das sich bis zum Darme hin erstreckt. Wenn die zu Kammern angeordneten entzündlichen Pseudomembranen Eiter retinieren, entsteht eine *Pyosalpinx saccata*. Die Tube ist dann zu einem retortenförmigen Sack aufgetrieben. Durch nachträgliche Resorption des eitrigen Ergusses und Substitution desselben durch ein seröses Exsudat kann ebenfalls eine *Hydrosalpinx* entstehen. Gelegentlich wird das im Inneren der entzündlich alterierten Tuben gelegene Exsudat eingedickt und durch Kalksalze imprägniert. Es kommt zur Ablagerung *kalkigkreidiger Massen* in der ektatischen Tubenlichtung. Je älter der Prozeß wird, um so bunter ist das histologische Detail. Durch Epithelabfaltungen der Tubenschleimhaut entstehen drüsenartige Bilder. Deren differentialdiagnostische Abgrenzung gegenüber der Salpingitis isthmica nodosa kann schwierig sein.

bb) *Tuberkulose*

Bis vor 25 Jahren wurden in 2—3 % aller Obduktionen (verschiedene) Formen sogenannter Genitaltuberkulose bei Frauen gefunden. Die weibliche Genitaltuberkulose machte 3—4 % aller Erwachsenentuberkulosen aus. Die tuberkulöse Salpingitis ist die häufigste Form. Angeblich kann die Tuberkulose der Tube in 10 % aller chronisch-entzündlichen Adnexerkrankungen verifiziert werden. Die Salpingitis tuberculosa ist schon in frühestem Kindesalter beobachtet. Im allgemeinen manifestiert sich die Adnextuberkulose in der Zeit unmittelbar nach der Geburt. Der erste Anfang ist nicht eigentlich charakteristisch. Es handelt sich um einen einfachen Katarrh, der klinisch und pathoanatomisch leicht übersehen wird. Die Tube ist dann verdickt, die Schleimhaut glasig verändert. Auf dem Querschnitt durch die Tube quillt die Schleimhaut stark hervor. Je älter der Prozeß wird, um so dicker wird die Tube. Sie kann daumenstark werden. Die Tubenlichtung führt käsig-schmierige, eingedickte Massen. Die tuberkulös alterierten Tuben sind vielfach auffällig geschlängelt; sie führen rosenkranzartige Auftreibungen. Wenn das uterine Ostium der Tube verödet sein sollte, resultiert die tuberkulös-käsige Pyosalpinx. Mikroskopisch finden sich subepitheliale Tuberkel der Tunica propria. Die kleinen Käseherde konfluieren; so kann eine „tuberkulöse Phlegmone" entstehen. Der Prozeß kriecht, folgend dem Verlaufe der Lymphbahnen, transmural bis unter die Serosa. Dort entstehen sehr zahlreiche kleine und kleinste Tuberkel. — Die tuberkulöse Salpingitis entsteht im allgemeinen hämatogen und zwar nach dem Prinzip der Ausscheidungsentzündung (SIMMONDS). Ganz entsprechende Verhältnisse finden sich am Nebenhoden im Falle sogenannter männlicher Genitaltuberkulose. Bei beiden Geschlechtern scheinen also die proximalen Geschlechtsgänge für den Erwerb einer Tuberkulose besonders disponiert zu sein. Die aszendierende tuberkulo-bakterielle Infektion ist nicht mit Sicherheit bewiesen. Unter dem Bilde der „Pseudotuberkulose" der Tuben verbergen sich Fremdkörpergranulome, welche in der Umgebung eingedickter Exsudatmassen, freilich auch in der Nachbarschaft abgestorbener Parasiten (Oxyuren), höchst selten im Zusammenhang mit einer mortifizierten Tubargravidität entstehen können.

cc) *Salpingitis rara (qua causis alienis)*

Salpingitis oxyurica bei kleinen Mädchen! Eosinophil-granulomatöse Entzündung. Die Diagnose steht und fällt mit dem Parasitennachweis. *Salpingitis lymphogranulomatosa!* — Ausgehend von einer *Aktinomykose* der Ileocoecalregion entsteht gelegentlich eine rechtsseitige aktinomykotische Adnexitis.

dd) *Fremdkörperentzündung*

Nach Tuben-Pertubation z. B. nach Tubendurchblasung mittels pulverisierter Medikamente.

Es handelt sich um Gelegenheitsbeobachtungen. Die histologische Situation ist eindrucksvoll: Zahllose, konglomerierte, großzellige Granulome mit pittoresken, vielfach doppelt lichtbrechenden Körnchen und Splitterchen. Diese Veränderungen waren zur Zeit der Sulfonamidära häufiger. Sie finden sich jetzt nur höchst ausnahmsweise.

ee) *Salpingitis isthmica nodosa*

Erstbeschreibung durch HANNS CHIARI und SCHAUTA (1888). Es handelt sich um kleinstknotige Verdickungen der Wand des isthmischen Tubenabschnittes. Die Knötchen erreichen im allgemeinen Hirsekorngröße. In seltenen Ausnahmefällen liegen bis welschnußgroße Gebilde vor. Die mikroskopische Untersuchung zeigt, daß es sich um Adenomyome handelt. Es findet sich eine innige Symbiose zwischen endometriumähnlichen, verzweigten Drüsenschläuchen und glatter Muskulatur. Das in der unmittelbaren Umgebung der Drüsenepithelien gelegene Bindegewebe sieht dem Stroma des Corpusendometrium ähnlich. Es liegt eine endometrioide Heterotopie zugrunde. Dementsprechend finden sich die Reste alter und frischer Blutungen. Die Salpingitis isthmica nodosa kann angeblich auch auf dem Boden chronisch-vernarbender Entzündung entstehen. In den Fällen, in denen die Knötchen als endometrioide Wucherungen verstanden werden dürfen, wäre im Prinzip mit der Möglichkeit des Ingangkommens einer Tubenmenstruation zu rechnen!

d) Tuboovarialzysten

Es handelt sich um retortenähnliche Zystensäcke, deren Wand teils vom Ovarium, teils von der Tube, im wesentlichen auch von entzündlichen Verwachsungssträngen gebildet wird. Formalgenetisch hat man folgende Entstehungsmöglichkeiten der Tuboovarialzysten auseinanderzuhalten:
1. Das Fimbrienende der Tube ist entzündlich verklebt, alsdann bindegewebig verwachsen mit der Oberfläche einer korrespondierenden mehr oder weniger kleinen (oder großen) Ovarialzyste. Letztere entleert sich in die Lichtung des Infundibulum der Tube. Diese erwirbt hierdurch die Veränderungen eines „Hydrops".
2. Eine mit einer Eierstockszyste an beliebiger Stelle verlötete Sactosalpinx tritt nach Schwund der Scheidewand mit dem Binnenraum der Zyste in Verbindung.
3. Das Fimbrienende der Tube schlupft in das Innere einer geplatzten Ovarialzyste nachträglich hinein. Die Wände einer derart alterierten Ovarialzyste verkleben miteinander; das Ovarium hilft mit, die defekte Zystenwand zu verschließen, indem es „wie ein Stein" in ein Loch eingefügt wird.

Tuboovarialzysten erreichen im allgemeinen nicht die Größe autochthoner Eierstockszysten, weil sie in Verbindung mit dem Uteruscavum stehen, dadurch gleichsam offen bleiben und schubweise entleert werden können. Möglicherweise entsteht ein Teil der Fälle des Hydrops tubae profluens durch Kommunikation mit einer Tuboovarialzyste. Die pyogene Infektion der Tuboovarialzyste erzeugt den *Tuboovarialabszeß*.

e) Geschwülste der Tube

aa) *Gutartige Geschwülste*

Es handelt sich um *Fibrome* und *Myome*, angeblich auch um *Schleimhautpolypen*. Tubare Polypen sind reich an Drüsen. Diese sehen den Drüsen des Corpusendometrium sehr ähnlich. Man hat erwogen, ob die Polypen der Tubenschleimhaut von ektopischem Endometrium ausgehen können. Einigermaßen „tubenspezifisch" ist das Vorkommen gutartiger Mischgeschwülste: *Chondroangiolipofibrom.*

bb) Bösartige Geschwülste

Sarkome, Endotheliome und *Carcinome* sind vergleichsweise selten. Die Malignome treten doppelseitig auf. Die Tuben können wurstförmig verdickt sein. Auf der Schnittfläche findet sich eine geschwulstartige zottige Gewebeplatte. Die Tumorzotten können unter Umständen zum Ostium abdominale der Tube „hinausschauen". In anderen Fällen brechen bösartige Geschwülste durch die Tubenwand hindurch und wandeln diese zu einer blumenkohlähnlichen Wucherung um. Primäre Carcinome der Tubenwand können Adenocarcinome sein, werden jedoch oft durch Plattenepithelkrebse repräsentiert. Das Pflasterzellengewebe ist auf dem Boden einer Metaplasie, also bei und nach chronischer Entzündung, entstanden. Tubenkrebse können sich intrakanalikulär ausbreiten. Sekundäre bösartige Geschwülste der Tube entstehen im allgemeinen lymphohaematogen oder durch Abklatsch. Es handelt sich um kavitäre Metastasen, deren Ausbreitung durch die Peritonealflüssigkeit ermöglicht wurde.

3. Gebärmutter

a) Orthische Prämissen

Birnenförmiges Hohlorgan, 7—9 cm lang; das Corpus umfaßt zwei Drittel der Dimension der gesamten Gebärmutter; es ist von vorn nach hinten abgeplattet. Die Länge der Uteruslichtung vom Os externum bis zum Fundus beträgt 6—7 cm. Zwischen Cervix und Corpus befindet sich ein etwa 1 cm langer Abschnitt. Er gehört makroskopisch zur Cervix, trägt jedoch mikroskopisch Corpusschleimhaut. Hier liegt eine leichte taillenförmige Einschnürung; es handelt sich um den *Isthmus uteri.* Die Corpusmuskulatur wird durch ein spiralisiertes Muskelscherengitter dargestellt. Die Muskelfasern können sich kontrahieren, ohne daß eine wesentliche Verengerung der Lichtung oder eine Verkürzung des Längsdurchmessers erfolgt. Die Schleimhaut des Gebärmutterkörpers trägt ein unterschiedlich stark ausgebreitetes Flimmerepithel. Dieses ist wechselweise untermischt von nicht-flimmernden Partien. Der Flimmerstrom ist vaginalwärts orientiert. Die Höhe der Schleimhaut wird in zwei Abschnitte gegliedert, eine innere Schicht (= *Functionalis*) und eine äußere Schicht (= *Basalis*). Die Functionalis besteht wiederum aus zwei Schichten, nämlich der *Compacta*, welche nach der Gebärmutterlichtung zu orientiert ist, und der *Spongiosa*, welche die Grenze zur Basalis darstellt. Die Spongiosa repräsentiert die Regenerationsreserve. Im Falle stärkerer Beanspruchung greifen die regeneratorischen Vorgänge auf die Basalis zurück. Die Fundi der Drüsen greifen unterschiedlich weit in die benachbarte innerste Schicht des Myometrium. Das Stroma der Gebärmutterkörperschleimhaut besteht aus lockerem, vorwiegend retikulärem Bindegewebe. Die Epithelien sind durch sehr distinkte Basalmembranen abgegrenzt. In den Maschen des mesenchymalen Reticulum finden sich Wanderzellen. Auch hier sind Fluorocyten nachweisbar. Während der Zeit der Geschlechtsreife befindet sich die Corpusschleimhaut in „ständiger Bewegung". Die Zweigliederung der

Functionalis in eine Substantia compacta und spongiosa ist im Grunde nur auf der Höhe der sekretorischen Entfaltung deutlich. Dabei ist es gleichgültig, ob eine Decidua menstruationis oder graviditatis vorliegt. Die typischen Deciduazellen sind Stromazellen. Sie sind groß, dichtgefügt, polygonal, pflanzenzellenähnlich, weil sie in ihrem Protoplasma Glykogen und Lipide führen. Die Corpusdrüsen sind überwiegend seröse Elemente; die Cervixdrüsen sind vorwiegend mucinöse Drüsen. Auf der Höhe der Geschlechtsreife steigt die Cervixschleimhaut nach distal, nämlich auf die Wölbung der Portio vaginalis uteri. Mit zunehmendem Lebensalter „zieht sich" das Cervixendometrium in das Innere der Gebärmutter „zurück". Die Kontaktstelle zwischen dem Plattenepithel der Portio vaginalis uteri einerseits und dem Zylinderepithel des Cervixendometrium andererseits gilt als „check point". Hier ist eine kritische Stelle bezüglich Differenzierung und Entfaltung der Epithelien, besonders unter pathologischen Bedingungen. Die Gegend der Kontaktnahme zwischen Zylinderepithel und Plattenepithel kann zum Schauplatz des „Grenzkampfes" der verschiedenen epithelialen Matrices werden. Im Greisinnen-Uterus liegt jedenfalls im untersten Teile des Cervicalkanales das aufgewanderte Plattenepithel der Portio! Das *Myometrium* ist stark von Bindegewebe untermischt. Geschwülste des Myometrium müssen nicht notwendigerweise von den Bausteinen der glatten

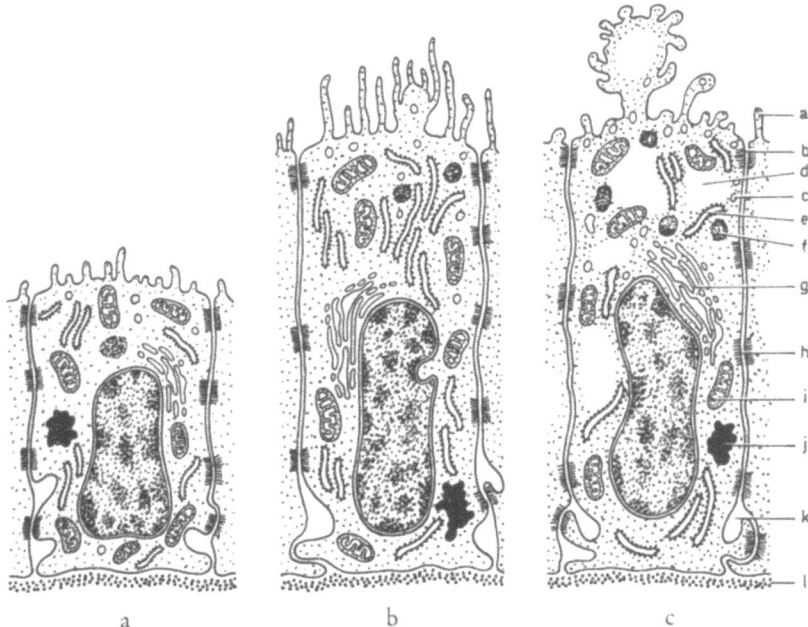

Abb. 4 a—c. a Ruhendes Epithel; b Proliferation (Oestrogenwirkung); c Sekretion (Oestrogen- und Progesteronwirkung): (a) Mikrozotten; (b) Endstücke; (c) Bläschen; (d) Glykogen; (e)α-Cytomembrane; (f) Granula; (g) Golgi-Apparat; (h) Desmosome; (i) Mitochondrien; (j) Lipoidgranula; (k) intracelluläre Vacuole; (l) Basalmembran. Schema der Veränderungen der Epithelien der Corpusdrüsen des Menschen unter dem Einfluß der Zyklushormone, aus DISZFALUSY und LAURITZEN (1962)

Muskulatur entspringen. Durch „Anhebung" der glatt-muskulären Spiralen wird das Stroma besonders entfaltet. Durch Flüssigkeitseinlagerung in das Interstitium entsteht die Auflockerung des Isthmusgebietes, welche klinisch als Hegarsches Schwangerschaftszeichen bekannt ist. — Der normale Uterus der gesunden, geschlechtsreifen Frau wiegt 50 g. Am Ende einer Gravidität beträgt das Gewicht (ohne Frucht, ohne Eihüllen, ohne Plazenta) 1 000 g!

Die elektronenmikroskopische Untersuchung der Vorgänge beim normalen menstruellen Zyklus hat eine große Anzahl sehr verschiedener Befunde gezeitigt (Abb. 4). Nachfolgendes Schema vermittelt einen Begriff von den Veränderungen ausschließlich an den Epithelien der Corpusdrüsen. Es sind ruhendes Epithel, Epithel bei Oestrogenwirkung und Epithel bei kombinierter Oestrogen- und Progesteronwirkung nebeneinandergestellt. Die morphogenetische Leistung der Oestrogene ist unverkennbar. Die sekretorische Umwandlung geht mit einer Vakuolisation des Protoplasma, besonders aber einer Entfaltung des Golgi-Apparates einher.

Das Endometrium stellt ein einziges großes „Stoffwechselorgan" dar. Die Abhängigkeit der funktionell-metabolischen Leistungen von den Impulsen der hormonellen Steuerung ist zuerst von ROBERT SCHRÖDER und seiner Schule erarbeitet. Die klinische Pathologie der funktionell-morphologischen Störungen, vor allem des Endometrium, ist durch H. RUNGE meisterhaft dargestellt worden („Blutung und Fluor", Dresden und Leipzig: TH. STEINKOPFF *1936*). Eine moderne Schilderung der einschlägigen Verhältnisse stammt von G. DALLENBACH-HELLWEG („Endometrium", Berlin-Heidelberg-New York: Springer 1969). Neben den Veränderungen der Epithelzellen haben diejenigen der Stromazellen besondere Beachtung gefunden. *In der zweiten Hälfte der sogenannten Sekretionsphase geben die Stromazellen ihre Mitosetätigkeit auf.* Sie differenzieren sich *„in zwei Richtungen":* Einmal in Richtung auf *„praedeziduale Zellen"*, zum anderen in Richtung auf *„endometriale Körnchenzellen"*. Letztere haben eine bizarre Kernform und eine phloxinophile Granula im Protoplasma. Die Körnchen bestehen aus einem Polypeptid, reich an Tyrosin und Tryptophan. Es ist wahrscheinlich, daß es sich um Stoffgemische handelt, welche mit dem „Relaxin" verwandt, wenn nicht (weitgehend) identisch sind. DALLENBACH und DALLENBACH-HELLWEG (1964) haben durch immunhistologische Untersuchungen wahrscheinlich gemacht, daß endometriale Körnchenzellen „Relaxin" enthalten. Relaxin ist wahrscheinlich in Körnchenform an die Lysosomen gebunden. Die Ausschüttung des „Relaxines" erfolgt praemenstruell. Das „Relaxin" fördert die „Dissipation" der zellularen und fibrillären Verbindungen im Bereiche der oberflächlichen Functionalis. Die Epithelzellen des Corpusendometrium sind in der Proliferationsphase mit prächtigen Mikrovilli ausgestattet. Ebendort ist eine alkalische Phosphatase lokalisiert. In der Sekretionsphase schwinden die Mikrovilli, und die Aktivität der Phosphatase nimmt ab. Im Stroma des Corpusendometrium werden nicht selten Lymphzellkongregationen gefunden, welche kleinen Lymphknoten durchaus ähnlich sehen. Lymphfollikel mit angedeuteten Reaktionszentren werden während der Geschlechtsreife in etwa 50 % aller normaler Uterusschleimhäute gefunden. Im Zellverband des endometrialen Stroma spielen „Monocyten" als „brave Makrophagen" keine geringe Rolle. Die Anzahl der Mastzellen nimmt proportional der Höhenzunahme der zyklisch entfalteten Gebärmutterkörperschleimhaut zu!

Aus den kleinen Arterien der „Basalis" gehen die „Spiralarterien" der Functionalis hervor. Sie steigen zur Oberfläche des Endometrium auf und erreichen diese etwa gegen Ende der Proliferationsphase. Während der Sekretionsphase nimmt die Schlängelung der Spiralarterien zu. Die Höhe des Endometrium verhält sich angeblich zur Länge der Spiralarterien wie 1 : 15. Die Stärke der Spiralisierung ist offenbar Ausdruck eines besonders schnellen Längenwachstumes der kleinen Arterien. *Die endometrialen Körnchenzellen begleiten die Spiralarterien unter Ausbildung breiter Zellmäntel.* Die Oestrogenwirkung läuft auf eine Vermehrung der RNS der Endometriumzellkerne hinaus. Es wird angenommen, daß Oestrogen einen fördernden Einfluß auf die Bildung von messenger-RNS habe. Oestrogen induziert also Zellwachstum, Zellteilung und Proliferation. Progesteron dagegen zeitigt eine Vergrößerung und Aufhellung der Kerne der Zellen des Schleimhautbindegewebes. *Die Vergrößerung der Zellkerne geht mit einem DNS-Anstieg einher.* Relaxin verursacht eine perirubrostatische Dauerhyperämie der terminalen Strombahn der lumennahen Functionalisanteile. Dabei kommt es zur Desmolyse, also zur Auflockerung und Dissipation der Stroma-Bausteine. Es scheint, daß hierin ein vorbereitender Akt für die Implantation einer befruchteten Eizelle gesehen werden kann. Relaxin hilft wahrscheinlich mit, post partum die Ablösung der Plazenta zu bewerkstelligen. Es scheint, daß sich Relaxin der tätigen Hilfe proteolytischer Fermente bedient.

b) Veränderungen der Lage

Flexionen, Positionen, Abknickungen, Descensus und Prolaps können im gegebenen Zusammenhang nicht ausführlich dargestellt werden. — Mit den Veränderungen der „Lage" wesensmäßige Verknüpfung haben jedoch einige *topische Besonderheiten*: Die antimerale Gliederung der Derivate der Müllerschen Gänge bringt es mit sich, daß auch im Bereiche des Uterus eine „Raphe" (fiktiv) existiert. Nach GG. HÖRMANN haben die Geschwülste des Myometrium (Leiomyome) histogenetische Beziehungen zu den bei der Raphebildung exterritorialisierten „Geschwulstkeimanlagen".

c) Funktionell-morphologische Störungen am Endometrium

aa) Dysmenorrhoea membranacea

Unter heftigen Molimina menstrualia, ähnlich dem Bilde sogenannter Uteruskoliken, kommt es zur Abstoßung einer fetzig-häutigen Membran oder von Ausgüssen des Cavum corporis uteri während der Menstruation. Die „Abgänge" sind verschiedenartig zusammengesetzt:

1. Dreizipfeliger Ausgußsack

Es handelt sich um die „*Endometritis exfoliativa dissecans*"; der Sack ist außen rauh und zottig, innen glatt, in der Sackwand mit feinen Poren ausgestattet, welche der vorhanden gewesenen Anordnung der Endometriumdrüsen entsprechen. Die Drüsenfundi lassen sich mikroskopisch nicht verifizieren, weil diese offenbar in situ (in der Basalis) zurückgeblieben sind. Die Drüsenepithelien sind schlecht anfärbbar und nekrobiotisch. Im Stroma findet sich eine herdförmig ausgebreitete, seltener durchgehend entwickelte deziduale Umwandlung. Die histologische Differentialdiagnose gegenüber einer Decidua graviditatis kann schwierig sein. Die Differenzierung der „Abgänge" bei Dysmenorrhoea membranacea von den Stückchen einer Decidua menstruationis, beides wiederum von den Schleimhautfetzen einer Decidua graviditatis kann praktisch und forensisch von größter Wichtigkeit sein. In praxi handelt es sich gewöhnlich darum, die Schleimhautveränderung bei extrauteriner Gravidität rechtzeitig zu erkennen, damit die häufig katastrophalen Folgen des extrauterinen Abortes vermieden werden können. Bezüglich der Differenzierung gegenüber der Decidua menstruationis mag gelten: Beim Status menstrualis ist eine nur kleinherdige deziduale Umwandlung des Schleimhautstroma gegeben; es finden sich hohe Oberflächen- und Drüsenepithelien; im Falle einer Decidua graviditatis ist eine durchgehend ausgebreitete deziduale Reaktion sichtbar zu machen; Oberflächen- und Drüsenepithelien sind dann vorwiegend abgeplattet. Als Ursache der Dysmenorrhoea membranacea wird die fehlerhafte Auf- und Ablösung aus dem Cavum und von der Unterlage angeschuldigt. Möglicherweise erzeugt ein relativ zu enger Halskanal einen Rückstau von Menstruationsblut und dadurch einen Anreiz zu einer stärkeren „Wehentätigkeit".

2. *Membranen aus Plattenepithel*
Das Material ist geschichtet, es trägt feine Porositäten. Man spricht von „Colpitis exfoliativa dissecans".

3. *Reine Fibrin- und Blutergüsse*
Es handelt sich um die Exfoliatio mucosae fibrinosa.
Die Dysmenorrhoea membranacea tritt auch familiär gebunden auf; sie ist offenbar erblich bedingt.

bb) Blutungen aus allgemeiner Ursache

1. *Infektion, Intoxikation, hämorrhagische Diathese etc.*

2. *Apoplexia uteri:*
Es handelt sich um eine plötzliche Genitalblutung bei Greisinnen (Apoplexia vetularum). Die formale Pathogenese ist nicht genügend geklärt. Möglicherweise liegt eine cardiale Dekompensation zugrunde. In anderen Fällen ist die Apoplexia uteri praeagonal und agonal beobachtet; angeblich bestehen genetische Beziehungen zu einer höhergradigen Sklerose der Arteria uterina.

3. *Glandulär-zystische Hyperplasie:*
Diese Veränderungen sind außerordentlich häufig. Man hat sie früher als Folge lokaler chronischer Entzündung verstehen wollen („Endometritis chronica hyperplastica fungosa"). Die Schleimhaut ist stark verdickt, weich, fleckig hyperämisch, auf eine *Breite von 25 mm* entfaltet. Gelegentlich imponiert auch eine umschriebene Hyperplasie („Endometritis hyperplastica polyposa"). Das Curettement fördert reichlich Material. Mikroskopisch imponiert eine sehr charakteristische Veränderung in der Ausdifferenzierung der Drüsen: Die Schichtung der Schleimhaut ist verloren; die Drüsen sind verlängert, geschlängelt und in den Lumina erweitert. Viele Drüsen zeigen Korkzieherform, andere eine Doppelung und Invagination der Epithelreihen; die Lumina wieder anderer

Drüsen sind blasig d. h. zystisch, z. T. auch eckig und zipfelig·ausgezogen, verändert. Die Epithelien sind eher niedrig, kubisch, gut anfärbbar, im Besitze von mittelständigen Kernen, tadellos abgegrenzt, frei von Sekretionsvakuolen. Im Stroma imponieren Ödem, Blutung, Capillarthrombosen, kleinste hämorrhagische Infarkte mit sekundären entzündlichen Veränderungen. Gelegentlich findet sich auch eine Hyperplasie der Basalis. Liegen die zystisch erweiterten Drüsen dicht bei dicht, imponiert das Bild des „Schweizer Käse-Musters". Unter besonderen Bedingungen kann die glanduläre Hyperplasie unter dem Bilde der zirkumskript-pseudopolypös-adenomatoiden Schleimhautverdickung einhergehen. Körnchenzellen des Stroma fehlen. Mastzellen sind dagegen vermehrt vorhanden. Die praekollagenen argyrophilen Fäserchen sind im allgemeinen deutlich vermehrt. Die Spiralarterien verlaufen „gerade". Klinisch wird jeweils eine kurze Amenorrhoe beobachtet. Sie ist von mehreren unregelmäßigen, teilweise länger anhaltenden Blutungen abgelöst. Die glanduläre Hyperplasie tritt auf nach der Menarche, post abortum, post partum und am Ende der Geschlechtsreife. BRENNECKE (1882) erkannte die Beziehung zur Follikelpersistenz. ROBERT SCHRÖDER bestätigte die Annahme des Zusammenhanges. Entweder persistiert ein einziger Follikel, oder es sind mehrere. Die Follikel können bis Kirschgröße besitzen und zeigen geringgradige degenerative Veränderungen der Granulosa. Die zystisch-glanduläre Hyperplasie entsteht also durch Oestrogen-Dauerwirkung. Sie wird besonders auch bei Granulosazelltumoren beobachtet. Die Schleimhauthyperplasie kann so beträchtlich sein, daß die einander gegenüberliegenden Endometriumteile miteinander in Kontakt geraten, eine mechanische Kompression hervorrufen und dadurch die Sequestration der gewucherten Schleimhaut einleiten. Der Ausstoßung der glandulär-zystisch-hyperplastischen Corpusschleimhaut liegt eine „Abbruchblutung" zugrunde. Diese wird hervorgerufen durch ein „Oestrogendefizit". Jenes kommt auf unterschiedliche Art und Weise zustande: Die nach und nach stärker, höher und breiter aufgebaute Corpusschleimhaut bedarf einer hohen Oestrogenkonzentration zur Steuerung des metabolischen Erhaltungsminimum. Reicht die verfügbare Oestrogenquantität nicht aus, resultiert ein relativer Oestrogenmangel. Der Oestrogenspiegel im Blut ist freilich der gleiche geblieben. Auch der absolute Abfall des Oestrogenspiegels hätte den gleichen Effekt. Die in reichem Maße anwesenden proteolytischen Enzyme hemmen die Blutgerinnung. Gelegentlich werden mehr oder weniger ausgeprägte sekretorische Umwandlungen beobachtet. Umschriebene Plattenepithelmetaplasien des Cylinderepitheles führen zum Auftreten kleinster Plattenepithelknötchen. Diese haben keinen Krankheitswert. G. DALLENBACH-HELLWEG meint, daß das Auftreten von Plattenepithelknötchen eine „individuelle Variante" in der Reaktion des Endometrium „auf den erhöhten Oestrogenspiegel" sei. Alles in allem: Der Nachweis von Plattenepithelknötchen in einem hyperplastischen Endometrium zwingt, daran zu denken, daß eine beginnende maligne Entartung im Spiele sein könnte. Nachgehende Fürsorge ist unerläßlich. — Es gibt auch „atypische Hyperplasien". Bei diesen tragen die Corpusdrüsen Anomalien in größerer Anzahl: Die Epithelien sind mehrzeilig, papillär entfaltet, die Drüsenschläuche dos-à-dos angeordnet, die Drüsenfundi scheinen weit in die Tiefe zu reichen. Hier ist die Frage zu erwägen, ob nicht eine Praecancerose vorliegt. Man könnte von einem „Carcinoma in situ" der Gebärmutterkörperschleimhaut sprechen.

4. Anovulatorischer Zyklus

Findet sich in den letzten Zyklustagen noch immer ein proliferierendes Endometrium, welches etwa dem Beginn oder der Mitte der Proliferationsphase entspricht, so darf man das Vorliegen eines anovulatorischen Zyklus diagnostizieren. Die alkalische Phosphatase ist in der 4. Woche eines anovulatorischen Zyklus negativ! Man kann hierdurch die Schleimhautverhältnisse bei anovulatorischem Zyklus von denen der regelrechten Proliferationsphase und der zystisch-glandulären Hyperplasie unterscheiden (G. DALLENBACH-HELLWEG, *1969*).

Nach ROBERT SCHRÖDER entsprechen die Schleimhautverhältnisse der glandulär-zystischen Hyperplasie sowie die des anovulatorischen Zyklus dem, was noch heute in weiten ärztlichen Kreisen Metropathia haemorrhagica genannt wird.

d) Entzündliche Erkrankungen der Gebärmutter

aa) Endometritis

1. Akute Endometritis

Schwellung, Rötung, punktförmige und fleckige Schleimhautblutungen beherrschen das Bild. Es muß nicht notwendigerweise das gesamte Endometrium erkrankt sein. Die akute Endometritis findet sich unter Umständen *nur* im Corpus- oder im Cervixbereich. Das Sekret ist eitrig. Das Exsudat bei cervicaler Endometritis ist stärker und reichlicher, bei Corpusendometritis dünner und spärlicher. Mikroskopisch findet sich ein serofibrinöses, an Leukocyten reiches Exsudat. Die Ursachen der akuten Endometritis sind mechanische, thermische, chemische, bakterielle Reize. Bei *Gonorrhoe* entsteht eine *Endo-Myometritis*. Bei *fieberhafter Allgemeininfektion* kann eine *metastatische Endometritis haemorrhagica corporis* auftreten. (bei Scharlach, Typhus, Pneumonie, Cholera etc.). Die *Endometritis diphtherica* geht mit Schleimhautnekrosen und Pseudomembranbildungen einher. Sie wird insbesondere nach Einwirkung lokaler Ätzmittel beobachtet. Die diphtherische Endometritis kann auch als uraemische Ausscheidungsentzündung aufgefaßt werden, welche durch ammoniakalische Harnstoffzersetzung entsteht. Die akute Endometritis entsteht sonst (und im allgemeinen) aszendierend (nach Cohabitation, nach Menstruationsblutung, post abortum und post partum).

2. Chronische Endometritis

Heilt die akute Entzündung nicht ab, resultiert im allgemeinen eine chronische Entzündung. In vielen Fällen ist ein akutes Vorstadium nicht ausfindig zu machen. Man muß dann sprechen von „primär-chronischer" Endometritis. Im Abradat finden sich Infiltrate, welche aus Lymphocyten und Plasmazellen bestehen. Die Einlagerung lymphoider Knötchen ist quantitativ stark vermehrt. Die diagnostische Dignität der Lymphzellkongregationen ist umstritten.

a) *Endometritis ohne Zyklusstörung:* Das histopathologische Bild ist uncharakteristisch.

b) *Endometritis mit Zyklusstörung:* Hierbei finden sich stärkere interstitielle leuko-lymphocytäre, plasmazellulare und monocytäre Infiltrate. Die Drüsenschläuche sind von abgeschilferten Epithelien und Entzündungszellen ausgestopft. Eine besondere Zuordnung der Zyklusstörung in eine definierte Funktionsphase ist nicht möglich. Die Fundi der Corpusdrüsen zeigen eigenartige Wucherungen; die Epithelien können papillär, geschichtet, lebhaft proliferiert sein; die Desquamation der Functionalis kann (relative) Heilung bringen. Da die Erreger der Endometritis Zuflucht suchen und finden in den Drüsenendstücken der Basalis, werden auch etwaige Regenerate stets erneut infiziert. Dadurch mag es zur Erschöpfung der Regenerationskraft des Endometrium kommen: *Endometritis chronica atrophicans.* Die dünne Corpusschleimhaut führt ein relativ kräftiges spindelzellreiches Stroma. Bei chronisch-entzündlichen Prozessen sind metaplastische Veränderungen der Epithelien nicht selten. Plattenepithelmetaplasien werden auch hier immer wieder gesehen. Sind diese Veränderungen besonders ausgedehnt, steht zu befürchten, daß sich ein „Zuckergußkrebs" entwickelt. Die Endometritis atrophicans wird auch als Ichthiosis oder Psoriasis uteri bezeichnet. In extrem seltenen Fällen ist ein cholesteriniger Brei im Cavum uteri und die Ausbildung eines Cholesteatomes beobachtet worden. Etwa vorhandene Polypen des Corpusendometrium erwerben eine oberflächliche Epidermisierung.

3. Cervicale Endometritis

Die Ausbreitung der Entzündung macht am Os internum halt. Die Gonorrhoe erzeugt sehr häufig einen stark isolierten Cervicalkatarrh. Durch entzündliche Verödung der Cervixdrüsenhälse entstehen Retentionszysten (Ovula Nabothi). Dadurch kann eine polypöse Hyperplasie der Halskanalschleimhaut resultieren.

4. Endometritis post abortum und post partum

Dieser Typus der Endometritis stellt zunächst die Antwort des Endometrium auf einen „Fremdkörperreiz" dar, später ist die Folge eine mikrobielle Infektion. Histologisch finden sich die Inseln einer Decidua, mehr oder weniger ausgedehnte Nekrosen und fibrinoide Abscheidungen. Die entzündlichen Infiltrate bestehen vorwiegend aus Leukocyten. Nach einem Abortus der 4. oder 5. Schwangerschafts*woche* ist nach Ausstoßung der Frucht auch Rückbildung der Decidua möglich. Bleibt die Involution unvollständig, resultiert eine „verdickte" Schleimhaut. Man spricht von *Subinvolutio deciduae.* Diese ist besonders „zu Blutungen geneigt".

5. Die Portioerosion

Sie ist sehr häufig, ihre Kenntnis ist aus Gründen der differentialdiagnostischen Abgrenzung gegenüber einem Carcinom essentiell. Es handelt sich darum, daß in der Umgebung des Os externum an einer der beiden MM-Lippen „rote Höfe" liegen, welche in die graublau oder blaurot getönte Cervixschleimhaut unregelmäßig übergehen. Gelegentlich liegen „rote Erosionen" auch weiter entfernt. Seltener ist eine Ausdehnung über das Scheidengewölbe gegeben. Die Oberfläche der banalen Erosion ist sammetartig oder chagrinlederartig gestaltet. Zuweilen findet sich eine papilläre Zerklüftung. Man unterscheidet folgende Formen der Erosionen:

I. *Echte Erosion:* Es handelt sich um ein erosives, d. h. seichtes Geschwür; das Epithel ist defekt; dort, wo das Stroma im Geschwürsgrund frei liegt, findet sich ein entzündliches Granulationsgewebe. Drüsen fehlen. Derartige

Erosionen finden sich regelmäßig an der Oberfläche größerer Prolapse mit Decubitalulcera. Der Geschwürsgrund trägt eine „Exsudatfahne" oder einen „Fibrinschorf".

II. *Pseudoerosion („gynäkologische Erosion")*: Die Oberfläche einer solchen Erosion ist durch Zylinderepithel bedeckt. Unter diesem findet sich ein Granulationsgewebe. Jenes ist mehr oder weniger stark vaskularisiert. Dadurch entstehen „Drüsenfelder", man spricht von „Felderung". Es besteht eine grobmorphologische Ähnlichkeit mit dem Aussehen der entzündeten Cervixschleimhaut. Man unterscheidet folgende Unterformen:

a) *Einfache Erosion:* Die Oberfläche dieser Erosion ist einigermaßen glatt, sammetartig gewulstet, im Besitze einiger weniger Drüsen des Cervixtypus.

b) *Papilläre Erosion:* Die Oberfläche ist feinkörnig zerklüftet; histologisch finden sich zahlreiche, dicht bei dicht stehende, schlauchförmig verzweigte, mäßig weit in die Tiefe reichende Drüsen des Cervixtypus. Zwischen den Drüsen, deren Epithelien regelmäßig und gleichmäßig angeordnet sind, findet sich reichlich Bindegewebe. Durch die mesenchymale Interposition entsteht eine papilläre Oberflächengestaltung.

c) *Glanduläre Erosion:* Diese besitzt ein schwammig-poröses Aussehen, hervorgerufen durch zahlreiche zystisch erweiterte Drüsen. Die glanduläre Pseudoerosion der Portio ist stets vergesellschaftet mit Ovula Nabothi, also cervicalen Retentionszysten von je etwa Erbsgröße. Eine der glandulären Pseudoerosion verwandte Form ist die follikuläre Hypertrophie im Grenzbereich zwischen Cervix- und Portioschleimhaut. Die follikuläre Hypertrophie entspricht der zystisch-glandulären Hyperplasie des Cervixendometrium. Es bestehen Beziehungen zur adenoiden Entfaltung der Schleimhaut des „Grenzbereiches". Portio und vordere Mm-Lippe sind vergrößert. Die monströse Umgestaltung der ventralen Zirkumferenz des Collum uteri kann Faustgröße erreichen und in das Vestibulum vaginae eintreten. Hier finden sich fingerstarke schleimgefüllte Drüsenschläuche von Röhrenform. Die Oberfläche einer so beschaffenen glandulären Pseudoerosion ist höckrig, grubig aussehend, ähnlich einer Gaumenmandel.

III. *Histogenese der Portioerosion.* a) *Entzündliche Genese:* Die ältere Vorstellung läuft darauf hinaus, daß angenommen wird, das Plattenepithel des Standortes werde mazeriert, seine oberflächlichen Lagen würden abgestoßen; es bliebe das Stratum basale sive cylindricum zurück; jenes aber bilde eine Art von Zylinderepithel und könne sich da und dort drüsenähnlich in die Tiefe einsenken. Eine andere Auffassung läuft darauf hinaus, daß angenommen wird, daß die Verlagerung der Cervixdrüsen in den Bereich der Portio vaginalis echte und eigentliche Entzündungsfolge wäre. Es entstünde ein „Grenzkampf" zwischen dem Zylinderepithel der Cervixschleimhaut und dem Plattenepithel der Schleimhaut der Portio vaginalis uteri. Entweder ließe sich annehmen, daß die Cervixschleimhautdrüsen das nächstnachbarliche Plattenepithel unterschichteten, sekundär durchbrächen, so daß kleine Retentionszysten entstünden. Oder aber das Plattenepithel würde in die Hälse der benachbarten Cervixdrüsengruppen einwachsen. Der Begriff „Grenzkampf" geht auf ROBERT MEYER zurück. Seinen Forschungen verdankt die Gynäkohistopathologie Entscheidendes („Pathologische Anatomie der Gebärmutter", in: F. HENKE und O. LUBARSCH: Handbuch der speziellen path. Anat. Bd. VII/1, Berlin: Julius Springer 1930,

S. 1). HAMPERL hat die Vorstellung entwickelt, daß die Plattenepithelzellen Seit bei Seit, Schritt für Schritt gegen die Zylinderepithelien vorrücken und letztere aus ihrem Bette hinauswürfen gleich wie eine Pflugschar eine Ackerscholle aufbrechen kann. Im einzelnen werden folgende histogenetische Teilvorgänge auseinandergehalten:

aa) *Erstes Heilungsstadium:* Der Katarrh der Cervicalschleimhaut erzeuge zunächst eine echte Erosion. Im ersten Heilungsstadium entsteht entweder von der benachbarten Cervixschleimhaut oder der distalen Halskanaldrüsengruppe aus eine Überhäutung des Defektes durch Zylinderepithel. Aus der echten Erosio werde also eine Pseudoerosio! Einige Elemente der auf der Oberfläche der Pseudoerosio angesiedelten Zylinderepithelien würden ihrerseits in die Tiefe eindringen und Drüsen bilden.

bb) *Zweites Heilungsstadium:* Im sogenannten zweiten Heilungsstadium würde das Plattenepithel aus der Umgebung und von allenfalls stehengebliebenen Pflasterzellinseln aus vordringen und das Zylinderepithel „unterschichten". Das Plattenepithel würde in die Drüsenhälse vordringen. Es entstünde eine „Epidermisierung". Durch die Plattenepithelproliferate käme es zu einem Verschluß der Drüsenausführungsgänge. Dadurch könnten an Ort und Stelle kleine Retentionszysten entstehen. Durch den Sekretionsdruck käme es zum Aufbruch der Drüsen, es entstünden neue oberflächliche entzündliche Prozesse, infolgedessen neue echte Erosionen und nachträglich — durch Epithelwucherungen — akzidentelle Pseudoerosionen.

cc) *Drittes Heilungsstadium:* Jetzt findet eine völlige Umwachsung der Drüsen durch Plattenepithel statt. Dadurch gehen die Zylinderepithele verloren, Plattenepithelpfröpfe dringen in die Drüsenhälse vor. Einige Plattenepithelwucherungen stellen „formgetreue Ausgüsse" der Drüsenlumina dar. Die Abgrenzung gegen ein incipientes Carcinom kann schwierig sein.

b) *Embryonale Genese:* FISCHEL (Prag, 1879, 1880, 1881) hat in fast 36 % aller Neugeborenen Zylinderepithel an der Portio nachgewiesen. Während der Embryonalzeit findet ein „physiologischer Grenzkampf" zwischen Cervix- und Portioepithel statt. Plattenepithel ist im 6. Monat der intrauterinen Entwicklung im Halskanal vorhanden. Später wird es durch Zylinderepithelzellen verdrängt. Gelegentlich bleiben auch cervicale Drüsen an der Portio unter dem Plattenepithel liegen; sie werden dann erst später, wenn das Plattenepithel zerstört sein sollte, eröffnet und gleichsam in Tätigkeit gesetzt. Es sind also nicht alle Cervixdrüsen an der Portio „pathologische Formationen". Über die biorheutische Wanderung des zylindroepithelialen Cervixschleimhautüberzuges auf die Höhe der Portiowölbung, die Einwanderung aber des Plattenepitheles von der Portio in das Innere des Halskanales war auf S. 107 berichtet worden. Jedenfalls kann die Auffassung begründet werden, daß *ein Teil* der Portioerosionen als „angeborenes histologisches Ektropium", nämlich als „physiologische Pseudoerosion" aufgefaßt werden darf.

c) *Eversion oder Ektropium:* Ein kleiner Teil der Fälle sogenannter Portioerosion wird mit einem Ektropium verwechselt. Hier liegt also eigentlich und zunächst keine Erosion vor. Ein Ektropium ist ein Kapitel für sich. Praktisch wichtig ist das Lazerationsektropium, der Emmetriß, der durch die „Emmet-Operation", möglicherweise durch die Konisierung, nämlich die Sturmdorff-

sche Operation, beseitigt werden kann. Unter einem Emmetriß versteht man die in der Folge narbiger Abheilung entstandene Zerklüftung eines durch Geburtstrauma gesetzten Cervixrisses. Die Emmet-Operation läuft auf die plastische Neubildung von Portio und Muttermund hinaus. Es wird versucht, alte Cervixrisse chirurgisch zu schließen (nach TH. A. EMMET, New York 1828 bis 1919).
Die Histologie der Portioerosionen (Pseudoerosionen) ist sehr variabel. Vielfach findet sich eine gestörte Schichtung auch der Plattenepithelzellen. Die Ausreifungsvorgänge sind gestört. Zell- und Kerngröße variieren, die Färbbarkeit ist unterschiedlich. In der Differentialdiagnose spielt die Erkennung des Carcinoma in situ eine außerordentliche Rolle (S. 120).

bb) Entzündungen des Myometrium: Myometritis

Es handelt sich gewöhnlich um eine interstitielle Zellgewebsentzündung, welche gern post partum, post abortum, nach Verletzung (Sonde, Curettement), durch Sekretverhaltung (nach Pessareinlage) etc. entsteht. Selten finden sich interstitielle Abszesse. Auch metastatische myometrane Eiterung nach Gaumenmandelentzündung sind beobachtet. Die chronische Myometritis erzeugt eine Induration. Gelegentlich finden sich entzündliche Residuen in Gestalt kleinzelliger Infiltrate in der Umgebung der Gefäße. Narben sind nicht selten. Gerade die chronisch-entzündlichen Prozesse des Myometrium treten kombiniert mit solchen des Endometrium auf: *Endomyometritis chronica sclerosans.*

cc) Entzündungen des Parametrium

Diese Veränderungen haben einen hohen „Gefahrenwert"; sie entstehen nach puerperaler Infektion, vor allem nach septischem Abort, gehen mit Thrombophlebitis der Beckenvenen, gelegentlich mit Douglasabszeß, einher. Metastatische Eiterung der Parametrien ist nach septischer Gaumenmandelentzündung und nach Influenza beobachtet.

dd) Spezifische Entzündungen

1. Tuberkulose

Die Metritis tuberculosa wäre im Gebiet von Portio und Cervix als primäre Tuberkulose denkbar. Etwas Äquivalentes ist jedoch beim Menschen nicht sicher beobachtet. Die Tuberkulose der Uteruswandschichten entsteht sonst hämatogen (Phase der Frühgeneralisation), durch Übergreifen aus der Nachbarschaft, seltener descendierend-kanalikulär. Die Endometritis tuberculosa ist leicht zu diagnostizieren. Der Prozeß kann junge Frauen und Mädchen betreffen, die dem „hypoplastischen Konstitutionstypus" angehören; gewöhnlich handelt es sich um leptosome Virgines. Die histologische Diagnose ist einfach; die Endometritis tuberculosa induziert ausgedehnte Epithelmetaplasien.

2. Syphilis

15 % aller syphilitischen Primäraffekte liegen an der Portio. Die vordere Mm-Lippe soll bevorzugt sein. Primäraffekte sind auch im Cervicalkanal beobachtet! Die Diagnose steht und fällt dann durch den Spirochätennachweis im Cervicalabstrich. Im Sekundärstadium finden sich maculo-papulöse Syphilide der Gebärmutterkörperschleimhaut. Gummen der Corpuswand stellen heute eine exquisite Seltenheit dar.

3. Sonstiges

Die Gebärmutterkörperwand, vor allem das Endometrium, können befallen sein bei *Morbus Besnier-Boeck-Schaumann, Pasteurellosen, Listeriose, Typhus abdominalis, Aktinomykose* und *Lymphogranulomatose*. — Nach Instillation pulverisierter Chemotherapeutica entstehen Fremkörpergranulome des Endometrium! Auch sonst ist gelegentlich mit der Einbringung von Fremdkörpern durch den Cervicalkanal zu rechnen. Jene induzieren klinisch schwierig erkennbare, chronische, rezidivierende, granulierende und mikroabszedierende entzündliche Prozesse.

e) Geschwülste der Gebärmutter

aa) Bindesubstanztumoren

1. Einfachere Bindesubstanztumoren

Fibrom, (cavernöses) Hämangiom, arteriovenöses Rankenangiom, vaskuläres Neurom; selten: Lipom, Chondrom, Osteom.

2. Myome

Synonyme: Scleroma uteri (GALEN), Tuberculum (MORGAGNI), Desmoid (JOHANNES MÜLLER), Fibroid (ROKITANSKY), Myom (R. VIRCHOW).

HUNTER sprach von fleshy tubercle, VIRCHOW von Myoma laevicellulare. Die Myome liegen entweder *submukös* oder *intramural* oder *subserös*, gelegentlich intraligamentär. Sie sind kugelig, auf der Schnittfläche geflechtartigfaserig gebaut, unterschiedlich saftreich, von fleischiger Konsistenz. Die Farbe kann graurot bis rosé-artig sein. Ist reichlich Bindegewebe eingelagert, ist die Konsistenz der Myome derb; sie knirschen beim Einschneiden. Die Farbe ist dann weißlich-sehnig. Myome kommen in der Ein- und Mehrzahl vor, sie können sehr klein, aber auch riesenhaft sein, — angeblich bis 50 kg schwer! Als Prädilektionsorte haben Corpushinterwand (nach dem Fundus zu) und die Tubenecken zu gelten. GG. HÖRMANN hat mehrfach darauf aufmerksam gemacht, daß Uterusmyome auf dem Boden von „*Strukturverwerfungen*" und zwar in „besonders disponierten Bereichen" entstünden. Strukturverwerfungen haben eine topische Beziehung zur „*Mittellinie*". HÖRMANN faßt den Uterus myomatosus als „*dysraphische Störung*" auf. Myome der Tubenwinkel entstünden in „Einstrahlungsgebieten". Für die eigentliche blastomatöse Entfaltung werden „unharmonische Induktionen" komplizierter Bauabschnitte der Uteruswand verantwortlich gemacht (Geburtshilfe und Frauenheilkunde 20 : 942, *1960*). Submuköse Myome können als „Polypen" geboren werden. 4 % der Uterusmyome liegen im Cervixbereich. Histologisch sind die Myome dadurch ausgezeichnet, daß vielfach eine „Rhythmik" der Texturen gegeben ist: Die welligen Muskelbündel sind in Wirbeln, Zügen und Straßen derart angeordnet, daß die Zellkerne in queren Reihen und Straßen, in Palisadenform, stehen. Die „Kernbänder" sind also senkrecht zur Faserverlaufsrichtung orientiert. In der Umgebung kleiner Gefäße liegen Proliferationszentren. PIRINGER-KUCHINKA (1949) unterscheidet „*helle*" und „*dunkle*" *Myome*. Helle Myome treten während der Geschlechtsreife, dunkle Myome während und nach dem Klimakterium auf. Von „praemyomatöser Unruhe" (H. REITTER, *1951*) wird dann gesprochen, wenn zahlreiche „spargelkopfähnliche" Myomkeime, vor allem in den submukösen Myometriumschichten, gefunden werden. Wegen der gelegentlich eindrucksvollen Reichlichkeit der Vaskularisation hatte man erwogen, daß Leiomyme von der Muskulatur der Gefäßwände, nicht aber der der Gebärmutterkörperwand, ausgehen könnten. Tatsache ist weiter, daß die „Wachstumszentren" (COHNHEIM) in der Umgebung der Gefäße liegen. Gleichwohl ist die Rolle der Gefäßwände für die Histogenese der Myome fraglich. Nicht die Gefäßwandzellen selbst, sondern die benachbart gelegenen indifferenten Zellen bauen die Myomkeime auf. ROBERT MEYER: „Das Myom bedarf zu seinem Wachstum der Gefäßversorgung, aber nicht zu seiner Entstehung der Gefäßwände"!

Für die Entstehung der Uterusmyome wird ein Zusammenhang mit der Oestrogenwirkung angenommen. „Myome kommen und gehen mit der Geschlechtsfunktion". In der dem Klimakterium vorangehenden Zeit findet sich eine Häufung der Myome. In der Menopause kommt es zu einer allgemeinen Atrophie der Gebärmutterwand, auch der etwa vorhandenen Myome. Diese können jedoch in leidlicher Dimension erhalten bleiben, so daß ein Mißverhältnis zwischen der Stärke der Gebärmutterkörperwand und der Größe der einst angelegten Myome resultiert. Die experimentelle Reproduktion der Myome beim Kaninchen durch Medikation hoher Dosen von Oestrogen ist gelungen. Alles in allem: Die Wachstumsimpulse im Her und Hin des mensuellen Zyklus induzieren am Orte geweblich labiler Strukturverwerfungen im Fortgang der Jahre der Geschlechtsreife den Aufbau der Muskelknoten.

Viele Uterusmyome neigen zum Erwerb regressiver Veränderungen: Verfettung, pseudozystische Rarefikation, Nekrotisierung und Blutung wechseln ab mit Hyalinose, Ablagerung kongophiler Substanzen und Verkalkung. Eine besondere Form der Uterusmyome stellen die *Adenomyome* dar. Sie sind entweder umschrieben, also knotig gebildet, sie stellen dann eine „Art Mischgeschwulst" dar; oder sie sind diffus ausgebreitet und imponieren dann als Adenomyosis interna, allenfalls externa; sie haben dann eine histogenetische und phänomenologische Beziehung zur Endometriose!

3. *Bösartige Bindesubstanztumoren*

a) *Corpussarkom*. aa) *Schleimhautsarkom:* Derartige Sarkome nehmen ihren Ausgang vom Stroma des Endometrium. Sie haben eine weiche Konsistenz und sind besonders zellreich. Histologisch imponiert das Mißverhältnis zwischen der Menge des Bindegewebes und der vergleichsweise geringen Anzahl der Drüsen. Schleimhautsarkome können umschrieben-polypös gebaut sein. Sie sehen gelegentlich traubig aus, zuweilen kammartig, sie schieben gelegentlich eine polypöse hyperplastische an sich nicht blastomatös alterierte Corpusschleimhaut „vor sich her". In seltenen Fällen erreichen Schleimhautsarkome Mannskopfgröße! Erst zeitlich relativ spät findet eine eigentliche infiltrative Durchsetzung der Corpuswand derart statt, daß Sarkomknoten unter der Serosa sichtbar werden. Schleimhautsarkome sind im allgemeinen polymorphkernige, sonst Spindelzellsarkome.

bb) *Sogenannte Wandsarkome:* Diese Sarkome gehen von den mesenchymatischen Schichten des tiefen Myometrium aus. Sie sind im allgemeinen knotig, ausnahmsweise diffus gebaut. Die histologische Diagnose ist nicht ganz einfach.

b) *Cervixsarkom:* Derartige Sarkome hängen polypös in die Lichtung der Vagina. Sie sind weich, ödematös durchtränkt, schleimig umgewandelt, wachsen schnell, zeigen eine traubige Beschaffenheit (Sarcoma botryoides) und neigen zur Rezidivbildung.
c) *Myoplastische Sarkome:* Es handelt sich um Sarkome im Bereiche von Myomen. Es gibt folgende histogenetische Möglichkeiten:
aa) Es liegen echte leiomyoplastische Sarkome vor, welche aus liegen gebliebenen sogenannten Muskelzellkeimen hervorgehen! Diese Sarkome imponieren in zahlreichen Schnitten wie zellreiche, etwas atypische Myome. Erst die subtile Durchmusterung macht klar, daß eine stärkere Variabilität der Zell- und Kerngestaltung vorliegt. Kann man die Randpartien untersuchen, läßt sich das aggressive Wachstum sichtbar machen.
bb) Sarkome, welche aus dem Bindegewebsbestand von Leiomyomen hervorgehen: Es handelt sich also nicht um echte myoplastische Geschwülste, allenfalls um Sarkomyome.

bb) Epitheliale Uterustumoren

1. Gutartige Tumoren

a) *Adenome:* Es bestehen Beziehungen zu umschriebenen Formen der glandulären Hyperplasie. Bei vielen Adenomen handelt es sich um polypöse Drüsenwucherungen. Die Drüsenschläuche stehen dicht bei dicht; die Epithelien sind mittelhoch, tadellos differenziert und sauber abgegrenzt. Drüsenreiche Adenome können über „Atypien" verfügen. Die Epithelform ist dann oft zipfelig ausgezogen, im Besitze von Eversionen, eigenartigen Schachtelungen. Die Basalmembranen sind stets in Ordnung. — Sonderfall: Breitbasiges Corpusadenom der Matrone (MENGE), sogenannter *Matronenpolyp.* Hier finden sich vergleichsweise wenig Drüsen, deren Lumina jedoch zystisch ektasiert sind. Die Epithelien sind niedrig, gut anfärbbar, sauber abgegrenzt. Das Corpusadenom der Matrone ist relativ häufig. Es verursacht unregelmäßige Blutungen im Senium. Seine differentialdiagnostische Abgrenzung gegenüber einem Corpuscarcinom gelingt ohne Schwierigkeiten.
b) *Papillome:* Echte fibroepitheliale Papillome, welche dendritisch gebaut sein können, sind vergleichsweise selten. Sie kommen im Corpus, im Halskanal und an der Portio vor. Sie können vergesellschaftet sein mit einer clear-cell-hyperplasia, wodurch die Abgrenzung gegenüber einem incipienten Carcinom schwierig sein kann.

2. Bösartige Tumoren

Die Carcinome der Gebärmutter teilt man ein in Collum- und Corpus-Carcinome. Im Jahre 1926 wurden im damaligen deutschen Reichsgebiet 11 500 weibliche Genitalkrebse festgestellt. 9 000 Frauen sind an den Folgen der Gebärmutterkrebse gestorben. Man hat für die damaligen statistischen Verhältnisse errechnet, daß auf je 2 000 über 30 Jahre alte Frauen 1 Todesfall durch Uteruscarcinom kam. — Sei es, daß die Carcinome des Uterus überhaupt häufiger geworden sind, sei es, daß die Krebsfährtensuche sorgfältiger, sei es, daß die Carcinomdiagnostik besser durchgearbeitet und insofern erfolgreicher geworden ist, *heute* rechnet man, daß in 5 % aller Fälle d. h. bei 5 % aller lebenden Frauen, ein Portiocarcinom entsteht (!?!).

a) *Collumcarcinome.* aa) *Portiocarcinom.* Die Portiocarcinome sind also die häufigsten Gebärmutterkrebse. Es handelt sich um Plattenepithelkrebse mit und ohne Verhornung. Die Geschwülste wachsen entweder diffus infiltrierend, dann also endophytisch; oder aber höckrig-prominierend, in diesen Fällen vorwiegend exophytisch-papillär-blumenkohlartig. Gelegentlich ist die Verhornung besonders ausgedehnt; man spricht dann von „reifen" Krebsen. In anderen Fällen wird die Verhornung vermißt; es liegt ein anepidermoidales Plattenepithelcarcinom vor. Solche Krebse nennt man „unreif". Sie können eine entfernte Ähnlichkeit mit Basalzellencarcinomen haben. Manchmal besteht ein auffallender Reichtum an eosinophilen Leukocyten im benachbarten Stroma. Die Eosinophilie soll für eine beabsichtigte Strahlenbehandlung prognostisch günstig sein. Ausnahmsweise finden sich Adenocarcinome im Bereiche der Portio, genauer an der distalen Halskanaldrüsengruppe.

Nach den Untersuchungen von HAMPERL, KAUFMANN und OBER gehen die Portiocarcinome vom Grenzbereich zwischen Plattenepithel und Zylinderepithel (der distalen Halskanaldrüsengruppe) aus. Da diese Region („check point") bioheutischen „Wanderbewegungen" unterworfen ist, muß bei diagnostischer Würdigung eines Falles das jeweilige Lebensalter einer Patientin sorgfältig berücksichtigt werden: Bei Greisinnen entstehen Portiocarcinome im unteren Drittel des Cervicalkanales! — Portiocarcinome nehmen ihren Ausgang von „hormontauben" Plattenepithelbezirken. Die Besonderheit dieser Epithelien ist seit 1908 (SCHAUENSTEIN) bekannt. Auf dem Boden dieses Epitheles entsteht ein „Carcinoma in situ". Hierfür gelten folgende Synonyme: *praeinvasives atypisches Plattenepithel* (BÜNGELER), *gesteigert atypisches Plattenepithel* (HINSELMANN), *Carcinom der Gruppe O, intraepitheliales Carcinom* (GALVIN), *Epithéliome pavimenteux intraépithélial du col* (MORICARD) oder *gesteigert atypisches Epithel* (HAMPERL und KAUFMANN). Die Frage, die uns bewegt, lautet: Ist echter Übergang von gesteigert atypischem Epithel in ein aggressives Carcinom sicher beobachtet? — Das Carcinoma in situ unterscheidet sich vom „echten" Carcinom dadurch, daß eine gewebliche Aggressivität gar nicht oder in nur ganz bescheidenem Ausmaß gegeben ist. Die Epithelschichtung ist in Unordnung geraten, die Ausreifung des Plattenepitheles ist gestört, die Zellen liegen vielfach in Gänsemarschform hinter-(über)einander, es bestehen Dyskeratosen, variable Zellgrößen sowie eine unterschiedliche Färbbarkeit der Zellkerne, vor allem der Basalregion. Neben dyskeratotischen vakuolären Plasmaeinschlüssen finden sich atypische Mitosen, wiederum besonders der basalen Epithelzeile.

Ganz einwandfreie Beobachtungen des Überganges von Carcinoma in situ zu echtem Plattenepithelkrebs sind viel seltener, als im allgemeinen angenommen wird. Andererseits ist die zuverlässige Beobachtung der vollständigen Rückbildung (Restitutio ad integrum) eines Carcinoma in situ kaum bekannt geworden. Welche Möglichkeit bleibt dann noch? Wahrscheinlich ist es so, daß das hormontaube Oberflächencarcinom an der allgemeinen Epithelausreifung nicht teilnimmt und das bleibt, was es immer war oder gerade ist. Die statistische Behandlung des Problems der echten Cancerisierung ist nicht einfach. Es ist sehr wahrscheinlich, daß Oberflächencarcinome in 14 bis maximal 20 % aller Fälle zu banalen Krebsen entdifferenzieren. Im Sektionsgut finden sich an allen Leichenuteri (ohne Auslese) Regionen des gesteigert atypischen Epitheles in 2 % der Fälle. Die allgemeine Häufigkeit des Portiocarcinomes schlechthin — bei der lebenden Frau — liegt, wie oben bemerkt, bei rund 5 %. Diese statistischen Werte korrelieren: Selbst wenn aus jeder Atypie des Portioepitheles ein Carcinom entstünde, entspräche die so gewonnene Anzahl der Portiocarcinome der statistischen Erwartung!

Eine solche Interpretation geht jedoch ein wenig an den essentiellen Problemen vorbei: Portiocarcinome können auch von anderen Stellen ausgehen; sie müssen nicht notwendigerweise auf dem Boden eines Carcinoma in situ entstehen; die wenigsten Portiocarcinome besitzen ein erkennbares Vorstadium. Es gibt ganz sicher Carcinome der Portio, welche ohne Vorstadium entstehen und „ohne Gnade", „wie ein Drama in einem Akte" (FEYRTER) ablaufen.

Die statistische Behandlung des Gegenstandes gibt also nur Grenzen an und zeigt, welche Zusammenhänge im Prinzip möglich sind und welche nicht. Der echte Beweis, daß ein Portiocarcinom mit oder ohne Carcinoma in situ als Vorstadium entstanden ist, kann allenfalls individualpathologisch, nicht im Kollektiv, geführt werden.

Wie interessant die Dinge liegen, geht aus einer Entdeckung von HAMPERL, KAUFMANN und OBER (1955, 1956) hervor: Bei gesunden Gravidae mit einem mittleren Lebensalter von 28 Jahren fanden sich bei systematischer Untersuchung der Portiones uteri und zwar bei 12 Uhr (bei Einstellung im Speculum) in bis 30 % aller Fälle höchst auffällige Epithelveränderungen. Es fanden sich an den Drüsenausführungsgängen plattenepitheliale Entdifferenzierungen, Epithelzapfen, welche in die Drüsenlumina hineinreichten, sowie das Pflugscharphänomen, d. h. die Verdrängung des Zylinderepitheles durch das aggressive Plattenepithel. R. RÖSSLE bestätigte, daß gewebliche Veränderungen vorlägen, welche mit der für diese Dinge gültigen Sicherheit als Äquivalente kleiner Plattenepithelkrebse zu gelten hätten. Nach jeweiliger Austragung der Gravidität und späterer Kontrolluntersuchung fand sich im allgemeinen nichts mehr von den „Mikrocarcinomen". HAMPERL, KAUFMANN und OBER hatten zunächst scharf unterschieden zwischen „Oberflächencarcinom" und dem bei Gravidae gefundenen sogenannten „Mikrocarcinom".

Im Fortgang der Beobachtung hat sich jedoch folgendes herausgestellt: Aus den „Mikrocarcinomen" der Gravidae entsteht so gut wie niemals ein progresses Carcinom. Im Untersuchungsgut von C. KAUFMANN ist seinerzeit ein einziger Krebsfall beobachtet worden, der sich im Verlaufe von drei Jahren aus den eigenartigen Epithelveränderungen der Portio vaginalis zur Zeit der Gravidität entwickelt hatte.

Die Autoren haben inzwischen die Betonung des prinzipiellen Unterschiedes zwischen „Oberflächencarcinom" und „Mikrocarcinom" fallen gelassen. Die Atypien der Epithelien an der Portio vaginalis uteri gravider Frauen gehören also in den Formenkreis der Carcinomata in situ; sie stellen akzentuierte Fälle von gesteigert atypischem Epithel dar!

Damit ist im Prinzip zugegeben, daß das Plattenepithelcarcinom der Portio in sehr vielen Fällen über eine „praeinvasive Phase" gehen muß!

Die Frühdiagnose des Portiocarcinomes stützt sich auf
1. *Schillersche Jodprobe* (vgl. „Allgemeine Pathologie", S. 69).
2. *Kolposkopie nach* HINSELMANN: Die „Leukoplakie" stellt einen Sammelnamen für den klinischen Phänotypus dar. Die „klinische" Leukoplakie ist anatomisch heterogen: Es finden sich Epithelverdickungen mit Verhornung, mit Wucherung des Stratum germinativum und Zapfenbildung, mit Ansammlung von Entzündungszellen im subepithelialen Bindegewebe; in vielen Fällen liegt eine Prosoplasie der Epithelien vor: Leukokeratose, Leukoparakeratose,

Leukohyperkeratose. Beim Genitalprolaps liegt eine besondere Form der Leukoplakie vor: Epidermisierung des Plattenepitheles mit starker Verhornung. HINSELMANN unterscheidet außer der banalen Leukoplakie den „Grund" und die „Felderung". Der „Grund" liegt dann vor, wenn nach Abwischung der Epithelien ein unregelmäßiger roter Fleck sichtbar wird; eine „Felderung" ist dann gegeben, wenn unregelmäßige kleine und kleinste Flecke und Herdchen sichtbar werden.

3. *Chrobaks Knopfsondeneinbruch.* — Die beginnende oberflächliche Zerstörung der Portio bewirkt, daß die Abtastung des Territoriums durch eine Knopfsonde zu einem „Einbruch" führt.

4. *Cytodiagnostische Beurteilung des Cervical- und Vaginal-smear*, entweder färberisch (Methode nach PAPANICOLAOU) oder durch Phasenkontrastmikroskopie (*Lit.* PETER STOLL „Gynäkologische Vitalcytologie in der Praxis", Berlin-Heidelberg-New York: Springer 1969). — Die Cytodiagnostik leistet in der Hand des Geübten Ausgezeichnetes. Sie dient nicht nur zur Krebsfährtensuche, sondern besonders auch zur Funktionsdiagnostik (Feststellung des hormonellen Status, des Tages im Intermenstrum etc.). Darüber hinaus vermittelt die mikroskopische Beurteilung des smear-Präparates einen Eindruck von der Bakterienflora, dem etwaigen Parasitenbefall der Vagina und dem Ausmaß einer entzündlichen Reaktion.

bb) *Cervixcarcinome:* Histologisch handelt es sich um Adenocarcinome. Seltener finden sich solide Krebse, ausnahmsweise Plattenepithelcarcinome, welche auf dem Boden metaplastischer Schleimhautveränderungen entstanden sind. Als besondere Form mag gelten der *„tiefe Cervixhöhlenkrebs"*. Sogenannte tiefe Wandkrebsknoten könnten im Zusammenhange mit dem epithelialen Blastem der Gartnerschen Gänge entstanden sein. Den Ablauf der Collumcarcinome im weiteren Sinne teilt man in Stadien ein: *Erstes Stadium;* keine eigentlichen Frühsymptome. Die Erscheinungen treten spät auf, es kann sich um Kontaktblutungen, seltener um Blutungen bei der Defäkation handeln. Im *zweiten Stadium* greift der Krebs auf das Scheidengewebe und das seitliche Beckenbindegewebe (Pars media retinaculi uteri) und zwar zuerst nach links, dann nach dorsal, über. Schließlich sind die Organe des Beckenbodens (Ureteren, Blutgefäße, Nerven) eingemauert. Im *dritten Stadium* treten ausstrahlende Schmerzen auf; es entsteht ein Hydropyelon, später eine Hydronephrose; schließlich kommt es zur Urosepsis. — Die Metastasen können kanalikulär „abwärts", vor allem aber lymphogen „aufwärts" (in Richtung also auf das Corpusendometrium) gesetzt werden. Dort, wo die Metastasen angegangen sind, findet sich eine grauweiße oder graugelbe herdförmige Verfärbung der Gebärmutterkörperwand. Vor allem bei Pyometra resultieren Implantationsmetastasen „nach aufwärts". In den hypogastrischen, sakralen, iliacalen und lumbalen Lymphknoten finden sich adenocarcinomatöse Metastasen, in 13 % Plattenepithelformationen. Fernmetastasen sind nicht eben häufig. Collumcarcinome können auch als *Stumpfcarcinome* nach supravaginaler Amputation der Gebärmutter entstehen. E. KAUFMANN teilt den Fall einer jungen Frau mit, bei der ein Collumcarcinom Lymphknotenmetastasen bemerkenswerter Ausdehnung gesetzt hatte: Die Lymphknotenkette parallel zum Achsenskelett war völlig infiltriert; die blastomatöse Dissemination folgte, auch entlang der

Brust- und Halswirbelsäule, durch die tiefen Halsorgane bis in die Gegend der Zungenspitze!

b) *Corpuscarcinome:* Während das Collumcarcinom einen Altersgipfel um das 45. Lebensjahr hat, wird das Corpuscarcinom am häufigsten um das 55. Jahr beobachtet. Collumcarcinome äußern sich klinisch häufig als „blutiger Ausfluß", Corpuscarcinome als echte Metrorrhagien. Bei Blutungen in der Menopause liegt in 57 % aller Fälle ein Carcinom zugrunde. — Das Corpuscarcinom ist im Vergleich zum Collumcarcinom sehr viel seltener. Collumcarcinome finden sich vorwiegend bei Frauen, welche geboren haben; Corpuscarcinome finden sich auch bei solchen, welche niemals gravide waren und nie geboren hatten. Makroskopisch imponiert das Corpuscarcinom als breitbasiger Schwamm. Die Gebärmutter kann insgesamt mäßig vergrößert sein. Das Wachstum ist relativ langsam. Die Metastasen werden vorwiegend auf dem Lymphwege, sodann kanalikulär, abgesiedelt. Die Lymphknotenmetastasen betreffen die oberen Lumbal- sowie die Inguinallymphknoten. Die Lymphknotenmetastasen treten eher zu spät in Erscheinung. Intrakanalikuläre Tochterkrebsbildungen können „sprungweise" ausgebreitet sein: Im Falle des Vorliegens eines Carcinoma corporis uteri kann das Collum intakt, die Vagina jedoch betroffen sein. Gelegentlich finden sich intramurale krebsig-lymphangiotische Veränderungen. Die krebsige Arrosion der benachbarten Organe erfolgt seltener als beim Collumcarcinom. Immerhin brechen Corpuscarcinome in Blase und Mastdarm ein. Histologisch existieren verschiedene Manifestationsmöglichkeiten:

aa) *Adenocarcinome:* Gut ausdifferenzierte Adenocarcinome der Gebärmutterkörperschleimhaut imponieren als „malignes Adenom". Die Drüsen stehen dos-à-dos, die Drüsenlumina können erweitert, die Schläuche ineinander geschachtelt und eingestülpt sein. Das atypische Verzweigungsmuster der Drüsen ist ungemein charakteristisch. Die Epithelien der Adenocarcinome sind mehrzeilig, allenfalls mehrschichtig angeordnet; sie variieren bezüglich Größe und Färbbarkeit; Hyperchromasien sind häufig; auf Schritt und Tritt begegnet man atypischen pluripolaren Mitosen. Die Basalmembranen sind bei den „reiferen" Formen lange Zeit intakt. Schlußendlich werden diese durchbrochen, das Adenocarcinoma corporis uteri dringt dann in das Bindezellgewebe der Umgebung vor.

bb) *Solide Carcinome:* Vielfach finden sich guirlandenförmige Krebsepithelbänder; hier liegt Epithelzelle dicht bei Epithelzelle; eine Lichtung ist nicht ausgespart. Zwischen den Guirlanden landkartenförmige Nekrosen mit Detritus und Leukocyten. — Es ist wahrscheinlich nicht richtig, die solide gebauten Corpuscarcinome als Plattenepithelkrebse zu deklarieren. Andererseits können echte Pflasterzellcarcinome auf dem Boden von Plattenepithelmetaplasien des Corpusendometrium in Szene gehen. Im Bereiche des Corpusendometrium finden sich solide Plattenepithel-ähnliche Zellknospen nicht ganz selten. Sogenannte Plattenepithelknötchen werden auch im Zusammenhang mit der zystisch-glandulären Hyperplasie beobachtet. Variieren Zellgröße und Färbbarkeit, zeigen die Elemente der Plattenepithelknötchen ebenfalls Mitosen, ist eine angedeutete Neigung zur Dys- und Hyperkeratose gegeben, sollte man nicht zögern, von einem „*Adenokankroid*" zu sprechen. In seltenen Fällen ist das Cavum uteri durch einen Zuckergußkrebs tapeziert: Ichthyosis und Psoriasis uteri! Die Aggressivität sogenannter Adenokankroide ist als mittelstark zu bezeichnen. Es liegt ein Tumor vor, der als semimaligne einzuschätzen ist.

c) *Carcinosarkome:* Hierbei handelt es sich gewöhnlich um Polypen, die auf der einen Seite drüsen-, auf der anderen Seite stromareich sind. Die drüsige Komponente ist carcinomatös, das Stroma sarkomatös entartet!

3. Metastatische Tumoren

Carcinommetastasen im Bereiche der Corpusschleimhaut sind nicht ganz so selten. Auch die mikroskopische Untersuchung ist oft nicht imstande, die Angelegenheit sogleich zu klären. Gewöhnlich liegt ein indifferentzelliges oder aber zystopapilläres Ovarialcarcinom zugrunde! Verf. dieser Zeilen kennt einen Casus, bei dem er selbst das Vorliegen eines Stromasarkomes des Corpusendometrium diagnostizierte. Die daraufhin vorgenommene Totalexstirpation ergab als Primärtumor ein indifferentzelliges Ovarialcarcinom mit kanalikulärer tubarer Propagation. Im Corpusendometrium waren die Zellen völlig verwildert.

4. Pathologische Anatomie der Scheide

a) Allgemeine Vorbemerkungen

Die Biologie der Vaginalwand wird im wesentlichen durch den Oestrogenspiegel gesteuert. Der „Reinheitsgrad" der Vagina steht und fällt mit dem Ausmaß der Glykogenbildung seitens der Plattenepithelien. Ausreichende Glykogen-Polymerisation garantiert die Verfügbarkeit von Zuckern, jene garantieren (durch Gärung) die Produktion von Milchsäure, diese aber ist die Condition sine qua für die Ausbildung der Döderleinschen Milchsäurestäbchen. Die Wechselbeziehungen zwischen dem Zellinhalt (der Schleimhautepithelien der Vagina) und der Zusammensetzung des Scheidensekretes lassen auch an die grundsätzliche Möglichkeit gegensinniger Relationen denken: So dürfte wahrscheinlich die Resorption von Chemikalien oder sonstigen chemisch „differenten" Stoffen aus der Vagina für die Beschaffenheit der Vaginalwand essentiell sein. Die Kenntnis dieser Zusammenhänge hat eine besondere Bedeutung für Fragen der Gerichtlichen Medizin. Eine Sublimat-, Oxycyanat-, Arsenik-, Strophantin- etc. Vergiftung kann über die Vaginalwand wirksam werden; contraceptionelle Medikamente, Einlage von Okklusiv-Pessaren etc. „belasten" die Physiologie der Selbstreinigung.

b) Entzündliche Erkrankungen

aa) Akute Colpitis

Die Vaginalschleimhaut ist geschwollen, gerötet, sammetartig verdickt; histologisch findet sich eine starke Epitheldesquamation; ein eigentlicher Katarrh liegt deshalb nicht vor, weil die Exsudation von Schleim fehlt; die Vaginalschleimhaut sensu stricto besitzt ja keine oder nur vereinzelte Schleimdrüsen. Dagegen wird eine milchige, grieselige Brühe (Fluor albus) entleert.

bb) Chronische Colpitis

Die Schleimhaut ist glatt, von graubrauner Farbe, gelegentlich geschwollen und etwas gerötet, im ganzen von fleckigem Aussehen. Das unter dem Epithel gelegene Schleimhautbindegewebe ist vermehrt; dadurch entstehen Wulstung und Verdickung. Gelegentlich findet sich eine *Papillarhypertrophie* im Sinne der Ausbildung kleiner Warzen oder Zotten. Histologisch findet sich eine ausgedehnte kleinzellige entzündliche Infiltration: *Colpitis granularis*. Wenn die Granula abheilen, entstehen graubraune Schleimhautflecke, welche ein leopardenfellartiges Aussehen (der Vaginalwand) hervorrufen. Man spricht von Hallerschen Flecken. Eine ähnliche, jedoch besondere Situation liegt vor bei *Colpitis vetularum*. Hierbei entsteht vielfach eine Verwachsung der einander gegenüber gelegenen, partiell epithelentblößten Schleimhautstellen durch granulierendes Bindegewebe. Die Portio kann mit der dorsalen Wand des hinteren Scheidengewölbes verwachsen sein. Dadurch wird ein „Verschwinden" der Portio (wie bei seniler Involution) vorgetäuscht. — Seltener ist die *Vaginitis exfoliativa dissecans*; diese kann mit einer „*Endometritis dissecans*" kombiniert sein. Die Ursachen sind dunkel.

cc) Scheidendiphtherie

In der Vagina können echte aber auch Pseudodiphtheriebazillen angesiedelt sein; es kann eine Wunddiphtherie entstehen, es kann sich ausnahmsweise auch um eine Scharlachdiphtherie handeln. Die Noma genitalium ist eine Fusospirochaetose wie der Cancer aquaticus der Mundhöhle (vgl. „Spez. path. Anat. II", S. 19). Pseudomembranöse entzündliche Prozesse der Vaginalwand werden auch bei Agranulocytose beobachtet. Soorpilze der Vagina werden auch unter gewöhnlichen (nicht-pathologischen) Bedingungen, etwa in der warmen Jahreszeit, bei Gravidität, sonst in höherem Lebensalter, gefunden.

Die Ursachen der Vaginitis sind ganz allgemein: chemische, mechanische, mikrobielle, kombinierte Reize; eine Vaginitis entsteht nie aus *einer* Ursache; die „abnorme Konstitution" (die mangelnde Glykogen-Polymerisation in den Epithelien etc.) ist entscheidend. Fehlt die Milchsäure, resultiert ein schlechter Keimschutz; eine bakterielle Infektion entsteht leichter als sonst; damit mag es zusammenhängen, daß die Vaginitis ein Symtom einer allgemeinen Resistenzminderung sein kann! — Eine eigenartige Komplikation der Colpitis ist die Perivaginitis phlegmonosa dissecans. Diese kann auch selbständig, gewöhnlich jedoch nach Trauma, Sepsis und stattgehabter Verätzung auftreten. Dadurch kann es zur entzündlichen Demarkation des ganzen Vaginalrohres kommen.

dd) Spezifische Entzündungen

Praktisch wichtig sind *Lues I, Lymphogranuloma inguinale, Tuberkulose*. Bei Lues III kann eine Perivaginitis gummosa entstehen.

c) Zysten der Scheide

aa) Größere Zysten

Größere Vaginalwandzysten sind relativ selten. *Diese* Zysten sind etwa walnußgroß, ausnahmsweise größer; sie sind kugelig bis elliptoid, treten solitär und multipel auf, sie sind von einer bernsteinfarbenen wäßrigen Flüssigkeit angefüllt.

1. *Zysten aus liegen gebliebenem Müllerschem Epithel:* Die vereinigten Müllerschen Gänge haben zunächst das Vaginalrohr epithelisiert, später aber, vor allem in den unteren Abschnitten, wird die definitive Vaginalwand in weiten Bezirken durch das Epithel der Geschlechtspforte besiedelt. Sogenannte Müllersche Epithelrelikte können cervixschleimhautähnliche Partien mit Schleimzysten produzieren. Unter Umständen entstehen ähnliche Verhältnisse wie bei einer glandulären Pseudoerosion der Portio.

2. *Zysten aus paraurethralen Drüsen und Skeneschen Gängen:* Derartige Zysten liegen im vorderen und unteren Vaginalabschnitt. Die Drüsen sind durch Übergangsepithel tapeziert.

3. *Zysten des Gartnerschen Ganges:* Diese Zysten liegen seitlich neben der Vagina; ihre innere Oberfläche ist durch kubische Epithelien ausgekleidet. Diese Zysten entsprechen — entwicklungsgeschichtlich — den zystösen Bildungen des Paroophoron.

4. *Endometrioide Zysten:* Die histologische Diagnose der Endometriose ist leicht; gewöhnlich imponiert die „Stromatose" (vgl. S. 91). Nachgehende Fürsorge ist unerläßlich.

5. *Lymphgefäßzysten:* Es handelt sich um lymphangiektatische Bildungen, welche intramural liegen und das Epithel der Vaginalwand zur Dehiszenz bringen können.

6. *Traumatische Epithelzysten:* Solche entstehen nach Pfählungsverletzungen, nach operativer Intervention; diese Epithelzysten sind eher klein; es handelt sich um gelegentliche, mehr zufällige Beobachtungen.

bb) Kleinere Zysten

Es handelt sich um multiple, teils mit, teils ohne Epithel ausgestattete Zysten und Blasen; sie enthalten Gas; man spricht von Vaginitis emphysematosa. Die Gasbildung erfolgt wahrscheinlich im Bereiche der kleinen Lymphbahnen; sie ist die Folge der Tätigkeit gasbildender Bakterien. Gelegentlich werden Fremdkörperriesenzellen in der Umgebung optisch leerer d. h. in vivo gasgefüllter Räume beobachtet.

d) Geschwülste der Scheide

aa) Bindesubstanzlich-nichtepitheliale Geschwülste

Fibrom, Myxom, Angiom, Myom; Sarkome (rundlich-polypöse, traubigpapilläre); in der Vagina kommen Rund-, Spindel-, Riesenzellensarkome, myxoplastische, leiomyoplastische, angioplastische Sarkome und Mischgeschwülste zur Ausbildung.

bb) Epitheliale Geschwülste

Die primären Krebse der Vaginalschleimhaut sind Plattenepithelcarcinome. Diese können als diffuses Infiltrat, als tiefer intramuraler Knoten oder aber als Verdichtungsbezirke mit sekundärer Exulceration beobachtet werden. Carcinome scheinen nicht selten eine genetische Beziehung zu einer chronischen

Reizeinwirkung zu besitzen: Pessar-Trägerinnen sind besonders exponiert. Vaginalwand-Carcinome können auch auf dem Boden leukoplakischer Schleimhautveränderungen entstehen. Häufiger sind sekundäre Vaginalkrebse: Diese greifen über von der Portio und vom Mastdarm. — Histologisch interessant ist das primärektopische, maligne *Chorionepitheliom* bei ganz gesunder Plazenta! Wird der Tumor rechtzeitig entfernt, können Uterus und Vagina dauernd tumorfrei bleiben! Primär-ektopische Chorionepitheliome sind entweder stark verwilderte Haemangioendotheliome oder die Folge einer Dysplasie mit blastomatösem Einschlag. Die Prognose ist ernst.

5. Pathologische Anatomie der Vulva

a) Entzündliche Erkrankungen

Bekanntlich findet sich bei Kindern eine *primäre gonorrhoische Vulvovaginitis*. Bei Erwachsenen entsteht die Entzündung der Vulva vorwiegend durch „sekundäre" Ätzwirkung z. B. des Eiters (aus Cervix, Bartholinischen Drüsen, Mastdarm und Harnblase). Die chronische Vulvitis geht mit einer Hypertrophie des Papillarkörpers einher. Leukoplakische Veränderungen werden auch an den Außenflächen der Labien sowie den angrenzenden Bezirken der Oberschenkel gefunden. Klinisch besteht quälender Juckreiz.

Bei *Kraurosis vulvae* (BREISKY, 1885) findet sich zunächst ein Stadium hypertrophicum. Dann erst entsteht eine auffällige Schrumpfung. Histologisch handelt es sich um einen Schwund der elastischen Fasern, um einen Mangel an Talgdrüsen, vor allem an Nerven und Blutgefäßen. Die Ursache der Kraurosis vulvae ist unbekannt. Es wird eine konstitutionelle Prämisse erwogen. Die Kraurosis geht dann in Szene, wenn die Oestrogenwirkung nachläßt. Das Ulcus phagedaenicum (vgl. Allgemeine Pathologie, S. 136) führt zu einer tiefgreifenden, brandig-gangräneszierenden Zerstörung. Ganz das gleiche kann nach schwerer Infektionskrankheit, Trauma oder Ulcus molle beobachtet werden.

b) Geschwulstige Veränderungen

Hier ist in erster Linie die *Elephantiasis vulvae* zu nennen. Es handelt sich um eine diffus ausgebreitete, teigige Bindegewebsvermehrung. Die Elephantiasis manifestiert sich in verschiedener Weise:

aa) als *Elephantiasis glabra:* Hier liegt eine diffuse Verdickung vor;
bb) als *Elephantiasis tuberosa;* dabei handelt es sich um eine knollig-höckrige Verdickung der Vulvenwand;
cc) als *Elephantiasis pendulans;* die Verdickung und Verhärtung der Haut der Vulva führt zu einer gestielten, pendulierenden Knotenbildung, welche aus der Gegend der Geschlechtspforte bis in die Nähe des Kniegelenkes herabhängen kann! — Die *Elephantiasis condylomatosa et papillomatosa* besitzt eine verblüffende phänische Übereinstimmung mit spitzen Kondylomen. — Durch chronische Lymphstauung entsteht eine vermehrte Anspannung des Epithelbelages; dadurch entstehen Epitheldehiszenzen; durch Zerreißung der Epitheloberfläche entstehen Schrunden und Rhagaden. Aus diesen kann eine Lym-

phorrhagie — permanent, sickernd, nässend — hervorgehen. Die mikroskopische Prüfung der Elephantiasis zeigt eine schleimgewebsähnliche Metamorphose des Bindegewebes, eine mäßig starke Vermehrung der argyrophilen praekollagenen Fäserchen und einen Schwund der Anhangsgebilde. Im übrigen finden sich pericapilläre plasmazellulare Infiltrate sowie „dreizonige" Riesenzellen (1. mit plasmatischer Innenzone, 2. mit Kernzone, 3. mit Außenzone mit tropfigen Zelleinschlüssen, bestehend aus Fett- und Eiweißstoffen). Der Kraurosis vulvae wesensmäßig nahestehend ist die *Esthiomène* (was soviel bedeutet wie „fressende Flechte"). Als Ursache der Esthiomène werden diskutiert a) angeborene, diffus ausgebreitete Lymphangiome; b) chronisch-rezidivierte entzündliche Prozesse; c) geschwulstige Lymphstauung infolge Verlegung der Lymphbahnen z. B. durch Geschwülste der Vulva.

Eigentliche Geschwülste der Vulva sind: Von den großen Labien können *Fibrome, Myxome* und *Leiomyome* ausgehen. Diese sind leidlich umschrieben, birnenförmig gestaltet, von fester Konsistenz, pendulierend. *Lipome* und *Angiome* sind beobachtet. Häufig — bei Gonorrhoe, gelegentlich auch nach Beendigung einer Gravität —, treten *spitze Condylome* auf. Phänomenologisch handelt es sich um *Papillome.* Ob die Papillome als echte Geschwülste oder als Produkte des rezidivierenden Entzündungsreizes gelten können, mag dahingestellt sein. — Eine gewisse Sonderstellung haben diejenigen Tumoren, die von einer akzessorischen Mamma z. B. im Labium majus oder minus ihren Ausgang nehmen. *Fibroadenome,* entstanden im Bereiche einer akzessorischen Mamma, sind harmlos. In den Labia majora werden, wenn auch seltener, *Hidradenome* beobachtet. Diese Schweißdrüsenadenome zeigen eine lebhafte Proliferation und eine Zweischichtigkeit der Epithelien. Die histologische Differentialdiagnose zwischen Hidradenom und relativ gut ausgereiftem *Carcinom* kann sehr schwierig sein. Carcinome sind viel häufiger als *Sarkome.* Die Krebse der Vulva nehmen im allgemeinen ihren Ausgang von den Bartholinischen Drüsen. Es handelt sich also um Adenocarcinome, gelegentlich um Plattenepithelkrebse. Bösartige Geschwülste der Vulva manifestieren sich zwischen dem 50. und 70. Lebensjahr. Frühmetastasen können in beiden Leistenbeugen auftreten. — *Maligne Melanome* der Vulva (insbesondere der Clitoris) kommen vor. — Die Bartholinischen Drüsen nehmen im Bereiche der Pathologie eine gewisse Sonderstellung ein: Bei chronischer Entzündung der Bartholinischen Drüsen entsteht am Orte der Mündung des Ausführungsganges ein roter Fleck. Dieser besteht Wochen oder Monate lang, gleichsam unverändert. Er ist zuerst im Zusammenhang mit gonorrhoischer Infektion der Bartholinischen Drüsen beschrieben worden („Sängerfleck"). Chronisch-rückfällige entzündliche Prozesse können nach und nach zu einer völligen Entparenchymisierung der Bartholinischen Drüsen hinführen. Das Angehen einer Tuberkulose erfolgt ebendort nur ganz ausnahmsweise.

6. Ausgewählte Kapitel aus der Pathologie der Schwangerschaft

Bei den Schwangerschaftsveränderungen der Gebärmutter handelt es sich nicht nur um die deziduale Reaktion, sondern ganz wesentlich um adaptative Prozesse des Schleimhautbindegewebes, der Muskulatur und der Gefäßwände.

Die Neubildung von Muskelzellen ist nicht nur an Myoblasten gebunden, sondern wird getragen unter anderem durch Histiozyten, Fibrozyten (Fibroblasten) und Lymphocyten (STIEVE). An der Implantationsstelle des befruchteten Eies und in der unmittelbaren Umgebung sind mehrere topographisch verschiedene Regionen der Decidua graviditatis zu unterscheiden: a) Decidua basalis = Haftstelle; b) Decidua capsularis = umgebende Decidua nach der Uteruslichtung zu; c) Decidua marginalis = Plazentarrand; d) Decidua parietalis = Decidua an der gegenüberliegenden freien Seite der Gebärmutterwand.

Im zweiten bis dritten Monate der Tragzeit *ist die Decidua am mächtigsten entwickelt,* auf der Schnittfläche bis 1 cm stark. Im dritten Schwangerschaftsmonat wird das untere Uterinsegment in den „Brutraum" einbezogen. Im vierten Monate verwachsen Decidua capsularis und Decidua parietalis miteinander. Die Decidua capsularis geht durch Dehnung sowie Konfluenz herdförmiger Nekrosebezirke zugrunde. Gegen Ende der Gravidität verfällt die Decidua mehr und mehr einer Nekrobiose und Koagulationsnekrose. Die Zellgrenzen werden dann undeutlich, die Färbbarkeit der Kerne ist reduziert. Besonders interessant ist die Entwicklung einer ektopischen Decidua. Bei intrauteriner Gravidität werden sogenannte Deciduaknötchen am (gesamten) Peritoneum, im Bereiche der Oberfläche des Ovarium, am großen Netz, an Zwerchfell, Darmserosa, im Bereiche von Cervixpolypen, im Gebiete sogenannter Endometriosen, aber auch an der Portioschleimhaut ausgebildet. Deciduaähnliche Knötchen sind auch ohne Gravidität, selbst bei Greisinnen, kombiniert mit Mastopathia chronica cystica und Schwangerschaftszellen im HVL, beobachtet.

Auf die Einzelheiten des Baues der Plazenta kann nicht eingegangen werden. Das Zottenepithel im ersten und zweiten Schwangerschaftsmonat ist zweigeschichtet: Man unterscheidet eine innere Schicht, die *Langhans-Zellschicht* = den *Cytotrophoblast;* diese Zellage wird durch kubische, helle, sauber abgegrenzte Zellen repräsentiert. Nach außen hin liegt die protoplasmareiche Schicht, die man früher als *Syncytiotrophoblast* bezeichnete, heute den *Plasmoditrophoblast* nennt. Die Zellplatten tragen eine Vielzahl vermehrt anfärbbarer Kerne; im Protoplasma finden sich Fetttröpfchen. Die Zelloberfläche ist durch einen Bürstenbesatz, freilich nur ganz unvollständig, ausgestattet. Am Ende des zweiten Schwangerschaftsmonates kommt es zur Rückbildung der Langhans-Zellschicht, im vierten Monate ist nur noch der Plasmoditrophoblast vorhanden. In frühen Embryonalmonaten liegen die Trophoblastwucherungen dort, wo sie an die Decidua anstoßen. Man spricht von der *„Durchdringungszone".* Hier entsteht, angeblich durch Untergang sowohl von mütterlichem als auch embryonalem Zell- und Gewebematerial, der *Nitabuchsche Fibrinoidstreifen.* Daneben unterscheidet man den *sub- oder hypochorialen Langhansschen* sowie den *Rohrschen Fibrinoidstreifen.*

Für die histopathologische Diagnostik wichtig ist die Kenntnis der *chorialen* Invasion. Sie ist am stärksten im dritten bis sechsten Monate der Gravidität; die *chorialen Wanderzellen* dringen dabei weit in die Muskulatur ein; sie liegen gern in der unmittelbaren Umgebung kleiner myometraner Gefäße. Die Bezeichnung „choriale Wanderzellen" geht auf MARCHAND zurück. ROBERT MEYER hat eingewandt, daß nicht eine „Wanderung", sondern ein diskontinuierliches, immer wieder untereinander zusammenhängendes, dann freilich doch auf weite Strecken unterbrochenes Wachstum der Langhanszellen vorläge. Andere Autoren (PINTO, FELLNER) haben betont, daß die großzellige „Invasion" nicht so sehr durch echte „Wanderzellen" getragen werde, sondern durch die deziduale Metamorphose des mütterlichen Gewebes vorgetäuscht sei. — Die sogenannten Wanderzellen zeigen eine starke Variabilität der Gestalt: sie sind groß, plump, tatzenförmig, zipfelig ausgezogen, einkernig, aber auch vielkernig; sie sind unscharf abgegrenzt; der Chromatingehalt ist im allgemeinen ausgezeichnet. Nach der Geburt verschwinden etwa noch vorhandene choriale Wanderzellen im Laufe von längstens 1—3 Wochen.

a) Erkrankungen der Decidua

Gegen Ende der Gravidität findet eine „physiologische Degeneration" statt. Entzündliche Erkrankungen der Decidua graviditatis finden sich bei pyogener Allgemeininfektion, Tuberkulose, Salmonellosen, bei Milzbrand etc. — Als Folge rezidivierter entzündlicher Stimuli wird gelegentlich eine umschriebene Hyperplasie der Decidua parietalis beobachtet: *Endometritis deciduae polyposa et tuberosa.* Derartige Veränderungen werden heute gern auf morphogenetische Hormoneffekte zurückgeführt. Als Folge einer entzündlichen Reizung der Decidua wird gelegentlich über eine Hypersekretion berichtet: Es resultiert die *Hydrorrhoea uteri gravidi decidualis.* Dabei handelt es sich um eine schubweise Entleerung seröser Flüssigkeit aus dem Cavum corporis uteri. Heute wird ein Zusammenhang mit einer exochorialen Gravidität vermutet.

b) Erkrankungen des Amnion

Das Amnion stellt bekanntlich die Fortsetzung des kindlichen Ektodermes dar. Es besteht aus einer einschichtigen, allenfalls zweischichtigen Lage von kubischem bis zylindrischem Epithel. Die Epithelzellen verfügen über einen Bürstenbesatz. Sie sitzen einer dünnen Schicht aus lockerem Bindegewebe auf.
aa) *Hydramnion:* Man spricht von „Hydramnion", wenn mehr als 2 Liter Fruchtwasser vorhanden sind. In extremen Fällen können bis 20 Liter und mehr angesammelt werden. Das Fruchtwasser wird entweder seitens der Mutter oder seitens des Keimlings gebildet. Die eigentlichen Ursachen des Hydramnions sind nicht bekannt. Mütterliche Ursachen d. h. Zirkulationsstörungen seitens des mütterlichen Anteiles der Fruchthaltung gelten als weniger wahrscheinlich. Wahrscheinlicher soll es sich um „kindliche Schäden" z. B. um die Folge der Blutstauung seitens einer Nabelvene, um die Folge eines angeborenen Herzfehlers, um die Folge von Leber- und Lungenlues, um den Ausdruck einer fetalen Peritonitis etc. handeln.
bb) *Oligohydramnion:* Von Oligohydramnion spricht man dann, wenn weniger als 500 ml Fruchtwasser vorhanden sind. Es resultiert die Gefahr der Entstehung sogenannter amniotischer Verwachsungen. Mangelhafte Ausbildung des Amnion und ungenügende Fruchtwasserbildung gelten als kombinierte Phänomene.

c) Erkrankungen des Chorion

aa) *Blasenmole:* Es handelt sich um die *Mola hydatidosa botryoides*. Dabei werden blasige durchscheinende Gebilde im Bereiche einzelner oder aber sämtlicher Chorionzotten formiert. Die blasig umgewandelten Zotten können perlschnurähnlich angeordnet und jeweils durch einen dünnen Stiel miteinander verbunden sein. Entsteht eine Blasenmole bereits im zweiten Monate der Gravidität, resultiert eine Umwandlung des gesamten „Eies". Man spricht von „steriler Mole". Wenn die blasige Entartung später in Szene geht, bleibt die abgestorbene Frucht leidlich gut erhalten. Im allgemeinen wird die Blasenmole im dritten bis fünften Monat der Gravidität unter heftigen Blutungen ausgestoßen. Gelegentlich entsteht die Mole auf dem Boden entweder einer *missed abortion* oder einer Überschreitung der Schwangerschaftsdauer. — Auf 1 000 Schwangerschaften kommt eine Blasenmole; sie wird im allgemeinen bei zeitlich späten Graviditäten, am häufigsten zwischen dem 40. und 50. Lebensjahr, beobachtet. Die Entartung der Eihäute im Sinne einer Blasenmole wird bei der gleichen Patientin — häufig — mehrmals (hintereinander) beobachtet, angeblich bis zu 18 mal! Klinisch imponiert ein unverhältnismäßig großer Uterus; die Blutungen sind von serösen Abgängen untermischt. Der Aschheim-Zondek-Test bleibt nach Retention einiger Blasen wochenlang positiv!

Die Morphologie der Blasenmole steckt voller Besonderheiten: VIRCHOW nahm an, daß eine schleimige Entartung des Zottenstroma (Myxoma chorii) zugrunde läge. Der Schwerpunkt der Veränderungen ist später auf die Epithelien verlegt worden. Entscheidend seien Wucherung und mitotische Teilung der Langhans-Zellen. Auf die Epithelwucherung folge die Epitheldegeneration; dadurch entstehe eine hydropisch-vakuoläre Zellumwandlung. Im Zottenmesenchym liege ein inveteriertes Ödem im Bereiche der „Zottenachse". Dadurch käme es zur Rarefikation der zentralen mesenchymalen Zottenbereiche. Im Stroma werden im übrigen große vermehrt anfärbbare plumpe Zellen beobachtet. Diese wurden zunächst als „fetale Epithelien" gewertet. Sie sind erst später als bestimmt-charakterisierbare Bindegewebszellen erkannt worden (Chaletzky-Neumann-Hofbauer-Zelle); man hatte zunächst vermutet, dem Nachweise der Hofbauer-Zellen käme eine diagnostische oder gar prognostische Bedeutung zu. Auch in der normalen Plazenta werden gelegentlich Hofbauer-Zellen gefunden. Einzelheiten bei U. BLEYL (1962). Hofbauer-Zellen sind häufig zweikernig. — Für die Entstehung der Blasenmole spiele die Endocapillaritis obliterans eine entscheidende Rolle. Dadurch entstünden Kreislaufstörungen, jene zeitigten die hydropische Entartung. Das Ödem könne in Richtung auf den Keimling durch die inzwischen in Szene gegangenen Gefäßveränderungen nicht abgeschoben werden. Gerade dadurch würde der Zottenhydrops verstärkt. Weil die Zottenepithelien im allgemeinen gut ernährt würden, zeigt sich eine deutliche Tendenz zur Wucherung: *Adénome villeux* DURANTE. — H. O. KLEINE hat dagegen die These vertreten, daß die primären Veränderungen im Bereiche der Durchdringungszone entstünden. Weil die Blutgefäße in den einzelnen Territorien des Gesamt-Keimlinges (Zotten, Nabelschnur, Embryonalkörper sensu stricto) unabhängig angelegt würden, käme ein unvollkommener Anschluß der Gefäßprovinzen untereinander immer wieder zur Realisierung. Dadurch könnten Kreislaufstörungen entstehen.

Von VOLKMANN (1867) sprach von „destruierender" Blasenmole. Später könne daraus eine Mola hydatidosa progressiva inter- und intravenosa entstehen. Die destruierende Blasenmole schickt ihre „Sendboten" in die Parametrien bis unter das Peritoneum! Derartige Befunde beweisen keineswegs, daß eine bösartige Neubildung zugrunde liegt. Es ist nämlich zu bedenken, daß embryonale Gewebezellen ungleich besser und häufiger verschleppt werden als ausgereifte Zellelemente.

d) Erkrankungen der Plazenta

aa) Allgemeine pathologische Anatomie

Die Plazenta ist ein Organ, welches einer physiologischen Alterung im Laufe von 10 Lunarmonaten zum Opfer fällt. Reifung d. h. Differenzierung der Plazenta und Entwicklung des Keimlinges müssen konkordant, also „harmonisch" erfolgen. Eine *Maturitas praecox placentae* wäre ebenso wenig mit der „gehörigen" Ausreifung des Keimlinges zu vereinigen wie das Gegenteil. Mit anderen Worten: *Maturationsarrest* kann intrauterinen Fruchttod zur Folge haben. Nachstehendes Schema verdeutlicht die wesentlichen Vorgänge der *„Asynchronie"*. Das Gegenstück zur Maturitas praecox wäre die *Maturitas retardata*. Auch diese besitzt wahrscheinlich einen hohen Gefahrenwert (Abb. 5).

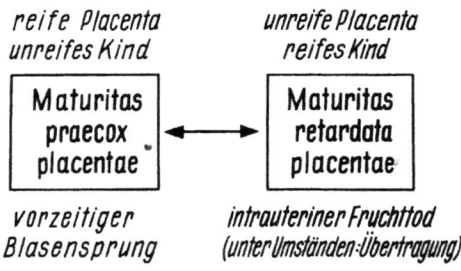

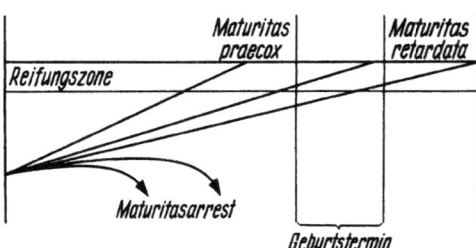

Abb. 5. Schematische Darstellung der sogenannten Asynchronie der Ausreifung, dargestellt in Anlehnung an V. BECKER (Archiv Gynäkol. *198*, 3, *1962*)

Die *„Elementarvorgänge"* im Rahmen der allgemeinen morphologischen Pathologie der Plazenta sind folgende:

1. Verkalkung

Die Kalksalzabscheidung in den Fibrinoidstreifen, weniger im eigentlichen Zottenbereich der Plazenta, ist häufig.

2. Zirkulationsstörungen

Ein besonderes *Ödem* findet sich bei *Morbus haemolyticus neonatorum*. Viele Zotten zeigen eine ausgesprochene Stroma-Fibrose. Die Veränderungen haben eine gewisse Ähnlichkeit mit denen bei Diabetes mellitus. *Blutungen* der Plazenta liegen seltener intraplazentar, vorwiegend im Bereiche der plazentaren Haftstelle. Gelegentlich findet sich eine abnorme Zerreißlichkeit der Gefäße, insbesondere bei Hyalinose und Varicositäten. — *Plazentarinfarkte* gleichen Verödungsbezirken. Sogenannte Plazentarinfarkte können keilförmig, aber auch unregelmäßig gestaltet sein; sie besitzen eine opake bis gelbrote Farbe; sie liegen entweder unter der Chorialplatte oder aber in der Tiefe der Plazenta; Plazentarinfarkte liegen vorwiegend intervillös. Histologisch imponiert die Abscheidung von Fibrinthromben in den intervillösen Räumen. Trophoblastzellen sind reichlich beigemischt. Das Fibrin kann vielfach von Spalten durchzogen und zerklüftet sein. Es zeigt das Bild einer eiterähnlichen Erweichung. Kleinere weißliche Knotenbildungen kommen auch in normalen Plazenten, bei Eklampsie und Lues, vor. Im Formenkreis der Ursachen sogenannter Plazentarinfarkte spielt die „Endangiitis" der Zottengefäße, die Zottennekrose, sowie die Thrombose in benachbarten intervillösen Räumen eine Rolle. Die ursächlichen Beziehungen der Gefäßveränderungen zur Entstehung sogenannter Plazentarinfarkte ist umstritten. Im Augenblick wird vorwiegend angenommen, daß Plazentarinfarkte auf dem Boden einer primären Thrombose der Intervilli — aufgrund einer Schädigung der Zottenepithelien - entstünden.

3. Entzündliche Läsionen

Entzündliche Erkrankungen der Plazenta werden sowohl von der mütterlichen als der fetalen Seite, überwiegend haematogen, seltener durch Kontakt, häufig durch den Liquor amnii erworben. Die entzündlichen Prozesse sind vorwiegend an der Chorialplatte lokalisiert. Gelegentlich findet sich eine „Phlegmone der membrana chorii". Schon normalerweise finden sich ebendort Plasmazellen in unregelmäßiger Ausbreitung und Ansammlung. Die Plasmazellen haben mit entzündlichen Prozessen zunächst nichts zu tun. Auch *spezifische Entzündungen* der Plazenta sind bekannt. — Bemerkungen zur *Syphilis* der Plazenta: Die Plazenta ist schwer, plump, derb; die normale Plazenta wiegt 500 g, besitzt einen Durchmesser von 16—20 cm und eine Dicke (auf der Schnittfläche) von 2,5—3 cm. Der normale Plazentarindex (Gewicht der Plazenta : Körpergewicht des Neugeborenen) verhält sich wie 1 : 6; der Plazentarindex im Falle luischer Plazentitis beträgt 1 : 3 oder 1 : 2. Histologisch imponiert eine Zottenhyperplasie. Die Gefäßveränderungen beanspruchen besondere Beachtung. Es handelt sich um eine Periarteriitis und Periphlebitis. Der Spirochaetennachweis im Schnittpräparat ist nicht einfach. Er gelingt eher im Gewebesaft der Nabelschnur. — Die *Tuberkulose* der Plazenta (SCHMORL, GEIPEL) entsteht haematogen. Die tuberkulösen Veränderungen sind entweder in den Zotten oder im Bereiche der Membrana chorii angesiedelt. Werden die Zottenepithelien tuberkulobazillär zerstört, bricht der Prozeß in die intervillösen Räume ein: Intervillöses Tuberculum. Die Gefahr des Einbruches von

Tuberkelbakterien in den Liquor amnii ist groß. Auf diese Weise könnte es zur peroralen Infektion des Fetus kommen. Dagegen ist die sekundäre Plazentartuberkulose etwa durch eine fortgeleitete Tubentuberkulose selten. Histologisch kann die Differentialdiagnose zwischen Plazentartuberkulose und luischer Plazentitis schwierig sein. — Nicht ganz selten findet man eine *Listeriose* der Plazenta. Es entstehen Infarkte, d. h. heilförmige Nekroseherde mit großen Mengen von Detritus. Die Silberimprägnation läßt (sogleich) die Listeria monocytogenes erkennen. — Im übrigen werden an der Plazenta beobachtet: Veränderungen bei *Masern* und *Scharlach*, durch *Pneumokokken* und *Streptokokken*, bei *Influenza* und *Fleckfieber*, bei *Typhus*, *Milzbrand* und *Rotz*, schließlich bei *Lepra* und *Lymphogranulomatose*.

4. Geschwülste der Plazenta

Echte Geschwülste der Plazenta liegen gewöhnlich auf der fetalen Seite. Sie sind aufgebaut aus Schleim-, lockerem Bindegewebe sowie Blutgefäßen. Letztere sind besonders beteiligt beim sogenannten *Chorioangiom*. Diese — an sich nicht häufige — Neubildung wird verschieden gedeutet: Es soll sich entweder um allantoigene myxofibröse Capillarangiome (also Hamartoblastome) oder um die Folgen einer chronisch-rezidivierten Plazentitis handeln. Chorioangiome zeigen gelegentlich einen zystischen Bau. Es gibt auch andere Plazentarzysten, z. B. subchoriale und intervillöse Pseudozysten. — Eine besondere Stellung nimmt das *maligne Chorionepitheliom* ein. Man unterscheidet folgende Formen:

a) *Orthotopes Chorionepitheliom:* Es handelt sich um höckrige, zottige, gegen die Uteruslichtung hervorragende, braunrote, von weißlichen Flecken durchsetzte, seltener diffus ausgebreitete, markig-weiche Wucherungen. Auf der Schnittfläche erweisen sie sich als morsch und brüchig. Das maligne Chorionepitheliom zeigt ein stark destruierendes Wachstum. Die gewucherten Chorionepithelien dringen in die myometranen Blutwege ein und setzen Metastasen in Lungen, Vaginalwand, Hirn, Leber, Nieren sowie Eierstöcken. Histologisch finden sich bei typischen Formen sowohl Zellen des Plasmoditrophoblast wie der Langhans-Schicht. Bei atypischen Formen herrscht die eine oder andere Zellform vor. Auf jeden Fall findet sich eine selbständige planlose Wucherung der Chorionepithele ohne eigenes Stroma. Während bei der normalen Plazentation mütterliches Gewebe an der Berührungsstelle mit embryonalen Gewebselementen zugrunde geht und dann durch die Abscheidung fibrinoider Gerinnsel geschützt erscheint, ist im Falle des eigentlichen Chorionepitheliomes die Aggressivität derart groß, daß ein Schutz unmöglich wird. Die Bezeichnung „Chorionepitheliom" und dessen Ableitung von den Chorionepithelien geht auf F. MARCHAND zurück. Früher sprach man von „Carcinom der Plazenta" oder „Deciduoma malignum". Immer wieder taucht die Frage auf, ob Chorionepitheliome nicht endotheliomatöse Geschwülste sein könnten. Die phänomenologische Ähnlichkeit zwischen malignem Haemangioendotheliom und Chorionepitheliom ist in der Tat frappant. Dennoch haben beide Geschwulstformen nicht das geringste miteinander zu tun. — Bezüglich der Annahme histogenetischer Beziehungen zwischen Chorionepitheliom und Gravidität gelten folgende Regeln: Angeblich in 50 % aller Chorionepitheliome geht eine Blasenmole voraus. Diese unterscheidet sich gegenüber der destruierenden

Blasenmole (Mola hydatidosa progressiva destruens) durch ihr „Verhalten zum Zottenbindegewebe". Die Chorionepithelien des „echten Chorionepitheliomes" wachsen, auch im Inneren venolärer Blutgefäße, ohne Ausbildung eines Zottenstroma. Es scheint, daß die eilig proliferierende Geschwulst keine Zeit und Gelegenheit findet, ein eigenes Stroma zu formieren. Dagegen zeigen die Proliferate selbst der aggressiven Blasenmole stets die Tendenz, daß die gewucherten Chorionepithelien einen schmalen Stromastreifen „nachschleppen". Ein Chorionepitheliom kann gelegentlich Jahre nach vorausgegangenem Partus in Szene gehen. Man muß dann entweder die Retention einzelner Chorionepithelverbände annehmen, oder es muß ein klinisch inapperzept gebliebener Abortus vorausgegangen sein. Die Metastasen des Chorionepitheliomes besitzen hämorrhagischen Charakter. Das Chorionepitheliom ist eine individualfremde Geschwulst, denn sie wird — genau genommen — aus den Mitteln des fetalen Gewebekörpers aufgebaut. Damit mag es zusammenhängen, daß Spontanremissionen, auch etwa bereits abgesiedelt gewesener Metastasen vorkommen. Die Diagnose am Abradat kann schwierig sein. Nur wenn einwandfrei besonders starke Trophoblastwucherungen, zusammenhängende Zellverbände etc. nachgewiesen werden, sollte der Verdacht auf Vorliegen eines Chorionepitheliomes geäußert werden. Abortus oder Partus sind im allgemeinen nicht länger als drei Wochen vorausgegangen. Chorionepitheliome zeitigen eine sehr starke Zerstörung der Muskulatur. Die Hormonreaktionen (ASCHHEIM-ZONDEK, Krötenteste etc.) sind deutlich positiv. Findet sich dagegen keine besonders starke Trophoblastwucherung, ist in topischer Verbindung mit den gewucherten Chorionepithelien stets auch Zottenstroma nachweisbar; sind noch keine drei Wochen seit einem stattgehabten Abortus oder Partus vergangen, so ist die Vornahme der Hormonreaktionen *dringend* angezeigt. Sind diese negativ, ist ein konventionelles Chorionepitheliom nicht gegeben. Diese Unterscheidung ist jedoch recht schwierig, sie ist sehr verantwortungsvoll. Sind die Hormonreaktionen negativ, so kann man nicht von einem malignen Chorionepitheliom sprechen. Es gibt Grenz- und Übergangsfälle zwischen der Mola hydatidosa destruens einerseits, dem malignen Chorionepitheliom andererseits. Man spricht von Chorionepitheliosis (W. SCHOPPER). — *Ektopische Chorionepitheliome* werden in der Vaginalwand, in Leber, Ovarium, Darm, seltener im Myokard, nachgewiesen. Ektopische Chorionepitheliome entstehen durch verschleppte hydropische Zotten. Ektopische Chorionepitheliome beim Manne können naturgemäß mit einer Gravidität nichts gemein haben. Man muß dann das Vorliegen eines Teratomes annehmen.

bb) Spezielle Morphologie der Plazenta: Histodiagnostische Synopsis

Im folgenden seien einige typische histologische Situationen der ausreifenden und pathologisch veränderten Plazenta nebeneinandergestellt (Abb. 6a—g).

Abb. 6 a (mens III) und b (mens X). *Beispiel der normalen Zottenausreifung:* Wachstum und Differenzierung sogenannter Resorptionszotten dienen dem Zweck, die resorbierende Oberfläche der Plazentarzotten bei konstantem Gesamtvolumen der Plazenta zu vergrößern. Das Volumen der normalen Plazenta bleibt vom V. Monate der intrauterinen Entwicklung an einigermaßen konstant. Dieser Differenzierungsprozeß läuft ab 1. unter ständiger Verkleinerung der Zottendurchmesser; 2. unter Rückbildung und Auflösung der

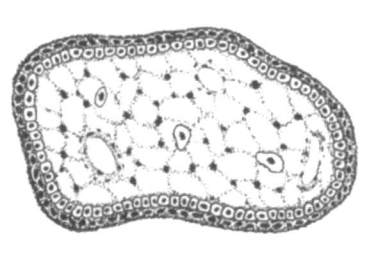
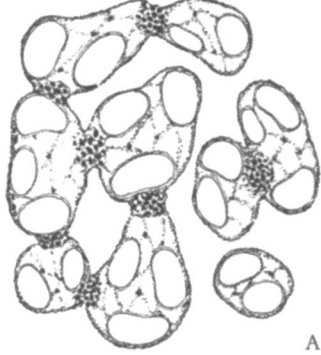

Abb. 6 a Abb. 6 b

Schicht der Langhans-Zellen; 3. unter Rarefikation des Zottenstroma; 4. durch Umwandlung der Capillaren in sogenannte Sinusoide; 5. unter Anlehnung der Capillarendothelien an den Plasmoditrophoblasten; 6. mit Ausbildung kernfreier Epithelplatten; es handelt sich um die Entwicklung der plasmodio-sinusoidalen Stoffwechselmembranen; 7. mit Ausbildung syncytialer Kernknospen in der unmittelbaren Umgebung der Stoffwechselmembranen. Im Zottenquerschnitt der reifen Plazenta können bis 8 Sinusoidanschnitte nachgewiesen werden

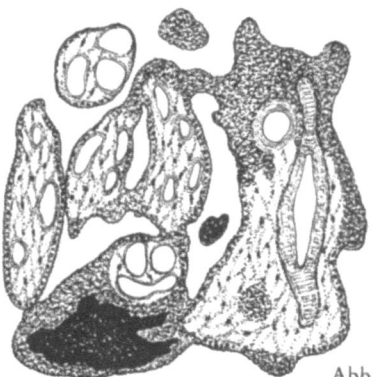
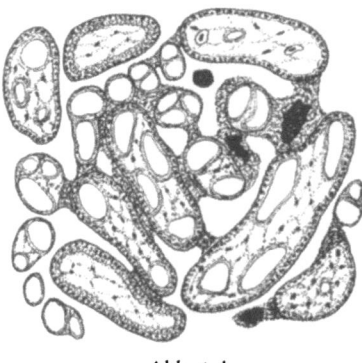

Abb. 6 c Abb. 6 d

Abb. 6 c. *Plazenta bei Praeeklampsie und sonstigen Schwangerschaftsgestosen.* Unregelmäßige Ausdifferenzierung der Resorptionszotten mit partieller Persistenz unreifer Zottenstrukturen etwa des VII. oder VIII. Lunarmonates. Die Rarefikation des Zottenstroma fehlt stellenweise. Dagegen findet sich eine ausgeprägte Fibrose, Hyalinose und fibrinoide Verquellung. Fehlende Ausbildung der plasmodio-sinusoidalen Stoffwechselmembranen, verzögerte Ausbildung typischer Zottensinusoide. Neben diesen unreifen Zottenkonvoluten finden sich auch regelrecht ausdifferenzierte. Ausbildung plasmodialer Kernknospen bei fortschreitender Rarefikation einiger Stromaabschnitte. Die im Bilde schwarz dargestellten Schollen entsprechen der Verkalkung sogenannter Fibrinoidabscheidungen

Abb. 6 d. *Plazenta bei Übertragung.* Unregelmäßige, teilweise überschießende, teilweise hochgradig verzögerte Differenzierung der Resorptionszotten mit Persistenz sogenannter jugendlicher Zotten. Jene besitzen vielfach keine Capillaren und zeigen nur außerordentlich selten eine Umwandlung von Capillaren in Sinusoide. Das Stroma der jugendlichen Zotten ist gelockert, weitmaschig, im Besitze sogenannter Chaletzky-

Neumann-Hofbauer-Zellen. Im Intervillum liegen mäßige Mengen von Fibrinoid, welche jedoch häufig verkalkt sind (schwarze Felder)

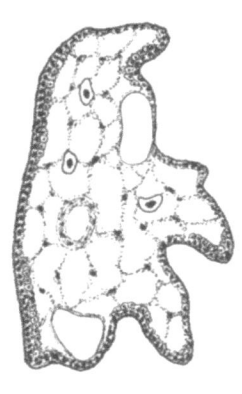
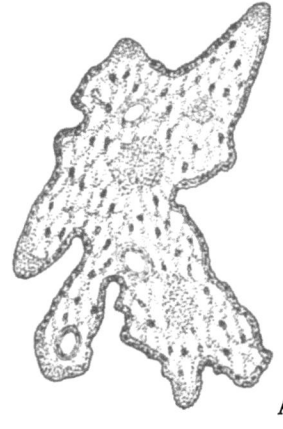

Abb. 6 e Abb. 6 f

Abb. 6 e. Plazentarzotten bei *Diabetes mellitus*. Es handelt sich um große, tatzenförmig aufgetriebene Zotten; das Stroma ist areoliert und im Besitze zahlreicher Chaletzky-Neumann-Hofbauer-Zellen. Inveteriertes Stromaödem. Nur geringfügige Veränderungen an den Capillaren und Sinusoiden. Keine Ausbildung plasmodio-sinusoidaler Stoffwechselmembranen. Partielle Persistenz der Langhans-Zellschicht. Der vorliegende Zottentyp der sogenannten diabetischen Plazenta entspricht dem der unreifen Plazenta des IV. oder V. Schwangerschaftsmonates

Abb. 6 f. *Plazentarzotten bei Blutgruppeninkompatibilität*. Aufgetriebene, große, stromareiche Zottenkonvolute, fehlende Umbildung der Capillaren in Sinusoide, fehlende Ausbildung plasmodio-sinusoidaler Stoffwechselmembranen, fehlende Rückbildung des Zottenstroma. Ein Teil der Plazentarzotten neigt zur Entwicklung einer Stromafibrose. Der Differenzierungsgrad der Resorptionszotten am Ende der Gravidität entspricht jetzt dem sogenannter unreifer Zotten einer normalen Plazenta des V. bis VI. Lunarmonates

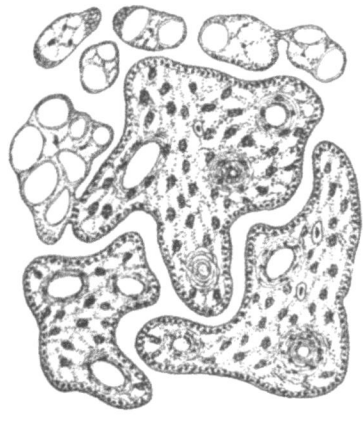

Abb. 6 g

Abb. 6 g. *Lues connata*. Es finden sich große tatzenförmig-aufgetriebene Zottenproliferate. In der Umgebung der Stromagefäße pericapilläre Bindegewebsmanschetten. Ein Teil der kleinen Blutgefäße ist obliteriert. Der Plasmoditrophoblast der Zottenoberfläche ist als einreihige Zellschicht erhalten. Plasmodio-sinusoidale Stoffwechselmembranen werden nicht ausgebildet. Die Umwandlung der Capillaren in Sinusoide erfolgt nicht. Die Langhans-Zellschicht geht zugrunde. Neben den voluminösen Zottenkonvoluten finden sich auch kleinere, dem Alter der Schwangerschaft adäquate d. h. regelrecht ausdifferenzierte Resorptionszotten

Schemata nach U. BLEYL, erarbeitet aufgrund eigener Untersuchungen.

Lit.: G. HÖRMANN: Zur Systematik einer Pathologie der menschlichen Plazenta, Archiv Gynäkol. 191 : 297, *1958*; V. BECKER: Funktionelle Morphologie der Plazenta. Archiv Gynäkol. 198 : 3, *1962*; U. BLEYL: Histologische, histochemische und fluoreszenzmikroskopische Untersuchungen an Hofbauer-Zellen, Archiv Gynäkol. 197 : 364, *1962*; V. BECKER: Plazentare Ursachen von Früh- und Totgeburten. Dt. med. Wschr. 90 : 1 060, *1965*; V. BECKER: Die Plazenta bei der Geburt. Fortschr. der Medizin 87 : 132, *1969*. KLOOS, K., LUCKSCHUS, B., u. M. VOGEL: Plazentaveränderungen bei perinatalem Tod. Zschr. Geburtsh. Gynäkol. 166 : 146 (1967); KLOOS, K., u. M. VOGEL: Plazentationsstörungen. Virchows Archiv 343 : 245 (1968); M. VOGEL: Plazentabefunde beim Abort. Virchows Arch. Abt. A 346 : 212 (1969).

7. Pathologisch-anatomische Befunde beim uterinen Abort

Unter einem Abortus versteht man die vorzeitige Unterbrechung einer Schwangerschaft und zwar zu einem Zeitpunkte, bevor die Frucht lebensfähig ist; Abort bedeutet Fruchtabgang während der ersten 28 Wochen einer Gravidität. Das durch Fehlgeburt ausgestoßene Ei heißt *Abortivei*. Das sogenannte Abortivei besteht in den ersten beiden Graviditätsmonaten überwiegend aus Eihüllen; vom dritten Monat an repräsentiert der Embryonalkörper die Hauptmasse. Gewöhnlich reißt der Fruchtsack zunächst ein, das Ei geht ab, Eihäute und Plazenta folgen. Seltener geht zunächst das unversehrt gebliebene Amnion mit Inhalt ab, und es folgen Chorion mit Decidua nach. Während des I. bis III. Schwangerschaftsmonates finden sich in den Zottengefäßen und den Chorionmembranen kernhaltige rote, jenseits des dritten Monates kernlose rote Blutkörperchen. Als *missed abortion* bezeichnet man eine längere Verhaltung des Abortiveies im Uterus. Bei einem unvollständigen Abortus bleiben Reste von mütterlichen und fetalen Hüllen zurück; sie unterhalten Blutungen und vergrößern dadurch die Infektionsgefahr. Ein Teil der Hüllen kann dann noch Wochen nach stattgehabtem Abortus nachgewiesen oder aber spontan sequestriert (ausgestoßen) werden. Noch nach Monaten lassen sich choriale Wanderzellen in der Gebärmutterkörperwand, vor allem auch in den Wänden hyalin entarteter myometraner Gefäße nachweisen. Die Wanderzellen unterscheiden sich von den Deciduazellen durch einen großen, chromatinreichen, daher dunkelfarbenen, vielgestaltigen Kern. Besondere anatomische Formen sogenannter Abortiveier:

a) *Hämatommole, Breussche Mole:* Lit. CARL BREUS, Wien, 1892—1914: „Das tuberöse subchoriale Haematom der Decidua", Leipzig und Wien, 1892. Stirbt die Frucht frühzeitig ab, entstehen Blutungen in den Eihäuten. Dadurch resultiert eine Schichtentrennung; schlußendlich findet sich ein unförmiges kugeliges Gebilde, das einen unterschiedlich dichten schwarzroten Blutmantel trägt. Der Embryo ist entweder aufgesaugt oder, wenn er älter ist, also bereits im II. bis III. Schwangerschaftsmonate stand, erweicht. Die Diagnose der Breusschen Mole stützt sich auf folgende Merkmale:

aa) Die Schwangerschaftsdauer ist im Verhältnis zur Größe des Fruchtsackes zu lang;

bb) es besteht eine auffallende Kleinheit der Frucht im Verhältnis zur Größe des Fruchtsackes;

cc) es finden sich subchoriale Blutungen, welche buckelig gegen den Fruchtsack zu vorspringen; ausgedehnte Blutgerinnsel liegen in den intervillösen Räumen; dadurch entstehen geradezu aneurysmatische Vorwölbungen der „Intervilli".

Als Ursache der Breusschen Mole wird eine frühestzeitige und übermäßige Fibrinoidablagerung im Bereiche der Durchdringungszone genannt.

b) *Fleischmole:* Sie entsteht durch Entfärbung der Haematommole bei längerem Verweilen in der Gebärmutter. Eine Fleischmole hat eine hellrote, braunrote oder gelbrote Farbe.

c) *Steinmole:* Sie entsteht durch nachträgliche Kalksalzabscheidung. Dabei kann der epitheliale Zottenüberzug auffällig gut erhalten bleiben.

d) *Totfaule Frucht:* Foetus sanguinolentus. Diese Veränderungen entstehen, wenn der Fruchttod in späteren Schwangerschaftsmonaten (z. B. durch Lues, bei Unterbrechung des Plazentarkreislaufes) eintritt. Das Unterhautzellgewebe der Frucht einerseits, das Fruchtwasser andererseits sind blutig durchtränkt. Die Epidermis löst sich in Fetzen ab, das Gehirn ist zerfließlich, im Unterhautzellgewebe, vor allem auch im retroperitonealen Bindezellgewebe, Haematoidinkristalle in unterschiedlicher Menge. Es handelt sich um die seit JOHANN FRIEDRICH MARTIN LOBSTEIN (1819) bekannte *Kirrhonose.*

In den Fettgewebekörpern finden sich Fettsäurenadeln, welche zu Kristalldrusen zusammengetreten sind. Totfaule Früchte strömen einen süßlichen Geruch aus. Eine eigentliche Fäulnis liegt nicht vor. Eine solche entsteht erst bei sekundärer Infektion.

e) *Mumifikation:* Fetus papyraceus.

f) *Intrauterine Skelettierung:* Sie entsteht durch Mazeration, gelegentlich mit Unterstützung durch bakterielle Infektion.

Nach unvollständigen Abgängen entstehen fibrinöse *Plazentarpolypen.* Diese behindern die Regeneration und unterhalten die Dissemination von chorialen Wanderelementen. Durch Anlagerung von Blutgerinnseln können Plazentarpolypen bis auf Faustgröße „wachsen". Die histologische Differentialdiagnose gegenüber einem Chorionepitheliom kann schwierig sein. Im Regelfall werden Plazentarpolypen doch noch spontan ausgestoßen.

8. Die extrauterine Gravidität

Manchmal erfolgt die Einbettung des befruchteten Eies im Eileiter, im Bereiche des Ovarium oder sonst im Bauchraum. Dort, wohin das Ei seine Allantois entsendet, entsteht die Plazenta. Gleichzeitige extra- und intrauterine Schwangerschaft sind beobachtet. Wiederholte ektopische Schwangerschaften bei der gleichen Patientin kommen vor.

a) Graviditas tubaria

aa) Formen der Tubenschwangerschaft

1. *Graviditas infundibularis* = Fimbrienschwangerschaft; sie ist selten; sie wird vor allem bei Salpingitis tuberculosa beobachtet. Die Nidation erfolgt mit Vorliebe im Fimbrienbereich.
2. *Graviditas tubo-ovarialis* = Schwangerschaft im Bereiche einer Tubo-Ovarialzyste oder im tubo-ovariellen Grenzbereich. Sehr selten.
3. *Graviditas ampullaris* = Schwangerschaft im Bereiche der Ampulle; sie ist die häufigste Form der Tubenschwangerschaft; die Frucht siedelt sich weit lateral an; der Fruchtsack „schaut" in die Bauchhöhle hinein. Man könnte auch sprechen von Graviditas tubo-abdominalis.
4. *Graviditas isthmica*. Sie marschiert zahlenmäßig an zweiter Stelle. Es ist verständlich, daß sich etwaige Wanderungshindernisse gerade hier am meisten auswirken müssen.
5. *Graviditas interstitialis;* intramurale Einbettung, im ganzen selten.
6. *Graviditas tubo-uterina;* der Fruchtsack liegt an der Grenze zum Uterus.
7. *Sonderform:* Intraligamentäre Eileiterschwangerschaft.

bb) Morphologie der Haftstelle

Früher nahm man an, daß an der Stelle der Implantation eine besonders starke deziduale Reaktion vorhanden wäre. Dies ist in den ersten Schwangerschaftsmonaten gewöhnlich nicht der Fall. Sollte eine ektopische Schwangerschaft älter werden, kommt es zu einer stärkeren dezidualen Umwandlung. Diese liegt jedoch gewöhnlich nicht unmittelbar an der Haftstelle. Eine Decidua basalis entsteht also nicht. Die choriale Infiltration ist besonders intensiv. Durch Konfluenz zahlreicher Chorionepithelverbände entsteht eine „Saugplatte". Die Eieinbettung erfolgt entweder columnar oder intercolumnar. Dies bedeutet, daß die Nidation entweder auf der Höhe einer Schleimhautfalte oder aber zwischen zwei benachbarten Falten zustande kommt. Im einen Falle existiert eine schlechte, weil zu schmale Ernährungsbasis; die Gefahr des Tubarabortes ist dann besonders groß. Im anderen Falle, nämlich dem der Einhistung zwischen benachbarten Falten, ist die Ernährung eine vergleichsweise gute; es besteht jedoch die Gefahr der unmittelbaren Wandzerreißung, also der Tubenruptur. Bei der Graviditas ampullaris entsteht gewöhnlich ein *innerer Fruchtkapselaufbruch*. Der Abort erfolgt, genau genommen, in die restliche Tubenlichtung. Bei Graviditas isthmica entsteht vorwiegend ein *äußerer Fruchtkapselaufbruch* d. h. die Tubenruptur sensu stricto. — Die Muskulatur der Tubenwand ist im Bereiche der Haftstelle ganz dünn. Sie ist in den weiter entfernt gelegenen Bezirken (bei Tubargravidität) hypertrophisch!

cc) Schicksal der Tubargravidität

1. *Berstung des Fruchthalters:* Gewöhnlich kommt es zur Katastrophe in der VI. bis längstens VIII. Woche der bestehenden Tubargravidität; auslösend mag eine äußere Erschütterung des Körpers der Gravida sein; vielleicht führt auch eine tonische Kontraktion der Tubenmuskulatur zur Berstung des Fruchtsackes. Gewöhnlich findet sich ein stecknadelkopfgroßes Loch an der Haftstelle oder dicht daneben; größere Dehiszenzen sind viel seltener. Die Blutung ist vielfach

mehrzeitig; eine kleinere prämonitorische Blutung kann vorausgehen. Das Ei kann frühzeitig absterben und gänzlich resorbiert werden; der Keimling kann jedoch auch am Leben bleiben; damit ist zu rechnen, wenn die eigentliche Haftstelle erhalten geblieben sein sollte. Dann hängt der Keimling an seiner Nabelschnur in die Bauchhöhle hinein. Durch Verlagerung der Haftstelle d. h. des zugehörigen kleinen und umschriebenen plazentarischen Anteiles, kann eine „sekundäre" oder „falsche" Bauchhöhlenschwangerschaft entstehen. Die Folgen der Ruptur sind:
a) Blutung, großer Blutverlust, oligämischer Kollaps, hämorrhagischer Schock;
b) Hämatocele retrouterina oder intraligamentaria;
c) vollständige Heilung, Stillstand der Blutung, Resorption des Eies und des Haematomes.

2. *Eigentlicher Tubarabort:* Es handelt sich um den inneren Fruchtkapselaufbruch. Die Blutung liegt zwischen Ei und Plazenta oder aber zwischen Plazenta und Schleimhaut. Der Keimling stirbt ab, während die Eihäute zunächst noch weiter wachsen. Dadurch entsteht das Bild der Blutmole in der Tube. Gelegentlich kommt es zu einem „richtigen Abort" nach dem abdominellen Tubenostium zu; man spricht von komplettem tubarem Abort; er gilt als vollzogen, sobald Ei und Eihäute ausgestoßen worden sind. Ein inkompletter Tubarabort liegt dann vor, wenn lediglich der Keimling ausgestoßen worden sein sollte, die Blutmole indes zurückbleibt. Dieser sogenannte Tubarabort ist häufiger als die Tubenruptur.

3. *Austragung der Frucht:* Der Keimling wird einigermaßen ausgetragen. Bei glücklicher basiotroper Plazentation sind die Ernährungsbedingungen günstig. Gleichwohl bleibt der Fruchtsack klein; er enthält wenig Fruchtwasser; die Gefahr der Entstehung von Mißbildungen der Frucht (Klumpfüße, Schiefhals) ist groß. Ohne Schnittentbindung geht die Frucht zugrunde. Die Ablösung der Plazenta leitet eine Blutungskatastrophe ein. Sollte es zur spontanen Blutstillung kommen, sollte der Fruchtsack aseptisch bleiben, so resultieren Mumifikation und Petrifikation. Es entsteht ein *Lithopädion* (Steinkind) oder *Lithokelyphopädion* (Schalenkind). Nackte Steinkinder sind schon, zwischen den Dünndarmschlingen eingebettet, gefunden worden. Die Heidelberger Institutssammlung besitzt das „Nebelsche Steinkind", welches in abdomine einer hochbetagt verstorbenen Heidelberger Schulrektors-Gattin durch den Obduzenten Dr. NEBEL gefunden worden war. Die Katamnese ergab, daß die Verstorbene in jungen Jahren ein Kind erwartet, aber nie geboren hatte; dieses Ereignis einer zwar gesicherten, jedoch nie ausgetragenen Gravidität wurde um 40 Jahre überlebt! Das Heidelberger Lithopädion ist eines der schönsten Exemplare seiner Art. Das Heidelberger Beispiel darf als große Seltenheit gelten. Im allgemeinen entstehen nach beginnender Versteinerung der abgestorbenen Frucht sekundäre Infektionen vom Darm aus. Die Patientinnen können an eitriger Peritonitis zugrunde gehen.

dd) Ursachen der Eileiterschwangerschaft

1. *Überstürzte Entwicklung:* Das befruchtete Ei entwickelt sich zu schnell, es wird in wenigen Tagen zu groß, als daß es durch den Isthmus in Richtung Uteruscavum transportiert werden könnte; es muß sich „auf halber Strecke" niederlassen.

2. *Abnorme Länge des Wanderweges des Eies:* a) *Abnorme Länge, Schlängelung und Divertikelbildung* einer hypoplastisch-infantilen Tube. Dabei kann gleichzeitig eine abnorme Enge des uterinen Tubenostium bestehen; diese kann mit Schwäche der Tubenmuskulatur und Defektbildung des Flimmerbesatzes kombiniert sein. b) *Überwanderung des befruchteten Eies.* Das Ei läßt sich dort nieder, wo seine Nahrungsreserven erschöpft sind.
3. *Hindernisse bei der Tubendurchwanderung:* Entzündliche Verklebung der Schleimhautfalten und geschwulstige Stenosen der Tubenlichtung können ein ernstes Hindernis bedeuten. Die Gonorrhoe als Ursache einer Salpingitis hat wahrscheinlich keine oder eine nur geringe Bedeutung für die Entstehung einer Tubenschwangerschaft. Denn einmal kann eine Gonorrhoe spurlos abheilen, zum anderen aber kann sie totale Lichtungsverödungen nach sich ziehen. Es resultiert dann eine Sterilität, es kommt nicht erst zur Befruchtung des Ovulum.
4. *Mißbildungen der Tube:* Die Einbettung kann in einer Nebentube, in einem Divertikel, vor sich gehen, sie kann durch endometrioide Gewebeheterotopien gestört sein.

b) Graviditas ovarica

Sie gilt als selten. Es existieren zwei Nidationsmöglichkeiten:
aa) Das Ei wird bei der Ovulation nicht frei; derartiges kann infolge einer mangelhaften Ausbildung des Cumulus oophorus zustande kommen. Im Falle einer stattgehabten Befruchtung erfolgt diese gleichsam im Inneren des geplatzten Follikels; das befruchtete Ei bleibt an der Stelle, an der es vor der Befruchtung einst angelegt worden war. Der Fruchtsack liegt subepithelial, an einem Pole eines großen Corpus luteum!
bb) Die Befruchtung des Ovulum erfolgt auf der Oberfläche des Ovarium; es siedelt sich in dem unter den Serosaepithelien gelegenen Rinden-Stroma-Bereich des Ovarium an.

Das Schicksal der Graviditas ovarica besteht in folgendem: Äußerer Aufbruch mit abdomineller Blutung; Austragung der Frucht, was im Falle der Ovarialschwangerschaft nicht so unerhört selten ist! Denn das Ovarialstroma ist ungeheuer plastisch und proliferationsfreudig. Es resultieren Verhältnisse, welche phänomenologisch jenen sogenannter Riesenovarialtumoren ähnlich sind.

c) Graviditas abdominalis

Sehr selten. Die Nidation erfolgt jeweils „unter" den Serosaepithelien. Gewöhnlich werden Douglas, Ligamenta lata, höchst ausnahmsweise Leber- und Milzkapsel bevorzugt. Vereinzelt ist Austragung der Früchte bis zur Lebensfähigkeit beobachtet. Im allgemeinen resultiert eine äußere Ruptur. Die klinische Diagnose wird gewöhnlich „auf Tubargravidität" gestellt. Man nimmt das Vorliegen eines äußeren Fruchtkapselaufbruches an. Sollte durch die Berstung des Fruchtsackes die plazentare Haftstelle nicht getroffen worden sein, dann kann sich die Frucht monatelang lebend zwischen den Darmschlingen erhalten!

d) Verhalten der Uterusmucosa bei ektopischer Gravidität

Im Falle der orthotopen Gravidität („uteriner Abortus") zeigen die per abrasionem gewonnenen Stückchen: Typische Decidua, Reste der Plazenta, choriale Wanderzellen, fibrinoide Gerinnsel, leukocytäre Infiltration. Aus der Beschaffenheit der Zotten, aus der Wucherung des Trophoblast etc. kann auf das mutmaßliche Alter der zugrunde gegangenen Gravidität geschlossen werden. — Die Deciduazellen sind stark vergrößerte, dichtgefügte, polygonale, pflanzenzellenähnliche Bindegewebszellen. Die Corpusdrüsen zeigen „Sägeblattform"; sie stehen dos-à-dos, verfügen über regelmäßige und gleichmäßig angeordnete papilläre epitheliale Wandabfaltungen; die hochzylindrischen Epithelien sind hell, schlecht anfärbbar, reich an Sekretvakuolen. Die zur Darstellung gelangten Blutgefäße der tiefen Schleimhautschichten lassen eine ödematöse, teilweise fibrinoide Durchtränkung ihrer Wände, eine Wandverquellung und Lichtungsverengerung erkennen!

Auch im Falle des Vorliegens einer ektopischen Gravidität entsteht eine Decidua! *Prämonitorische Genitalblutungen* können den bevorstehenden Tubarabort ankündigen. Es handelt sich um Schwankungen im Hormonspiegel, welche einen Zusammenbruch der uterinen Decidua zur Folge haben. Wird nun abradiert, zeigen die Stückchen folgendes: Mehr oder weniger deutlich ausgebildete Decidua graviditatis; keine Chorionzotten, keine chorialen Wanderzellen, wenig oder gar keine fibrinoiden Gerinnsel! Keine nennenswerte entzündlich-leukocytäre Infiltration. Die Schabsel-Diagnose eines extrauterinen Abortes läßt sich im allgemeinen ganz gut stellen. Eine etwa vorangegangene Hormonmedikation kann die Verhältnisse verschleiern. Die Stellung der richtigen Diagnose kann lebensrettend sein. Daher ist alles aufzubieten, Klarheit zu erlangen, sobald ein entfernter Verdacht auf Vorliegen einer ektopischen Gravidität begründbar erscheint. Neben der klinischen Untersuchung sollten die Hormonteste, allenfalls eine diagnostische Douglas-Punktion (zum Zwecke des Nachweises einer Blutung in den Douglasschen Raum) nicht versäumt werden.

Cave: Im Falle des typischen, also uterinen Abortes können die Stücke des Keimlinges (sensu stricto), aber auch Chorionzotten und choriale Wanderzellen, bereits ausgestoßen sein. Es findet sich dann jedoch das Vollbild einer Decidua; es lassen sich fibrinoide Gerinnsel sowie leukocytäre Infiltrate sicherstellen. Der Erfahrene wägt die morphologischen Symptome ab; er gelangt per exclusionem zu einem auf Indizien gegründeten Schluß. Vorsicht ist gleichwohl angezeigt. — Nicht ganz selten ist es so, daß ein Spontanabort (uteriner Abortus) vorausgegangen ist; die Vorgänge mögen einer Patientin nicht in allen Einzelheiten deutlich geworden sein; eine wegen einer alsdann zustande gekommenen Metrorrhagie vorgenommene Curettage zeitigt Schleimhautstücke mit ganz verschiedenen Bildern: Es findet sich eine steckengebliebene Schleimhautregeneration, welche eine entfernte Ähnlichkeit mit den Drüsenbildern bei Follikelpersistenz hat; daneben können fibrinoide Gerinnsel, kleine Deciduastückchen, dickwandige Blutgefäße; kleinstherdige entzündlich-zellige Infiltrate u. Hämosiderin nachgewiesen werden.

9. Bemerkungen zur pathologischen Anatomie der puerperalen Infektion

Schon vor der Ära der ätiologischen Forschung (Mikrobiologie) ist das Wesen des *Puerperalfiebers* richtig erkannt worden: DENMAN (1815) äußerte die Überzeugung, daß eine ansteckende Krankheit vorläge, welche durch Ärzte und Hebammen übertragen würde, die auch sonst und anderweitig mit Kranken zu tun hatten, welche an einem fieberhaften Wochenbett litten! OLIVER WENDEL HOLMES hatte sich 1843 in den USA in gleichem Sinne ausgesprochen. IGNAZ PHILIPP SEMMELWEIS (1818—1865) arbeitete als Assistent (1847) an zwei Wiener Gebäranstalten: die eine diente dem Unterricht der Ärzte, die andere der Ausbildung von Hebammen. In der ersten Anstalt lag die durchschnittliche puerperale Mortalität bei 9,92 % (gelegentlich bei 20—30 %!); dagegen betrug die Mortalität an der Hebammenlehranstalt nur 3,38 %.

Die Erkennung der wirklichen Ursachen und Zusammenhänge geht, wie berichtet wird, auf eine Funktion des „plausiblen Schließens" (vgl. „Allgemeine Pathologie", S. 2) zurück: Ein Freund des SEMMELWEIS, Prof. KOLLETSCHKA, starb an den Folgen einer bei einer Obduktion erlittenen Verletzung; die Obduktion des KOLLETSCHKA ergab den Befund einer septischen Lymphangitis, Phlebitis und einer Septikopyämie. Der Befund stimmte vollständig mit dem überein, den SEMMELWEIS bei zahlreichen an Puerperalfieber verschiedenen Wöchnerinnen erhoben hatte. Es wurde SEMMELWEIS „mit einem Schlage" klar, daß die Verunreinigung der Wunden der Geburtswege durch die Hände der untersuchenden Ärzte und Studierenden in der erstgenannten Gebäranstalt deshalb pathogenetisch essentiell sein müsse, weil die gleichen Ärzte und Studenten, wie das seinerzeit üblich war, an Obduktionsübungen tätigen Anteil genommen hatten. Die Hebammenschülerinnen der zweiten Gebäranstalt dagegen brachten mit ihren Händen lediglich den „gewöhnlichen Tagesschmutz" in die Geburtswege der Wöchnerinnen. SEMMELWEIS trug seine Gedanken zuerst in zwei Vorträgen (1847, 1849) — Gesellschaft der Ärzte in Wien — vor. Der Pathologe C. V. ROKITANSKY stimmte begeistert zu. SEMMELWEIS empfahl, daß diejenigen Ärzte, Studierenden und Hebammen, welche mit Gebärenden und Wöchnerinnen zu tun hätten, Waschung in Chlorwasser vornehmen sollten. Durch die Chlorwasserwaschungen wurde die Mortalität in der erstgenannten Gebäranstalt sogleich auf die in der Hebammenlehranstalt herrschende gesenkt!

Lit.: „Ätiologie, Begriff und Prophylaxis des Kindbettfiebers", 1858 in ungarischer, 1861 in deutscher Sprache. Nachdruck Leipzig: JOHANN AMBROSIUS BARTH, 1912.

Die Innenfläche des „frisch entbundenen" Uterus ist von einer blauroten oder gelben Decidua ausgekleidet; sie ist rauh, fetzig, unregelmäßig zerklüftet. Es finden sich ausgedehnte Epithelverluste. Die Reste der etwa erhaltenen Decidua sind fettig entartet und partiell verflüssigt. Die *Lochien* sind anfangs rein blutig und sehr reichlich, dann bräunlich, schließlich spärlich, um am 10. Tage post partum serös zu werden. Die Lochialausscheidung sistiert mit Sicherheit nach längstens 6 Wochen. Die eigentlichen Uteruslochien sind zunächst keimfrei; die Vaginallochien sind natürlich keimhaltig. Die Regeneration der Gebärmutterschleimhaut geht aus a) von spindeligen Stromazellen, b) von den Blutgefäßen der Örtlichkeit und c) von den Epithelien der stehengebliebenen Drüsenfundi. — Von den Drüsenepithelien aus erfolgt die Regeneration auch des Oberflächenepitheles. Dieses ist etwa 10 Tage post partum wieder hergestellt. Die Gesamtschleimhaut ist im Verlaufe von etwa 3 Wochen einigermaßen ersetzt. Der Cervicalkanal ist 3 Tage post partum nur noch für einen Finger passierbar, nach 12 Tagen ist das Os internum sehr eng. — Die Plazentarhaftstelle gilt post partum als vorgebuckelt. Die Verengerung der ortsständigen Blutgefäße erfolgt durch eine Kontraktion des Myometrium. Alsdann entsteht eine Hyalinose der Gefäßwände, schließlich eine knopfförmige Verdickung der Intima. 6 Wochen post partum ist die Plazentarhaftstelle nur noch mühsam zu erkennen. Sie erscheint dann (noch immer) leicht vorgewölbt. Nach 3 Monaten post partum sind allenfalls noch Reste von Haemosiderin nachweisbar.

Im Falle der puerperalen Infektion ist die Wundfläche des Gebärmutterkörpers, von Halskanal, Scheide, aber auch von etwaigen Dammrissen die Eintrittspforte der Keime. Nach der *Herkunft der Keime* kann man folgende Formen der puerperalen Infektion unterscheiden:
a) *Eigeninfektion;* es liegt eine endogene Spontaninfektion, gegebenenfalls eine instrumentelle und artefizielle Infektion mit den Eigenkeimen der Wöchnerin vor. Die Gefahr *dieser* Infektion ist stets bei lang anhaltender Geburt oder Retention von plazentaren Teilen gegeben.
b) *Infektion durch Fremdkeime aus der Umwelt.* Solche Infektionen entstehen gewöhnlich artefiziell.
c) *Sekundärinfektionen.* Im Falle der Erkrankung einer Wöchnerin an Pneumonie, Grippe, Gaumenmandelentzündung kann eine Infektion der Geburtswege haematogen-metastatisch zustande kommen.

Alle Formen einer Abflußbehinderung fördern die Entstehung der Lochiometra. Jene stellt den geeigneten Nährboden für eine massive Infektion dar.

Das Puerperalfieber läuft häufig unter dem Bilde einer Sepsis ab. Früher unterschied man zwischen Sepsis, Toxinaemie und Sapraemie. Unter Sepsis im engeren Sinne verstand man die bakterielle Infektion, unter Toxinaemie die mit der mikrobiellen Infektion zusammenhängende Intoxikation, unter Sapraemie eine zusätzliche Infektion durch Fäulniserreger. — Heute unterscheidet man, einer Empfehlung von MARTIN KIRSCHNER folgend: 1. Toxische Form der pyogenen Allgemeininfektion; 2. bakterielle Form der pyogenen Allgemeininfektion; 3. pyämische Form der pyogenen Allgemeininfektion (= Septicopyämie). Als Erreger kommen ganz überwiegend Streptokokken in Frage. Seltener handelt es sich um Gasbrand- und Tetanusbazillen. Dagegen kommt dem Neisserschen Gonococcus eine relativ geringe Bedeutung zu. Der eigentliche Übeltäter ist der Streptococcus pyogenes haemolyticus (zuweilen putrificus). Der puerperale Uterus bleibt auch normalerweise nicht definitiv keimfrei. Wesentlich für das Schicksal der Wöchnerin ist 1. die individuelle Resistenz; 2. die Qualität der Infektionserreger; 3. die Quantität der inokulierten Keime.

Bemerkungen zur Lokalisation der puerperalen entzündlichen Prozesse
1. *Endometrium:* Zwischen der „einfachen physiologischen Endometritis puerperalis" und den echten, pathologischen Verlaufsformen gibt es alle Übergänge: Endometritis puerperalis apostematosa, diphtherica, putrida, necroticans etc. — Die pyogene Allgemeininfektion kann unmittelbar — durch Vermittlung der uterinen und parametranen Venen — von der Endometritis aus zustande kommen.
2. *Myometrium:* a) *Myometritis phlegmonosa:* Es treten speckige Nekrosen, teils diffuse Eiterungen, teils zirkumskripte Abszesse der Gebärmutterkörper-

wand auf. — b) *Metrophlebitis puerperalis:* Der Prozeß nimmt seinen Ausgang von einer Plazentarhaftstelle; es entstehen septisch-mykotische Thromben im Inneren der myometranen Venen. Die infektiösen Prozesse kriechen weiter auf die subserösen Venen. Von hier aus geht die Propagation sehr schnell: das weite Feld der venösen Blutgefäße des Beckenraumes wird befallen:
aa) septische Thrombophlebitis des Plexus der Venae ovaricae internae; der Vena renalis sinistra; der Vena cava caudalis;
bb) mykotisch-thrombotisch-septischer Befall des Plexus venosus utero-vaginalis; der Vena ilica interna; der Vena ilica externa; der Vena femoralis. Auf diese Weise entsteht ein eigenartiges Bild und zwar einer schmerzhaften, teigigentzündlichen Anschwellung von Haut und Unterhautzellgewebe der Oberschenkel: *Phlegmasia alba dolens.* c) *Metrolymphangitis puerperalis.* Es handelt sich um die lymphangitische Form der Puerperalinfektion. Die Eiterung folgt dem Verlaufe der subserösen Lymphgefäße, besonders im Bereiche der Tubenecken (der uterinen Tubenostien).

3. *Parametrium:* Die Infektion erfolgt entweder durch tiefe Cervixrisse oder aber durch eine haematogen-metastatische Allgemeininfektion. Die Prozesse neigen im ersten Falle mehr zu einer lokalen Abgrenzung und sind dann im allgemeinen nicht hoch-gefährlich. Die Infektion in zweiten Falle ist dagegen eine foudroyant-dramatische.

4. *Peritonitis:* Breitet sich die puerperale Infektion schnell aus, muß es nicht erst zu einer Peritonitis kommen. Die Ausgangspunkte einer Sepsis sind dann besonders schwierig zu erkennen. Es gehört zu den verpflichtenden Aufgaben des Obduzenten, das gesamte Venensystem in der Umgebung des infizierten puerperalen Uterus darzustellen! Kleine, schmierige, mißfarbene Blutpfröpfe der Vena ovarica interna sind diagnostisch von größter Wichtigkeit.

V. Pathologische Anatomie der männlichen Genitalorgane

1. Hoden

a) Orthologie

Es handelt sich um eine zusammengesetzte tubuläre Drüse (*„Tubuli contorti"*), welche nach außen hin durch eine derbe Haut überkleidet ist: *Tunica albuginea.* Nach dem Nebenhodenkopf zu findet sich ein derber Bindegewebskörper, das *Mediastinum testis sive corpus Highmori.* Von hier aus strahlen fächerförmig die *Septula testis* durch das Hodenparenchym zur Tunica albuginea der gegenüberliegenden Organseite. Die Septula grenzen die Lobuli testis gegeneinander ab. Die Tubuli contorti werden in einem Netzwerk von Schläuchen, *Rete testis,* im Corpus Highmori zusammengefaßt. Von hier aus entspringen 7—15 *Ductuli efferentes,* die in ihrer Gesamtheit den Nebenhodenkopf bilden. Von dort nimmt der Nebenhodengang, *Ductus epididymidis,* seinen Ausgang, der Nebenhodenkörper und -schwanz bildet. Der Kanal geht schlußendlich in den Samenleiter, *Vas deferens,* über. Die Tubuli contorti sind nach außen zu durch eine vollständig durchgezogene, eosinrot getönte, glasklare Basalmembran abgegrenzt. Zwischen den Elementen des Samen bildenden Epitheles liegt die „*Fußzellenschicht*"; es handelt sich um die *Sertoli-Zellen*, welche einen hellen, dreieckigen Kern besitzen. Die Samenbildungszellen heißen *Spermatogonien*. Von diesen aus geht die *Spermiohistiogenese* in Szene. Die Kanälchen des Rete testis führen ein plattes, allenfalls kubisches, gelegentlich zylindrisches Epithel. Die Ductuli efferentes besitzen ein hohes Zylinderepithel mit Flimmerbesatz, alternierend mit einem kubischen Epithel ohne Flimmerbesatz. Durch diese eigenartig alternierende Epithelanordnung entsteht in Querschnittsbildern eine guirlandenförmige, halskrausenähnliche Konturierung. Dagegen ist der Ductus epididymidis glattrandig begrenzt; er trägt ein zweireihiges Zylinderepithel. Jenes trägt *Stereocilien*. Diese sind zu Büscheln zusammengefaßt. Die Stereocilien sind unbewegliche Flimmerhaare; sie haben nichts mit dem Spermatransport zu tun, sondern stehen mit sekretorischen Zelleistungen in Zusammenhang. In der Umgebung der Kanälchen finden sich lockeres Bindegewebe und glatte Muskulatur. Das Vas deferens unterscheidet sich vom Ductus epididymidis durch die Stärke seiner Muskelwand. Die innere Oberfläche wird durch eine zweireihige Epithellage ohne Flimmerbesatz ausgekleidet. Es folgt die Lamina propria, welche reich an elastischen Fasern ist; sodann schließt sich die Tunica muscularis an, welche aus einer inneren und äußeren Längs- und einer mittleren Ringmuskelschicht besteht.

Das interstitielle Gewebe des Hodens wird durch spärliches lockeres Bindegewebe repräsentiert, dem einige epithelähnliche, häufig mehrkernige Zellen beigesellt sind. Es handelt sich um die *Leydigschen Zwischenzellen*. Jene sind 25 bis 30 μ groß. Sie treten etwa zur Zeit des 3. bis 5. Embryonalmonates auf. Die Leydigschen Zwischenzellen schwinden zur Zeit der Geburt, kommen jedoch zur Zeit der Pubertät wieder. Sie führen sudanophile Protoplasmakörperchen sowie Reinkesche Kristalle. Die eigentliche Cytogenese und die definitive Bedeutung der Zwischenzellen sind strittig. BENOIT hält die Leydig-Zellen für Abkömmlinge des Keimepitheles, STIEVE meint, daß es sich um jugendliche Mesenchymzellen handele. MAXIMOW weist auf die Ähnlichkeit der Leydig-Zellen mit „seinen" Polyplasten hin. Zwischenzellenähnliche Gebilde werden auch im Nebenhodenkopf, im Gefäßstiel des Hodens und am Hilus des Ovarium gesehen. Es wird erörtert, ob nicht Beziehungen zu sympathotropen Zellen bestünden. Nach STEINACH repräsentieren die Zwischenzellen so etwas wie eine Pubertätsdrüse. Die Leydig-Zellen wuchern nach sogenannter Vasoligatur. Unter dieser versteht man die Gangunterbindung zwischen Hoden und Nebenhoden. Die Leydig-Zellen zeigen eine bescheidene Wucherung in retinierten Leistenhoden und im Senium. Die „Verjüngungsoperation" besteht beim Menschen darin, daß die Ausführungsgänge unterbunden werden; man hofft auf eine „kompensatorische" Hyperplasie der Leydig-Zellen. Die Resultate sind unsicher. — STEINACH hat bei Homosexuellen drei Formen der Zwischenzellen mit z. T. besonders großen, schlecht anfärbbaren, hellen Zellen gefunden. Letztere sollen den Stammzellen der weiblichen Geschlechtszellen „verwandt" sein. Die mikroskopische Analyse der Hoden von Sittlichkeitsverbrechern hat keine auffälligen Veränderungen ergeben (RÖSSLE, 1938).

Die menschliche männliche Gonade verfügt über *8 Hodenhüllen*: 1. Hodensack = Scrotum = Fortsetzung der äußeren Haut; 2. Tunica dartos = Fortsetzung des Unterhautzellgewebes untermischt durch relativ große Mengen glatter Muskulatur; 3. Fascia Cooperi = Fascia abdominalis superficialis; 4. Fascia cremasterica = Fortsetzung der Aponeurose des Musculus obliquus abdominis externus; 5. Musculus cremaster = Fortsetzung des Musculus transversus sowie des Musculus obliquus abdominis internus; 6. Tunica vaginalis communis = Fascia transversalis abdominis; 7. Musculus cremaster internus; 8. Tunica vaginalis propria = Fortsetzung des Peritoneum.

b) Regressive Hodenveränderungen

Der Hoden ist das angeblich empfindlichste Organ des männlichen Organismus. In jedem Hoden werden kleine patho-anatomische Veränderungen nachgewiesen. Die Integrität des Parenchymes wird gestört durch Besonderheiten der Nahrung, Genußgifte, Stoffwechselstörungen, klimatische und psychische Einflüsse. Es kann zur Abstoßung der samenbildenden Zellen, zum Auftreten von Fetteinschlüssen sowie zur Entwicklung von Riesenzellen kommen. Letztere entstehen angeblich durch Verklumpung von abgestoßenen Epithelien, sowohl in Hoden, als Nebenhoden, als Samenblasen. Die Riesenzellen bezeichnet man als *Spermiophagen*. Ob die Bezeichnung zutreffend ist, steht dahin; denn Spermatocyten liegen zwar in der jeweiligen Zellmitte. Es ist jedoch fraglich, wie sie dorthin gelangt sind. Höhergradige regressive Veränderungen führen zur *Atrophie*. Dabei ist der Hoden klein, fest, derb, verhältnismäßig reich an Bindegewebe. Es kommt zur Hyalinose der Basalmembranen und Verödung einiger Kanälchengruppen. Als Ursachen atrophisierender Prozesse seien genannt:
1. Senium + Gefäßsklerose;
2. Gonorrhoische Nebenhodenkopfentzündung + Abflußhindernis;
3. ektopischer Hoden (Atrophie infolge höherer Organtemperatur!);
4. konsumierende Allgemeinerkrankungen (Hunger, Tuberkulose, Vitamin E-Avitaminose, Diabetes mellitus, chronische Nephritis etc.).
5. Alkoholismus.

Im Tierversuch erzeugt Alkoholismus eine *Blastophthorie!*

Hoden mit Parenchymschädigungen zeigen im allgemeinen eine deutliche Neigung zur Regeneration; diese leistet zwar im Prinzip nicht sehr viel; aber die regeneratorischen Versuche zur Wiederherstellung eines in Frage gestellten Gewebegleichgewichtes sind ohne weiteres deutlich.

c) Kreislaufstörungen

aa) Anämische Nekrosen

Solche betreffen entweder den ganzen Hoden, oder sie treten in keilförmigen Abschnitten auf. Die Arteria spermatica interna ist keine Endarterie; es existieren zahlreiche Anastomosen mit der A. spermatica externa und A. deferentialis. In zunehmendem Lebensalter sind jedoch die Kollateralbahnen hyalin imprägniert, sklerosiert und stenosiert. Als Ursachen etwaiger Arterienverschlüsse kommen in Frage: Thrombose und Embolie, Endarteriitis obliterans! Eigentlich nur dann entstehen gelbe, trockene, amorphe, krümelige Nekrosen.

Testes, welche von anämischen Nekrosen heimgesucht werden, sind im ganzen verkleinert.

bb) Hämorrhagische Infarkte

Es kann sich um die Folge der Stieldrehung des Hodens (bei abnormer Torquierbarkeit) handeln. Eine abnorme Drehbarkeit der Gonaden ist dann gegeben, wenn das Ligamentum scrotale testis fehlt. Hämorrhagische Infarkte werden aber auch bei Leistenhoden gefunden. Nach vollständiger Kreislaufunterbrechung geht das Hodenparenchym im Verlaufe von 4—6 Stunden zugrunde.

cc) Blutungen

Es handelt sich gewöhnlich um die Folgen einer hämorrhagischen Diathese; Hodenparenchymblutungen treten auf nach *Sepsis, toxischer Diphtherie,* bei *Asphyxie* (besonders der Neugeborenen), sowie definierten *Erkrankungen des haematopoetischen Apparates.* Weil bei asphyktischen Neugeborenen Hodenblutungen häufig auftreten, findet man, oft in großen zeitlichen Abständen, Haemosiderinpigment in den Hodenhüllen, mehr noch im Interstitium.

d) Entzündliche Erkrankungen

Eine Entzündung des Hodens entsteht hämatogen-metastatisch oder durch Übergreifen aus der Nachbarschaft oder traumatisch.

Hämatogene Orchitis: Verhältnismäßig häufig; bei Sepsis, Typhus und Paratyphus, bei Brucellosen und Fleckfieber, Masern und Mumps, Rheumatismus und Periarteriitis nodosa, bei schwerer Pneumonie.

Entzündliche Erkrankungen des eigentlichen Hodenparenchymkörpers entstehen nicht selten von Nebenhoden, Samenleiter, Prostata, Samenblasen, Harnblase, Harnröhre, Samen- und Lymphwegen aus.

Trauma: Traumatische Insulte des Hodenparenchymes induzieren die „Orchite par effort". Dabei handelt es sich gewöhnlich um die Exacerbation einer alten „ruhenden" Entzündung. Mit dieser eigenartigen Form der Hodenentzündung verwandt ist die „granulomatöse Orchitis" (H. F. BUNZLI: Formen granulomatöser Orchitis. Virchows Archiv Abt. A 345 : 33, *1968*). Die „granulomatöse Orchitis" ist eine chronische unspezifische, vorwiegend intratubuläre Hodenentzündung. Die tubuläre Anreicherung von Entzündungszellen ist geeignet, das Bild von Granulomen entstehen zu lassen. Vielfach finden sich auch nur granulomähnliche Prozesse. Die Hoden sind im allgemeinen vergrößert. Die Untersuchung eines bioptisch gewonnenen Präparates ist nicht durchaus imstande, Klarheit zu bringen. Ein erkrankter Tubulus contortus, etwa im Zentrum des Hodenparenchymes, steht im Mittelpunkt der granulomatösen Entzündung. Die histologischen Veränderungen der Granulome sind äußerst instruktiv: Gelegentlich werden riesenzellige Wucherungen gesehen, gelegentlich dichtgefügte polygonale schaumzellähnliche Elemente. Die eigentliche Ursache des Prozesses ist nicht bekannt. Ob ein Trauma wirklich imstande ist, eine granulomatöse Orchitis zu erzeugen und zu unterhalten, ist ungewiß.

Entzündliche Erkrankungen der männlichen Gonade kann man phänomenologisch folgendermaßen gliedern:

aa) Akute Orchitis

Starke Schwellung des Hodens, Ausdehnung interstitieller Infiltrate, Auftreten gelegentlich von kleinen Abszessen und Eiterstraßen. Die Spermiohistiogenese läuft lange Zeit „unangefochten" ab. Das Mediastinum testis stellt gegenüber den Ausbreitungstendenzen entzündlicher Erkrankungen eine gewisse Barriere dar. Klinisch äußert sich die akute Orchitis durch heftige Schmerzen, Druckgefühl, Spannungsempfindung, durch ein kollaterales teigiges Ödem, durch Ausbreitung der Entzündung auf den Processus vaginalis peritonei. Von hier aus kann ein sekundärer Sepsisherd gebildet werden. Die akute eitrige Orchitis kann durch Hodenhüllen und Skrotum perforieren. Es entstehen häßliche Fistelbildungen mit konsekutiver Vernarbung. Die akute Orchitis wird als *Fungus benignus testis* bezeichnet.

bb) Chronische Orchitis

Es resultiert eine Eindickung des entzündlichen Exsudates, eine „Austrocknung" etwa vorhandener Abszesse, eine Ablagerung cholesteriniger Massen derart, daß der Eindruck des Vorliegens eines „Atheromes des Hodens" besteht. Der Prozeß geht nach Jahr und Tag in eine Fibrosis testis über.

cc) Akute Epididymitis

Es handelt sich um Schwellung, Rötung, Spannung und Druckschmerz folgend dem Verlaufe des Nebenhodenschwanzes. Es resultiert eine entzündliche Hydrocele, ein Ödem der Skrotalhaut, ein Übergreifen auf den Samenstrang: Es entsteht eine Epididymo-Funiculitis. Die gonorrhoische Infektion scheint für den Nebenhoden besonders wichtig. Gewöhnlich liegt eine Mischinfektion vor. Das Exsudat liegt auch im Inneren der Kanälchen. Dadurch entstehen ausgedehnte Epithelverluste. Die Epithel-entblößten Kanäle liegen in den zentralen Partien des entzündlichen Granulationsgewebes. Dadurch kann das Vorliegen einer Epididymitis tuberculosa vorgetäuscht sein. Akute Nebenhodenentzündungen setzen plötzlich ein, klingen nach einigen Tagen ab, führen zur Abszeßbildung mit Perforation nach außen.

dd) Chronische Epididymitis

Die Epididymitis chronica fibrosa geht mit Azoospermie einher. Gelegentlich finden sich entzündliche Pseudotumoren von bis Walnußgröße. Diese Form der Epididymitis kann ohne erkennbares Vorstadium bestehen; es liegt eine primär-chronische entparenchymisierende und sklerosierende Organerkrankung vor.

ee) Spezifische Entzündungen

1. Tuberkulose

Die genito-primäre Tuberkulose findet sich meist in Nebenhoden, Samenblasen und Prostata, seltener im Hoden. Die tuberkulobakterielle Infektion erfolgt hämatogen; die formale Pathogenese der genito-primären Tuberkulose folgt den Gesetzlichkeiten des Simmondsschen bazillären Katarrhes. Hinsichtlich der Propagation der Tuberkulose hätte man annehmen sollen, daß ein testifugaler Weg beschritten würde. Dagegen erfolgt die Ausbreitung vorwiegend testipetal. Die testipetale Propagation kommt offenbar dadurch zustande, daß die tuberkulöse Entzündung der Samenblasen und der Ductus ejaculatorii die abführenden Wege versperrt. Die durch Propagation intraorganär inszenierte Tuberkulose nennt man „genitosekundär".

Hodentuberkulose. Sie ist entweder
a) eine genito-primäre, also miliare und übermiliare Tuberkulose; oder
b) eine genito-sekundäre. Sie geht dann zum Beispiel vom Nebenhodenkopf aus. Sie breitet sich entweder intrakanalikulär oder aber lymphogen-perikanalikulär aus. Die Tubercula sitzen subepithelial; die nachweisbaren Riesenzellen entsprechen nur zum Teile dem Typus der Langhans-Zellen. Zum Teil liegen epitheliale Riesenzellen vor. Die elastischen Elemente des Gewebes sind auch bei fortgeschrittener Tuberkulose noch einige Zeit hindurch nachweisbar.

Nebenhodentuberkulose. Sie ist häufiger und wichtiger. Sie ist
a) eine genito-primäre Tuberkulose, entstanden durch hämatogene Streuung; sie ist sodann
b) ein genito-sekundärer Prozeß, der einer Tuberkulose von Prostata und Samenblasen nachgeordnet ist.

Der Beginn der Nebenhodentuberkulose erfolgt fast immer im Nebenhodenschwanzteil. Sie entsteht gewöhnlich zwischen dem 20. und 40. Lebensjahr. Das Organ ist geschwollen, gehöckert, auf der Schnittfläche von Cavernulae durchsetzt. Es kommt zur Fistelung, die nach außen als Fistula testis tuberculosa führt und als Symptom des Fungus testis tuberculosus bekannt ist. — Der Nachweis des Vorliegens einer Tuberkulose sollte stets auch durch Darstellung der Erreger, also auch kulturell oder durch Tierversuch, bestätigt und gefestigt werden.

2. Syphilis

Im Gegensatz zur Tuberkulose ist die Syphilis mehr im Hoden als im Nebenhoden angesiedelt.

Hodensyphilis. a) *Interstitielle fibroplastische Orchitis* (Fibrosis testis syphilitica): Vergrößerung des Hodens auf das doppelte bis vierfache. Der Hoden ist fibrös umgewandelt, geschrumpft, atrophisch; es bleibt ein harter Bindegewebskörper zurück. Mikroskopisch imponieren dichtstehende Rundzelleninfiltrate, vorwiegend also Lymphocyten und Plasmazellen, sodann auch epitheloide Elemente. Die entzündlichen Granulationen können in das Innere der Kanälchen einbrechen und offenbar auf diese Weise miliare Gummen bilden. Die Wände der Kanälchen sind verdickt: Spermatoangiitis fibrosa obliterans. Die histologische Diagnose der Lues bedarf der Unterstützung durch die WaR! Vielfach findet sich eine symptomatische Hydrocele. — b) *Gummöse Orchitis.* Der Hoden ist vergrößert, derb, auf der Schnittfläche fleischig und schwielig umgewandelt. Etwa vorhandene Gummen sind landkartenförmig, also unregelmäßig abgegrenzt. Sie zeigen eine blaß-graugelbe Farbe, eine trockene Nekrose, in der Regel keine Tendenz zur Erweichung. Die Tunica vaginalis propria ist schwielig verdickt. — Gelegentlich entsteht doch eine *Nebenhodensyphilis.* Gewöhnlich handelt es sich hierbei um die *Orchiepididymitis syphilitica.* Sie kann den Nebenhodenkopf auf etwa Faustgröße anschwellen lassen. Erweichung und Fistelbildung ist ganz selten. — *Cave:* Entzündliche Affektionen des Hodens gehen oft mit Ausbildung einer symptomatischen Hydrocele einher. Das Ergebnis der WaR ist wichtig.

Die histologische Differentialdiagnose zwischen Hodentuberkulose und Hodenlues kann schwierig sein. Es wird auf folgende (morphologische) Symptome zu achten sein:

Differentialdiagnose zwischen

Hodentuberkulose	und	*Hodensyphilis*
Mehr Nebenhoden		mehr Hoden
tiefgreifende Nekrotisierung		unvollständige krümelige Nekrose
(= Verkäsung)		(trockene Verkäsung)
≃ weiche Konsistenz		≃ gummiartige Konsistenz
Neigung zur Erweichung		Keine Tendenz zur Verflüssigung
miliare Tuberkulose		keine miliaren Gummen
Schwund der elastischen Fasern		Erhaltung der elastischen Fasern
Erhaltung des Gitterfasernetzes		Vermehrung der Gitterfasern
Reichlich Langhanssche RZ		Wenige Langhanssche RZ
relativ wenig Blutgefäße		relativ mehr Blutgefäße
mäßig-starke Neigung zur Vernarbung		bes. starke Fibroplasie
Nachweis säurefester Stäbchen		WaR

3. Seltenere Hodenentzündungen

Mumps! — Entzündliche Mitreaktion bei Typhus abdominalis, Fleckfieber, Influenza, Brucellosen etc.

e) Zysten an Hoden und Nebenhoden

aa) *Retentionszysten*

Die Retentionszysten der Samenkanälchen führen zur Ausbildung einer *Spermatocele*. Insofern der Celen-Inhalt eine trübe, milchige Beschaffenheit hat, spricht man von *Galactocele*. Die Spermatocyten sind in der Regel zerfallen. Im Sediment finden sich Zelltrümmer, einige wenige Entzündungszellen, feinkörnig-grieselige Eiweißgerinnsel, gelegentlich kristalline Strukturen. Spermatocele und Galactocele finden sich vor allem im Nebenhodenkopf.

bb) *Zysten auf dem Boden der Hydatiden*

Aide-mémoire. Die Hydatiden des Hoden-Nebenhoden-Bezirkes sind: 1. ungestielte Hydatide = Appendix testis; 2. gestielte Hydatide = Appendix epididymidis; 3. Paradidymis; 4. Ductuli aberrantes.

Zysten, welche von den Hydatiden ausgehen, führen entweder zur Bildung intra- oder extravaginal etablierter Spermatocelen. Letztere können faustgroß und gekammert sein. Die dünnen Wände führen einige Lagen glatter Muskulatur. Die innere Oberfläche ist entweder durch Flimmer- oder nicht-flimmerndes Zylinderepithel ausgekleidet. Gelegentlich wird beobachtet, daß eine auf dem Boden einer Hydatide entstandene Zyste mit einer Hydrocele testis kommuniziert. Man spricht dann von *Hydrocele spermatica*. Zuweilen entleert sich der Hydroceleninhalt, also die Samenflüssigkeit, ins Weichgewebe der Umgebung. Dann entsteht eine Hydrocele diffusa. Die „Spermainvasion" in das Gewebe induziert eine granulomatöse Proliferation. Man spricht von *Spermagranulomen*.

f) Geschwülste von Hoden und Nebenhoden

Diese Geschwülste können angeboren oder erworben auftreten. Die Gesamtform des Hodens bleibt — im allgemeinen — wegen der besonders widerstandsfähigen Tunica albuginea erhalten. Die aktuelle Debatte geht darum, ob die Entstehung von Hoden- und Nebenhodengeschwülsten traumatisch ausgelöst sein könnte; insbesondere interessiert die Frage der etwaigen Bedeutung der Geschwulstentstehung im dystopischen, gegebenenfalls retinierten (kryptorchen) Hoden. EBERHARD DE BARY hat schon vor langer Zeit (Frankf. Zschr. Path. 45 : 556, *1933*) — unter FISCHER-WASELS — darauf aufmerksam gemacht, daß die Tumorbefallsrate retinierter Hoden um ein Vielfaches höher liege als bei orthotopen Keimdrüsen.

aa) Bindesubstanzliche Tumoren

1. *Fibrome, Lipome, Chondrome, Osteome; Hämangiome*, vorwiegend ausgehend von den konvolutär angeordneten Gefäßen des Samenstranges.
2. *Leiomyome;* es bestehen Beziehungen zu den Hodenhüllen, zum Nebenhodenkopf und zum Samenstrang.
3. *Rhabdomyome*. Es handelt sich um biologisch interessante Geschwülste, die schon bei Kindern und Jugendlichen auftreten können. Sie sind bösartig, durchsetzen das Hodenparenchym und besitzen eine starke Polymorphie der Muskelfasern und der Zellkerne.
4. *Zwischenzellentumoren*. Es handelt sich wohl mehr um geschwulstige Hyperplasien. Andererseits ist auch Metastasierung beobachtet. Sogenannte Zwischenzellentumoren können entweder erblich bedingt sein, oder sie werden bei hochbetagten Männern gefunden. Im ersteren Falle sind die Träger dieser sehr eigenartigen geschwulstähnlichen Wucherungen geistig und körperlich zurückgebliebene Individuen, häufig Anstaltsinsassen. Zwischenzellentumoren werden auch im Tierreich gefunden, nicht selten bei Hunden, häufig bei „Vogelmischlingen".

Über Geschwülste, hervorgegangen aus den Leydigschen Zwischenzellen, hatte EDUARD KAUFMANN (Verh. Dt. pathol. Ges. *1907*) zuerst berichtet. Die geschwulstigen Wucherungen können einseitig und doppelseitig auftreten. Sie können bei Kindern zur Pseudopubertas praecox führen. Bei Erwachsenen findet sich eine Gynäkomastie. Die gewucherten Leydigschen Zellen sind reich an Reinkeschen Kristallen.

5. *Sarkome*. Sarkome kommen in jedem Lebensalter zur Beobachtung, sie treten ein- und doppelseitig auf; es können die verschiedensten Sarkomformen registriert werden: Rund-, Spindelzellen-, Lymphosarkome, rhabdomyoplastische Sarkome etc. Sarkome können die Keimdrüsen totaliter durchsetzen; sie brechen durch die Tunica albuginea hindurch und erreichen die äußere

Haut. Die Schnittfläche ist fleischig, grauweiß, rosefarben, von Blutungen und Nekrosen durchsetzt, verfettet und verkalkt. Hodensarkome sind bei eineiigen Zwillingen beobachtet. Ist das Organ durch die blastomatöse Infiltration stark vergrößert, so spricht man von *Fungus sarcomatosus*.

bb) Epitheliale Tumoren

1. Adenoma tubulare testis
Es ist selten; es wurde bis jetzt angeblich lediglich in retinierten Bauchhoden beobachtet. Die erste Beschreibung des Adenoma tubulare testis erfolgte durch LUDWIG PICK bei einem männlichen Scheinzwitter (Arch. Gynäkol. 67 : 191, *1905*). Der histologische Bau entspricht gleichsam vollständig dem des Adenoma tubulare ovarii. Der Tumor ist gutartig.

2. Hodencarcinom
a) *Solides Hodencarcinom* = *Seminom*. Es ist *die* spezifische Hodengeschwulst. Sie ist großzellig, medullär, faust- bis kindskopfgroß. Die Form des Hodens kann erhalten sein, die Tunica albuginea ist gebuckelt. Im Falle des Durchbruches durch die Haut, was nur selten vorkommt, entsteht der *Fungus malignus testis*. Von der Schnittfläche fließt ein graugelber Saft ab. Die schnellwachsende Geschwulst ist von Blutungen, herdförmigen Nekrosen und verfetteten Bezirken durchsetzt. Das Seminom hat eine gewisse Ähnlichkeit mit einem Sarkom. Die in großer Zahl vorhandenen Blutgefäße sind in den Lumina erweitert. Der Nebenhoden ist nur ausnahmsweise betroffen. Histologisch finden sich gewöhnlich relativ große, runde oder polyedrische, dichtgefügte Zellen, deren Protoplasma reich ist an Glykogen. In der Nachbarschaft der Blutgefäße finden sich Rundzelleninfiltrate.
aa) *Typus Chevassu* = „*reines*" *Seminom*. Häufigkeitsgipfel zwischen dem 30. und 50. Lebensjahr; keine hormonelle Wirkung. Vereinzelt granulomatöses Aussehen, selten szirrhös. Neigung zu frühzeitiger Metastasierung. Empfindlichkeit gegen Ra-Rö-Bestrahlung.
bb) *Pseudoseminom* = *Choriocarcinom*. Dieser Tumor ist wesentlich seltener; er gibt stark positive Schwangerschaftsreaktionen. Histologisch finden sich chorionepitheliomatöse Anteile.
Histogenese der Semiome: aa) *Samenbildungszellen* (Spermatogonien),
bb) *teratoide Formationen* („embryonal carcinoma", EWING, 1931).
b) *Drüsenkrebs: Adenocarcinom*. Ebenfalls sehr viel seltener als das „reine" Seminom. Das Adenocarcinom des Hodens durchsetzt auch den Nebenhodenkopf. Die grobe Form des Hodens kann lange Zeit erhalten bleiben, denn die Albuginea wird nur selten durchbrochen. Im Bereiche der Albuginea finden sich Varicositäten (geschlängelte Venen). Der Tumor besteht aus unregelmäßigen epithelialen Schläuchen, häufig ausgestattet durch papilläre Proliferate der Tubuluswände. Im ganzen überwiegt die Polymorphie der relativ großen Epithelzellen. Es wird angenommen, daß dieses Hodencarcinom vom Rete testis, oder, was das gleiche bedeutet, von Urnierenresten ausgeht. Es wird daher auch von *Carcinoma mesonephrogenes* gesprochen.
c) *Szirrhöses Carcinom*. Bei dieser Tumorform ist der erkrankte Hoden nicht, jedenfalls nicht wesentlich, vergrößert. Der Nebenhoden ist mit einbezogen. Hoden und Nebenhoden sind verhärtet. Es ist fraglich, ob der szirrhöse Krebs

eine echte Eigenform repräsentiert; er gehört wahrscheinlich zur größeren Familie der „reinen" Seminome. Bezüglich der *Histogenese* der epithelialen malignen Hodentumoren mag folgendes gelten: Als eigentliche Ausgangspunkte der Hodencarcinome (im weiteren Sinne) kommen die *Epithelien* (der Samen-, Retekanälchen, die Spermatogonien und die Sertoli-Zellen), die Zellen des Bindegewebes des Corpus Highmori, die Leydigschen Zwischenzellen, möglicherweise auch die Gefäßendothelien in Betracht. Die „histogenetische Stellung" der Semiome als „Carcinome" gilt als umstritten. Man hat argumentiert, Semiome seien möglicherweise „Alveolärsarkome", Endotheliome und Teratome. Choriocarcinome haben ihren Häufigkeitsgipfel zwischen dem 20. und 40. Lebensjahr.

cc) Mischtumoren

1. Teratoma adultum

Es handelt sich um Dermoide. Sie unterscheiden sich nicht von entsprechenden Teratomen des Ovarium. Sie sind jedoch ungleich seltener als diese. Das Teratom adultum des Hodens kommt schon bei Kindern und Jugendlichen vor. Dieser Umstand spricht dafür, daß „Fehlbildungen" vorliegen, welche als *Coaetanen* ihrer Träger aufzufassen sind.

2. Teratoma embryonale

Es ist leider sehr viel häufiger als das adulte Teratom. Die Teratoide bevorzugen wie die Semiome das Alter der Geschlechtsreife. Sie wachsen schnell, sind solide gebaut, von markiger Konsistenz, auf der Schnittfläche fleischig beschaffen, von Blutungen durchsetzt. Gelegentlich finden sich Knorpel und Knochen. Andere Formen zeigen einen mehrzystischen Bau. Finden sich epidermogene Talgbildungen, spricht man von Teratoma atheromatosum. — Die *Chorionepitheliome des Mannes* gehören in die Familie des Teratoma embryonale. Die Chorionepitheliome gleichen histologisch und funktionell vollständig dem echten, d. h. weiblichen Chorionepithelbildungen. Die histologische Ähnlichkeit kann so groß sein, daß auch beim männlichen Chorionepitheliom ein Bürstenbesatz der Epithelzellen vorhanden sein kann. Makroskopisch imponieren Blutungen. Die epitheliogene Abstammung der Zellen (bei diesen Geschwülsten) war zu keiner Zeit unwidersprochen. Man hat zur Diskussion gestellt, daß es sich um Endo- und Peritheliome handeln könnte. Die frühzeitig zur Absiedelung gelangten Metastasen bevorzugen Lungen und Gehirn. Die teratoiden Chorionepitheliome der männlichen Gonaden sollte man nicht mit den „männlichen extragenitalen Chorionepitheliomen" verwechseln. Letztere haben eine eigene Entstehungsgeschichte. — Gleich, welcher Typus des männlichen Chorionepitheliomes vorliegt, es resultieren Gynäkomastie und Kolostrumbildung. — Zu den teratoiden Neubildungen gehört auch das seltene primäre Hypernephrom von Hoden und Nebenhoden *(hypernephroides Carcinom).*

g) Sekundäre Geschwülste von Hoden und Nebenhoden

Gelegentlich werden in Hoden und Nebenhoden Metastasen des Reticulumzell-, des Lymphosarkomes, des lymphoepithelialen Carcinomes des Nasenrachenraumes, sogenannter Chloroleukämien (und -sarkomatosen), aber auch von malignen Tumoren von Leber und Nieren, ausnahmsweise eines Phaeochromoblastomes, gefunden.

Anhang: Maligne Hodentumoren gelten als besonders aggressiv; sie setzen frühzeitig Metastasen und töten ihre Träger im Laufe weniger Monate. Lungen, Leber und Skelett können von zahllosen Tochtergeschwülsten durchsetzt sein. Nach F. J: DIXON und R. A. MOORE (Tumors of male sex organs, Washington D. C. 1952) kann die Malignitätsstufe der Hauptvertreter der bösartigen Hodengeschwülste aufgrund der statistischen Ermittlung der Jahressterblichkeit, der Überlebenszeiten, aber auch der Gonadotropinausscheidung festgestellt werden. Auszugsweise seien folgende Ergebnisse genannt:

(A) Reines Seminom — 5 Jahressterblichkeit = 10,5 %
embryonales Carcinom — 5 Jahressterblichkeit = 64,5 %
Chorionepitheliom — 5 Jahressterblichkeit = 100 %
(Chorionepitheliom = 2 Jahressterblichkeit = 83 %)
(B) Patienten mit Schmerzen — 2 Jahressterblichkeit = 10 %
Patienten ohne Schmerzen — 2 Jahressterblichkeit = 4 %
(C) Patienten mit praeoperativer Gonadotropinausscheidung — 2 Jahressterblichkeit = 20 %
Patienten ohne praeoperative Gonadotropinausscheidung — 2 Jahressterblichkeit = 3,6 %

h) Erkrankungen von Scheidenhaut, Nebenhoden und Samenstrang

aa) Hydrocele

Es handelt sich um eine *Periorchitis chronica serosa*. Dabei wird eine Flüssigkeit zwischen den Scheidenhäuten des Hodens angesammelt. Die Flüssigkeit ist klar, eiweißreich, im Besitze eines hohen spezifischen Gewichtes. Gelegentlich finden sich zarte Fibrinflocken sowie fädige Verwachsungen. Die Flüssigkeit ist manchmal blutig, bräunlich, sanguinolent verfärbt. Die Hydrocelenflüssigkeit kann auch Cholesterinkristalle enthalten. Die Hydrocele testis imponiert als birnenförmige „Geschwulst". Ihr Stiel ist um so länger, je weiter offen der Processus vaginalis peritonei befunden wurde. Der Hoden liegt dann stets am hinteren unteren Teil der Hydrocelenwand, wo er mit der Skrotalwand normalerweise fest verwachsen ist; er ist nicht von Serosa bedeckt. Der Hoden zeigt — merkwürdigerweise — keine nennenswerte Druckatrophie. Alte Hydrocelensäcke sind stark verdickt. Man spricht von *Periorchitis fibroplastica*. Die jeweilige innere Oberfläche der Membran offenbart ein zottiges Wachstum. Man spricht von *Periorchitis proliferans*. Vielfach werden knorpelähnliche Reiskörperchen (Corpora oryzoidea) abgelagert, stets in zahlreichen Exemplaren, gelegentlich in einigen tausend Stücken (10—12 000!). Die Periorchitis chronica adhaesiva geht mit Ausbildung einer Hydrocele multilocularis einher.

Formen der Hydrocele
1. *Hydrocele processus vaginalis:* Sie entsteht, wenn der ganze Processus offen ist.

2. *Hydrocele funiculi spermatici:* Eine solche liegt dann vor, wenn der Scheidenfortsatz lediglich im Bereiche des Samenstranges offen geblieben ist. Man spricht von Perispermatitis serosa. — Wenn die Hydrocele processus vaginalis mit der Hydrocele funiculi spermatici kommuniziert, entstehen ausgedehnte gekammerte Hohlräume, welche mit dem Cavum peritoneale einerseits, mit Nebenhoden und Hoden andererseits in Verbindung stehen. Derartige Hydrocelen können intra- und extrainguinal etabliert sein.

3. *Hydrocele herniosa:* Eine solche Hydrocele liegt im Inneren eines Bruchsackes; sie kann einen Teil desselben darstellen.

4. *Hydrocele multi- und bilocularis:* Entweder liegen die Wassersäcke außerhalb der Bauchhöhle (Hydrocele bilocularis extraabdominalis) oder einer der Hydrocelensäcke liegt außen, der andere im Inneren. Man spricht von Hydrocele bilocularis intraabdominalis!

bb) Haematocele

1. Eine Haematocele kann in Abhängigkeit von einer Hydrocele entstehen. Der Inhalt einer Hydrocele kann haemorrhagisch durch Trauma oder eine sogenannte haemorrhagische Entzündung umgewandelt werden. Gelegentlich besteht die Haematocele in einer mannskopfgroßen Blutansammlung. Die Sackwand gleicht dann der Textur eines Aneurysma. Der Inhalt einer Haematocele wird als milchschokoladenfarben bezeichnet. Manchmal werden vor allem Fettstoffe abgelagert; es resultieren *Liparocele, Lipocele, Galactocele;* zuweilen finden sich Cholesteringranulome an der Celenwand.

2. Die Haematocele kann auch unabhängig von einer Hydrocele entstehen: Ein Trauma ist imstande, eine Blutung „exakt" zwischen den Scheidenhäuten hervorzurufen.

3. Die Haematocele entsteht in Abhängigkeit von einer Varicocele. — Genau genommen sind die beiden zuletzt genannten Möglichkeiten keine „richtigen" Haematocelen. Sie werden erst nachträglich, gleichsam sekundär, zu Haematocelen umgewandelt. Liegen die Blutansammlungen ständig außerhalb der Tunica vaginalis, spricht man von einem *Scrotalhaematom.*

cc) Vaginitis (Vaginalitis)

Derartige Veränderungen entstehen nach Trauma, im Ablauf einer Pyämie, sekundär nach schwerer Orchitis. Die Vaginalitis kann angeblich auch im Zuge einer Oxyuriasis in Szene gehen. Spezifische Entzündungen der Hodenhüllen (Tuberkulose) können vergleichbare Veränderungen induzieren. Die diagnostische Würdigung kann nur in Kenntnis aller Zusammenhänge, insbesondere der Vorgeschichte, erfolgreich sein.

dd) Geschwülste der Hodenhüllen

Neben Fibrom, Lipom, Myom, Rhabdomyom, finden sich Sarkome, Teratome, seltener Mesotheliome.

i) Bemerkungen zur bioptischen Punktatdiagnostik

Klinischer Status, exakte Kenntnis der Vorgeschichte, Kenntnis des Blut-Hormonspiegels und der Hormonausscheidung, chromosomale zellkernmorphologische Geschlechtsbestimmung sowie Histologie der Hodenstanzzylinder gestatten die Erarbeitung bestimmt-charakterisierbarer Formen des sogenannten *männlichen Hypogonadismus*:

	Habitus	Hoden	sekund. Geschl. merkm.	Gynäkomastie	C_{17}-Ketosteroidausscheidg.	Histol. Befund
Kastration	eunuchoid od. normal	ø	ø	±	4–7mg/24h	–
Anorchie	eunuchoid	ø	ø	+	8–20	–
tubuläre Schädigung	normal	klein	normal	±	8–20	Fibrose
Klinefelter	leicht eunuchoid	klein	normal (?)	+	4–12	Verödung
Germinalaplasie	normal	klein	normal	ø	10–20	Sertoli-Z. ++ Leydig-Z. ++
Oestrogentherapie	normal	klein	±	ø	8–12	Degeneration

(Nach A. LABHART „Klinik der inneren Sekretion", Berlin-Göttingen-Heidelberg: Springer 1957, S. 440 ff.).

Bemerkungen zum Klinefelter-Syndrom: Genau genommen muß man von Klinefelter-Reifenstein-Albright-Syndrom sprechen. Es handelt sich um einen primären hypergonadotropen Hypogonadismus. Die konstitutionelle Besonderheit wird gewöhnlich zur Zeit der Pubertät manifest. Es handelt sich um die Koinzidenz folgender Symptome:
a) Mäßige Gynäkomastie, leidlich normales, leicht eunuchoides, äußeres männliches Erscheinungsbild;
b) kleine, mäßig feste Hoden; erhebliche Störung der Spermiohistiogenese, Verödung zahlreicher Samenkanälchen, Oligospermie.
c) Erhöhte Ausscheidung der Gonadotropine und der C_{17}-Ketosteroide im Harn.
d) Veränderung des Genoms im Sinne der Trisomie des Geschlechtschromosomes XXY, hervorgerufen durch „non-disjunction" wahrscheinlich während der Spermiogenese. Weibliches chromosomales Kerngeschlecht!
    Da Unfruchtbarkeit besteht, kann die Mutation nicht weiter vererbt werden. Histopathologisch imponiert eine ausgedehnte Hyalinose und Fibrose des Hodens. Die Basalmembranen sind verbreitert, die Leydigschen Zwischenzellen leicht entfaltet.

Lit.: W. BERBLINGER Endokrinologie 14 : 73, *1934*; H. F. KLINEFELTER, E. C. REIFENSTEIN und F. ALBRIGHT J. Clinical Endocrinol. 2 : 615, *1942*.

2. Pathologische Anatomie von Samenblasen und Samenleiter

a) Orthologie

Vas deferens und Vesicula seminalis bilden ein paariges Schlauch- und sackförmiges Kanalsystem zwischen Harnblase und Mastdarm, die Samenblasen liegen lateral vom Samenleiter. Die Samenbläschen stehen durch das enge Collum mit dem Vers deferens in Verbindung. Sie verfügen über ein einfaches oder zweireihiges Epithel mit drüsenähnlichen Einstülpungen. Es folgt eine prachtvoll differenzierte, kräftig lichtbrechende Basalmembran, jenseits der Tunica propria glatte Muskulatur. Die äußere Oberfläche ist teilweise durch das Beckenbauchfell überkleidet. Wenn man das lockere Bindegewebe der unmittelbaren Umgebung abpräpariert, kann man den gestauchten Schlauch der Samenblasen auseinanderziehen und glätten. Die Epithelien führen große Mengen von Lipofuszin. Möglicherweise bestehen Beziehungen zwischen Pigmentbildung und Spermaresorption. Die Samenblasen haben eine Bedeutung als „Drüsen", sie werden daher besser als Bläschendrüsen bezeichnet. Im „Umkreis" der Pathologie gibt es vergleichsweise wenige eigenständige Manifestationen.

b) Degenerative Veränderungen

Bei allgemeiner Amyloidose, gelegentlich auch ohne erkennbare Ursache, finden sich kongophile Substanzen in reichem Maße in den Wänden der Samenblasen. In Fällen des „lokalen Amyloides" der Samenblasen werden breite amyloidotische Bänder unmittelbar unter dem Epithel, also im Bereiche der Basalmembranen, gefunden. Die Lumina der Bläschendrüsen führen reichlich Konkremente: Calciumphosphat, Calciumkarbonat, zusammengesetzte, wohl auch „infektiöse" Steine. Die Samenblasen können einseitig oder doppelseitig verkalken. Die Kalksalzablagerung gilt gelegentlich als Folgezustand einer vorausgegangenen chronischen, vielfach spezifischen Entzündung. Eine stärkere Atrophie der Samenblasen tritt nach Verlust des seitenzugehörigen Hodens auf.

c) Entzündliche Erkrankungen

Man spricht von *Spermatocystitis* oder *Vesiculitis seminalis*. Die Entzündung des Samenleiters wird *Deferentitis* genannt. Die entzündlichen Läsionen entstehen entweder durch Übergreifen aus der Nachbarschaft z. B. durch den *Neisserschen Gonococcus*; die Spermatocystitis kann auch vom Mastdarm aus entstehen. Oder aber die Spermatocystitis wird haematogen inszeniert. Derartiges wird bei *Salmonelleninfekten* nicht selten beobachtet. Auch bei *Brucellosen* spielen die Samenblasen eine beachtliche Rolle. Es scheint, daß das Virusreservoir der *Brucella abortus infectiosus Bang* die Samenblasen der Vatertiere sind! Im Grunde darf gelten, daß bei jeder echten Sepsis Krankheitserreger *auch* über die Samenblasen zur Ausscheidung angeboten werden. So ist eine Spermatocystitis selbst bei Meningokokkensepsis beobachtet. Die anatomischen Entzündungsfolgen bestehen in Katarrh, Empyem, fibrinös-eitriger Nekrotisierung, nekrotisierend-haemorrhagischer Entzündung. Durchbruch eines Empyemes der Samenblasen in Richtung Mastdarm ist nicht ganz selten. Rezidivierende chronische Entzündungen können eine Epithelmetaplasie hervorrufen. Greift die Entzündung auf das Vas deferens über, zeigt dieses durch diskontinuierlich hintereinander angegangene entzündliche Stenosen und Verklebungen der Lichtung eine rosenkranzförmige Transformation. Von besonderer praktischer Bedeutung ist die *Tuberkulose* der Samenwege. Es wird vermutet, daß die Samenblasen gelegentlich den Sitz einer genitoprimären Tuberkulose abgeben können. Dies würde bedeuten, daß die tuberculo-bakterielle Infektion *zuerst* die Samenblasen trifft. Wahrscheinlicher dagegen ist die sekundäre, deszendierende, kanalikuläre Infektion. Die tuberkulöse Spermatocystitis geht mit erheblichen anatomischen Veränderungen einher: Die Bläschendrüsen sind von käsigem Exsudat angefüllt, das Epithel ist defekt, die Tunica propria trägt konfluierende Tuberkel; die Entzündung greift auch auf die Umgebung über; es resultiert eine *Perispermatocystitis tuberculosa cicatrificans*. Von diesen Veränderungen ist zu trennen die *Samenstrangtuberkulose*. Diese entsteht entweder von einer *Deferentitis tuberculosa* aus oder descendierend d. h. in Abhängigkeit von einer Epididymitis tuberculosa!

d) Zysten und Geschwülste

Bei den *Zysten* der Bläschendrüsen handelt es sich um Retentionsfolgen: Ist der Ductus ejaculatorius verstopft, resultiert eine Ektasie der zugehörigen Samenblase. Die Ausdehnung der Zyste ist quantitativ begrenzt. Größere Zysten kommen kaum jemals zur Beobachtung. — Daneben existieren *Zystadenome; zystöse Carcinome;* gelegentlich auch eigenartige Bildungen, welche eine gewisse Ähnlichkeit mit einer Ranula oder einer Mucocele besitzen. *Carcinome* der Samenblasen sind nicht immer einfach von solchen der Prostata zu unterscheiden. Seltene *Sarkome* des Beckenbodens nehmen ihren Ausgang vom Stroma der Bläschendrüsen. *Rhabdomyoplastische Sarkome* sind auch hier beobachtet. Sie gehen unter dem Bilde polymorphkerniger Sarkome einher.

3. Pathologie der Prostata

a) Allgemeine Vorbemerkungen

Die Vorsteherdrüse umgibt den Anfangsteil der Harnröhre, also diejenige Gegend, die aus dem Sinus urogenitalis hervorgegangen ist. Die *Glandula prostatica* wird aus tubulo-alveolären Drüsen aufgebaut. Diese sind zu etwa 30—50 Läppchen zusammengefaßt. Jene sind von Bindegewebe und glatter Muskulatur eingehüllt. Die Drüsenschläuche zeigen sehr charakteristische Falten und Leisten; sie tragen ein ein- bis zweischichtiges Epithel. Zur Zeit der Geschlechtsreife treten im Inneren der Epithelzellen einfache lichtbrechende Fetttröpfchen auf. Sie verschwinden in höherem Lebensalter. Daneben finden sich Pigmentkörnchen, welche mit einfachen Fettfarbstoffen positiv reagieren.

Das Sekret der Prostata ist milchig, leicht alkalisch, in der Leiche leicht sauer reagierend. Neben den Lipoidtröpfchen im Sekret finden sich sogenannte Prostatakörperchen. Hierbei kann es sich um die bekannten Corpora amylacea handeln. Zwischen den Drüsenendstücken liegt reichlich Bindegewebe, vor allem glatte Muskulatur. Das quantitative Verhältnis zwischen Drüsen- und Muskelgewebe schwankt. Angeblich entfallen zwei Drittel des Prostatagewichtes auf drüsiges Parenchym und etwa ein Drittel auf Muskulatur nebst Bindegewebe. Die regelrechte Prostata des gesunden erwachsenen Mannes wiegt 18—23 g. Der größte Teil der Glandula prostatica liegt hinter der Harnröhre. Eine Zweilappung ist angedeutet. Die Abgrenzung eines dritten Lappens, des *Homesschen Lappens*, ist beim Menschen anatomisch nicht, bei anthropoiden Affen durchaus berechtigt. Die Prostata verfügt über 16—50 Ausführungsgänge. Diese münden in die Harnröhre, mehr an der Hinter- als an der Vorderwand, neben und auf dem Collicus seminalis. Bei Knaben beherrscht das „Zwischengewebe" das histologische Bild. Zur Zeit der Pubertät kommt es zur Entfaltung der Drüsen. Dabei kann man eine nach außen gelegene, kubische Epithellage von einer nach innen orientierten, zylindrischen Epithelschicht — vorübergehend — trennen. Die basale Zellschicht zeigt ein Bourgeonnement und Mitosen. Die Epithelknospen sind zunächst solide. Erst nachträglich kommt es zur Rarefikation, also zu einer echten Drüsenbildung. Die histologische Differenzierung der Prostata ist zwischen dem 20. und 22. Lebensjahr abgeschlossen. Im Epithel der Prostata lassen sich große Mengen saurer Phosphatase darstellen. Sie hat ein Wirkungsoptimum bei einem pH von 5,0. Die saure Prostata-Phosphatase ist für die Spaltung von Phosphorsäureestern wichtig.

b) Stoffwechselstörungen des prostatischen Gewebes

Konkremente sind bei älteren Männern sehr häufig; man spricht von *Schnupftabaksprostata*, wenn auf dem Schnitt durch das Organ die sich darbietende Fläche wie mit Schnupftabak bestreut aussieht. Die Konkremente sind also klein und dunkelfarben. Es handelt sich um Corpora amylacea. Diese hatten einst bei der Namensgebung „Amyloid" eine besondere Rolle gespielt (vgl. „Allgemeine Pathologie", S. 46). Corpora amylacea werden besonders reichlich bei chronischer Prostatitis gefunden. Offenbar können sie „Decubitalulcera" erzeugen: Das Epithel schwindet, es entstehen Fremdkörpertuberkel. Wer diese zellularen Besonderheiten nicht kennt, stellt irrtümlich die Diagnose einer echten Tuberkulose. Damit haben die Corpora amylacea nicht das geringste zu tun. Neben den kleinen und allerkleinsten Konkrementen existieren „Prostatasteine" mit einem Gewicht von 300—400 g. Es handelt sich im allgemeinen um Harnblasensteine, welche in das Territorium der Prostata verlagert worden sind. — *Atrophie:* Man sollte unterscheiden eine „reine" senile Atrophie, eine marantisch-kachektische und eine entzündliche Atrophie. Letztere ist häufig eine „Druckatrophie". Gelegentlich findet sich ein deutliches quantitatives Überwiegen des Bindegewebes. Das epitheliale Parenchym ist also weitgehend reduziert. Nach Kastration tritt eine deutliche Prostataatrophie in Erscheinung. Das Organ wiegt dann höchstens 15 g. Die Drüsen führen bei allen Zuständen höhergradiger Atrophie ein kubisches Epithel; die papillären

Epithelabfaltungen sind verloren gegangen. Im Inneren der Epithelzellen, aber auch der glatten Muskelfasern, findet sich reichlich Lipofuszinpigment. *Klinisch* findet sich bei einer höhergradigen Prostataatrophie eine *Dysurie* mit Harnverhaltung. Man spricht von „Prostatismus" oder von „prostatisme sans prostate". Dabei wird so etwas wie eine Lefzen- oder Klappenbildung am Halse der Harnblase gefunden.

c) Entzündliche Affektionen der Prostata: Prostatitis

Hodogenese

aa) *aus der Nachbarschaft:* Die Entzündung greift über auf die Prostata von Seiten des Rektum (Periproktitis; entzündliche Mastdarmfisteln), von Seiten der Samenblasen und von der Urethra aus.

bb) *hämatogen-metastatisch:* Bei Septicopyämie, Typhus und Paratyphus, Grippe und Mumps, Erysipel und Scharlach, gelegentlich bei Pocken und Rotz entsteht eine Prostatitis.

Früher haben als Erreger der Prostatitis (in fast 90 % aller Fälle) Gonokokken die Ereignisse bestimmt. Selbstverständlich können auch Escherichien, Pyocyaneus-Bakterien (Pseudomonas aeruginosa) sowie Proteus-Bakterien „führend" sein.

Über die Infektion mit Pseudomonas aeruginosa (Bacterium pyocyaneum) liegt eine interessante patho-anatomische Studie von W. WÜCKEL vor (Erg. Path. 28 : 102, *1967).* Die Proteus-Infektionen spielen im Zusammenhang mit Nierentransplantationen, d. h. als indirekte Spätwirkung und Folgeerscheinung nach jahrelanger medikamentöser Immunosuppression eine große Rolle. Die Proteus-Bakterien sind gramnegative bewegliche Enterobacteriaceae, die von GG. HAUSER zuerst genauer beschrieben sind („Über Fäulnisbakterien und deren Beziehungen zur Septikämie, ein Beitrag zur Morphologie der Spaltpilze", Leipzig 1885). — Auch Pseudomonas ist gram-negativ, beweglich, monotrich begeißelt, säurefest, mit deutlicher Neigung zur Pleomorphie ausgestattet. — Die Infektionen durch Pyocyaneus und Pseudomonas sind gelegentlich antibioticum-resistent.

Akute Prostatitis: Das Organ ist entweder im ganzen, also diffus, oder aber herdförmig vergrößert. Die Schwellung der Prostata kann so erheblich sein, daß Harn- und Stuhlentleerung erschwert werden. Die Schnittfläche zeigt eine fleckige Hyperämie; die entzündlich alterierte Prostata ist saftreich, von großen Exsudatmengen durchsetzt. Die Entzündung spielt vorwiegend an den Drüsenlumina. Gelegentlich kommt es zur mikroabszedierten Einschmelzung. Durch Konfluenz entstehen Prostataabszesse, welche in die Umgebung ausbrechen und periprostatische Phlegmonen inszenieren. Gelingt die Sequestration des Abszeßinhaltes, entstehen „Kavernen"; diese können mit der Harnblase oder der Pars prostatica urethrae derart kommunizieren, daß die Defektbildungen der Prostata als „Vorblase" fungieren. Es resultieren schwerste Entleerungsstörungen.

Chronische Prostatitis: Sie ist die Folge gewöhnlich einer bakteriellen Mischinfektion. Der Abszeßeiter ist eingedickt, in der Umgebung ein Granulationsgewebe erblüht; dieses ist reich an Schaumzellen. Manchmal finden sich stärker ausladende interstitielle diffuse kleinzellig-entzündliche Infiltrate. Durch Neubildung von Bindegewebe, welches eine starke Tendenz zur Vernarbung hat, entsteht eine Sphinkterensklerose. Manchmal kommt es, gewöhnlich im Zusammenhang mit den Vorgängen bei der Defäkation, zur „Prostatorrhoe" d. h. zur Entleerung einer dünnen Flüssigkeit aus der Harnröhre.

Tuberkulose der Prostata: Bei Urogenitaltuberkulose ist in 60 % aller Fälle auch eine Tuberkulose der Prostata im Spiele! Miliare und Konglomerattuberkel sind relativ selten; sehr viel häufiger sind exulcerativ-kavernöse Formen. Dadurch resultieren ausgedehnte Hohlraumbildungen mit Einbruch in die Harnblase, seltener in den Mastdarm. Die durch tuberkulöse Zerstörung der Prostata entstandene „Vorblase" hängt „wie ein Sack" unter der „echten" Harnblase. — *Hodogenese der Prostatatuberkulose:* Die Tuberkulose kommt entweder durch Übergreifen aus der Nachbarschaft oder durch kanalikuläre Propagation oder aber hämatogen zustande! Die Prostata ist deshalb für den Erwerb einer Tuberkulose besonders disponiert, weil sie am „Kreuzungspunkt" von Samen- und Harnwegen liegt. Die Genitaltuberkulose soll in 50 % aller Fälle von der Prostata ausgehen oder doch gesteuert werden; in je 25 % der Fälle aber sollen Samenblasen oder Nebenhoden „Quellherde" sein. Andererseits: Auch die hämatogene Entstehung der Prostatatuberkulose ist häufig und praktisch wichtig. Alle hämatogen inszenierten Tuberkulosen sind der Chemotherapie und der Therapie durch Antibiotica (Tuberculostatica) verhältnismäßig gut zugänglich.

Syphilis der Prostata: Die luische Prostatitis ist selten. Sie äußert sich in der Ausbildung diffus ausgebreiteter plasmazellulärer Infiltrate. Ein Gummi der Prostata wurde im Heidelberger Institut seit Menschengedenken nicht beobachtet.

Prostatitis durch Aktinomykose und Blastomykose: Es handelt sich um gelegentliche, jedoch folgenschwere Beobachtungen. Die Aktinomykose des Bekkenbindegewebes entsteht vielfach im Zusammenhang mit einer solchen der Ileocoecalregion. Die aktinomykotische Infektion der Prostata kann aber natürlich auch durch den Harnstrom, d. h. aus der Niere, zustande kommen. Die Blastomykosen spielen in unserer Heimat die Rolle eines gelegentlich auftretenden septisch-granulomatösen Bildes. Im allgemeinen handelt es sich um eine „Zweiterkrankung", nachdem ein „Grundleiden" durch Immunosuppressiva behandelt worden ist.

d) Sogenannte Prostatahypertrophie

Die Vergrößerung der Prostata ist in höherem Lebensalter außerordentlich häufig; von Prostatahypertrophie kann man sprechen, wenn die Gewichtsgrenze von etwa 30 g überschritten ist. Diese Tatsache ist um so bemerkenswerter, als man eigentlich eine senile Atrophie erwarten sollte. Es entstehen eigenartige Knoten in der Umgebung der proximalen Harnröhrenmündung. Auf der Schnittfläche sieht man bereits mit freiem Auge unregelmäßige kleinere Knoten, welche höckrig, bucklig vorspringen, gelegentlich kleine Zysten tragen und die Entleerung der Harnblase erschweren. Die Wucherung geht von dem unmittelbar unter dem Epithel des Harnblasenbodens oder dem der Pars prostatica urethrae gelegenen Drüsenbestand aus. Dadurch wird das sonstige Gewebe der Prostata komprimiert. Auf diese Weise entsteht eine Art von „Kapsel". Man würde besser von „chirurgischer Kapsel" oder „Pseudokapsel" sprechen. Die durch Proliferation der submukösen Drüsengruppen entstandenen Knoten sind durch derbe Bindegewebszüge fest zusammengehalten. Es entsteht so etwas wie ein „Knotenlager", welches en bloc operativ ausgeschält werden kann. Spricht man von „Prostatektomie", trifft diese Bezeichnung die Situation nicht exakt. Es wird nicht die Prostata als solche entfernt, es werden nur einige bestimmt-charakterisierbare Anteile des Zentralkörpers ausgeschält.

In vergleichend-anatomischer Sicht läßt sich zeigen, daß die Prostata nicht einheitlich ist. Es gibt „innere" Drüsengruppen, welche eine besondere Suszeptibilität auf hormonelle Impulse haben, und es gibt äußere Drüsengruppen. Die sogenannte Prostatahypertrophie hängt wesensmäßig mit den „inneren" Drüsengruppen zusammen.

Rein phänomenologisch kann man zwei Hauptmanifestationsformen sogenannter Prostatahypertrophie unterscheiden (TANDLER, ZUCKERKANDL).

aa) Episphinkterische, intravesikale Form

Es handelt sich um Knoten, sie sich halbkugelig in die Harnblase vorwölben; manchmal ist die Elevation der Knoten derart akzentuiert, daß eine schmale Basis, gleichsam ein Stiel, entsteht. „Gestielte" Knoten können ein „Kugelventil" bilden. Diese Drüsenwucherung setzt sich kaudalwärts in den Bereich der Pars prostatica urethrae fort. Durch den Kontur des Musculus sphincter versicae internus entsteht eine Einschnürung; damit hängt es zusammen, daß im Falle einer etwaigen späteren operativen Ausschälung das Resektat die Form einer „Hantel" besitzt.

bb) Hypo(sub)sphinkterische, subvesikale Form

Der Musculus sphincter vesicae internus bildet die obere Begrenzung der Wucherung. Die Proliferation nimmt also ausschließlich ihren Ausgang aus dem Bereiche der Pars prostatica urethrae und dehnt sich kaudalwärts etwa bis zum Colliculus seminalis aus.

Welche geweblichen Abschnitte nehmen an der Wucherung teil? Nach HOMES existiert angeblich ein besonderer Mittellappen. Beim Menschen jedoch gibt es keinen anatomisch abgrenzbaren Homesschen Lappen. Die genauere topographische Einteilung der Prostata kann man sich durch nachstehendes Schema verständlich machen (Abb. 7).

Der Schwerpunkt der Veränderungen betrifft die Gegend der „kraniodorsalen retrogenitalen Commissur" (I). Die Debatte dreht sich sodann darum, welche Teilgebiete aus dem Territorium I eigentliche Träger der Prostatahypertrophie wären. Folgende wesentliche Auffassungen seien skizziert:

1. LEONHARD JORES (1894) hat wohl als erster auf die Bedeutung der „subvesikalen Drüsen" am Blasenboden oberhalb und am ersten Anfange der Pars prostatica urethrae aufmerksam gemacht. Die in Frage kommende Drüsengruppe läge teils oberhalb, teils unterhalb des Musculus sphincter vesicae internus. Die Bezeichnung „subvesikal" soll bedeuten, daß die Drüsen nicht eigentlich zur Harnblase gehören, wohl aber am distalen Ende, unmittelbar am Ausgange aus der Harnblase, „submukös" d. h. unter der Lage des Übergangsepitheles etabliert seien. Nach JORES hätten die genannten Drüsengruppen mit der „eigentlichen" Prostata nichts zu tun.

2. In den beiden nachfolgenden Jahrzehnten sogenannter Prostataforschung sprach man vorwiegend von „periurethralen", „urethralen" und „akzessorischen" Prostatadrüsen, wenn man die Joresschen Drüsengruppen meinte.

3. SIMMONDS (1918) und LOESCHCKE (1920) unterschieden die „Innendrüse" von der „Außendrüse". Gegenüber der heutigen Auffassung vertraten sie freilich auch die These, daß „ihre" Innendrüse auch im Inneren des Musculus sphincter vesicae internus gelegen sein könnte.

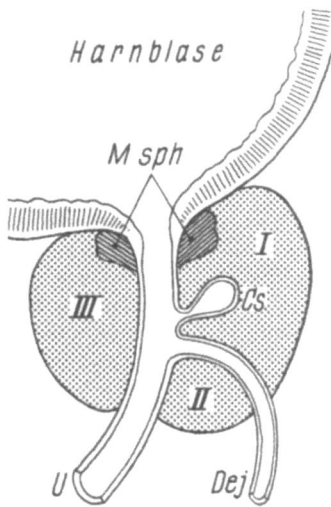

Abb. 7. Schema der topographischen Gliederung der Prostata-Drüsen. I = kraniodorsale retrogenitale Commissur; II = kaudodorsale praegenitale Commissur; III = ventrale vordere Commissur; Cs = Colliculus seminalis; Dej = Ductus ejaculatorius; Msph = Musculus sphincter vesicae internus; U = Urethra

4. LUDWIG ASCHOFF hielt folgende Drüsen auseinander:

a) die in der Schleimhaut der Urethra gelegenen Drüsen. Sie entsprechen den Littréschen Drüsen der sonstigen Harnröhre.

b) Die in der Submokosa des Harnblasenbodens und der Pars prostatica urethrae gelegenen Drüsen: *paraprostatische Drüsen*.

c) Eigentliche Prostatadrüsen.

Die Drüsen der Gruppe 4 b seien nicht gleichmäßig verteilt; sie lägen an bestimmten „Schwerpunkten". ASCHOFF unterscheidet hier:

aa) Die *Trigonumgruppe* am Harnblasenhals;

bb) die *Colliculusgruppe* in der Umgebung des Samenhügels zu beiden Seiten der Harnröhre;

cc) die *distale Drüsengruppe*, nämlich eine weitere Drüsengruppe, welche vorn und seitlich d. h. im unteren Teile der Pars prostatica urethrae angesiedelt ist.

Neben den Drüsenwucherungen konnte REISCHAUER (1925, 1950) zellreiche mesenchymale Knötchen darstellen, welche die „ersten Anfänge" der sogenannten Prostatahypertrophie repräsentierten. Diese Proliferationszentren lägen im peri- und paraurethralen Bindegewebe. Erst nachträglich käme es zu einer Drüseneinwanderung. Auf diese Weise entstünde ein *Adenomyom*. Unterbliebe die Drüsenwucherung, würde lediglich ein *Fibromyom* entstehen. Vielleicht ist in der Wucherung der glatten Muskulatur der Ictus zu sehen. Man müßte dann die sogenannte Prostatahypertrophie bezeichnen als *Myomatosis cystica senilis!*

Bemerkungen über Ursachen und Wesen der Prostatahypertrophie
1. *Prostatahypertrophie als Folge einer Arteriosklerose:* Diese Auffassung wurde zuerst von französischer Seite vertreten. Danach wäre die Vergrößerung der Prostata die Folge einer „kompensatorischen" Bindegewebswucherung im Anschluß an eine Arteriosklerose. LOESCHCKE, ADRION und KAUSCH haben zwei verschiedene Äste der Art. prostatica ermittelt, einen für die Innendrüse, einen für die Außendrüse. Die Sklerose der Äste für die Außendrüse würde eine „kompensatorische" Hypertrophie der Innendrüse inszenieren. Hiergegen läßt sich jedoch einiges einwenden: a) Auch junge Männer ohne eine Arteriosklerose können eine Prostatahypertrophie erwerben; b) das Prinzip, daß eine „kompensatorische" Hypertrophie dann entstünde, wenn im gleichen Organ, ein bestimmtes Territorium durch eine höhergradige Arteriosklerose „ausgeschaltet" wurde, ist nicht „durchgehend" zu belegen. c) Selbst wenn die Sklerose der Zubringergefäße der Außendrüse letztere zur Involution brächte, so fehlt immer noch der Nachweis einer vikariierend gesteigerten Durchblutung der Innendrüse. d) Es ist sehr viel wahrscheinlicher anzunehmen, daß die kleine Innendrüse eine andere physiologische Aufgabe besitzt, so daß sie bei einer Atrophie der sogenannten Außendrüse auch gar nicht kompensatorisch „einzuspringen" braucht.

2. *Entzündungstheorie:* Die These, daß die Prostatahypertrophie auf dem Boden einer chronischen Entzündung entstünde, wurde Jahrzehnte hindurch von englischen und französischen Autoren vertreten. Tatsächlich zeigt jede gewucherte Prostata mehr oder weniger starke entzündlich-zellige Infiltrate. Als Einwände gegen die Gültigkeit der Entzündungstheorie sei genannt:
a) Entzündliche Strikturen sind im allgemeinen nicht nachweisbar; sie müßten indessen das normalerweise sicherste Entzündungszeichen gerade für den Standort (Pars prostatica urethrae) abgeben.
b) Der eigenartige Wechsel zwischen Atrophie und Hypertrophie wäre, läge eine entzündliche Alteration der Prostata zugrunde, nicht ohne weiteres zu begreifen.

3. *Neoplastische Theorie:* VIRCHOW hat bereits (1863) die Vermutung ausgesprochen, daß der Prostatahypertrophie eine Myom- oder eine Fibroadenombildung zugrunde läge.

4. *Dyshormonell-dysregulative Theorie:* Die Entwicklung der Gonaden fördert die Ausbildung von Samenblasen und Prostata. Weil es schwer vorstellbar ist, warum eine Involution der Keimdrüsen dann aber eine Hypertrophie erzeugen können soll, schien die von MOSKOWICZ inaugurierte These „wie ein glücklicher Einfall" (1932, 1935, 1937): MOSKOWICZ läßt die Prostata aus zwei verschiedenen Anteilen entstehen, einem kranialen „bisexuellen" und einem kaudalen „ausschließlich männlichen". Der „bisexuelle" erstreckte sich kaudalwärts bis zum Colliculus seminalis; er solle auf weibliche Sexualhormone mit Geschwulstbildung reagieren. Der ausschließlich „männliche" Drüsenabschnitt bildet dagegen gleichsam die äußere Hülle der Prostata, deren Schale oder

„Kapsel". Entscheidend für das Schicksal der „Innendrüse" d. h. der kranialen bisexuellen Anlage der Prostata sei der Hormonquotient $\frac{\text{androgener}}{\text{oestrogener}}$ Wirkstoff $= \frac{a}{oe}$. Der Hormonquotient beträgt bei Männern 5,6 bis 7,6 bei Frauen 1,2 bis 2,8. Q sei auch für die Erhaltung der sekundären Geschlechtsmerkmale verantwortlich zu machen. Sinken beim Manne mit zunehmendem Lebensalter die „männlichen Prägungsstoffe" quantitativ ab, erfolgt eine „Verschiebung nach der weiblichen Seite". Dadurch aber käme es zu einer Entfaltung der proliferationstüchtigen peri- und paraurethralen Drüsen.

Diese sogenannte Hormontheorie hat sich im ganzen bewährt. Es sind eine Reihe von Teilfragen offen. Die „Faustregel", daß die „Prostatahypertrophie" durch „weibliche", das Prostatacarcinom aber durch „männliche Prägungsstoffe" induziert werde, die „Prostatahypertrophie" von der „Innendrüse", das „Prostatacarcinom" jedoch von der „Außendrüse" ausginge, — diese an sich so plausible These muß sich in praxi manche Einschränkung gefallen lassen. Aber sie ist heuristisch bewährt und didaktisch praktikabel.

Die Angaben über die Häufigkeit und Altersverteilung des Auftretens der „Prostatahypertrophie" wechseln sehr; nicht jede sogenannte Prostatahypertrophie wird klinisch erkennbar. Im übrigen wird die Prostatahypertrophie um so häufiger diagnostiziert, je sorgfältiger danach gesucht wird. Zwischen dem 50. und 60. Lebensjahr ist eine mäßige Prostatahypertrophie bei 41 % aller Männer nachweisbar; zwischen dem 60. und 70. Lebensjahr in 73 %! Jenseits des 70. Lebensjahres ist nahezu jede Prostata vergrößert. Rezidive nach Prostatektomie kommen vor. Sie gehen von zurückgebliebenen Resten aus. Die katastrophalen Folgen der oft ventilartig vergrößerten prostatischen Innendrüsen für die Harnentleerung sind geläufig. Durch die Kompression der Urethra erwirbt diese oft eine säbelscheidenförmige Konfiguration. Katheterismus, aufsteigende Harnweginfektion, via falsa mit schwerer Sekundärinfektion, „Nierenbelastung" und Urosepsis gestalten das Krankheitspanorama. Eine früher gebräuchlich gewesene Methode zur Entlastung der Harnblase zielte darauf ab, das Knotenlager durch Katheter zu perforieren, um, den Bahnen der Pars prostatica urethrae folgend, einen den natürlichen Verhältnissen einigermaßen entsprechenden Abflußweg zu erzwingen: „forage" und „fausse route" gehören zusammen, die Resultate sind unbefriedigend.

Zusammenfassend zum Kapitel der sogenannten Prostatahypertrophie kann man sagen, daß die Mehrzahl der Indizien dafür spricht, daß es sich um eine dysregulative adaptative Wucherung bestimmter Drüsengruppen handelt, bei denen es neben der Proliferation der Drüsen sensu stricto gleichrangig zu einer Entfaltung der ortsständigen glatten Muskulatur kommt. Es entsteht also eine geschwulstähnliche Hyperplasie, die man als *Adenofibroleiomyom* bezeichnen muß. Es ist sehr charakteristisch, daß, je älter die Träger einer derartigen Prostata werden, um so häufiger und um so stärker „Epithelatypien" zu sehen sind. Vielfach werden kleine Plattenepithelknospen und -inseln nachgewiesen. Der Gedanke ist naheliegend, daß es sich um die Zeichen einer beginnenden malignen Entartung handelt. Die Erfahrung lehrt jedoch, daß auf dem Boden der sogenannten Prostatahypertrophie d. h. von der für die adaptativen hypertrophierenden Vorgänge zur Verfügung stehenden Matrix, ein Carcinom im allgemeinen nicht ausgeht. Andererseits: Es ist nicht ausgeschlossen, daß in der Umgebung einer gewucherten Innendrüse, nach Jahr und Tag doch noch ein Carcinom der Außendrüse entsteht. Man muß sich vor einem allzu starren Schematismus hüten.

e) Kreislaufstörungen der Prostata

Es handelt sich um ein kleines, aber interessantes Gebiet: In etwa 25 % aller Fälle sogenannter Prostatahypertrophie finden sich „Infarkte". Es handelt sich um einigermaßen umschriebene, auf der Schnittfläche landkartenförmig oder dreieckig abgegrenzte Bezirke von markiger Konsistenz. Die Infarkte der Prostata können zwar als Folge von Zirkulationsstörungen gelten, haben jedoch etwas mit „lokaler Traumatisierung" zu tun. Druck, Stoß, Quetschung, brüske Palpation, Katheterismus etc. sind geeignet, Prostatainfarkte hervorzurufen. Im Zentrum liegen hämorrhagische Nekrosen; diese werden resorbiert und bindegewebig substituiert. Die Epithelien der unmittelbaren Umgebung lassen adaptative Veränderungen erkennen. Dadurch ist die Gefahr der histodiagnostischen Verwechslung mit einem Carcinom gegeben. Ganz die gleichen Epithelumwandlungen lassen sich nach Stilböstrol-Behandlung darstellen.

f) Geschwülste der Prostata

Sarkome sind schon im Kindesalter beobachtet. Die Tumoren wachsen schnell, schrankenlos und erreichen oft eine stattliche Ausdehnung. Sie füllen den Beckenraum völlig aus, setzen Metastasen in den regionären Lymphknoten, in Nieren, Lungen und Milz. Sarkomatöse Proliferate können Gewichtswerte bis 10 kg erreichen! Rundzellensarkome führen im Verlaufe von 8—10 Wochen zum Tode. In der Prostata sind beobachtet: Rund-, Spindelzellensarkome, Reticulumzellsarkome, myxo-rhabdomyplastische und Lymphosarkome.

Die *Carcinome* sind ungleich häufiger. Phänotypisch existieren zwei Manifestationsmöglichkeiten:
aa) Die Prostata ist klein, hart, nicht eigentlich vergrößert.
bb) Die Prostata ist mäßig vergrößert, unscharf begrenzt.
In beiden Fällen infiltriert das Carcinom in das Gewebe der Umgebung. Samenblasen und Samengänge werden ummauert, die Vorderwand des Rektum wird infiltriert. In vielen Fällen wird der Harnblasenboden in breiter Fläche penetriert, schlußendlich exulceriert.
Histologisch handelt es sich
aa) um ein *kleinzelliges Carcinom*. Die Geschwulstepithelien sind rundlich, dichtgefügt, leidlich gut anfärbbar, von Narbenzügen und kleinzelligen entzündlichen Infiltraten auseinandergedrängt.
bb) Es liegt ein *hellzelliger Krebs* vor, der vielfach tubulär und mikroalveolär differenziert ist. Die Epithelien sind groß, bis mittelgroß, polygonal, dichtgefügt, schlecht anfärbbar, im Besitze eines vakuolisierten Protoplasma.
cc) Sehr viel seltener finden sich *Plattenepithelkrebse*, welche auf dem Boden von Epithelmetaplasien entstanden sind.

Prostatacarcinome besitzen ein typisches Metastasierungsmuster: Lumbale, iliakale, paraaortale, selbst mediastinale Lymphknoten; Achsenskelett, Beckenskelett; dabei werden sowohl die Dornfortsatzspitzen als auch die Wirbelkörper betroffen. Die Zerstörung des Beckenskelettes kann hochgradig sein. Es sind osteoklastische und osteoplastische Metastasen zu unterscheiden. Die Vermehrung der sauren Phosphatasen (im Blutserum) gibt einen verläßlichen diagnostischen Anhalt. Skelettmetastasen finden sich in mehr als 50 % aller Fälle von Prostatacarcinom. Hellzellige Prostatacarcinome sind einer Hormontherapie zugänglich: Die Behandlung durch gegengeschlechtliche Hormone (Oestrogene) hemmt das Wachstum der Carcinomepithelien oft in erstaunlichem Ausmaß. Die Zellen lassen eine zuerst diskrete, später sehr deutliche Vakuolisation des Protoplasma erkennen. Die Kerne sind klein, chromatinreich, pyknotisch. Viele Carcinomepithelien werden völlig abgebaut. Die Ausdehnung der Skelettmetastasierung wird einer Rückbildung zugeführt. Die Röntgenkontrolle zeigt eine Remineralisation der bereits zerstört gewesenen Abschnitte. Die histologische Punktatkontrolle einer derartigen Prostata läßt diskrete Carcinomepithelreste erkennen. Diese sehen so aus, als ob sie das Opfer einer „entdifferenzierenden Atrophie" geworden wären. Die mikroskopische Verifizierung eines erfolgreich behandelten Carcinomes kann sehr schwierig sein. Im allgemeinen ist eine Dauerheilung aber nicht zu erreichen. Das Carcinom rezidiviert, es blühen neue Metastasen auf, die Tumorresistenz bricht zusammen, das Leiden findet trotz gegengeschlechtlicher Hormon- und cytostatischer Therapie einen überraschenden Abschluß. Als Nebeneffekt der Follikelhormonmedikation bei Prostatacarcinom sind Gynäkomastie und Mammacarcinome beobachtet!

Das Prostatacarcinom ist als ein typisches Alterscarcinom aufzufassen. Vor dem 40. Lebensjahr kommt es nur ausnahmsweise zur Beobachtung. Am häufigsten tritt es zwischen dem 60. und 70. Jahre auf. Bei Menschen, die unter primitiven natürlichen Bedingungen z. B. in Afrika oder Zentralasien (Mongolei) leben, findet sich die Prostatahypertrophie so gut wie niemals, das Prostatacarcinom jedoch in einer Häufigkeit, die mit der in Europa und Nordamerika durchaus verglichen werden kann. Prostatahypertrophie und Carcinom koinzidieren in 30 % der Fälle! *Cave:* Damit soll nicht zum Ausdruck gebracht werden, daß das Carcinom etwa auf dem Boden der sogenannten Prostatahypertrophie entstünde. Vielmehr ist es so, daß der Träger einer mäßig starken Prostatahypertrophie außerdem, wenn auch in späteren Jahren erst, ein Prostatacarcinom erwerben kann. In den Fällen der Koinzidenz von Prostatahypertrophie und Prostatacarcinom werden die ersten Anzeichen eines Carcinomes sehr leicht übersehen. Die Carcinom-Symptome werden dann nur in etwa 34 % der Fälle sichtbar. Wie groß die absolute Häufigkeit der Prostatacarcinome in Mitteleuropa ist, ist schwierig zu ermitteln. Es gibt Histologen, die vertreten die Auffassung, daß man bei jedem fünften, über 50 Jahre alt gewordenen Manne ein „Carcinom" der Prostata finden könnte. Eine solche Aussage geht sicher an den reellen Gegebenheiten vorbei. Untersucht man die Vorsteherdrüsen hoch- und höchstbetagter Männer genügend genau, finden sich stets Epithelatypien. Derartige Formationen können nicht als „Carcinome" angesprochen werden. Jedenfalls haben derartige Gewebewucherungen keinen Krankheitswert. HAMPERL hat vor Jahren und immer wieder darauf aufmerksam gemacht, daß eine „Progression" der Tumoren gerade am Beispiel des Prostatacarcinomes beobachtet werden könnte: Unter einer „Progression" versteht man im gegebenen Zusammenhang jede „Veränderung" der Entwicklungs- und Propagationsgeschwindigkeit. *Nicht* ist unter der „Progression des Prostatacarcinomes" die Akzentuation, vielmehr die Mitigierung zu verstehen! Mit anderen Worten: Die allermeisten Männer, welche „Carcinome" der Prostata im 8. und 9. Lebensjahrzehnt haben, sterben nicht an diesem Krebs. Mit noch anderen Worten: Die genannten Zellatypien sind im Grunde keine Carcinome. Sie sehen nur einem Carcinom — entfernt — ähnlich. „Richtige" Krebse machen kein Hehl aus ihrem Wesen.

Sekundäre Geschwülste der Prostata sind selten. Carcinome der Samenblasen, des Harnblasenbodens und des Rektum können in die Prostata vordringen.

4. Bemerkungen zur pathologischen Anatomie von Penis und Scrotum

a) Induratio penis plastica

Unter einer nicht veränderten Haut findet sich am Penisrücken eine bindegewebige, derbe Verhärtung. Es handelt sich um die Entwicklung eines keloidähnlichen Materiales, welches zwischen die Schwellkörper vordringt. Die Induration penis plastica wird vorwiegend zwischen dem 50. und 60. Lebensjahre manifest; in 10 % der Fälle besteht gleichzeitig eine Dupuytrensche Kontraktur der Palmaraponeurosen. Als Ursachen der Induratio penis werden angeschuldigt: Trauma, Kreislaufstörungen, entzündliche Prozesse. Die Schwielenplatten selbst sind praktisch frei von entzündlichen Infiltraten. Die kollagenen Fibrillen sind aufgetrieben, fibrinoid durchtränkt, gequollen und teilweise zerfallen. In der Umgebung der kleinen Blutgefäße sind Proliferationszentren, welche im wesentlichen durch Spindelzellen repräsentiert werden. Die Induratio penis wird als Ausdruck einer „Kollagenose" aufgefaßt.

b) Geschwülste

Nicht ganz selten finden sich *elephantiastische Verdickungen*, entstanden auf dem Boden von stenosierenden, strikturierenden und obliterativen Prozessen der Lymphbahnen. Die Ursachen können verschiedene sein. Elephantiastisch verdickte Scrota sind der geradezu berüchtigte Ausdruck der *Filariasis* (also der *Elephantiasis Arabum*). —
Die häufigste Geschwulst unter allen Penistumoren ist das *Condyloma acuminatum* (sogenannte *spitze Feigwarze*). Die Condylome treten gewöhnlich in der Mehrzahl auf, sie liegen an der Kranzfurche, vorwiegend am Rande des Praeputium, während die Eichel meist frei bleibt. Ein Condylom beginnt als kleinstes Knöpfchen und Knötchen; erst nachträglich kommt es zur lappigen Entfaltung. Im Bereiche der Kranzfurche manifestiert sich das Frühstadium durch eine rötliche, an Haut und Übergangshaut durch eine weißgelbe Fleckung und Sprenkelung. Condylomata acuminata breiten sich in der Fläche aus. Da-

durch entsteht ein entfernt carcinomähnliches Bild. Die Neigung zur spontanen Rückbildung ist gering, die Neigung zur Rezidivbildung jedoch groß. Histologisch handelt es sich um eine fibroepitheliale Papillombildung mit starker Mitbeteiligung der Zellen des Stratum spinosum. Mitosen finden sich in unterschiedlicher Reichlichkeit. Die angrenzende Schicht des Stroma, aber auch die basalen Epithelreihen sind lymphocytär und plasmazellular infiltriert. Die Träger von Condylomata acuminata können Papillome gleichzeitig auch an anderen Körperstellen besitzen. In diesen Fällen sind auch lokale Inokulationsversuche gelungen; die Epithelien *dieser* Papillome besitzen Einschlußkörperchen.

Peniscarcinome entstehen entweder an der Glans penis oder der Corona glandis. Vielfach entstehen die Krebse am inneren Blatt des Praeputium. Es handelt sich ausschließlich um Plattenepithelcarcinome, gewöhnlich mit Verhornung. Peniscarcinome entstehen „nicht von ungefähr"; gewöhnlich sind chronisch-rezidivierte Entzündungen (Balanitis, Balanoposthitis, seborrhoische Balanitis) vorausgegangen. Phimose und Paraphimose wirken unterstützend. Als Praecancerosen spielen zweierlei Veränderungen eine Rolle:

aa) *Leukoplakie:* Hyperkeratotische Verbreiterung des Übergangsepitheles des Standortes; starke begleitende entzündliche Reaktion; Störung in der Schichtung der Epithelien, unterschiedliche Differenzierung der Epithelzellgröße, der zugehörigen Zellkerngröße, sowie der Kernfärbbarkeit.

bb) *Erythroplasie* (AUGUSTE QUEYRAT, 1921): Es handelt sich um die „Rotfleckenkrankheit". Lokalisation: Corona glandis. Monate- bis jahrelange kleinstfleckige rötliche Verdickung mit beträchtlichem Juckreiz. Schließlich entsteht eine flach-papilläre Erhabenheit, eine Verdickung des geschichteten Epitheles des Standortes, ein Status spongiosus des Stratum spinosum. Man findet eine Dys- und Parakeratose (vgl. Allgemeine Pathologie, S. 55, 212).

Es ist schwierig, mit Sicherheit anzugeben, in welchem Prozentsatz Leukoplakie und Erythroplasie zu echten Krebsen umgewandelt werden. Bei den Leukoplakien schätzt man, daß in 20 %, bei der Erythroplasie jedoch in mehr als 50 % der Fälle ein Krebs entsteht.

Diese Carcinome sind papillär strukturiert, man kann von „Blumenkohlkrebs" sprechen. Die entzündliche Begleitreaktion ist beträchtlich. Das Peniscarcinom stellt ein ernstes geographisch-pathologisches Problem dar. Es ist in Indien außerordentlich viel häufiger als bei uns! Blumenkohlkrebse sind exophytische Tumoren; gelegentlich findet sich ein endophytisch ausgebreitetes Carcinom. Seine Oberfläche ist exulceriert, schüsselförmig gestaltet, im Besitze wallartig aufgeworfener Ränder. In den tiefen Schichten sind breite Epithelguirlanden sichtbar zu machen, welche in die Lumina der Schwellkörper eingebrochen sind. Selten ist das Epithel der Fossa navicularis als Ausgangspunkt eines Carcinomes anzusehen. — Peniscarcinome setzen frühzeitig Lymphknotenmetastasen (Leistenbeugen, tiefe Beckenlymphknoten). Es gilt als Regel, daß die Lymphknotenmetastasen doppelseitig auftreten. Die krebsig infiltrierten Leistenlymphdrüsen brechen durch die Haut, rufen schüsselförmige Geschwüre hervor, können zu starken Blutungen Anlaß geben, selbst die großen Oberschenkelgefäße bedrohen. Metastasen der inneren Organe sind seltener.

Bei den *Krebsen der Scrotalhaut* handelt es sich um flächenhaft ausgebreitete, flach-geschwürige Tumoren. Hierher gehört der Berufskrebs bei Schornsteinfegern (vgl. „Allgemeine Pathologie", S. 200), Paraffin-, Teerarbeitern und Baumwollspinnern. Das Carcinom entsteht fast niemals auf einer intakten Haut. So gut wie immer ist die Teer-, Pech- und Paraffinkrätze d. h. ein chronisches Ekzem mit fibroepithelialer Wucherung („Pechwarzen") vorausgegangen. Bei den Baumwollspinnern handelt es sich um die cancerogene Reizeinwirkung von Mineralölen. Die Aufnahme cancerogener Teerprodukte kann natürlich auch an anderer Körperstelle erfolgen; sie erzeugt jedoch eine allgemeine Carcinomdiathese; der Krebs selbst entsteht dann schlußendlich an Stellen mit erhöhter lokaler Gewebeschädigung.

Anhang: Am Penis werden gelegentlich beobachtet Glomustumoren, angioplastische Sarkome, Endotheliome, leiomyoplastische Sarkome und Neurinome. An der Scrotalhaut finden sich Lymphangiome und Dermatomyome.

VI. Pathologische Anatomie der Brustdrüse

1. Allgemeines

Am Ende des ersten Embryonalmonates findet sich eine von der Achselhöhle zur Leistenbeuge reichende, strangförmige Verdickung des ektodermalen Epitheles. Es handelt sich um die *Milchleiste*. Durch umschriebene linsenförmige Erhabenheiten wird die jeweilige Anlage einer Brustdrüse markiert. Hier entstehen solide epitheliale Sprossen und Knospen. 12—14 Epithelsprossen werden in das Gewebe der Umgebung getrieben. Bei reifen Neugeborenen bis zur Zeit von etwa 1 Monate nach der Geburt können Anschwellungen und zystische Erweiterungen der Drüsensprossen nachgewiesen werden. Sie führen eine dünnflüssige milchige Brühe, die sogenannte *Hexenmilch*. Später verschwindet das Sekret, einige wenige winzige Zystchen können erhalten bleiben. Jeder Hauptsproß wandelt sich dann durch Verästelung in einen Drüsenlappen um. Bei der erwachsenen, nicht graviden Frau finden sich 15 bis 20 zusammengesetzte alveolo-tubuläre Drüsen, die mit ihrem Ausführungsgang die Brustwarze durchsetzen. Sie ergießen sich unter Ausbildung einer trichterförmigen Erweiterung gleichsam in die Papillenkuppe. Die Drüsenendstücke sind solide gebaute Epithelbezirke, allenfalls winzig kleine Alveolen. In ihrer Umgebung finden sich reichlich lockeres und fibrilläres Bindegewebe. Das Epithel der Acini ist kubisch, allenfalls zylindrisch. Hier und in den Milchgängen, jeweils zwischen Epithel und Basalmembranen, findet sich eine zweite Zellage. Es handelt sich um die *Korbzellen* oder *kontraktilen Faserzellen*, sogenannte *myoepitheliale Elemente*. Das Mesenchym in der Umgebung der Drüsen heißt *Mantelgewebe*. Dort sind stets einige Lymphocyten und Plasmazellen angesiedelt. Auf der Höhe des „Warzengrundes" besitzen die Milchgänge je eine spindelige Erweiterung: *Milchsinus, Milchsäckchen*. In der Warzenwand selbst liegen auch akzessorische Milchdrüsen und Talgdrüsen. Während der Gravidität zeigt der Warzenhof eine Anzahl eigenartiger, glasnadelkopfgroßer Höckerchen: *Tubercula Montgomery*. — Jede Eireifung induziert eine epitheliale und mesenchymale Proliferation. Dadurch kann es zu einem Gefühle schmerzhafter „Fülle" und „Stauung" kommen: *Menomastopathia*. Das stete Auf und Ab von Quellung und Entquellung, von Epithelknospung und Reduktion ist verantwortlich für die Sensationen der Menomastopathie. Auf der Höhe der

Entfaltung zeigen die Epithele der Acini und initialen Gänge eine Verfettung. Man hat hierin die Zeichen der etwa beginnenden Milchproduktion gesehen. Die besonderen Veränderungen während Schwangerschaft und Laktation sind bekannt: Es entstehen neue seitliche Gangsprossen; dadurch erwirbt der Drüsenkörper eine grobe morphologische Ähnlichkeit mit Lungengewebe. Die Milchproduktion erfolgt nach der „Technik" der apokrinen Schweißproduktion. Dabei scheint die Verfettung des Protoplasma der Epithelzellen wichtig zu sein. Die nachweisbaren Sekretkugeln bestehen aus Fett-, Eiweiß-, Lipidgemischen. Die Sekretkugeln scheinen an besondere Strukturelemente, die Plastokonten, gebunden zu sein. Der Zellkern nimmt am Sekretionsvorgang nicht teil. Im Kolostrum treten besondere Körperchen, die *„Kolostrum-Körperchen"*, auf. Es handelt sich dabei nicht um Epithelien, sondern einerseits um banale Leukocyten, andererseits um Monocyten. Sie stammen aus dem Bindegewebe der Umgebung und wandern in die Drüsen ein. Die Monocyten beladen sich dort mit Fettstoffen und schaffen die Ladung in Richtung Lymphbahnen und Venolen.

Anhang: Die apokrinen Schweißdrüsen liefern bei besonderen Mammaerkrankungen spezielle Zellformen. Allgemein kann man die Schweißdrüsen der Körperdecke in ekkrine und apokrine (a- und e-Drüsen) einteilen. Bei ekkrinen Drüsen sind morphologische Veränderungen während der Sekretion nicht, jedenfalls nicht ohne weiteres, nachweisbar; bei apokrinen finden sich zungenförmige Protoplasmaverluste. Einzelheiten vgl. R. BÄSSLER und A. SCHÄFER (Virchows Archiv, Abt. A, 348 : 356, *1969*). In den Myoepithelien lassen sich zahlreiche Eisenkörnchen nachweisen. Apokrine Drüsen münden an einem Haarbalg. Im Bereiche der Achselhöhle stehen diese Drüsen besonders dicht; sie sind zum „Achselhöhlenorgan" zusammengeballt. Das „Achselhöhlenorgan" besitzt Beziehungen zu den Geschlechtsorganen; es findet sich sonst vorwiegend im Gehörgang, in der Analregion und an den Augenlidern.

Situationskritik: Die feineren Vorgänge bei der Milchbereitung sind in den letzten Jahren vorzüglich elektronenmikroskopisch durchgearbeitet worden. Die Vorstellung von der apokrinen Sekretion hat sich manche Korrekturen gefallen lassen müssen. Bei der Bereitung des Milchsekretes liegt die intrazellulare Ausarbeitung unterschiedlicher Produkte vor. Das sind einmal die Milch-Fettkügelchen mit einem Durchmesser von 4 μ, sodann die Eiweißpartikel mit einem Durchmesser von 150—300 mμ. Die Milchkügelchen sind von einer Cytoplasmamembran eingeschlossen. Die Dicke der Membran beträgt etwa 250 Å. Die Abgabe der Milchkügelchen spielt sich ähnlich einer Abnabelung ab: Das sich aus der Zelle lumenwärts vordrängende, von einer Cytoplasmaschale umgebene Fettkügelchen hängt eine Zeitlang „gestielt" an der Epitheloberfläche; erst dann wird der Stiel abgeschmolzen und das Kügelchen flottiert frei. Der Verhältniswert von Epithelhöhe und Acinus-Weite bleibt im allgemeinen konstant.

Lit.: W. BARGMANN und A. KNOOP: Z. Zellforsch. 49 : 344, *1959*; R. BÄSSLER und J. FLÜRCHINGER: Arch. Gynäkol. 203 : 366, 400, *1966*.

2. Mißbildungen

Im Formenkreis möglicher Entwicklungsstörungen spielt die *„versprengte akzessorische Mamma"* keine geringe Rolle. Die akzidentell auftretende Brustdrüse kann lange Zeit mit der Hauptdrüse durch eine Art von Divertikel in Verbindung bleiben. Akzessorische Mammen liegen teils im äußeren oberen Quadranten, teils subclaviculär, teils in der Bauchwand des lateralen Oberbauches, gelegentlich am Oberschenkel.

3. Entzündliche Erkrankungen der Mamma

a) Entzündungen am Warzenhof = Areolitis, an der Warze selbst = Thelitis.

Die Entzündung geht von den Rhagaden aus, die häufig beim Stillen zurückbleiben. Die Entzündung ist vorwiegend eine leukozytäre. Von einer Entzündung des Warzenhofes kann die Ausbildung eines *antemammären Abszesses* in Szene gehen.

b) Entzündungen im Drüsenbereich = Mastitis

Ist die Entzündung eine eitrige, entstehen Abszesse oder Phlegmonen. Jene können entweder nach außen perforieren oder sich nach der Tiefe zu einen Weg suchen. Entweder wird das eitrige Exsudat resorbiert, dann entstehen Pseudozysten; oder das Material dickt ein und wird nach und nach bindegewebig substituiert. Man spricht im letzteren Falle von *Mastitis obliterans*. Klinisch beansprucht die *Retentionsmastitis* eine besondere Beachtung. Sie tritt bei nicht stillenden Puerperae auf. Es handelt sich zunächst um eine aseptische Eindickung des Brustdrüseninhaltes, alsdann entsteht ein chemisch-mechanischer Entzündungsreiz; schlußendlich kann ein lipophages Granulom entstehen. Jenes bietet den Aspekt einer pseudotumoralen Auftreibung. Gewöhnlich kommt es nachträglich zum Angehen einer Sekundärinfektion.

c) Spezifische Entzündungen

aa) Tuberkulose

Gelegentlich finden sich härtere Knoten im mammären Körper, welche naturgemäß auf das Vorliegen eines Carcinomes verdächtig sind. Es handelt sich um Konglomerattuberkel mit Vernarbung. Die Infektion entsteht entweder von außen her (kanalikulär) oder hämatogen oder von der Brustwand aus (tuberkulöses Pleuraempyem etc.) oder aber retrograd von den Achselhöhlenorganen aus. Manchmal finden sich Tuberkulose und Carcinom nebeneinander. Carcinome tragen zur Exacerbation einer alten Tuberkulose bei.

bb) Lues

An der Mamille können syphilitische Primäraffekte entstehen; im Sekundärstadium finden sich Papeln am Warzenhof, im Tertiärstadium Gummen der tiefen Gewebeschichten.

cc) Aktinomykose

Sie ist nicht so selten, wie angenommen wird. Die Bewohner bäuerlicher Provinzen scheinen für den Erwerb einer Mastitis actinomycetica mehr disponiert. Der Prozeß entsteht entweder haematogen oder aber durch Fortschreiten von Lunge und Pleura aus.

4. Epitheliofibrosen

Die an sich alte Bezeichnung wurde von E. LETTERER neu erarbeitet (Ärztl. Wschr. 3 : 230, *1948*). Die betreffenden Veränderungen der Mamma wurden sogenannten Epitheliofibrosen anderer Orte z. B. des Corpusendometrium (zystisch-glanduläre Hyperplasie etc.) an die Seite gestellt. Der Formenkreis sogenannter Epitheliofibrosen der Mamma umfaßt eine ganze Reihe sehr typischer Veränderungen:

a) Fibrosis mammae virilis

Um die histologische Situation beurteilen zu können, muß man sich daran erinnern, daß die epitheliale Komponente in der männlichen Mamma eine vergleichsweise nur geringe Rolle spielt. An der Mamille münden höchstens 20 kleine Gänge; sie führen nicht sehr weit in die Tiefe; dafür ist das interstitielle Bindegewebe mächtig entwickelt. Die männliche Brustdrüse ist unter keinen Umständen eine Ausgabe en miniature der Mamma der „reifen Jungfrau". — Bei der Fibrosis mammae virilis treten zwei Formen auf: 1. *Zirkumkanalikuläre Bindegewebseinlagerungen* und 2. *diffuse Fibrosen*. — Beide Formen imponieren als leidlich umschriebene Verhärtungen mit einer Gesamtausdehnung von etwa 6 : 4 : 3 cm. Die Veränderungen treten häufig doppelseitig auf. Die ursächlichen Bedingungen sind nicht geklärt. Männliche Brustdrüsenfibrosen sind in den Jahren nach dem Kriege häufiger beobachtet worden. Man dachte im wesentlichen an Folgen und Spätfolgen sogenannter alimentärer Dystrophie (Eiweißmangelschäden!). Vitamin A-Mangel soll nach dem Prinzip der „Hyperfollikulinisierung" morphogenetisch wirksam sein.

Lit.: H. W. WEBER, Frankf. Zschr. Path. 61 : 547, *1950*.

b) Gynäkomastie

Die Gynäkomastie ist eine der häufigsten Erkrankungen der männlichen Brustdrüse. Es handelt sich um eine eigenartige Hyperplasie sowohl der epithelialen wie mesenchymalen Anteile des Drüsenkörpers. Neuerdings wird die Gynäkomastie als „polyätiologisches Symptom" aufgefaßt. Histologisch sind zwei Formen auseinanderzuhalten,

aa) die *lobuläre Gynäkomastie* mit Fettsynthese im Inneren der Epithelzellen; und
bb) die *tubuläre Gynäkomastie*. Die stärksten Formen der Gynäkomastie findet man bei gegengeschlechtlicher Hormontherapie des Prostatacarcinomes (Medikation von Oestrogen-Präparaten) und bei sogenanntem Choriocarcinom des Hodens (bzw. beim Chorionepitheliom des Mannes!). Die Abgrenzung der Gynäkomastie von der Fibrosis mammae virilis ist nicht ganz einfach. Vielleicht darf folgendes gelten: Bei typischer Gynäkomastie imponiert die Proliferation der Gangbaumepithelien; an die Stelle eines Epithelverbandes, bestehend aus je zwei bis drei Zellreihen, tritt ein solcher, bei dem 4—6 Zellen übereinander geschichtet auftreten. Es entstehen vor allem auch intrakanalikuläre Epithelknospen. Die gewucherten Epithelien werden durch Desmosomen zusammen-

gehalten. Auch die Myoepithelzellen unterliegen einem Proliferationsimpuls. Auf dem Boden derartiger Brustdrüsenveränderungen können Carcinome entstehen (G. LIEBEGOTT „Follikelhormon und Mammacarcinom", Beitr. path. Anat. 112 : 235, *1952*). — Will man Fibrosis mammae virilis und Gynäkomastie auseinanderhalten, muß man berücksichtigen, daß im ersten Falle der Prozeß der „Fibrosierung" unverkennbar, im zweiten die epitheliale Proliferation führend ist. Mischformen scheinen vorzukommen. Auf die Bedeutung von Lebererkrankungen für die Vergrößerung der Brustdrüsen war auf S. 274 hingewiesen worden („Spez. path. Anat. II").

c) Mastopathia chronica cystica

Die zystösen Veränderungen der (im allgemeinen weiblichen) Brustdrüse dürfen nicht mit banalen posttraumatischen Haematomzysten, Pseudozysten nach Abszessen, Retentionszysten (Milch- und Butterzysten etc.) verwechselt werden. Die Mastopathia chronica cystica ist klinisch ungemein häufig, gewöhnlich doppelseitig, gelegentlich in beiden Mammen mehrfach manifestiert; es handelt sich um eine derbe, unregelmäßig und unscharf abgegrenzte Verhärtung, welche manchmal (intramammär) verschieblich, manchmal „fest verwachsen" ist. Die Mamille kann leicht eingezogen gefunden werden. Ähnliche Veränderungen kommen auch bei Männern vor; die sogenannte männliche Mastopathie hat ihren Häufigkeitsgipfel zwischen dem 20. und 30. Lebensjahr; *die* Mastopathia microcystica findet sich bei Frauen, am häufigsten zwischen dem 40. und 50. Lebensjahr. — Die Konsistenz ist lederartig, das gesamte Gebilde fühlt sich an wie ein Lederbeutel mit Schrotkugeln; die Farbe ist sehnig weiß, gelegentlich finden sich kleine und kleinste blutgefüllte Höhlen. Die Wände derselben sind entweder glatt oder durch flach-papilläre Erhabenheiten ausgezeichnet. Umschriebene Knoten einer mikropolycystischen fibrosierenden Mastopathie liegen im allgemeinen im oberen äußeren Quadranten! Für die histologische Diagnose ist folgendes charakteristisch: Die Drüsenendstücke sind atrophisch und weitgehend abgeschmolzen. An ihre Stelle ist ein fibrilläres, an kollagenen Fibrillen reiches Bindegewebe getreten; die Fibrillenbündel sind vielfach hyalin imprägniert. Die Ausführungsgänge sind zystisch erweitert. Die Zysten sind eher klein, die Epithele der Zystenwände papillar entfaltet. Gelegentlich sind „stürmische" intrakanalikuläre Zellwucherungen sichtbar zu machen: *Proliferative Mastopathie!* An anderen Stellen sind kleinste Plattenepithelknötchen zu sehen. Es handelt sich um die Folge der Metaplasie der Milchgangsepithelien. Die Basalmembranen sind überall intakt. Es ist wichtig, nachzuweisen, daß die Basalmembranen nicht durchbrochen sind. Die Membranen sind häufig extrem hyalin durchtränkt und zu breiten eosinrot getönten, homogenen, kräftig lichtbrechenden, vielfach gewundenen Bändern umgewandelt. Gelegentlich lassen sich pericapilläre lymphoplasmazelluläre Infiltrate nachweisen.

Alles in allem: Die Diagnose der Mastopathia chronica microcystica et fibrosa steht und fällt mit dem Nachweis dreierlei Prozesse:
aa) *Rückbildungsprozesse* (bindegewebige Substitution);
bb) *Umbauvorgänge* (metaplastische Prozesse an den Gangbaumepithelien);
cc) *Proliferationen* (Epithelschichtung sowie epitheliale Papillenbildung). —

In den Formenkreis der proliferativen Mastopathie gehört eine eigentümliche Fehldifferenzierung, welche als *Adenofibrosis mammae* bezeichnet wird. Hierbei findet sich eine mäßige Proliferation auch seitens der Drüsenendstücke. Damit hängt es zusammen, daß, wenn im allgemeinen auch nur umschrieben, d. h. an wenigen Orten wirklich auftretend, die Basalmembranen zerstört sind. Hier ist ein lokales epitheliales Geschiebe in das Mantelgewebe zustande gekommem.

Über die Häufigkeit der *malignen Entartung* der Mastopathia chronica gehen die Meinungen weit auseinander. Man wird immerhin sagen dürfen, daß die chronische Mastopathie Ausdruck eines prinzipiellen Gewebeungleichgewichtes ist. Auf dem Boden solcher Umbauveränderungen entstehen Carcinome relativ leicht. Die proliferative Mastopathie bedarf der nachgehenden Fürsorge. Die Adenofibrosis mammae hat einen Malignisierungsgrad von bis 40 % aller Fälle!

Anhang: Histologisch höchst auffällig sind diejenigen Zysten, deren Epithelien relativ groß, schwach eosinrot getönt, protoplasmareich und fein gekörnt sind. Die Epithelien sind oft sehr zierlich, papillär erhaben und erinnern an ein Filigranmuster. Man spricht von „blassen" oder „hellen" Epithelzysten. Genau genommen muß man sprechen von v. Saarschen Epithelzysten (Arch. klin. Chir. 84 : 223, *1907*). Der Nachweis der v. Saarschen Zysten bedeutet nicht, daß eine erhöhte Malignisierungsgefahr gegeben wäre. — Die Träger der Mastopathia chronica cystica entleeren gelegentlich ein blutiges Sekret aus der Brustdrüse. Einige Zysten führen dann frisches oder älteres, teilweise zu Kautschukhyalin umgewandeltes Blut. Man spricht von „blutender Zystenmamma".

5. Geschwülste und geschwulstähnliche Prozesse

(Nach einer Einteilung von R. BÖHMIG, W. BÜNGELER, W. DOERR, H. HAMPERL, L. KETTLER und W. SANDRITTER; 10. 6. 1967).

Tabelle

A. Nicht neoplastische proliferative Veränderungen
   I. Einfache Zyste
  II. Fibrosierende (sklerosierende) Adenose
 III. Mastopathia chronica et cystica
     a. vorwiegend fibrös
     b. vorwiegend cystisch
     c. mit besonderer ausgesprochener Epithelproliferation und papillärer Proliferation
 IV. Gynäkomastie
  V. Andere nicht neoplastische proliferative Veränderungen

B. Gutartige Tumoren
   I. Adenom der Mama
  II. Adenom der Mamille
 III. Intrakanalikuläres Papillom
 IV. Fibroadenom
     a. perikanalikulär
     b. intrakanalikulär (Fibroadenoma phylloides, Riesenfibroadenom)
  V. Mesenchymale Tumoren

C. Karzinome
 I. Milchgangskarzinom (mammär oder mamillär, dann = Pagets Carcinom)
 II. Lobuläres Carcinoma in situ
 III. Solides Carcinom
   a. simplex
   b. scirrhosum (Scirrhus)
   c. medulläres
   d. medulläres mit lymphoidem Stroma
 IV. Adenocarcinom
 V. Schleimbildendes Carcinom
 VI. Papilläres Carcinom
 VII. Plattenepithelcarcinom
 VIII. Cribriformes Carcinom
D. Sarkome
E. Carcino-Sarkome

a) Zum Thema 'Zysten'

Hierher gehören alle dysregulativen Epitheliofibrosen, Fibroepitheliosen, also auch die Fibrosis mammae virilis, die Brustdrüse bei Gynäkomastie, die Mastopathia chronica cystica (fibrosa et lipomatosa etc.), selbstverständlich auch der Formenkreis der schwierig zu definierenden „Adenosen". Die „Adenose" entspricht etwa dem Prozeß der Adenofibrosis mammae (F. W. STEWART: Tumors of the Breast, Atlas of Tumorpathology; Armed Forces Institute of Pathology, Washington D. C., 1950).

b) Zum Thema 'Adenom und Fibroadenom':

Das *reine Adenom* ist im allgemeinen solide gebaut; es tritt mit Vorliebe während einer Gravidität auf. Es verfügt über ein dunkelfarbenes dichtgefügtes, an Mucopolysacchariden reiches Bindegewebe in der unmittelbaren Umgebung der Drüsenendstücke. — Gelegentlich finden sich zystopapilläre Adenome, sogenannte Zottenadenome. Das spärliche Stroma im Inneren der Zotten ist sehr stark ödematös durchtränkt. In den Binnenräumen der Adenome können die Reste alter und frischer Blutungen liegen. — Das Fibroadenom begegnet uns in zwei Formen:
aa) *Fibroadenoma pericanaliculare;* es findet sich vorwiegend bei Frauen, welche nicht geboren haben; es handelt sich zugleich um den Typus der Fibroadenome, der auch im Gesäuge weiblicher Haustiere gefunden wird.
bb) *Fibroadenoma intracanaliculare:* Hierbei liegt das non plus ultra der Differenzierung vor. Dieses Fibroadenom findet sich nahezu nur bei Frauen, welche Kindern das Leben geschenkt haben. Beide Typen der Fibroadenome sind gut abgegrenzt, beide wachsen vorwiegend expansiv. Das reichlich vorhandene Bindegewebe beim Fibroadenoma pericanaliculare ist im allgemeinen reich an Fibrillen und ärmer an Grundsubstanz; das Bindegewebe beim Fibroadenoma intracanaliculare ist dagegen reich an basophilen Substanzen. Es handelt sich um fibroepitheliale Papillenbildungen, welche intracanalikulär angegangen

sind. Jede Epithelknospe schleppt einen Stromastreifen hinter sich her. Jener ist mehr oder weniger deutlich vaskularisiert. Manchmal sieht man, daß das Stroma unerhört zellreich ist. Man ist dann geneigt, zu erwägen, ob nicht ein beginnendes Sarkom dahinterstecken könnte. Tatsächlich ist Sarkombildung aus dem Mesenchymbestand sogenannter Fibroadenomata beobachtet.

Nicht zu verwechseln mit dem Stromasarkom, entstanden auf dem Boden der mesenchymalen Komponente des Fibroadenoma intracanaliculare, ist der alte Terminus (von JOHANNES MÜLLER) „Sarcoma phylloides". Müllers Sarkombegriff war ein gänzlich anderer; er wollte zum Ausdruck bringen, daß eine „fleischige" Geschwulst vorläge; ein „Sarcoma phylloides" im Sinne MÜLLERs ist eine blättrige, strukturenreiche, fleischartige Neubildung. Es handelt sich im Grunde um nichts anderes als ein Fibroadenoma intracanaliculare permagnum. Das Sarcoma phylloides Müller (1839) ist also harmlos.

Wird das Fibroadenoma intracanaliculare besonders groß, kann es durch Distension die äußere Haut zerstören. Der fein gegliederte Tumor bricht dann an die Oberfläche durch und offenbart, bereits bei makroskopischer Betrachtung, zahlreiche weit in die Tiefe reichende Spalten. Man könnte daher sprechen von einem Spaltenadenom.

Fibroadenomata und Mastopathia chronica cystica gehören irgendwie zusammen. Am Biopsiematerial läßt sich zeigen, daß, wo eine Mastopathie ist, stets auch ein kleines Fibroadenom gefunden werden kann, — et vice versa. Die Gefahr der malignen Entartung der Fibroadenome ist sehr gering.

c) Zum Thema 'Mammacarcinom'

Vom Standpunkte einer vorwiegend topographisch orientierten Betrachtungsweise muß man unterscheiden
aa) ein *Carcinom des Drüsenkörpers* und
bb) ein *Carcinom der Mamille*. —
Carcinome des Drüsenkörpers werden in allen Altersstufen (vorwiegend zwischen dem 40. und 60. Lebensjahr) gefunden. Diese Krebse finden sich überwiegend bei Verheirateten, und zwar dann, während der „Funktionszeit"; das Carcinom des Drüsenkörpers findet sich weniger oft bei Unverheirateten, dann freilich überwiegend in der Menopause. In 50 % aller Fälle ist der äußere obere Quadrant betroffen. Doppelseitige Krebsmanifestation ist möglich. Indessen sollte bedacht werden, daß auch lymphogene Transversalverbindungen existieren. Die Frage des ursächlichen Zusammenhanges von Mammacarcinom und Trauma ist kritisch und zurückhaltend zu prüfen. Phänomenologisch existieren vier Formen des „Carcinomes des Drüsenkörpers":

1. *Knotenform:* Die Abgrenzung gegen die Nachbarschaft ist leidlich scharf; Konsistenz und Gesamtbild wechseln, im allgemeinen ist der Tumor weich, breiig, comedoartig, blutig durchtränkt.
2. *Scirrhus:* Das scirrhöse Mammacarcinom ist unscharf begrenzt. Übergangsformen zwischen den einzelnen Carcinomtypen lassen besonders gern, wenigstens eine partielle Dedifferenzierung im Sinne eines scirrhösen Krebses erkennen.

3. *Zystische Form:* Derartige Mammacarcinome haben im allgemeinen ihren Ausgang von einem intracanalikulären papillären Adenom genommen. Was entsteht, kann man als Cystocarcinom bezeichnen.

4. *Diffus ausgebreitete Krebsform:* Der Tumor entwickelt sich vielfach unter dem Bilde einer Entzündung mit Schwellung, Rötung, Temperaturanstiegen. Das diffuse Carcinom wird nicht ganz selten bei jüngeren Frauen, selbst im Wochenbett, gefunden. Dieser Tumor setzt frühzeitig Metastasen.

Bemerkungen zur histologischen Diagnose: Solide Carcinome sind, wie der Name sagt, „solide" gebaut. Dies bedeutet, daß Krebszellen dicht bei Krebszellen liegen. Es handelt sich also um Krebsverbände „durch und durch", frei von spaltenförmigen Lumina, größeren Bindegewebsfeldern, vor allem frei von Gängen und Zysten. Solide Carcinome verfügen häufig über eine „medulläre" Konsistenz. Die Relationen zwischen Geschwulstparenchym und Stroma verhalten sich beim medullären Carcinom wie 3 : 1, beim Carcinom simplex wie 1 : 1 und beim Carcinom scirrhosum wie 1 : 3! „Szirrhöse" Krebse können niemals zugleich „medulläre" sein! Medulläre Krebse wachsen mit rasanter Geschwindigkeit; sie sind reich an multipolaren Mitosen; die Polyploidie ihrer Zellen ist leicht nachweisbar. Szirrhöse Carcinome wachsen langsam; sie neigen zur Induktion von Bindegewebe; jenes wird hyalin durchtränkt. Andererseits: Auch szirrhöse Carcinome rezidivieren.

Die „lobulären" Carcinome imitieren den reinen Typus des „Adenocarcinomes". Es handelt sich um die höchst unvollkommene Imitation des natürlich-normalen (mammären) geweblichen Vorbildes. Das „schleimbildende" Carcinom (Carcinoma gelatinosum) ist im Bereiche der Mamma selten, wenn vorhanden, walnuß- bis faustgroß. Gallertkrebse wachsen langsam, sie sind durch eine Kapsel ausgestattet. Krankheitsverläufe über 10 Jahre sind beobachtet. Die Operationschancen sind gut. „Milchgangcarcinome" werden häufig „Comedocarcinome" genannt. Sie wachsen intracanaliculär, neigen zu regressiven Veränderungen, zeigen Verfettung und entzündliche Reaktion. Gelegentlich sind die intraduktulären Epithelproliferate von kleinen rundlichen Lückenbildungen, ähnlich einer Siebplatte, durchbrochen. Dann liegt das cribriforme Carcinom vor. Es gilt die Regel, daß, wenn intrakanalikuläre Krebse (Comedocarcinome, cribriforme Carcinome etc.) die Basalmembranen nicht durchbrochen haben, die Prognose günstig (relativ günstig) sein soll. — Über dem Schwerpunkt der Krebsentwicklung zeigt die Haut der Mamma eine eigenartige Schrumpfung: Apfelsinenschalenähnliche Haut. Gelegentlich finden sich „gekreuzte" Metastasen; dies bedeutet, daß das Carcinom der einen Mamma nicht nur Lymphknotenmetastasen in der gleichseitigen, sondern auch der gegenseitigen Achselhöhle setzt; weiter: Carcinome der einen Mamma können Metastasen auch in die andere setzen! Die Neigung der Brustdrüsenkrebse zur Absiedelung von Skelettmetastasen ist bekannt. Weniger geläufig ist der Umstand, daß in mehr als 30 % aller Fälle metastasierender Mammacarcinome Mikrometastasen in den Ovarien, den Nebennieren und der Hypophyse nachgewiesen werden können. — Ausnahmsweise sind echte *Plattenepithelkrebse* der Mamma gegeben. Hierbei handelt es sich um die Folge der Prosoplasie der Epithelien.

Ein besonderer Typus des Carcinomes der Brustdrüse ist das *Paget-Carcinom*. Unter „Paget's disease of the nipple" (PAGET, 1874) versteht man einen

Prozeß, der zu allererst an den Epithelien des Warzenhofes auftritt; zeitlich wenig später findet er sich im Delta der mammären Gangmündungen, also im Territorium der Mamille, jedoch nicht eigentlich im Bereiche der Oberfläche. "Paget's disease" manifestiert sich unter einem ekzemähnlichen Bilde; Schwellung, Rötung, Juckreiz, Schuppung und Nässung belästigen monatelang die Patientinnen. Die mikroskopische Prüfung des Probeexcidates zeigt einen Status spongiosus des Stratum spinosum. Hier findet sich eine klassische Dyskeratose im Sinne der Ausbildung von PAS-positiven "globes", "boules", "grains". Wird nicht rechtzeitig interveniert, geht ein Paget-Carcinom in einen banalen Brustkrebs über.

Die Zeiten, in denen ein flächenhaft ausgebreitetes Carcinom ein größeres Feld der Brustwand vernichtete, — *Cancer en cuirasse* —, sind Gott Lob überwunden. Immerhin werden unter extremen Bedingungen auch jetzt noch vergleichbare, flächenhaft ausgebreitete, derbe, flach-exulcerierte, nässende, fibrinbelegte "chancröse" Carcinomata beobachtet.

Die elektronenmikroskopische Analyse der einzelnen Formen der Brustdrüsenkrebse steht noch im Anfang; erste erfolgversprechende Resultate liegen vor (A. SCHÄFER und R. BÄSSLER, Virchows Arch. Abt. A 346 : 269, *1969*). Danach existiert eine differente Typologie der die einzelnen Carcinome aufbauenden Epithelien. Es scheinen Unterschiede in der Reichlichkeit der Ausstattung durch Ribosomen, also RNS, aber auch der übrigen Zellorganellen zu bestehen. Das Ziel geht dahin, aus der Kenntnis ultrastruktureller Besonderheiten ein besseres Verständnis der Biologie, insbesondere etwaiger therapeutischer Möglichkeiten abzuleiten. Das Ziel ist hochgesteckt, der zurückzulegende Weg noch weit. Die Erwartungen, die man auf den Effekt sogenannter gegengeschlechtlicher Hormon-Therapie, gegründet auf die zellkernmorphologische Geschlechtsbestimmung der einzelnen Brustdrüsenkrebse, gesetzt hatte, können im allgemeinen als nicht erfüllt, also enttäuscht, bezeichnet werden.

6. Bemerkungen über Makromastie

Unter einer Makromastie versteht man die gutartige diffuse Hypertrophie der Mammen. Es handelt sich um eine Vermehrung der geweblichen Bestandteile des Drüsenkörpers, welche "das Regelmaß überschreitet und Besonderheiten der Textur" (R. BÄSSLER) erkennen läßt. Es werden folgende Formen auseinandergehalten:

a) Pubertätsmakromastie

Histologisch handelt es sich um eine tubuläre Hypertrophie mit Epithelsprossung. Kennwort: *Virginelle Hypertrophie.*

b) Makromastie bei Cushing-Syndrom

Histologisch findet sich eine starke Aufquellung durch Flüssigkeitseinlagerung, eine strotzende perirubrostatische Dauerhyperämie, eine Vielzahl kleiner Phleb- und Lymphangiektasien. In der Umgebung der kleinen Gefäße liegen lymphocytäre Infiltrate. Das inveterierte Ödem zeitigt eine „Ödemsklerosierung".

c) Fibroadenomatose und Mastodynie

Histologisch wird eine Adenofibrosis teils mit regressiven teils mit progressiven Veränderungen gefunden. Atypien fehlen. Immerhin sind entzündlichreaktive Veränderungen deutlich. Der Prozeß ist klinisch dadurch auffällig, daß er mit Schmerz-Sensationen einhergeht.

d) Makromastie bei Disgerminom und Akromegalie

Histologisch findet sich eine diffus ausgebreitete Papillomatose des Gangbaumes (tubuläre Papillomatose). Der Befund ist bemerkenswert, weil bei einem Disgerminom des Ovarium im allgemeinen eine Tendenz zu Virilisierung beobachtet werden kann. Männliche Prägungsstoffe aber erzeugen ja keine Vergrößerung der Mammen! Wahrscheinlich liegen noch zu wenig Befunde vor, die für eine kritische Analyse mit Abstraktion durchgehender Gesetzlichkeiten geeignet wären. Akromegalie und Galaktorrhoe gehören zusammen; in den eosinophilen Zellen des HVL scheint eine Prolaktinbildung zustande zu kommen.

Kritische Schlußbemerkung zum Kapitel „Pathologische Anatomie der Mamma":
Der frühere Breslauer Chirurg AUGUST MOST hat mehrfach darauf aufmerksam gemacht, daß im Falle der Exstirpation und histologischen Prüfung eines an der Grenze zwischen oberem und unterem *lateralem* Quadranten gelegenen Lymphknotens, also einer paramammären Lymphdrüse, das Bild einer „Carcinommetastase" gefunden wird. Der Pathologe diagnostiziert richtig: Carcinomatöse Okkupation und Destruktion eines paramammären Lymphknotens. Nichts liegt näher als die Annahme, daß loco alieno, möglicherweise weit entfernt, also in der Tiefe des Drüsenkörpers, oder in einem anderen Organ (!), der Primärtumor lokalisiert und zu suchen sei. Die Suche verläuft in vielen Fällen ergebnislos. Ursache: Das primäre Carcinom war vergleichsweise klein, es hat in unmittelbarer Nähe des paramammären Lymphknotens gesessen, ist in der Kontinuität in die paramammäre Lymphdrüse eingewachsen und wurde gemeinsam mit dieser exstirpiert. *Ergebnis:* Im Falle der Herausnahme paramammärer Lymphknoten sollte, bei carcinomatöser Infiltration, an die Mostsche Regel gedacht werden, daß der Primärtumor sehr wahrscheinlich nächstnachbarlich etabliert war und bei Vornahme der PE mit entfernt wurde. Gleichwohl: Vorsicht ist besser als Nachsicht!

Lit.: A. MOST in Der Chirurg 1946/1947, S. 428, Sitzungsbericht Mittelrhein. Chirurgentagung 11. und 12. April 1947; Med. Klinik 1948, S. 145.

C. Pathologische Anatomie des Bewegungsapparates

I. Vorbemerkungen

Vergleichend anatomisch kann man *drei Formen des Skelettes* unterscheiden, ein *häutiges*, ein *knorpeliges* und ein *knöchernes*. Bei Amphioxus findet sich neben der Chorda dorsalis lediglich ein häutiges Skelett; bei Selachiern ist ein knorpeliges Skelett gegeben; erst bei den Ganoiden finden sich Knorpel *und* Knochen. Beim Menschen liegen die Verhältnisse so: Der Knochen entsteht entweder direkt aus dem embryonalen Bindegewebe oder auf dem Umwege über eine Knorpelbildung.

Die Knochenentwicklung aus dem Bindegewebe wird als primäre oder *desmale Ossifikation* bezeichnet. Es findet sich eine Vermehrung und Verdichtung des embryonalen Gewebes, eine Umwandlung seiner Zellen in Osteoblasten. Dadurch entstehen *Ossifikationspunkte*. Von hier aus werden Knochenbälkchen gebildet. Die Lücken zwischen diesen entsprechen den primären Markräumen. Auf diese Weise entstehen *Deck- oder Belegknochen*. Die Knochenentwicklung aus dem Knorpel nennt man sekundäre oder *chondrale Ossifikation*. Auch hier geht eine Verdichtung des Bindegewebes voraus. Daraus entsteht der *Vorknorpel*. Im Inneren des Vorknorpels bilden sich Knorpelkerne. Aus diesen geht der hyaline Knorpel hervor. Das Bindegewebe in der Umgebung des Knorpels formiert das nachmalige *Perichondrium*. Der Knorpel dient bei der nachfolgenden Ossifikation eigentlich nur als „Modell". Nach diesem wird der Knochen aufgebaut. Man könnte von *Ersatzknochen* sprechen. Die Ossifikation geht teils im Inneren des Knorpels, teils in dessen unmittelbarer Umgebung vor sich. Man spricht daher von *enchondraler* und *perichondraler Ossifikation*. Letztere beginnt vielfach zeitlich zuerst: Vom Perichondrium aus wird eine „Knochenmanschette" gebildet; dann erst kommt die enchondrale Ossifikation in Gang.

Beim menschlichen Keimling ist der größte Teil des Skelettes, nämlich die Gesamtheit der Extremitäten- und Rumpfknochen, am Schädel sind es die basalen Knochenanteile einschließlich des Nasengerüstes und des Unterkiefers, knorpelig präformiert. Schädeldach und Gesichtsskelett dürfen als Deckknochen gelten. Die Umwandlung von Knorpel in Knochen erfolgt bekanntlich nicht in allen Teilen der Skelettanlage gleichzeitig. Es finden sich bevorzugte Punkte, sogenannte Knochenkerne. Die an die Knochenkerne angrenzenden Knorpelteile wuchern; die gewucherten Knorpelstücke formieren dann den Knochen. Die langen Röhrenknochen besitzen je einen Knochenkern in Epiphyse und Diaphyse. Der den Epiphysenkern umgebende Knorpel wächst nach allen Seiten einigermaßen gleichförmig, so daß sich die Epiphyse ebenso verdickt wie verlängert. Die Hauptlast der Verlängerung wird an der Grenze

zwischen Diaphysenkern und Epiphysenknorpel getragen. Im Bereiche der Wucherungszone sind verschiedene Schichten zu unterscheiden:
1. Schicht des *ruhenden Knorpels*; nach der eigentlichen Wachstumsregion zu ist eine mäßige Vermehrung der Knorpelzellen ohne eine bestimmt-charakterisierbare Anordnung zu erkennen.
2. In der darauffolgenden Schicht sind die Zellreihen „längsgestellt". Man spricht von der *Zone des Säulen- oder Kolonnenknorpels*.
3. Es folgt eine *hypertrophische Zone* mit blasig geschwollenen Zellkernen. Diese Zone geht aus der Kolumnenzone hervor, ohne daß eine numerische Vermehrung der Knorpelzellen vorhanden wäre.
4. An die Diaphyse grenzt die *provisorische Verkalkungsschicht* an. Sie ist ähnlich gebaut wie die Zone 3, nur die Grundsubstanz ist verkalkt. Die durch diese Vorgänge erstarrte Zone wird aus dem Markraum der Diaphysen — nach und nach — in Knochengewebe umgewandelt. Dabei wird je eine Knorpelzellsäule durch je eine divertikelartige, von wenig Marksubstanz umgebene, aus dem Diaphysenmark hervorsprossende Capillare eröffnet. Dadurch werden die eigentlichen Knorpelzellen vernichtet. Auf diese Weise entstehen die „primären Markräume". Jene liegen zwischen den Pfeilern der zeitlich wenig später verkalkten Knorpelgrundsubstanz. Weil einige Kalkpfeiler resorbiert werden, ist ein primärer Markraum größer, als zunächst anzunehmen war. Er entspricht dem Territorium mehrerer benachbart gelegener Blutgefäße. Mit der Ausbildung der primären Markräume werden auch die Osteoblasten eingebracht. Sie formieren eine lamelläre Knochensubstanz. Die neugebildeten Knochenbälkchen werden umgebaut und durch Apposition sowie Resorption den mechanischen Ansprüchen angepaßt. Auf diese Weise entsteht eine Spongiosa. Der enchondral gebildete Knochen besteht aus Lamellen. Diese sind aus zahlreichen Fibrillen zusammengesetzt. Die Fibrillen sind miteinander durch eine Kittsubstanz verlötet, so daß sie an sich nicht einzeln isoliert werden können.

Die Breite der Knorpelwucherungszone ist von der Wachstumsenergie abhängig. Diese wiederum hängt ab von den Knorpelgefäßen. Die Knorpelgefäße gehen von einer Bindegewebshöhle aus, welche das Knorpelmark einscheidet. Die kleineren Gefäße entspringen aus reifenförmig angeordneten größeren des Perichondrium. Sie dringen radiär, jeweils in einer Ebene, etagenförmig in den Knorpel ein. Die Längswucherung des Knorpels rückt jeweils von einer Etage zur nächsten vor und wird dabei von einigen längsgestellten Verbindungsgefäßen durchzogen bzw. unterstützt. Die Gefäße steigen von der distalen zur proximalen Etage auf. Die bei der Ossifikation erreichten Knorpelgefäße werden dem Knochen einverleibt. Das Längenwachstum des Skelettes steht unter dem Einfluß von HVL, Schilddrüse und Keimdrüsen.

Der Vorgang der Ossifikation zerfällt in drei Akte: Knorpelwucherung, Vaskularisation und *Anbildung von Knochensubstanz!*

An den Diaphysen erfolgt das Dickenwachstum vom Periost aus. Es entsteht ein lamelläres fibrillenreiches Gewebe. Dieser periostogene Knochen hat einen geflechtartigen Bau. Er wurde von C. GEGENBAUR als *Wurzelstock* bezeichnet. Dieser wird von den eingeschlossenen Gefäßen abgebaut und durch konzentrisch-lamellär angeordnete Osteone ersetzt. Jene entstehen in den

Resorptionslücken durch die Tätigkeit von Osteoblasten. Zwischen den Osteonen bleiben die Reste der ursprünglichen Anlage als *Sharpeysche Fasern* erhalten. Später findet sich der geflechtartige Knochen nur noch an Sehnen- und Bandansätzen. Der einmal entstandene Knochen ist keineswegs unveränderlich. Resorption und Neubildung kommen oft nebeneinander vor. Der Ersatz paßt sich nicht gänzlich der alten Struktur an. Die neugebildeten Lamellen verlaufen immer etwas anders als die alten. Die aus verschiedenen Appositionsperioden entstandenen Teilglieder werden durch buchtige Kittlinien gegeneinander abgegrenzt. Im *Knochenmark* muß das Bindesubstanzgerüst mitsamt allen Blutgefäßen als Bestandteil des Skelettes vom eigentlichen Parenchym geschieden werden. Mit dem Gerüst hängt eine Membran zusammen, das *Endost*, welches alle Binnenräume überkleidet. Der *physiologische Schwund des Knochens* kommt durch *lakunäre Resorption* zustande. Die Träger des Vorganges sind die *Osteoklasten*. Sie haben gar nichts mit den Knochenmarkriesenzellen zu tun. Am Ende eines Resorptionsvorganges entsteht eine flache Mulde, in deren Grund jeweils ein Osteoklast liegt. Osteoklasten und -plasten sind nicht spezifisch; es handelt sich entweder um Bindegewebszellen (sensu stricto) oder um vasogene zellulare Elemente. Die Osteoklasten wirken durch Steigerung der lokalen CO_2-Spannung im Gewebe und vermöge ihrer ausgezeichneten fermentativen Ausstattung. Die Osteoplasten wirken durch ihre Phosphatasen. Die Osteoplasten liegen häufig in epithelähnlichen Reihen und Bändern. Sie weichen dann unter Ausbildung einer Zwischensubstanz auseinander. Dieser Interzellularsubstanz wird aufgebaut aus Fibrillen und Grundsubstanz (Kittsubstanz). Die Fibrillen werden durch die lebenden „Fibroblasten" präformiert (sezerniert). Es handelt sich um protoplasmatische Differenzierungsprodukte. *Daneben* spielen ganz sicher auch physico-chemische Mechanismen der Grundsubstanz eine entscheidende Rolle. Je nach der physicochemischen Beschaffenheit der sogenannten Grundsubstanz entstehen „Nukleationszentren", welche für Aufnahme und Abscheidung der Hydroxylapatitkristalle wesentlich sind.

Pathologischer Knochenabbau

1. *Lakunäre Resorption:* Es handelt sich um einen ungemein häufigen Vorgang. Die lakunäre Resorption wird im Bereiche von Druckusuren des Knochens, bei der Resorption des Callus, bei den Vorgängen der Demarkation eines Sequesters und an den Oberflächen knöcherner Implantate (*„Kieler Knochenspan"*) gefunden. Die Ausbildung sogenannter Howshipscher Lakunen, jeweils mit den typischen Osteoklasten ist charakteristisch. Diese Osteoklasten haben eine entfernte Ähnlichkeit mit Fremdkörperriesenzellen. Durch Konfluenz der Howshipschen Lakunen können größere Defekte entstehen. Es wird erwogen, ob die Osteoklasten identisch seien mit „frei gewordenen" Osteozyten; durch Rarefikation und Auflösung des Knochengewebes werden Knochenzellen „gleichsam frei". Sie könnten dann als Osteoklasten weiter verwendet werden. — Eine Unterform der lakunären Resorption ist die *glatte Resorption*. Hierbei entstehen keine ausgeprägten Lakunen, also auch keine Riesenzellen. Dagegen finden sich einige wenige, schmale, schmächtige, spindelige Zellen, welche nur leichte und kleine Substanzverluste sowie einiger-

maßen glatte Resorptionsflächen hinterlassen. Die weitere nachträgliche Glättung dieser erodierten Stellen kann durch lamelläre Knochenanbildung erfolgen.

Früher nahm man an, daß ein Teil der Vorgänge der lakunären Resorption durch „lamelläre Abspaltung" einzelner Knochenstücke z. B. durch Tumorzellen zustande kommen könnte. Durch „lamelläre Abspaltung" entstünde so etwas wie „Knochensand". Kritik: Die gesehenen „Belegpräparate" hielten einer Prüfung nicht stand. Es handelte sich um histologisch-technische Artefakte.

2. *Perforierende Kanäle:* Man spricht von *Kanalikulation.* Es handelt sich um v. Volkmannsche Kanäle. Deren Vorkommen wurde einst von dem Hallenser Chirurgen V. VOLKMANN bei Entzündungen am knöchernen Skelett erwachsener Menschen beschrieben. Unter physiologischen Verhältnissen entspringen die Kanälchen von Periost, Endost oder Haversschen Kanälen; die „perforierenden Kanäle" enthalten ein dünnes, zartwandiges Gefäß. Die v. Volkmannschen Kanäle sind zierlicher und enger als die Haversschen Kanäle. Sie sind nicht von Lamellen umgeben, sie verlaufen kreuz und quer und stehen im Dienste der Nutrition. Unter pathologischen Verhältnissen müssen folgende Begriffe auseinandergehalten werden:
a) *Echte v. Volkmannsche Kanäle:* Sie liegen dann vor, wenn gefäßführende Kanälchen von einem Markraum zum anderen unter Durchbohrung von Spongiosabälkchen oder aber Compacta-Strukturen verlaufen. Man spricht von „vaskulärer Ostitis".
b) *Falsche v. Volkmannsche Kanälchen:* Durch ampullenartige Erweiterung von Knochenkörperchen und deren Höhlen werden Kanälchen vorgetäuscht. Im Inneren dieser falschen Kanälchen liegen Osteoblastensäume. Gerade die falschen v. Volkmannschen Kanälchen haben eine gewisse Ähnlichkeit mit Haversschen Systemen.
3. *Halisterese:* Bei den verschiedensten Abbauvorgängen, namentlich bei Rachitis und Osteomalazie, ist zunächst eine Verarmung der Grundsubstanz des Skelettes an mineralischen Einlagerungen zu beobachten. Die dann noch übrig bleibende organische Knochengrundsubstanz wird weiter derart aufgelöst, daß sie in ihre Fibrillen zerfällt. Die definitive Zerstörung eines bereits entkalkten und in Fibrillen zerfallenen Knochens findet ohne Osteoklasten statt. Unter *Thrypsis* („Spez. path. Anat. II", S. 311) versteht V. RECKLINGHAUSEN eine langsame Erweichung, bei der sich der Knochen in seine Bestandteile auflöst! Die kalkarm gewordenen Randzonen des Knochens erkennt man leicht an ihrer helleosinroten Farbe. Man spricht von „osteomalazischen Säumen". Gelegentlich treten *v. Recklinghausensche Gitter* auf. Der völligen Demineralisation gehe hierbei ein Auseinanderweichen der Grundsubstanz im Bereiche der Interfibrillärräume voraus. Hier, an den Fibrillen nämlich, käme es zunächst zur Entkalkung. Dadurch entstünden die „Gitter". Sie lägen an der Grenze zwischen osteomalazischen Säumen und intaktem Knochengewebe. Die Darstellung der „Gitter" gelingt durch Luft- und CO_2-Injektion. Die Figuren sind nicht eben regelmäßig. Sie stellen vielfach körnig-krümelige Streifen dar. Die Bedeutung der Gitterfasern als solche ist umstritten.

Pathologischer Knochenanbau: Grundsätzlich scheint die Knochenbildung auch unter pathologischen Bedingungen an besondere Zellen (Oesteoblasten, Osteoplasten) gebunden zu sein. Es ist also mit Knochenbildung seitens des

Periostes, des Endostes und sogenannter Markknospen zu rechnen. Eine direkte Umwandlung von Knorpel in Knochen hätte als Metaplasie zu gelten. Im ganzen sollten folgende Möglichkeiten des Knochenanbaues unterschieden werden:

1. *Apposition neuen Knochengewebes durch Osteoplasten im Bereiche alter Bälkchen:* Die tätigen Osteoplasten sitzen nach Art „polymorpher Epithelien" an den Oberflächen der alten Bälkchen; sie finden sich an Periost, Endost, allenfalls jugendlichem Granulationsgewebe; sie vermehren sich durch Kernteilung und lassen Knochengewebe auf zweierlei Weise entstehen:
a) Die Zellkerne gehen zugrunde; es entsteht eine Homogenisation der jeweils betroffenen Stellen; die homogenen Bezirke führen eine fibrilläre Grundsubstanz.
b) Die periphere Protoplasmaschicht der Osteoplasten „sezerniert" die Grundsubstanz.

Die erhalten gebliebenen Osteoplastenkerne liegen als eckige, unregelmäßig gestaltete Osteocyten in den „Knochenhöhlen"; diese Osteozyten stehen durch Ausläufer miteinander in Verbindung.

2. Die *Osteoplasten treten in großen Massen auf*, sie wuchern stark unter mitotischer Zellteilung und bilden durch ihr Protoplasma eine scheinbar homogene, in Wahrheit aber feinfaserige Grundsubstanz. Jene ist reich an Mucopolysaccharidgemischen. Sie ist jedoch zunächst kalklos oder durchaus kalkarm. Kalkfreier oder kalkarmer Knochen wird Osteoid genannt. Typisches Osteoid kann färberisch (Beizung durch Eisensalze; SCHMORL) gut sichtbar gemacht werden.

3. *Metaplasie:* Die Vorgänge haben eine besondere Note. „Falscher Knochen" entsteht durch Metaplasie dadurch, daß eine streifig-fibrilläre Grundsubstanz (des kollagenen Bindegewebes) stark verdichtet wird. Sie kann nachträglich verkalkt werden. Die autochthonen Zellen erscheinen dann als Osteocyten (Knochenkörperchen). Im Gegensatz zu dieser direkten (falschen) Metaplasie findet sich sonst z. B. bei Organisation von Exsudaten (organisatorischen Vorgängen im Bereiche alter Pleuraschwarten etc.) eine „mittelbare" Metaplasie. Es handelt sich hierbei um die Ausbildung eines heterotopen Knochengewebes, dessen Entstehungsbedingungen dahingehend geklärt sind, daß jedes „jugendliche Bindegewebe" einer echten Knochenbildung fähig sei! In vielen Fällen geht der eigentlichen Knochenbildung eine Verhärtung der Weichgewebe mit Kalksalzimprägnation oder dystrophischer Verkalkung voraus. Die Ablagerung von Hydroxylapatit erzeugt einen „Gegendruck" gegen die durch den Pulswellenschub hervorgerufenen Schwankungen (Druckschwankungen) der Matrix. Dadurch entstehen die für die typische Entwicklung der Knochenlage wichtigen Druck- und Zuggrößen.

4. *Vom wuchernden Periost aus kann Knorpel gebildet werden;* es findet sich dann zwischen den Zellen des jeweiligen Standortes eine an hyalinen Substanzen reiche (mukopolysaccharidige) Grundsubstanz.

5. *Der Knorpel wandelt sich neoplastisch* in der üblichen Weise in Knochengewebe um.

6. *Chondrometaplastische Knochenbildung:* Sie gilt als umstritten. Es findet sich ein Nebeneinander von Knorpel- und Knochengewebe. Der „Knorpelknochen" sei unregelmäßig gestaltet; die Knochenkörperchen lägen regellos

angeordnet vor. Chondrometaplastische Knochenbildung findet sich gern im Unterkiefer und im Calcaneus. Derartige Vorgänge finden sich bei Rachitis, im Inneren von Enchondromen und im Bereiche eines Frakturcallus. Ob eine „eigentliche" Metaplasie vorliegt, ist fraglich. Es handelt sich genau genommen um einen „schleichenden Ersatz" des Knorpels durch Knochengewebe.

II. Leichenerscheinungen

Bei totfaulen Früchten ist eine blutige Durchtränkung von Knorpel und Knochen nachweisbar. Es findet sich eine Epiphyseolysis. Diese muß sorgfältig von einer allenfalls vorhandenen Osteochondritis luica geschieden werden. Letztere zeigt auf der Schnittfläche eine „gelbe" transversale Zone. Im übrigen ist zu bedenken, daß Blutungen unter dem Periost und auch im Mark als Zeichen einer vitalen Reaktion zu verstehen sind. Fäulnisveränderungen des Knochenmarkes machen eine frühzeitige und nicht unerhebliche Zellzerstörung; die groben Strukturen aber bleiben relativ lange Zeit erhalten. — Die kadaveröse blutige Durchtränkung vor allem des Periostmantels ist „lackfarben", kommt also durch Hämolyse des Blutfarbstoffes zustande.

III. Mißbildungen

1. Hemmungen des Wachstumes

Am meisten auffällig sind die Verkürzungen von Röhrenknochen, Schädelbasis, Abflachungen der Wirbelkörper, Verengerungen des Beckens. Es handelt sich um die Folgen einer ungeeigneten Proliferation an Epiphysen- und Symphysenknorpeln. Störungen an den bindegewebigen Schädeldachnähten rufen eine Verkleinerung des Schädeldaches d. h. eine Verringerung des endokraniellen Volumens hervor. Je nachdem, ob bei ungeeigneter Knorpelwucherung auch die beiden anderen Akte des Knochenwachstumes (Vaskularisation und Knochenanbildung) vorhanden sind oder nicht, resultieren ganz unterschiedliche Folgen. So können Persistenz oder vorzeitiger Schluß der Epiphysenfugen oder aber eine prämature Synostose am Schädeldach eintreten. Letztere ist gewöhnlich die Folge, nicht die Ursache (!), des derzeitigen Versiegens der Knorpelproliferation.

a) Örtliche Wachstumshemmung

Ein lokaler Stillstand des Wachstumes der Extremitäten tritt nach Schädigung der Epiphysenfugen (Trauma, Gelenkresektion, Osteomyelitis) auf. Wenn mehrere Extremitäten oder alle Knochen einer Extremität befallen sind, liegt entweder ein Keimfehler oder etwas besonderes vor; es kann sich um die Folgen einer ausgedehnten Verbrennung der Körperdecke, um die einer trophoneurotischen Störung, z. B. um Folge eines Geburtstrauma oder einer abgelaufenen Poliomyelitis handeln. Die Epiphysenknorpel sind dann zwar vorhanden, wuchern aber wesentlich zu schwach. Am bindegewebig präformierten Schädeldach finden sich angeblich bei 20 % aller Neugeborenen Ossifikationsdefekte (Lückenbildungen) neben der Pfeilnaht. Diese entstehen angeblich infolge Drukkes durch das zu schnell wachsende Gehirn.

b) Allgemeine Wachstumshemmung

Hierbei handelt es sich um den *Zwergwuchs*. Es seien an dieser Stelle nur einige wenige Vertreter herausgestellt, bei denen keine eigentliche Krankheit postfetaler Natur (Rachitis oder Kretinismus) eine Rolle spielt:

aa) Primordialer Zwergwuchs v. Hansemann

Nannosomia primordialis; Nannosomia hypoplastica. Diese Zwerge kommen bereits „zu klein" zur Welt; das Wachstum bleibt aus im einzelnen unbekannten Gründen definitiv zurück. *Die enchondrale Ossifikation leistet quantitativ zu wenig*, dagegen verknöchern die Epiphysenfugen rechtzeitig. Diese Nanni sind 40—100 cm lang; sie bewahren zeitlebens kindliche Proportionen; die Intelligenz ist normal, die Geschlechtsreife tritt zum gehörigen Zeitpunkt ein. Die Vererbung der Nannosomia primordialis erfolgt durch männliche Familienangehörige. Diese Nanni erreichen ein höheres Lebensalter und werden als „reife Zwerge" bezeichnet. Die französische Pathologie spricht von *„Pygmäismus"*. Die einzige etwas auffällige Disproportion besteht in einer starken Einziehung der Nasenwurzel.

bb) Zwergwuchs als Folge angeborener Störungen der Drüsen mit innerer Sekretion (vgl. S. 12)

Hierher gehört unter anderem die Nannosomia infantilis (multiple Blutdrüsenhypoplasie, -sklerose), Nannosomia pituitaria (Paltauf-Zwerge durch sogenannte Erdheim-Tumoren; vgl. S. 344), Nannosomia thyreogenes beim echten endemischen Kretinismus (S. 37).

cc) Chondrodystrophia foetalis Kaufmann

Chondrodysplasia (GRUBER), Achondroplasia (PARROT): Die Chondrodystrophie wurde früher allgemein als Folge einer *fetalen Rachitis* aufgefaßt. Jetzt ist klar gestellt, daß die Rachitis mit den Vorgängen bei Chondrodystrophie nicht das geringste zu tun hat. Es liegt ein endogen bedingtes Leiden vor, welches im *Erbgang* vorwiegend rezessiv ist; dominante Erbgänge kommen vor; die familiäre Bindung ist charakteristisch. Die Chondrodystrophie kann schon bei Neugeborenen deutlich werden. Ein Teil der Früchte geht intrauterin zugrunde, ein anderer stirbt im Säuglingsalter. Bei älteren Individuen imponiert die abnorme Oberlänge (d. h. die Körperlänge von der Scheitelhöhe bis zur transversalen Verbindungslinie der Spinae iliacae anteriores inferiores). Der Kopf hat die regelrechte Größe; er imponiert vielfach als *„gewaltiges Haupt"*. Die Nasenwurzel ist stark eingezogen. Die Ursache hierfür ist in einer Störung der Synchondrosis sphenooccipitalis zu sehen. Die Extremitäten sind kurz *(Mikromelie)*, Haut und Weichteile erscheinen zu lang; sie sind gefaltet, ödematös durchtränkt, fettreich. Ganz das gleiche findet sich in der Veterinärpathologie. Dort spricht man von *„Otter-, Speck- und Wasserkälbern"*. — Der

Skelettfehler beruht auf einer mangelhaften Knorpelwucherung sowie frühzeitigem Sistieren der enchondralen Ossifikation. Daher finden sich histologisch kurze Zellsäulen und kurze plumpe Knochenbalken. Die periostale Knochenbildung ist weitgehend ungestört, gelegentlich sogar vermehrt. Ist das Extremitätenwachstum auf verschiedenen Seiten ungleich stark, resultiert eine eigenartige Verkrümmung des Achsenskelettes. Im einzelnen werden unterschieden:
a) *Chondrodystrophia hypoplastica:* Hier findet sich ein Perioststreifen an der Knorpelknochengrenze eingeschoben. Es kann zu einer einseitigen Hemmung d. h. zu einer einseitigen Verkürzung, dadurch zu einer eigenartigen Verkrümmung des ganzen Chondrodystrophikers kommen.
b) *Chondrodystrophia malacica:* Es liegt eine gallertige Erweichung der Gegend der Epiphysenfugen vor.
c) *Chondrodystrophia hyperplastica:* Hierbei handelt es sich um pilzartige Epiphysenauftreibungen. Die Extremitäten sind plump und tatzenförmig. Die Muskelansätze erscheinen „athletisch".

Die Einziehung der Nasenwurzel ist die Folge der Verkürzung der knorpelig präformierten Schädelbasis. Neben der Synchondrosis sphenooccipitalis spielt wahrscheinlich die Symphysis intersphenoidalis eine Rolle. Bei Chondrodystrophie scheint eine *vorzeitige Synostosierung* der Nahtlinien der knöchernen Schädelbasis zustande zu kommen. Tritt die Störung besonders frühzeitig in Erscheinung, greift der Prozeß auf das Siebbein über; dies hat zur Folge, daß die Nase eigenartig abgeplattet wird. Die Intelligenz der Chondrodystrophiker ist sehr gut; die Geschlechtsreife tritt zeitgerecht ein; die Schilddrüse ist völlig intakt. — Bei Frauen bedingt ein allseits verengertes Becken eine Gebärunmöglichkeit. Durch Abplattung der Wirbelkörper kann eine abnorme Enge des Spinalkanales resultieren. — Die Rasseeigentümlichkeiten der Haushunde (Mops, Dackelhund) können als Äquivalente menschlicher Chondrodystrophie verstanden werden. Umgekehrt: Menschliche Chondrodystrophiker entsprechen entweder dem „Mopstypus" oder dem „Dackeltypus". Beim „Mopstypus" prävalieren die Veränderungen am Schädel (eingezogene Nasenwurzel etc.); beim „Dackeltypus" prävalieren die Veränderungen des Extremitätenskelettes.

dd) *Osteogenesis imperfecta*

Fragilitas ossium, myeloplastische Malacie, Osteopsathyrosis. Die Verunstaltung des Körpers hat Ähnlichkeit mit der bei Chondrodysplasie; es liegt ein Erbleiden vor; die mißgebildeten Früchte werden häufig tot geboren. Die Extremitäten sind verkrümmt und dadurch verkürzt. Es handelt sich um eine mangelhafte Ausbildung der knöchernen Substanz seitens Endost und Periost. Die Proliferationen an den Ossifikationszentren laufen im allgemeinen normal ab, sind jedoch verzögert. Die Knochenlänge ist zunächst einigermaßen normal, dann aber entstehen überaus zahlreiche Frakturen (über hundert Frakturen an allen Teilen des Skelettes); diese heilen, auch intrauterin, mit ringförmigen Callusbildungen aus. Als eigentliche Ursache hat eine *Minderwertigkeit der Osteoplasten* zu gelten. Es liegt eine mangelhafte Knochenapposition bei lebhafter Knochenresorption vor. Im Knochenmark finden sich fein-fibrilläre Strukturen. Wegen der *Blaufärbung der Skleren* hat man auf abnorme Lichtdurchlässigkeit infolge eines konnatalen Texturfehlers geschlossen. Auch das klinische Symptom der *Otosklerose* kann als *allgemeine Mesenchymschädi-*

gung verstanden werden (K. H. BAUER). Forensisch bedeutsam ist die Tatsache, daß eine abnorme Zerreißlichkeit der Haut (Geburtstrauma!) besteht. In seltenen Fällen werden die Träger dieser Mißbildung älter; sie erreichen das jugendliche Erwachsenenalter; die Fragilitas ossium heilt aus. Andererseits: Es gibt auch Fälle der *Osteogenesis imperfecta tarda*.

2. Beschleunigung des Wachstums

Riesenwuchs. Der Riesenwuchs ist seltener als der Zwergwuchs: der allgemeine Riesenwuchs ist Folge einer gestörten inkretorischen Regulation; er ist insoweit auch keine direkte Mißbildung. Dagegen ist der partielle, halbseitige oder gekreuzte Riesenwuchs als Folge einer echten Entwicklungsstörung aufzufassen. Neben erblichen Besonderheiten hat man an die Bedeutung lokaler Reizeffekte, allenfalls nervöser Störungen gedacht.

3. Besonders geartete Skelettmißbildungen

a) Mangelbildung verschiedener Skeletteile

Es handelt sich darum, daß die Entwicklung der einzelnen Skeletteile auf einer mesenchymalen Stufe stehenbleibt. Gelegentlich kann es zu einer nachträglichen Verknorpelung oder Verknöcherung bei gleichzeitigem Ausbleiben einer Gelenkanlage kommen! Hierher gehören die *primäre Synchondrose oder Synostose*.
1. *Angeborene Wirbelsäulenskoliose;*
2. *Radio-Ulnar-Synostosen;* Interdigitalsynchondrosen; Femurbeckensynchondrosen; Kniegelenksynchondrosen.
3. *Klippel-Feilsche Halssteifung:* Hier liegt die Synostose mehrerer Wirbel im Sinne der Ausbildung sogenannter *Blockwirbel* (Wirbelblöcke) vor. Es resultiert ein Kurzhals mit Platyspondylie, gelegentlich handelt es sich um Defektbildungen der Wirbelbögen bis hinauf zum Occiput. Dann resultiert eine Hydrenkephalocele occipitalis. Halsrippen, Schulterblatthochstand ergänzen das Bild. *Cave:* Nicht jede Blockwirbelbildung bedeutet einen KLIPPEL-FEIL.
4. *Sprengelsche Difformität* der Rumpfwirbelsäule mit Schulterblatt-Hochstand.
5. *Occipitalisation* des Atlas und Assimilationsspielarten von Grenzbereichen der Hals-Brust-, Brust-Lenden- sowie der Lenden-Kreuzbein-Wirbelsäule.
6. *Defekte einzelner Extremitätenknochen:* Es handelt sich um die *Phokomelie* d. h. um die *Robbengliedrigkeit*. Hände und Füße sitzen unmittelbar am Schulter- und Beckengürtel. Diese hochgradige Mißbildung ist mit anderen Schäden kombiniert, z. B. mit Gesichtsspalten und dem sogenannten Strahlmangel. Die Kenntnis der Phokomelie ist fast 170 Jahre alt. In der älteren Literatur spielen Leben und Leidensgeschichte eines Pariser Bürgers namens MARCO CATOZZE eine große Rolle. Früher nahm man an, daß die Phokomelie möglicherweise etwas mit Amnionverwachsungen zu tun haben könnte. Hände und Füße sind wohlgebildet und frei beweglich; die Gelenkpfannen an Schulter- und Hüftgelenk erscheinen völlig intakt. — Ähnlich beschaffene Gliedmaßenmißbildungen sind im Zusammenhang mit dem Thalidomid-Unglück („Dysmelie-Kinder") beobachtet worden.

b) Uneinheitlich heterologe und heterogene Skelettmißbildungen

aa) *Arachnodaktylie*

Es handelt sich um die Spinnen- oder Madonnenfingrigkeit; die Finger selbst sind überlang und grazil. Auch die Fußzehen sind in gleichem Sinne verändert. Weitere Mißbildungen können völlig fehlen. Es kann sich aber auch um ein verkapptes Marfan Syndrom, um Störungen im Zusammenhang mit sogenannter Syringomyelie etc. handeln.

bb) *Dysostosis cleidocranialis*

Familiär gebundenes erbliches Leiden. Der Schädel zeigt den Befund einer Brachy- und Platycephalie. Es prävaliert der Hirnschädel gegenüber dem Gesichtsschädel. Nähte und Fontanellen können bis ins Greisenalter persistieren. Eine Spaltbildung im Stirnbein wird gesehen. Es können sich Entwicklungsstörungen an Kiefer und Zähnen einstellen. Die Krankheit hat ihren Namen daher, weil totale konnatale Defekte der Clavicula zugrunde liegen können. Es mag auch sein, daß eine mangelhafte Verknöcherung oder aber die Ausbildung einer Pseudarthrose vorliegt. Im Becken fällt der quer verengte Beckeneingang auf. Hier imponiert eine gewisse Hypoplasie der Schambeinäste; nicht ganz selten wird in Kombination mit der Dysostosis cleidocranialis ein „Spaltbecken", freilich ohne Urogenitalmißbildung, beobachtet.

cc) *Dysostosis multiplex v. Pfaundler-Hurler*

Es handelt sich um eine Zwergwuchsform, mit Hornhauttrübungen, verhältnismäßig großem Kopf, Tatzenform der Gliedmaßenenden, stumpfem (plumpem) Gesichtsausdruck und psychischer Minderwertigkeit. Es bestehen Beziehungen zur amaurotischen Idiotie. Bei der v. Pfaundler-Hurlerschen Krankheit liegt eine komplexe Störung vor; es handelt sich um eine Speicherungskrankheit („Allgemeine Pathologie", S. 67). Die Kranken bleiben in der Entwicklung zurück, sind disproportioniert, besitzen ein fratzenhaftes Gesicht (Wasserspeier-Facies, Gargoylen), — nach mehr oder weniger kurzer Zeit entwickelt sich eine cardio-vaskuläre Insuffizienz. Herzklappen und Aortenwand sind verdickt, starr, unelastisch. Die Kinder, welche an der v. Pfaundler-Hurlerschen Krankheit leiden, gehen gewöhnlich an muskulärer Herzschwäche zugrunde. Leber und Milz sind vergrößert, die Körperdecke kann vermehrt behaart sein, es besteht eine Neigung zur Ausbildung von Eingeweidebrüchen (Hernien). Der *Morbus Morquio* sieht phänomenologisch ähnlich aus; er tritt ebenfalls familiär auf und hat einen progressiven Charakter. Augensymptome fehlen. Bezüglich der allgemein-pathologischen Bedeutung der v. Pfaundler-Hurlerschen Krankheit vgl. „Allgemeine Pathologie", S. 57, 61 und 67.

Zusammenfassende Lit.: bei H. A. Hienz, Erg. Path. 40 : 1, *1960.*

dd) *Osteosclerosis fragilis generalisata*

Es handelt sich um die sogenannte *Marmor-Knochenkrankheit, Osteopetrosis, Albers-Schönbergsche Krankheit.*

HEINRICH ERNST ALBERS-SCHÖNBERG (1865—1921) hat 1904 ein Syndrom entdeckt (Münch. med. Wschr. 51 : 365, *1904*). Bei diesem handelt es sich um die Koinzidenz von 1. abnormer Knochenbrüchigkeit, 2. hochgradiger Anämie mit myeloischer Metaplasie von Milz, Lymphknoten und Leber, 3. Splenomegalie, 4. dem Leitbefund der Ausbildung sogenannter Marmorknochen, 5. Störungen des Wachstumes, Lokomotionsstörungen, Anfälligkeit für Zahnkaries, Opticusatrophie.

Auf angeborener Grundlage kommt es zur Umwandlung der Spongiosa des ganzen Skelettes; es resultiert eine kompakte, auf der Schliffläche (im Durchschnitt) dichte Masse; der physiologische Knochenabbau scheint auszubleiben, während stets und ständig neuer Knochen gebildet wird. Der sklerosierende Knochenansatz erfolgt in Schüben; er geht von den jeweils physiologischen Knochenformen aus. Im Röntgenbild kann zuweilen der Kontur des alten Skeletteiles erhalten bleiben und erkannt werden. Der neugebildete (pathologische) Knochen ist sehr kalkreich, dicht, jedoch strukturarm. Die Fälle sind nicht häufig. Bei einem eigenen genauer untersuchten Falle (42 j. Frau, Preetz/ Holst.) fand sich eine eigenartige muschelkalkförmige Zumauerung der Spongiosaräume. — Die Markraumbildung geht schlußendlich verloren. Die Sella wird zugemauert, das Foramen opticum verengert. Dadurch entsteht die Opticusatrophie. Wegen der Dichte und Härte ist der Knochen spröde und zur Frakturierung geneigt. Das histologische Bild ist nicht einheitlich. Gelegentlich findet sich eine Persistenz der verkalkten Knorpelgrundsubstanz neben einer osteophytären Verdickung z. B. an den Rippen, den äußeren und inneren Schädeldachoberflächen. Gelegentlich ist eine starke Ablagerung von Haemosiderin sichtbar zu machen. In diesen Fällen treten auch Riesenzellen, ausgehend von Endost und Periost, auf. Man spricht von einem Epulis-Typus der Osteophyten.

Die osteosklerotische Anämie kann man in zwei große Gruppen einteilen:

1. *Eigentliche Albers-Schönbergsche Krankheit:* Vorkommen bei Kindern und bei Jugendlichen. Auftreten sehr zahlreicher Spontanfrakturen mit guter Heilungstendenz. Megaloblastäres Knochenmark, Blutungsneigung, Haemosiderose.

2. *Osteosklerotische Anämie;* Auftreten bei Erwachsenen, Typus Heuck-Assmann (1879; 1907). Hierbei findet sich neben der sehr ausgedehnten Osteosklerose ein starker Milztumor und eine Erythroblastose.

Bemerkungen zur formalen Pathogenese: Entweder ist die Marksklerose primär und die Anämie sekundär; oder die Anämie (möglicherweise eine Leukämie) ist primär und die Markveränderungen sind deren Folge. Auch die Bedeutung luischer Skelett-Knochenmark-Affektionen wurde diskutiert. Wahrscheinlich sind Blut- und Knochenmarkveränderungen koordiniert. Die wenigen zur Untersuchung gelangten Frühfälle schienen zu zeigen, daß das Bindegewebe des Knochenmarkes eine lebhafte Wucherung vollführt. Die Veränderungen der Hartsubstanzen könnten dann adaptative sein. Es gibt auch monotope Formen, d. h. solche, bei denen ein einziger Skeletteil, allenfalls ein einziger Wirbelkörper, verändert ist. Die Prognose der Marmorknochenkrankheit ist schlecht.

ee) Osteopoikilie

Sie ist der Albers-Schönbergschen Krankheit wesensmäßig nahestehend. Es gibt viele *Synonyme* für die Osteopoikilie, z. B. *Osteopetrosis Albers-Schön-*

berg II, Ostitis condensans disseminata, Enostosis multiplex, multiple symmetrische Compactainseln etc. — Das Leiden ist selten, das klinische Bild unklar und vieldeutig. Gelegentlich werden rheumatiforme Beschwerden geklagt. Die Osteopoikilie wurde ebenfalls von ALBERS-SCHÖNBERG beschrieben (Fortschr. Röntgenstr. 23 : 174, 1915/1916). Die Osteopoikilie wird im allgemeinen zufällig entdeckt. Sie tritt bereits im Kindesalter auf und begleitet den Menschen durch sein ganzes Leben. Männer sollen häufiger erkranken als Frauen. Es besteht keine erhöhte Knochenbrüchigkeit! Röntgenologisch müssen verschiedene Formen auseinandergehalten werden:
1. *Noduläre* (lentikuläre) *Form;* 2. *nummuläre Form;* 3. *striäre Form* usw. Dies bedeutet, daß eigenartige kalkdichte Schatten teils knotenförmig, teils münzenförmig, teils radiär-streifig zur Beobachtung gelangen. Die Verdichtungsbezirke bestehen aus geflechtartigem und lamellärem Knochen. Man kann von *„Compactainseln"* sprechen. Die Veränderungen betreffen (im Grunde genommen) das ganze Skelett. Der Prozeß ist am deutlichsten ausgeprägt an den Epiphysen der Hand- und Fußwurzelknochen; wenn man die Zusammenhänge nicht kennt, denkt man histologisch an das Vorliegen von Enostosen.

Der Osteopoikilie wesensmäßig verwandt ist die *Mélorhéostose* (LERI-JOANNY; Bull. Soc. méd. hôp. Paris 46 : 1141, *1922).* Es handelt sich um eine seltene Knochenveränderung, die mit enostaler und periostaler Osteosklerosierung einhergeht. Dabei finden sich asymmetrische streifenförmige Verschattungen des Skelettes vor allem der Röhrenknochen. Es findet sich eine starke Knochenverdichtung mit Einengung der v. Volkmannschen Kanäle und der Haversschen Systeme. Der Knochen ist teils lamellär, gelegentlich geflechtartig gebaut; entzündliche Läsionen fehlen. Die Verkalkung kann — sehr im Gegensatz zur eigentlichen Osteopoikilie — auf das angrenzende Weichgewebe übergreifen. Während es sich bei der Osteopoikilie wahrscheinlich um ein dominantes Erbleiden handelt, ist die Mélorhéostose rezessiv gebunden. Die Mélorheostose geht mit Schmerzempfindungen einher und verursacht eine oft nicht unbeträchtliche Bewegungseinschränkung. Die Oberflächen der befallenen Skelettanteile zeigen stearinrippenartige, bandförmige, osteophytäre Auflagerungen!

Eine interessante weitere Form sogenannter hyperostotischer Osteopathien ist das *Camurati-Engelmann-Syndrom (Osteopathia hyperostotica scleroticans multiplex infantilis).* Die Camurati-Engelmannsche Anomalie tritt in jugendlichem Alter auf, wird dominant vererbt und befällt vorwiegend Männer. Die Veränderungen betreffen in erster Linie die Tibia sodann in 50 % der Fälle Os frontale und knöcherne Schädelbasis, seltener Beckenskelett, Wirbelsäule, Hand- und Fußskelett. Der CAMURATI-ENGELMANN ist deshalb interessant, weil er, tritt er im Kindesalter auf, mit einer „Myopathie" vergesellschaftet ist. Es handelt sich um eine zunehmende Ermüdbarkeit des muskulären Bewegungsapparates; die kranken Kinder zeigen einen eigenartig watschelnden Gang, den „Entengang". Die Muskulatur erscheint quantitativ reduziert. Gelegentlich fällt auf, daß die befallenen Extremitäten erheblich verlängert (!) werden.

Zusammenfassende Lit.: W. REMMELE, Erg. Path. 49 : 182, *1968.*

4. Anhang zum Kapitel 'Mißbildungen'

Das Contergan-Unglück hat eine breite, dem chemischen Fortschrittsglauben vollständig ergebene Öffentlichkeit zutiefst erschreckt.

Das Dysmelie-Mißbildungssyndrom nach WIEDEMANN wird phänotypisch bestimmt durch *Amelie* (Gliedmaßendefekt) oder *Phokomelie* („Robbengliedrigkeit"), entweder aller Extremitäten oder nur der oberen oder nur der unteren Extremitäten. Die Gliedmaßentotal- oder -partialdefekte sind kombiniert mit Mißbildungen des Herzens und der großen Gefäße, Mißbildungen der Ohrmuschel und Mikrophthalmie. Gelegentlich wird ein Naevus flammeus des Mittelgesichtes beobachtet. In unregelmäßiger Häufigkeit finden sich akzidentell: Choanalatresie, Oesophagusatresie, Duodenalatresie, Aplasie des Ductus choledochus, Defektbildungen von Blinddarm und Wurmfortsatz, Hypoplasie oder Agenesie von Uterus und Vagina. Gelegentlich werden eine Nierenagenesie, eine konnatale Zystenniere oder eine angeborene Hydronephrose beobachtet. Bemerkenswert ist die bei Dysmelie-Kindern immer wieder festzustellende Innenohrtaubheit oder Innenohrschwerhörigkeit. Die Amelie der oberen Gliedmaßen wird durch Störungen während des 29.—38. Schwangerschaftstages, die Phokomelie der Arme durch Störungen während des 29.—32. Tages, die sonstigen Störungen werden wahrscheinlich durch „chemische Läsionen" zwischen der 6. und 8. Woche verursacht.

Lit.: H.-R. WIEDEMANN: Die großen Konstitutionskrankheiten des Skelettes. Stuttgart: GUSTAV FISCHER *1960*; G. PLIESS: Pränatale Schäden. Erg. Inn. Med. Kinderhk. N. F. 17 : 263, *1962*; H.-R. WIEDEMANN: Verhandl. Ges. Konstitutionsforsch. „Dysostosen", Stuttgart: G. FISCHER *1966*.

IV. Ernährungsstörungen

1. Atrophie

Die Atrophie bedeutet „Schwund eines vormals besser ausgebildet gewesenen Knochens". Die Mittel des Knochenabbaues (Biotechnik) sind 1. die lakunäre Resorption 2. die perforierenden Kanäle und 3. die Halisterese.

Man unterscheidet folgende Atrophieformen:

a) Druckatrophie

Durch Tumor, Aneurysma, Hydrocephalus etc. Die Kompression eines Knochens macht diesen „abbaufähig"; histologisch finden sich „Abbaufronten" d. h. die Zeichen dafür, daß ein Abbauvorgang vorübergehend zur Ruhe kam, um dann erneut voranzuschreiten. Im Bereiche der „Haltelinien" lassen sich breccienförmige Bälkchenstrukturen, im Bereiche der Progression „haufenweise" Osteoklasten nachweisen.

b) Inaktivitätsatrophie

Nach Gliedmaßenlähmung oder Gelenkversteifung kommt es zur Rarefiation des zugehörigen Skelettanteiles.

c) Senile Atrophie

Sie findet sich am eindrucksvollsten im Bereiche der Wirbelkörper oder an den Tubera parietalia. Die symmetrische Atrophie der Scheitelhöcker ruft eigenartige, verhältnismäßig große, etwa 6 : 5 cm messende „Defektbildungen" der knöchernen Substanz der Scheitelbeine hervor. Innere und äußere Glastafel schwinden völlig, die Diploe wird zu einem mm starken, membranösen Gebilde reduziert. Jenes sitzt der Dura mater fest auf. Bei Palpation der Kopfschwarte läßt sich leicht die Eindellung des Schädeldaches feststellen. Symmetrische Atrophie der Tubera parietalia des menschlichen Schädeldaches findet sich nur in hohem, ja höchstem Lebensalter (9. Lebensjahrzehnt); sie erlaubt keine Rückschlüsse auf eine besondere senile Involution des Gehirnes. Die senile Atrophie des Achsenskelettes induziert eine osteoporotische Kyphose. Höhergradige Formen zeitigen einen „osteoporotischen Buckel" mit keilförmiger Kompression des 8., 9. und 10. Brustwirbels. Dabei entstehen Deckplatteneinbrüche der Lendenwirbelsäule.

d) Hungerosteopathie

Es handelt sich nicht einfach um eine Osteoporose, also nicht um die Folgen der Demineralisation; vielmehr liegt die Folge des alimentären Eiweißmangels vor; dieser bewirkt eine Minderung der organischen Knochensubstanzen, also eine Störung der Kollagenstrukturen der Knochengrundsubstanz. Dadurch entsteht eine charakteristische Reduktion der „Gesamthöhe" des Achsenskelettes. Bei Betrachtung eines Kranken (mit entkleidetem Oberkörper) von dorsal fallen je 1—2 von innen oben nach außen unten verlaufende unterhalb der Schulterblätter gelegene Hautfalten auf. Veränderungen der Knochengrundsubstanz zeitigen (sekundär) eine Störung der Mineralisation.

e) Osteopathie bei Morbus Cushing

Hierbei findet sich neben einer stark ausgeprägten Osteoporose der Wirbelkörper eine hyperplastische Callusbildung. Im Röntgenbild wird die Frakturlinie erst nach Ausbildung eines besonders dichten Callusgewebes als „marginale Kondensation" erkennbar. Der Callus wird getragen durch einen engmaschigen, struppig-knorrigen Faserknochen.

Lit.: E. UEHLINGER: Bibl. tuberc. (KARGER, Basel-New York) 23 : 25, *1967*.

f) Osteopathie bei Hypercortizismus

Die Skelettveränderungen bei langzeitiger Medikation von Glucocorticoiden sind erst seit einigen Jahren bekannt. Man spricht von „Knocheninfarkten". In Wahrheit handelt es sich um umfangreiche Fettmark- und Spongiosa-Nekrosen, vorwiegend im Bereiche der Metaphysen der langen Extremitätenknochen. UEHLINGER hat zuerst 1961 auf die interessante Situation aufmerksam gemacht. H. H. JANSEN hat einschlägige Fälle in Serien (!) geschnitten und aufgearbeitet. Tatsächlich findet sich zunächst ein blutiger Randwall, wodurch die

Ähnlichkeit mit einem „Infarkt" hervorgerufen wird. Später entsteht eine Demarkationszone. Durch Abbau der Neutralfette werden Kalkseifen gebildet. „Cortison-Knocheninfarkte" imponieren im Röntgenbild als pseudozystische Rarefikate. Während UEHLINGER annimmt, daß unter dem Zwange der Glucocorticoide Fettgewebe „mobilisiert" würde und Mikro-Fettembolien örtliche Zirkulationsstörungen hervorzurufen in der Lage wären, hat JANSEN wahrscheinlich machen können, daß stenosierende Angiopathien, also echte „territoriale Mangelversorgungen" vorliegen.

Lit.: E. UEHLINGER, Schweiz. med. Wschr. 94 : 1 527, *1964*; H. H. JANSEN, Therapiewoche 17 : 1 907, *1967*.

g) Trophoneurotische Atrophie

Als Ursachen kommen in Frage eine Syringomyelie, eine Tabes dorsalis oder eine Sudecksche Atrophie. Letztere findet sich nach mechanischem Trauma, nach Verbrennung, nach Zellgewebsentzündung des dem atrophisch gewordenen Skeletteil benachbarten Bereiches. Nach OEHLECKER werden 3 Stadien unterschieden:
1. 8 bis 10 Tage nach dem „ursächlichen Ereignis" beginnt ein reaktiver Umbau der Spongiosa;
2. nach etwa 3 Monaten ist eine „Dystrophie" des regionären Knochenabschnittes erreicht. Dabei ist eine perirubrostatische Dauerhyperämie der terminalen Strombahn im Knochenmark gegeben; jene ist ursächlich dafür verantwortlich zu machen, daß ein inveteriertes Ödem resultiert; jenes steuert die Rarefikation der Spongiosabälkchen durch Entzug der Hydroxylapatidkristalle. Die benachbarte Haut zeigt eine cyanotische Kolorierung; sie ist dünn, glatt und glänzend.
3. Endatrophie: Es liegt ein Dauerzustand vor, der erst nach Jahr und Tag eine Besserung erkennen läßt. — Es ist sehr schwierig, die Diagnose der trophoneurotischen Atrophie korrekt zu stellen. Das Bedürfnis, das Ausmaß der Mineralisation, auch beim lebenden Menschen, objektiv ermitteln zu können, ist groß. F. HEUCK hat eine geeignete Methode ausgearbeitet.

Lit.: F. HEUCK und E. SCHMIDT: Fortschr. Röntgenstr. 93 : 523, *1960*.

Die atrophischen Prozesse am Skelett gehen mit einer Vergrößerung der Binnenräume einher. Im Inneren der Röhrenknochen schwinden stets einige Markbälkchen, so daß relativ große Markräume resultieren. Auch die Corticalis wird verschmälert. Deren Rarefikation erfolgt von innen nach außen. Man nennt dies *„exzentrische Atrophie"*. An den Skeletteilen von Amputationsstümpfen findet sich eine Atrophie von außen nach innen; man spricht von *„konzentrischer Atrophie"*. Höhergradige atrophisierende Prozesse gehen stets mit Nekrobiose einiger kleinerer umschriebener Abschnitte einher. Es bestehen also fließende Übergänge zwischen „Ernährungsstörungen" sensu stricto und der Ausbildung sogenannter aseptischer Knochennekrosen.

2. Osteosklerose

Das „Gegenstück" zur Atrophie ist die Verdichtung des Knochengewebes durch vermehrte Mineralisation und Anbildung zunächst osteoider, alsdann vollwertiger Knochensubstanz im Bereiche präformierter Strukturen. Art und Ort können verschieden sein. Vgl. S. 193 (Albers-Schönbergsche Krankheit etc.).

3. Osteomalacie

Es handelt sich um eine Systemerkrankung des Skelettes. Die „klassische" Osteomalacie ist eine Erkrankung, die man der Rachitis (des Wachstumsalters) an die Seite stellen kann. Man hat daher die Osteomalacie als Rachitis des erwachsenen Menschen bezeichnet. Derartige Vergleiche hinken immer. Vgl. „Calciumstoffwechsel" in „Allgemeine Pathologie", S. 72 ff.

Früher unterschied man folgende *Formen der Osteomalacie:*
1. *Puerperale Osteomalacie;* 2. *rheumatische Osteomalacie,* Vorkommen auch bei Männern sowie jungen Frauen ohne Gravidität; 3. *senile Osteomalacie,* bei beiden Geschlechtern, jedoch in hohem Lebensalter; 4. *Hungerosteomalacie,* eindrucksvolles explosionsartiges Auftreten z. B. in Wien 1919; 5. *infantile Osteomalacie,* einigermaßen identisch mit juveniler Rachitis tarda. — *Heute* hat die Osteomalacie eine bestimmtcharakterisierbare Eigenständigkeit verloren. Alle Bedingungen, welche geeignet sind, in die Mineralisation des Skelettes einerseits, die Erhaltung der organischen Knochensubstanz andererseits einzugreifen, können das Symptombild der „Osteomalacie" hervorrufen. Mehr noch: Da auch rachitiforme Krankheitsbilder unabhängig von der Menge der zur Vertügung stehenden Vitamines D entstehen können (Steenbock-Diät; renaler Mineralisationsschaden; Störung des Mucopolysaccharidsynthese der Knorpel-Knochen-Grundsubstanz z. B. durch Lathyrus odoratus etc.), ist es schwierig, ja unmöglich, „reine" Osteomalacie-Formen zu erörtern. (Vgl. „Allgemeine Pathologie", S. 73).

Das osteomalazische Skelett ist arm an Kalksalzen; bei chemischer Untersuchung läßt sich zeigen, daß die Einlagerung von Hydroxylapatit von 65,44 % auf 28 %, bezogen auf das Gesamtgewicht einer Knochengewebe-Teststelle, zurückgegangen ist. Histologisch entspricht der Zustand nach stattgehabter Demineralisation dem morphologischen Nachweis eines „osteoiden" Gewebes. Zunächst findet sich ein „osteoider Saum" d. h. eine eosinrot getönte Linie an der Oberfläche der Spongiosastrukturen und im Bereiche der Haversschen Systeme. Gleichzeitig mit der Demineralisation der Grundsubstanz entsteht ein echter Umbau des Knochengewebes, teils mit Atrophie, teils mit Anbildung osteoider Strukturen. Durch die Gesamtheit der Vorgänge kommt es zunächst zu einer Rarefikation der Spongiosa. Sie wird grobmaschig, es entstehen weite Markhöhlen. Ist das Knochenmark hyperämisch und zellreich, spricht man von Osteomalacia rubra, ist es fettreich, von Osteomalacia flava. Dort, wo Druck- und Biegungsspannung das Skelett mechanisch belasten (Schenkelhals, Wirbelkörper, Rippen), findet sich in der Spongiosa nicht nur eine Einschmelzung von Knochengewebe, sondern eine Neubildung kalkarmer (kalkloser) feinporöser „Knochensubstanzen". Es liegen dann atrophisches und neugebildetes Gewebe dicht nebeneinander. Die Neubildung des Osteoides erfolgt auf dem Wege primärer Bindegewebewucherung im Mark mit sekundärer Adaptation an die „Figürlichkeit" der Knochenbälkchen. Die nachweisbaren osteoiden Säume stellen also teilweise das Produkt der Entkalkung des präformierten (alten) Gewebes, teilweise echte Neubildungen dar. Die Vorgänge des Abbaues und die Vorgänge des Anbaues sind bei Osteomalacie im Übermaß vorhanden.

So erklärt es sich, daß Frakturen osteomalazischer Knochen im allgemeinen mit einer zwar kräftigen, jedoch kalkarmen Callusbildung „heilen". Die angebildeten knochenähnlichen Massen können als feinporiges, dicht-bimssteinähnliches Material imponieren. Man findet „Enostosen" im Knocheninneren und „Exostosen" an den Sehnenansätzen der Knochenschale (Trochanterhügel, Linea aspera). In der Röntgendiagnostik spielen die Umbauzonen mit Aufhellung infolge mangelnder Kalkdichte eine wesentliche diagnostische Rolle. Früher widmete man eine besondere Aufmerksamkeit der Differenzierung von angebildeten Osteoiden und durch Halisterese entstandenen kalkarmen (karminpositiven) Säumen. Letztere, welche für die Osteomalazie besonders typisch sind, besitzen wenige kleine Knochenkörperchen, Recklinghausensche Gitterfiguren, keine Osteoklasten, jedoch perforierende Kanäle.

Die osteomalazischen Difformitäten bestehen hauptsächlich in Verbiegungen. Jene entstehen mechanisch, d. h. durch die Einwirkung der Körperlast. Prädilektionsorte für die Entstehung der Difformitäten sind: Becken, Wirbelsäule, Brustkorb, proximale Anteile von Femora und Humeri. Bei der sogenannten puerperalen Form der Osteomalazie imponiert die kartenherzförmige Verengerung der Linea innominata des Beckens. Diese Konfiguration kommt dadurch zustande, daß das Kreuzbein eine „ventrale Abknickung" erfährt und die Symphyse „schnabelförmig" vorspringt. Bei aufrecht stehenden Osteomalazie-Kranken erscheint das Promonturium weit nach ventral ausladend (im Röntgenbild). An der Wirbelsäule entsteht eine „dorsale" Kyphose und eine „ventrale" Lendenlordose. Die Wirbelkörper zeigen eine bikonkave Abplattung („Fischwirbelbildung"). Die Hüftgelenkköpfe „sinken ab", die Trochanteren gehen auf „Hochstand", der Collodiaphysenwinkel wird verkleinert. — Bei *Heilung* kommt es zur Festigung des osteoiden Gewebes durch Einlagerung von Hydroxylapatit. Die aus osteoidem Material präformierten Partien werden dann sklerosiert, die atrophisch gewesenen Partien bleiben porotisch. Ein nachträglicher Umbau findet meist nur in bescheidenem Maße statt.

Im Kreise der ursächlichen Bedingungen stehen Vitamin D-Mangel, alimentäre Dystrophie, also Eiweißmangel-Ernährung, Störungen der renalen Transmineralisation, schließlich alle diejenigen Bedingungen obenan, welche ein Absinken des Produktes zwischen Blutcalcium- und Blutphosphorwerten auf unter 40 verursachen. Pauperismus — feuchte, nasse Wohnung, dürftige Kleidung, schlackenreiche saure Nahrung, häufige Folge von Schwangerschaften, lange Laktationsperioden etc. sowie jede Form der schweren konsumierenden Allgemeinerkrankung helfen mit in der Konvergenz der Krankheitsursachen.

Bei Osteomalazie und sogenannten Hunger-Osteopathien findet man im Röntgenbild Milkmansche Linien und Loosersche Umbauzonen. Es handelt sich um Strukturverwerfungen, welche wie Frakturlinien aussehen. LOOSER hat wohl zuerst (Mitt. Grenzgeb. Med. Chir. 18 : 679, *1908*) auf diese histologisch ungemein charakteristischen Formationen aufmerksam gemacht. UEHLINGER hat die Einzelheiten mehrfach sorgfältig erarbeitet. Unter einem Milkmanschen Syndrom versteht man eine Osteomalazie mit zahlreichen Umbauzonen (Am. J. Roentgenol. 32 : 622, *1934*). Der Umbau des Skelettes trägt oft die Züge einer Fibroosteoklasie; es bestehen daher Beziehungen zum sekundären Hyperparathyreoidismus.

4. Rachitis

JAKOB ERDHEIM hatte (vgl. S. 45) bei der experimentellen Rattenrachitis eine Hyperplasie der Epithelkörperchen gefunden. Die Vergrößerung der Epithelkörperchen ist als Antwort auf eine Senkung des Blutcalcium-Spiegels zu verstehen. Die Hyperplasie wird getragen durch eine Umwandlung der Hauptzellen in sogenannte kleine wasserhelle Zellen. Dadurch kommt es zu einer vermehrten Ausschüttung von Parathormon. Jenes fördert die renale Phosphatausscheidung und aktiviert die Tätigkeit der Osteoklasten. Dadurch entsteht das Phänomen sogenannter Fibroosteoklasie.

Die Rachitis, früher 'englische Krankheit' genannt, ist seit dem Altertum bekannt. Sie trifft nicht nur den Menschen, sondern tritt auch bei Pferd, Hund, Rind, Schaf, Ziege und Katze, seltener bei wild lebenden Tieren, auf. Es handelt sich um eine Erkrankung des wachsenden Skelettes. Die Rachitis des Menschen tritt mit dem Ende des ersten oder dem Anfange des zweiten Lebensjahres auf; sie kann den wachsenden Menschen jahrelang begleiten; ihre „Ausläufer" klingen mit dem 20. Lebensjahr ab. Die *anatomischen Grundlagen* des Prozesses sind in zwei Hauptvorgängen zu sehen:

aa) Es imponiert die *mächtige Produktion osteoider Formationen*. Die osteoiden Strukturen werden im wesentlichen durch die „knochenbildende" Tätigkeit von Periost und Endost erstellt. Dabei besteht, vor allem im Knochenmark, eine strotzende Hyperämie. Die „knochenbildende" Aktivität des Periostes ruft eine eigenartige spindelige Verdickung des erkrankten Skelettabschnittes hervor.

bb) Daneben existiert eine *Störung der enchondralen Ossifikation* mit enormer Verbreiterung der Knorpel-Knochen-Grenzen.

Ad aa): Alle knöchernen Gewebeanteile, welche während der Wachstumsperiode normalerweise gebildet worden wären, werden nach dem „osteoiden Programm" erstellt. Dieses bleibt lange Zeit kalkarm oder kalkfrei. Gelegentlich kommt es zu einer zusätzlichen Halisteresis des älteren, also bereits typisch gebildet gewesenen Knochens. Dadurch tritt das Phänomen der Ausbildung osteoider Säume auf, ähnlich den Verhältnissen bei Osteomalacie. In schweren Fällen der Rachitis findet sich außerdem die Thrypsis. Hierunter versteht man die Erweichung und Auflösung des gerade soeben gebildeten Osteoides. Findet sich die Thrypsis in größerem Umfange, resultiert eine Porosierung. In vielen Fällen ist außerdem eine Endostwucherung sichtbar zu machen („Endostitis rachitica"). Hierdurch kommt es zu einem Ersatze des Knochenmarkes durch Fettmark; die „Endostitis" resorbiert den alten Knochen und tritt, durch ihre Differenzierungsprodukte, an dessen Stelle. Dadurch wird der neugebildete Knochen funktionell insuffizient; er ist der mechanisch-statischen Belastung nicht gewachsen; es entstehen Verkrümmungen. Daneben tritt gelegentlich, unterschiedlich stark, eine Periostwucherung („Periostitis rachitica") auf. Die Periostwucherung bildet einOsteophyt aus. Das rachitische Osteophyt sitzt mit Vorliebe am Schädeldach, im übrigen an Epiphysen, weniger an den Diaphysen.

Ad bb): Störungen der enchondralen Ossifikation finden sich mit Vorliebe an Rippe, Femur, Humerus, Tibia und Fibula. Die rachitische Zone sieht grauweiß und „fremdartig" aus. Im Bereiche der Knorpel-Knochengrenze geht folgendes vor sich: Es findet sich zunächst eine Verbreiterung des Grenzbereiches, hervorgerufen durch die verzögerte Überführung des Knorpels in knochenartiges Gewebe. Das absolute Maß der Knorpelwucherung steht hinter dem der normalen Verhältnisse zurück. Während normalerweise eine vom Knochenmark ausgehende neoplastische Ossifikation durchgeführt wird, findet sich bei der Rachitis eine vom Perichondrium und Knorpelmark ausgehende, einer Metaplasie sehr ähnliche, Osteoidbildung. Dies bedeutet, daß ein schleichender Ersatz des von den Blutgefäßen nicht erfaßten Knorpelzellbestandes durch osteoides Gewebe in Szene geht. Das morphologische Merkmal dieses osteoiden Gewebes ist dessen Kalkarmut. Die so entstandene osteoide Schicht an der Knorpelknochengrenze wird in eine spongioide Formation umgewandelt.

Natürlich ist die Kombination der enchondralen mit der periostalen Störung geläufig. Manchmal zeigt die Rachitis mehr einen osteomalazischen Einschlag. Dann finden sich weniger Wachstumsstörungen als Vorgänge der Entkalkung, sowie eine Ausbildung osteoider Säume.

Die Deformierungen, welche für eine floride Rachitis typisch sind, sind folgende:
1. *Verbiegungen der Beine:* O-Beine, säbelförmig gekrümmte Schienbeine;
2. *Verschiebung der Gelenkenden* gegen den jeweiligen Diaphysenschaft. Dadurch entsteht ein Genu valgum („Bäckerknie"), eine Lockerung der Gelenkbänder, an den Rippen ein Abgleiten der knorpeligen Partien gegen die knöchernen Rippenabschnitte.
3. *Infraktionen von Röhrenknochen* bei gleichzeitiger Erhaltung der Periostzylinder. Dadurch kommt es zu einer periostogenen Callusbildung. Durch diese wird die Infraktion erst deutlich.
4. An der *Wirbelsäule* entsteht eine *Kyphoskoliose.*
5. Für die Rachitis typisch ist das *Pectus carinatum* (sive gallinaceum).
6. *Schädelveränderungen:* Persistenz der Fontanellen, osteophytäre Apposition, dadurch Ausbildung eines Caput quadratum. Daneben kann eine Kraniotabes d. h. eine abnorme Erweichung des Schädelskelettes mit konsekutiver Rarefikation entstehen.

Bei Ausheilung der Rachitis kommt es zur Rückkehr der Ossifikation zur Norm. Hydroxylapatit wird jetzt abgelagert. Dabei wird der vor langem vorgebildete osteoide „Knochen" leicht sklerotisch; es entstehen Hyperostosen.

Eine besondere Form der Rachitis ist die *Rachitis tarda.* Je näher der Ausbruch der typischen Rachitis an den normalen Endzeitpunkt des Längenwachstumes des Extremitätenskelettes heranrückt, um so mehr tritt die enchondrale Ossifikationsstörung in den Hintergrund, während die Weichheit der Diaphysen, einschließlich etwaiger Difformitäten, in den Vordergrund tritt. Auf diese Weise entsteht eine starke Ähnlichkeit mit einer Osteomalazie. Rachitis tarda und Osteomalazie stimmen bis zu einem gewissen Grade überein.

Die eigentlichen Ursachen der Rachitis sind ganz verschiedenartig:
a) Vitamin-D-Mangel;
b) Vitamin-D-Resistenz;
c) Tubulusstörungen der Niere mit konsekutiver Alteration der Vorgänge bei der Transmineralisation. Infolge dessen entsteht eine Hypophosphatämie. Oder — seltener — findet sich der Schaden an den glomerulären Membranen.
d) Medikation der Steenbock-Diät (Calciumcarbonat). Dadurch wird ein Absinken der Blutphosphorwerte erzwungen.
e) Alle Störungen in der Zusammensetzung der Knorpelgrundsubstanz, welche etwas mit einer Beeinträchtigung der Synthese mucopolysaccharidiger Stoffe zu tun haben, können geeignet sein, die physico-chemische „Nukleation" zu beeinträchtigen, welche die Conditio sine qua für die Abscheidung von Hydroxylapatit ist!

Frägt man — *zusammenfassend* — nach den *wesentlichen Merkmalen der Rachitis* in patho-anatomischer Sicht, muß man — bündig — antworten: An die Stelle der normalerweise vorhandenen neoplastischen (enchondralen) Ossifikation tritt eine metaplastische! Es entsteht ein unvollkommenes, knochenähnliches Gewebe. Dieses wird überschießend produziert. Es scheint, daß das Prinzip befolgt wird, durch Quantität das auszugleichen, was an Qualität verloren wurde. — Über die Histochemie der Vorgänge bei Rachitis wurde anläßlich der 47. Tagung der Deutschen Gesellschaft für Pathologie (Basel, 1963) ausführlich diskutiert.

V. Knochenveränderungen bei Störungen der Inneren Sekretion

1. Nannosomia pituitaria, Vgl. S. 13

2. Nannosomia thyreogenes, Vgl. S. 37

a) Endemischer Kretinismus

Es handelt sich um eine Hemmung der chondralen Ossifikation. Jenseits des 24. Lebensjahres kommt es allerdings doch noch zu einem Schlusse der Epiphysenfugen. Die Wachstumshemmung ist eine ganz ungleichmäßige. Das Skelett ist im ganzen nicht schlecht proportioniert. Stärkere Abweichungen sind freilich möglich. Bemerkenswert ist das Offenbleiben der Synchondrosis spheno-occipitalis. Besonders auffällig ist die unregelmäßige herdförmige Ossifikationsstörung des proximalen Femurendes. Sekundäre degenerative Veränderungen treten am Acetabulum auf. Dadurch resultieren Bilder, welche einer Perthesschen Knochennekrose ähnlich sehen. Bei älteren Kretinen entwickelt sich eine Arthrosis deformans. Dadurch entstehen Gangunsicherheit und watschelnde Lokomotion. Im Knochenmark finden sich eigenartige Lymphocytenhäufchen. Die Dentition ist gestört. Am Cortischen Organ läuft eine hyaline Membranüberdichtung ab.

b) Sporadischer Kretinismus

An der Diaphysengrenze der Röhrenknochen liegen charakteristische knöcherne „Querbalken". Das Knochenmark ist insuffizient, die Knorpelzellhöhlen können nicht eröffnet werden. Daher bilden die Osteoplasten im Grenzgebiet zwischen Knorpel und Knochen einen queren siebförmig durchlöcherten Balken. Die quer angeordnete Platte ist im Röntgenbild gut sichtbar. Sie stellt kein Hindernis für die Schilddrüsentherapie dar.

VI. Knochenveränderungen durch abnorme Stoffablagerungen

1. Metallosteopathien

Im Skelett können große Mengen von Metallen „aus der Nahrung" abgelagert sein, z. B. Blei und Kupfer. Die Schwermetalle reizen den Knochen besonders. Auch die Metallwirkung, die von Stahl-Nagelungen, Drahtextensionen etc. ausgeht, wird bedacht. Schlecht gewählte Metalle können im Frakturgebiet die Konsolidierung verzögern und die Entwicklung einer Pseudarthrose begünstigen. Bei der gewerblichen Bleivergiftung werden die tertiären Bleiphosphate an den Stellen des Körpers abgelagert, an denen die mobilisierbaren Calciumdepots liegen. Es handelt sich um subepiphysäre und subperiostale

Zonen der langen Röhrenknochen, um den subperiostalen Bereich von Rippen, Schädeldach, Knorpel-Knochen-Grenzen.

2. Farbveränderungen

a) Icterus

Bei lang anhaltendem Icterus zeigen die kalklosen Osteoidsäume eine grasgrüne Farbe! Eine ikterische Durchtränkung bietet im übrigen das Knochenmark nur dann, wenn eine Osteodystrophia fibrosa zugrunde liegt.

b) Diabetes mellitus

Die Xanthochromie des Schädeldaches ist auffällig.

c) Ablagerungen von hämoglobinogenen Pigmenten

aa) Hämochromatose

Die rostfarbene Pigmentation ist vor allem im Bereiche eines Frakturcallus deutlich.

bb) Hämatoporphyrie

Es handelt sich um eine rotbraune bis dunkelbraune Verfärbung von Knochen und Zahnbein. Periost und Gelenke scheinen zunächst verschont. Die Ablagerung der Eisenkörnchen erfolgt bei jüngeren Menschen in der Knochengrundsubstanz und in den Zellen des Knochenmarkes. Die Diagnose wird entweder spektrophotometrisch oder durch den Nachweis besonderer Lumineszenzveränderungen geführt. Die Farbtöne bei Porphyrie schwanken nach BORST und KÖNIGSDÖRFER zwischen orange und karmoisinrot. In den Osteozyten selbst ist keine Porphyrie nachweisbar. Als Ursachen der Porphyrie gelten folgende Schädigungsmöglichkeiten: Intoxikation durch Trional und Sulfonal; Persistenz des intermediären Hämoglobinstoffwechsels auf einer onto- und phylogenetisch niedrigeren Entwicklungsstufe.

d) Morbus Gaucher

Vgl. „Allgemeine Pathologie", S. 66.
Rein ossäre Formen sind nicht eben häufig. Die Diagnose steht und fällt mit dem Nachweis großer blasiger Zellen in Mark und Rinde. Es resultiert eine Atrophie der Spongiosastrukturen.

e) Hand-Schüller-Christiansche Krankheit

Vgl. „Allgemeine Pathologie", S. 67.

Bei dem Morbus Hand-Schüller-Christian handelt es sich darum, daß dort, wo Cholesterin abgelagert wird, makrophagozytäre Granulome in Szene gehen und gewebliche Zerstörungen verursachen. Charakteristisch ist die Trias: *Landkartenschädel, Exophthalmus* und *Diabetes insipidus*. Bei dem Landkartenschädel geht es darum, daß die Cholesteringranulome zu einer Rarefikation der knöchernen Substanz des Schädeldaches führen. Im Röntgenbild entsteht ein unregelmäßiges Aufhellungsmuster. Der Exophthalmus entsteht dadurch, daß im retrobulbären Fettgewebe ebenfalls cholesterinige Massen zur Ablagerung gelangt sind. Der Diabetes insipidus aber wird dadurch hervorgerufen, daß die Cholesteringranulome eine Kompression der Gegend des HHL, des Hypophysenstieles und der Regio 'infundibularis bewirken. Es gibt formes frustes, d. h. Formen, bei denen das Symptomenbild nicht vollständig entwickelt ist. Die Prognose ist ungünstig. Zerstörungen des Achsenskelettes, der Rippen, Darmbeinschaufeln sowie der Femora können höhergradige Difformitäten, Spontanfrakturen, frustrane Heilungsvorgänge etc. zur Folge haben.

f) Amyloid- und Paraproteinablagerungen

Amyloid und Paramyloid werden unter den verschiedensten Bedingungen auch im Knochenmark abgelagert. Bei klassischer Amyloidose ist der Periretikulinfasertypus der Abscheidung sogenannter kongophiler Substanzen vorherrschend. Bei allen Formen sogenannter Paraproteinose kann es zur Abscheidung von Paramyloid, oder aber von Paraproteinkristallen kommen. Letztere werden in prachtvollen oktaedrischen Bildungen in die Maschen des Knochenmarkes abgeschieden und erzeugen lokale Skelettumbauten. Paraproteinkristalle liegen insbesondere im Bereiche plasmazellulärer Myelome. Die Destruktion des Achsenskelettes kann erheblich sein.

VII. Hyperostosen

1. Hyperostosen des Schädeldaches (FOLKE HENSCHEN, 1938)

Nach HENSCHEN nimmt das Schädeldach eine gewisse Sonderstellung im Skelettsystem ein. Seine Aufgabe besteht darin, „deckend" und „schützend" zu wirken. In der Biorheuse des Hirnschädels sind drei Perioden zu unterscheiden:

aa) *Wachstumsperiode* bis zum Beginn des dritten Lebensjahrzehntes. Das Schädeldach wird von innen her abgebaut, während nach außen hin ein Anbau erfolgt. Die Kambiumschicht des inneren Periostes ist daher reich an Osteoklasten, die des äußeren Periostes an Osteoplasten; die Dura mater haftet während dieser Lebensperiode der inneren Oberfläche des Schädeldaches fest an. Die Diploe wandert gleichsam von innen nach außen.

bb) *Periode des Stillstandes,* etwa bis zur Mitte des 6. Lebensjahrzehntes. Die Nähte, bis dahin gut nachweisbar, „verstreichen". Osteoklasten und -plasten verschwinden, die Dura läßt sich leicht von der inneren Oberfläche der Calvarie abziehen.

cc) *Periode der Rückbildung.* Hirnatrophische Prozesse lösen gleichsam potentielle Kräfte des Schädeldaches aus. Es kommt zu einer Knochenneubildung an der Lamina vitrea interna. Jetzt finden sich Osteoplasten im Bereiche der Kambiumschicht des inneren Periostes (= Dura mater), Osteoklasten in der Kambiumschicht des äußeren Periostes; jetzt wandert die Diploe von außen nach innen. Die Dura mater haftet wiederum fest an der inneren Oberfläche des Schädeldaches und läßt sich nur mit einiger Gewalt ablösen.

Im Sinne HENSCHENs kann man *folgende Hyperostosen* unterscheiden:

aa) *Cerebral bedingte Hyperostosen:* Hierher gehören die senile Hyperostose (SAUVAGE, 1870). Die senile Atrophie der Großhirnrinde ist bei Frauen im allgemeinen stärker ausgeprägt als bei Männern. HUMPHRY (1890) betont, daß die Verdickung am Schädeldach innen (nicht außen!) lokalisiert sei. STROEBE (1903) spricht von konzentrisch-akkomodativer Hirnatrophie. Ihr entspreche die innere, diffus ausgebreitete Hyperostosierung vorwiegend des Schädeldaches, weniger der Schädelbasis. Hyperostosen werden auch bei andersartigen hirnatrophischen Prozessen gefunden, z. B. bei progressiver Paralyse.

bb) *Dysostotische und ostitische Hyperostosen:* Mächtige Verdickungen des Schädeldaches mit vollständigem Umbau finden sich bei Ostitis deformans Paget und bei verschiedenen Formen spezifischer Entzündung (Osteo-Periostitis luica; Ostitis und Osteomyelitis lepromatosa etc.).

cc) *Hormonal bedingte Hyperostosen:*

1. *Osteodystrophia fibrosa generalisata* (ENGEL-V. RECKLINGHAUSEN); die Befunde sind unterschiedlich; neben zystöser Rarefikation finden sich diffuse atrophisierende Prozesse, gelegentlich aber auch mächtige Hyperostosen.

2. *Osteophytbildung bei Gravidität:* Während der Schwangerschaft kommt es zu periostalen Appositionen von knöchernem Gewebe an der Innenseite von Schädel- und Gesichtsknochen, zu Auflagerungen am Extremitäten- und Achsenskelett. Sogenannte innere frontale Osteophytbildungen werden in einem Drittel aller Fälle (normaler Graviditäten) röntgenologisch nachgewiesen. Dabei kann gleichzeitig eine Weichteilwucherung vorhanden sein: Schwangerschaftsakromegaloid.

3. *Morgagnis Triade:* innere frontale Hyperostosen, Fettsucht und Virilismus, häufig vorkommendes Syndrom bei Greisinnen. Dabei findet sich oft eine Chamäprosopie (Breitgesichtigkeit) mit chronischer katarrhalischer Sinusitis maxillaris und einer Vergrößerung der Hypophyse. Insbesondere ist der HVL verbreitert; die Anzahl der Basophilen ist vermehrt.

4. *Hyperostosen bei Akromegalie:* Es handelt sich um eine Wucherung einmal des dem Periost aufliegenden Bindegewebes, sodann um eine periostogene „Verbreiterung". Das verdickte Periost führt zunächst zu einer vermehrten Bindegewebsanbildung, sodann zur Ausbildung unregelmäßiger osteophytärer Auflagerungen.

2. Allgemeine Hyperostosen

Bei diesen bestehen histogenetische Beziehungen zu entzündlichen Vorgängen, zu Stoffwechsel- und Kreislaufstörungen. Eine repräsentative Hyperostose (dieser Art) ist die *Ostéoarthropathie hypertrophiante pneumique (Pierre Mariee)*. Es handelt sich um eine Art von Systemerkrankung, freilich mit besonderer Prädilektion: Trommelschlägelfinger (clubbing fingers) und äquivalente Zehen. Die sehr charakteristischen Veränderungen werden bei folgenden Grundkrankheiten gefunden:
aa) *Chronische Lungenaffektionen:* Chronische kavernisierte Lungentuberkulose, chronisch-substantielles und bullöses Lungenemphysem, multiple Bronchiektasen mit starker Produktion eines fötiden Sputum!
bb) *Herzfehler* mit starker venöser Blutstauung.
cc) *Syphilis, maligne Neoplasien, chronischer Icterus.*

Die Veränderungen treten symmetrisch auf, sie sind am deutlichsten an den distalen Abschnitten des Vorderarm- und Unterschenkelskelettes, an den distalen Femora und Humeri. Die befallenen Knochen sind plump aufgetrieben, die Gelenke selbst bleiben frei. Die Endphalangen der Finger und Zehen wirken „klobig". Histologisch handelt es sich wiederum um die Verbreiterung des Periostes, vorwiegend um eine Bindegewebsanbildung mit Neigung zu hyaliner Imprägnation, natürlich auch zu echten osteophytären, freilich nicht sehr regelmäßig durchgeführten Appositionen. Finger- und Zehennägel wirken bei Trommelschlägelbildung wie „Uhrgläser" („Uhrglasnägel"; die Nägel sind stark gewölbt, in der Farbe dunkel, gelegentlich trophisch gestört).

3. Hyperostosen des Gesichtsschädels und der Schädelbasis

Am meisten imponiert die *Leontiasis ossium* (das „knöcherne Löwenhaupt"). Zugrunde liegt gewöhnlich eine *Kraniosclerosis*. Hierbei handelt es sich um ein Sekundärphänomen; Verbreiterung und Verhärtung von Gesichtsschädel und Schädelbasis findet sich nach rezidiviertem Erysipel, komplizierter traumatischer Läsion, Tränensackeiterung, chronischem Alkoholismus, bei Ostitis deformans Paget und Lymphogranulomatose. Eine endogene „konstitutionelle" Komponente ist wegbereitend. Der veränderte Knochen ist teilweise elfenbeinhart und marmordicht; im Schnittpräparat zeigt er eine feinporige Verdickung. Etwa vorhandene Exostosen haben ein wulstiges, lappiges Aussehen. Die Konturen des Oberkiefers, der Orbitalränder, der Jochbögen und Supraorbitalwülste sind eigenartig verbreitert, plump, verdickt. Fissuren und Foramina (der Schädelbasis) werden zugemauert (*Kraniostenose*). Infolge hiervon resultieren Kopfschmerz, heftigste Neuralgien, Hirnnervenlähmung, Verlust des Geruchssinnes, Blindheit, Taubheit. Der normale menschliche Schädel wiegt im Mittel 1 000 g; der hyperostotische Schädel wiegt 5 000 g! Dabei kann das spezifische Knochengewicht geringer sein, als der Norm entspricht. Halbseitige Leontiasis ist beobachtet. Partieller „Riesenwuchs" ist darauf verdächtig, daß eine Ostitis fibrosa zugrunde liegt.

VIII. Frakturheilung

Vgl. „Allgemeine Pathologie", S. 166.
Die Callusbildung des knöchernen Schädeldaches bleibt hinter der der übrigen Skelettanteile zurück. Eine echte Callusbildung (sensu stricto) ist kaum vorhanden. Defekte des knöchernen Schädeldaches zeigen nach Jahr und Tag eine Glättung der Ränder, eine gewisse Reduktion des größten queren Durchmessers, jedoch keine echte knöcherne Verschließung. Im Grunde eines Defektes findet sich fibröse Dura.

IX. Kreislaufstörungen

Blutungen unter Periost und Endost, insbesondere in die Knochenmarkhöhle, finden sich bei allen Formen von Knochenbrüchen (*Frakturhämatom*). Eine ungemein charakteristische subperiostale Blutung trägt das Schädeldach der „in Kopflage" zur Welt gebrachten Neonati: *Kephalohaematom*. Man unterscheidet im einzelnen:

a) *Kephalohämatoma externum:* Die Blutung liegt über der Konvexität des Os parietale, also unter dem äußeren Periost.

b) *Kephalohämatoma internum:* Die Blutung liegt an der Konkavität des Schädeldaches, genauer: zwischen Schädeldach und Dura mater.

c) *Kephalohämatoma extremum:* Hier liegt überhaupt keine Knochenblutung, sondern eine ausgedehnte blutig-ödematöse Durchtränkung der Kopfschwarte vor. Man spricht von *Caput succedaneum*.

Die Ausdehnung der subperiostalen Blutungen in der Fläche findet eine natürliche Begrenzung durch die Schädeldachnähte. Bleibt das subperiostale Hämatom aseptisch, kann eine osteophytäre Schalenbildung entstehen, ausgehend von dem durch das Haematom abgehobenen Periost. Dieses Osteophyt wird nachträglich (in wochenlanger „histo-technischer Kleinarbeit") resorbiert.

Besonders ausgedehnte Blutungen finden sich beim kindlichen *Skorbut*, dem *Möller-Barlow-Syndrom*. Die Veränderungen werden gewöhnlich im Alter von 1/2 bis 1 1/2 Lebensjahren deutlich. Es besteht eine allgemeine hämorrhagische Diathese. Die Kinder fallen auf durch Blässe, Appetitlosigkeit, Bewegungsarmut, Berührungsschmerzen, Winkelung und Außenrotation der Kniegelenke, Schwellung der Epiphysengegend der Extremitätenknochen. Gelegentlich finden sich plötzliche Blutungen in und unter der Haut, sowie eine Hämaturie. Gelegentlich findet sich ein *„skorbutischer Rosenkranz"*. Es handelt sich hierbei um die Folgen subperiostaler Blutungen. Das korrespondierende Knochenmark wird in Fasermark umgewandelt. Hierdurch kann es zu einer Hemmung der Osteoblastentätigkeit kommen. Die Knochenresorption läuft weiter, eine Knochenanbildung erfolgt jedoch nicht. Dadurch entsteht eine Rarefikation von Corticalis und Spongiosa. Diese Skeletteile sind dünn und brüchig. Infrakturen sowie ausgedehnte Trümmerzonen werden nicht selten beobachtet. Durch die flächenhafte Abhebung des Periostes entstehen dunkle Säume in der Umgebung der erkrankten Skelettabschnitte, die wie Schalen aussehen, welche den Knochen umgreifen. — Besonders charakteristisch ist das Hampelmann-Phänomen: Zieht man an einer erkrankten Gliedmaße, so wird sie schnell und unter strampelnden Bewegungen in Knie- oder Ellbogengelenk angewinkelt und verbleibt in Kontraktionsstellung. Die Gelenkstreckung ist offenbar schmerzhaft, daher die Strampelbewegungen, welche wohl als Abwehrvorgänge verstanden werden dürfen. Steigerung der Körpertemperatur darf als Resorptionsfieber gelten.

Echte Infarkte und entsprechende Nekrosen können mit hinlänglicher Deutlichkeit eigentlich nur bei Schenkelhalsbrüchen, und zwar dicht unterhalb des Schenkelkopfes, dargestellt werden. Die im Ligamentum teres verlaufenden Gefäße können nur ausnahmsweise und in jugendlichem Lebensalter den etwa abgebrochenen Hüftkopf am Leben erhalten.

X. Entzündliche Erkrankungen

1. Akute entzündliche Veränderungen und Folgezustände

Die Entzündung nimmt ihren Ausgang von Periost und Endost; die Osteozyten (Knochenkörperchen) verhalten sich passiv. Periostitis und Osteomyelitis führen leicht zur Ostitis, weil äußere Beinhaut und inneres Knochenmark durch gute Gefäßverbindungen miteinander zusammenhängen. Periostitis und Osteomyelitis führen nicht selten zum Absterben der Tela ossea. Bei chronisch-granulierender Entzündung kommt es zur Resorption von Knochengewebe. Daneben aber findet sich immer wieder auch eine periostale Knochenapposition.

a) Akute Periostitis

aa) Periostitis simplex

Sie entsteht durch ein Trauma; sie ist histologisch ausgezeichnet durch ein serös-zelliges Exsudat. Es resultiert eine Verdickung des Periostes. Selten wird Osteophytbildung beobachtet.

bb) Periostitis purulenta

Sie ist sehr häufig. Zuerst entsteht ein serös-hämorrhagisches, alsdann seröseitriges Exsudat. Schließlich kommt es zu einer freien Eiteransammlung zwischen Periost und Knochenoberfläche. Man spricht von subperiostaler Phlegmone. Entweder kommt es durch Perforation des Periostes zum Eiterabfluß nach außen, oder es entsteht eine Infektion des Markes mit konsekutiver Knochennekrose. Als Ursache der eitrigen Periostitis spielen Staphylokokken und Streptokokken die größte Rolle. Der Prozeß kann auch aus der Umgebung fortgeleitet sein, z. B. bei Zahnhalskaries mit konsekutiver Unterkieferperiostitis. Schließlich ist es möglich, daß die Entzündung zuerst im Knochenmark vorhanden war; sie kann erst nachträglich auf den subperiostalen Raum übergegriffen haben.

b) Akute Osteomyelitis und Ostitis

Pathogenese. Mechanisches Trauma, Schußbruch etc.; hämatogene Allgemeininfektion; zuweilen sogenannte genuine Osteomyelitis nach geringfügiger entzündlicher Erkrankung loco alieno: Panaritium, Furunkel, Angina lacunaris. Am meisten gefährdet ist das 13.—17. Lebensjahr. Es erkranken also Kinder in der zweiten Wachstumsperiode. Gerade jetzt sind die Metaphysen vorzüglich durchblutet. 6/7 aller Fälle akuter Osteomyelitis finden sich im Bereiche der langen Röhrenknochen (Femur, Tibia, Humerus); 1/7 betrifft die platten Knochen (Clavicula, Scapula, Darmbein, Fersenbein, Rippe, Wirbel, Schädel). In den Röhrenknochen findet sich häufig eine diffuse Markphlegmone. Auf dem Sägeschnitt kann man erkennen, daß einige mehr oder weniger umschriebene Abszesse vorliegen. Durch Übergreifen der Eiterung auf den Epiphysenknorpel entsteht die Epiphysenlösung. Breitet sich der entzündliche Prozeß über Metaphyse und Epiphysenfuge in Richtung auf die Epiphyse aus, entsteht unter Umständen eine eitrige Arthritis. Während in den langen Röhrenknochen diffuse Markphlegmonen nicht ganz selten anzutreffen sind, bieten die kurzen Knochen häufiger umschriebene Prozesse. Im allgemeinen kommt eine Osteomyelitis ohne eine Periostitis und eine Periostitis ohne eine Osteomyelitis nicht vor. Gelegentlich läßt die Periostitis eine etwas größere Neigung zu isolierter Erkrankung erkennen. Als hauptsächliche Erreger spielen Staphylokokken, unter diesen der Staphylococcus pyogenes aureus, eine Rolle. Streptokokken scheinen etwas weniger das Knochenmark zu treffen, verursachen jedoch „nicht ungern" die subperiostale Phlegmone. Im übrigen kommen sehr zahlreiche Mikroben als ursächliche Erreger in Betracht. Die akute Osteomyelitis kann als Nachkrankheit nach stattgehabter massiver Allgemeininfektion auftreten: nach schwerer Pneumonie, nach Typhus abdominalis, nach Fleckfieber.

c) Ausgang und Folgen der akuten Osteomyelitis und Periostitis

Infolge Ernährungsstörung und durch Giftwirkung, verursacht durch das entzündliche Exsudat einerseits, hervorgerufen durch die Mikroben andererseits, entstehen Nekrosen. Diese finden sich vor allen Dingen dann, wenn ausgedehnte Zerstörungen von Knochenmark und Beinhaut entstanden waren. Die Ausbreitung der Ostitis (sensu stricto) bestimmt die Dimensionierung des Nekrosefeldes. Wenn bei einer Osteotomie Markgewebe ausgekratzt wird, dann wird dadurch die Ausbreitung der Eiterung auf andere Haverssche Systeme erschwert oder verhindert. Den abgestorbenen Knochen heißt man Sequester. Man unterscheidet 1. corticale oder periphere Nekrosen, 2. zentrale Nekrosen und 3. totale Sequesterbildungen. In schwersten Fällen kann eine ganze Diaphyse absterben. Das nekrotische Knochengewebe, das im Fortgang einer akuten Osteomyelitis entsteht, sieht aus wie mazerierter Knochen. Die Mikroarchitektur der Hartsubstanzen ist ausgezeichnet erhalten. Die Oberfläche kleiner Sequester ist im allgemeinen glatt, weil der Eiter d. h. die Leukocytenansammlung als solche, keine Resorption zustande bringen kann. Nur dort, wo ausgedehntere Demarkationen abgelaufen sind oder wo im Falle einer chronischen

Entzündung ein Granulationsgewebe gebildet wurde, entsteht eine Desintegration und Porosierung der Knochenoberfläche.

2. Chronische entzündliche Veränderungen

a) Chronische Periostitis

Die *Periostitis albuminosa* (OLLIER) stellt eine subakute bis chronische Entzündung der Beinhaut dar, bei der das Exsudat eine serös-schleimige Beschaffenheit besitzt. Es enthält reichlich Eiweißkörper, keine echten Mucopolysaccharidgemische. Es ist relativ arm an Leukocyten, jedoch reich an verfettetem Detritus. Bei der Periostitis albuminosa spielen plasmazellulare Infiltrate des Periostes eine große Rolle. Vielfach finden sich plasmazellulare Granulationsgewebe-Anbildungen. Es scheint, daß die Anwesenheit der Plasmazellen für den hohen Eiweißgehalt des Exsudates (mit-)verantwortlich ist. Eine Osteomyelitis besteht im allgemeinen nicht. Falls eine solche dennoch gegeben sein sollte, resultieren „seröse Knochenzysten" anstelle von Knochenmarkabszessen. Die Periostitis albuminosa ist möglicherweise die Folge der Infektion durch virulenzgedrosselte Bakterien.

Die *Periostitis ossificans* kommt teils selbständig, teils bei Entzündung der Corticalis, bei Geschwülsten (der verschiedensten Art), bei Lues connata, Rachitis, in der Umgebung von Frakturen, in der Nachbarschaft aseptischer Knochennekrosen, schließlich aber auch bei entzündlichen Zerstörungen nächstnachbarlicher „Gewebeeinrichtungen" vor. In letzterem Falle ist es so, daß eine ossifizierende Periostitis etwa der Rippen bei Pleuraempyem, eine ossifizierende Periostitis der Tibia bei Ulcus cruris varicosum entsteht. Das „Produkt" der Periostitis ossificans ist *das Osteophyt*. Dieses ist zunächst locker texturiert, bimssteinartig, aus radiär auf der Knochenunterlage stehenden Bälkchen aufgebaut und erfährt erst nachträglich einen Umbau. Entweder wird das Osteophyt resorbiert oder es wird an die funktionellen Gegebenheiten des jeweiligen Standortes angepaßt. Dadurch kann ein Osteophyt sklerosiert werden und nachträglich als Hyperostose imponieren. Besonders interessant sind die „Früchte" des komplizierteren Knochenumbaues: In den inneren Schichten des entzündlich angebildeten Knochens findet sich eine *Medullisation*, in den äußeren eine Art von Compacta. Die „Medullisation" läuft darauf hinaus, daß hämatopoetisches Knochenmark zwischen den neugebildeten osteophytären Bälkchen eingelagert wird. Zeitlich aufeinander folgende Entzündungsschübe induzieren mehrfache Knochenlagen und -schichten. Gelingt es, die eigentliche Ursache der Entzündung zu beseitigen, wird das ganze „pathologische Gewebeprodukt" in dichtgefügten sklerosierten Knochen umgewandelt. Als besondere Form der chronischen Periostitis ist die *Periostitis fibrosa* zu nennen. Hierbei entsteht nicht eine Knochenneubildung (Ossifikation), sondern eine bindegewebige Faserschichtung. Die Periostitis fibrosa findet sich häufig in der Nähe von Ulcera crurum oder als Folge einer Pachymeningitis externa. Möglicherweise kommt es nachträglich doch noch zur Knochenbildung. Dann ist die Abgrenzung zwischen Periostitis fibrosa und Periostitis ossificans schwierig.

b) Chronische Osteomyelitis und Ostitis

Hierbei kommt es entweder zur Zerstörung des Knochens oder zur Anbildung von neuem Knochengewebe. Bei der *rarefizierenden Ostitis* wird das Knochenmark in ein Granulationsgewebe umgewandelt. Dieses resorbiert die Tela ossea. Es entsteht eine „entzündliche Osteoporose". Die Hauptbedeutung der rarefizierenden Ostitis besteht darin, daß sie mitwirkt bei der Loslösung von Knochensequestern. Die rarefizierende Ostitis wird häufig und eindrucksvoll bei tuberkulöser Ostitis oder bei luischen Affektionen gefunden. Die lokal fortschreitende Zerstörung eines Knochens nennt man *Caries* (= Knochenfraß). Nach der Lokalisation hat man eine zentrale und eine periphere Caries zu unterscheiden. Das entzündliche Granulationsgewebe produziert — eigentlich mehr beiläufig — ein eitriges Exsudat. Fehlt der Eiter, zeitigt die chronische Ostitis und Osteomyelitis eine *Caries sicca*.

Die ossifizierende und hyperostotische Ostitis führt zur Ausbildung der *Ostitis condensans*. Die Markräume werden zugebaut, die entzündliche Stimulation der Osteoblastentätigkeit zeitigt eine erhebliche Knochenanbildung. Falls es nicht zur Entwicklung der Ostitis condensans kommt, resultiert (wenigstens) eine lebhafte Bindegewebswucherung. Es entsteht dann so etwas wie eine Markfibrose; man spricht von *Osteomyelitis fibrosa*. Schlußendlich kann auf dem Umwege über die Ausbildung des Fasermarkes dennoch Knochengewebe entstehen. Im Fortgang der Umbauvorgänge ist kein rechter Unterschied mehr zwischen Knochenmark und Knochenschale (Spongiosa und Compacta) erkennbar. Man bezeichnet dieses Phänomen als *Eburneisation* (wörtlich: Elfenbeinbildung). Die Eburneisierung findet sich also gewöhnlich in der Konsequenz der kombinierten pathologischen Leistung von Ostitis und ossifizierender Periostitis. Derartiges wird vor allem bei tertiär-luischen Affektionen, ungleich seltener bei Tuberkulose, gefunden. Angeblich kann eine Eburneisation auch in der Konsequenz einer akuten Osteomyelitis dann entstehen, wenn ein Durchbruch nicht zustande kam, das Exsudat also nicht beseitigt werden konnte. — Möglicherweise gibt es auch eine primäre, eigenständige sklerosierende Osteomyelitis! In diesem Zusammenhang ist an die Entstehung der Osteomyelofibrose und Osteomyelosklerose („Spezielle pathologische Anatomie I", S. 186, 190) zu denken.

c) Schicksal der Nekrosen

Das entzündliche Granulationsgewebe führt zur Demarkierung der Sequester. Dadurch wird die knöcherne Verbindung des mortifizierten Gewebes zur Umgebung gelöst. Die völlige Mobilisation eines mäßig großen Sequesters dauert immerhin 2—3 Monate. Aus der Umgebung dieses „Wundbettes", nämlich ausgehend von Periost, Compacta und Endost, wird eine Knochenneubildung versucht. Sie läuft auf die Ausbildung der *Totenlade* hinaus. Jene vermauert nach innen die Markhöhle, führt gegenüber der Umgebung zur Sklerosierung und erzeugt nach außen hin eine baumrindenförmige, rauhe, feinhöckrige, wie wurmstichig aussehende Knochenschale. Die Ausbildung der Totenlade reicht weit über die Region des eigentlichen Sequesters hinaus. Auch bei verhältnismäßig kleinen Nekrosen kann doch ein ausgedehnter Abschnitt befallen sein. Es gibt auch „innere" Totenladen, welche man als myelogene Schalen bezeichnet. Diese sind seltener als die banalen äußeren Schalen. Die Totenlade wird von Kanälen durchsetzt. Diese heißt man *Kloaken*. Sie entleeren Eiter und kleinere, krümelige Sequester; das ganze heilt erst, wenn alle Sequester beseitigt und die knöchernen Defekte durch Granulationsgewebe gefüllt sind.

d) Anhang

aa) Knochenabszeß

Knochenabszesse können als Sonderform einer chronischen, diffus-sklerosierenden Osteomyelitis auftreten. Gelegentlich wird ein „zentraler" Abszeß operativ dargestellt. Hierher gehören auch die sogenannten primär-chronischen Knochenmarkabszesse, welche man *Brodie-Abszesse* heißt (Sir BENJAMIN COLLINS BRODIE, 1783—1862). Echte Brodie-Abszesse sind selten. Sie werden als „endostale" Osteomyelitis mit Ausbildung eines endostalen Osteophyten aufgefaßt; sie gehen ohne Sequesterbildung einher; der Knochen kann im ganzen verdickt sein. In der Differentialdiagnose spielt die Abgrenzung gegen ein Sarkom eine wichtige und schwierige Rolle. Im Röntgenbild findet sich neben einer zystischen Aufhellung im unmittelbaren Abszeßbereich eine starke Osteosklerose. Seltener finden sich Fisteln; aus diesen kann eine Blutung erfolgen.

bb) Phosphornekrose der Kiefer

Es handelt sich um eine Gewerbekrankheit; sie steht mit der Zündholzfabrikation in Zusammenhang; als auslösende Ursache für die Entstehung einer Phosphornekrose ist die Inhalation der Dämpfe des gelben Phosphor essentiell. Es handelt sich um eine ossifizierende Periostitis bei anämischen Menschen mit kariösen Zähnen. Die Phosphornekrose kann sich nur dann entwickeln, wenn Eitererreger etwa von einer Zahnhalskaries aus Zutritt zum Periost finden. Die ossifizierende Reizwirkung auf die Beinhaut ist angeblich gleichbedeutend mit einer „spezifischen Phosphorwirkung". Zwischen den jeweils neugebildeten osteophytären Schalen entstehen dann diffus ausgebreitete Eitermäntel, wenn es stets und ständig zu rezidivierter mikrobieller Infektion auf dem Wege über die Zahnhalskaries kommen kann. Der Prozeß ist sehr langwierig. Vgl. „Spez. path. Anat. II", S. 48.

3. Spezifische Entzündungen

a) Tuberkulose

Die tuberculobakterielle Infektion erfolgt entweder hämatogen oder „direkt".

aa) Miliartuberkulose

Bei allgemeiner hämatogener Streuung kann es natürlich zur Absiedelung miliar-tuberkulöser Herdchen im Bereiche der Spongiosastrukturen kommen.

bb) Isolierte Knochentuberkulose

Bei der langen Latenzzeit zwischen stattgehabter Streuung, welche in die sogenannte Frühgeneralisationsperiode gehören kann, und der lokalen Manifestation der Tuberkulose am Orte des Angehens der Streuherde, sind die pathogenetischen Zusammenhänge oft schwierig zu erkennen. Die Tuberkulose des Skelettes ist dann scheinbar eine isolierte, sie ist auch scheinbar eine „primäre". Klinisch findet sich eine mehr oder weniger deutliche „sympathische" Weichteilschwellung, also eine entzündliche Mitreaktion, vielfach eine Affektion der benachbarten Gelenke. In den entzündlichen Granulationen ist es nicht immer einfach, „klassische Tuberkel" zu finden. Auch der Erregernachweis im Schnittpräparat ist mühsam. Die tuberkulösen Streuherde gehen gern im hämatopoetischen Mark der Wirbelkörper, der Hand- und Fußwurzelknochen, des Becken- und Schädelskelettes, weniger der Epiphysen der Extremitätenknochen an. — Man muß folgende Formen sogenannter isolierter Knochentuberkulose auseinanderhalten:

1. Tuberkulöse Periostitis

Derartige Veränderungen finden sich nicht selten an den Knochen des Gesichtsskelettes, geradezu häufig aber an den Rippen. Das zur Verkäsung neigende tuberkulöse Granulationsgewebe breitet sich der Fläche nach an der inneren Oberfläche des Periostes aus. In der Regel entsteht keine Knochenschale. Dagegen zeigt die knöcherne Compacta eine „periphere" Caries mit deutlicher Aufrauhung. Gelegentlich entstehen „Oberflächensequester". Derartiges findet man am unteren Rande der knöchernen Orbita oder am Jochbogen (sonst beinahe niemals!). Die tuberkulösen Oberflächensequester sind auf eine „schnelle" vorwiegend eitrige Einschmelzung des tuberkulösen Granulationsgewebe zurückzuführen.

2. Tuberkulöse Osteomyelitis

Man bezeichnet sie häufig als „tuberkulöse Ostitis"; der Name ist berechtigt, wenn die Entzündung überwiegend in den spongiösen d. h. inneren Corticalisabschnitten spielt. Die Compacta wird teils durch Resorption, teils durch kleinstherdige Nekrosen rarefiziert. Im Gegensatz zur syphilitischen Ostitis ist eine besondere Gewebsanbildung nicht nachweisbar. Man muß *zwei Formen* tuberkulöser Osteomyelitis unterscheiden:

a) *Fungus:* Hierbei liegt eine Zerstörung der Spongiosa vor, getragen durch Ausbildung einer Vielzahl je kirschgroßer tuberkulöser Granulome. Diese sind reich an Epitheloidzellen. Die Neigung zur Verkäsung ist gering. Dagegen imponiert eine Tendenz zu lebhafter Bindegewebsanbildung. Der tuberkulöse Fungus (Markschwamm, Schwammpilz etc.) tritt unter folgenden Symptomenbildern auf: Es finden sich einmal fleischrote, über die ganze Länge befallener Röhrenknochen ausgedehnte *Caries carnosa.* Hierbei handelt es sich um miliare und übermiliare, vielfach konfluierte Tuberkel. Es findet sich sodann eine Rarefikation der Compacta (Corticalis), gern am Humerus. — Sollte es zur Ausbildung einer nachträglichen Verkäsung oder gar Erweichung kommen, resultiert eine Höhlenbildung. Man spricht von *Knochenkavernen.*

b) *Käsige Osteomyelitis und Ostitis:* Sie ist häufiger; ihr Verlauf ist schwerer. Diese Form der Knochentuberkulose offenbart eine stärkere Neigung zur Propagation. Es werden die Markräume ganzer Knochen befallen und verkäst. Es erkranken mehrere benachbart gelegene Wirbelkörper. Die Verkäsung läuft ab, auch ohne daß typische Epitheloidzellknötchen gebildet worden waren. Die durch die Käsemassen eingeschlossenen Knochenbälkchen sterben ab. Sie können gleichwohl ihre Form behalten oder aber erodiert („arrodiert") aussehen. Die Desintegration der Bälkchenoberfläche muß, weil eigentliches Granulationsgewebe mit Epitheloidzellen nicht zur Verfügung steht, auf eine örtliche Fermentwirkung zurückgeführt werden. Dadurch werden knöcherne Gewebestücke aus dem Zusammenhang gelöst; auch auf diese Weise entstehen also Sequester. Nahezu sämtliche käsige Knochenherdchen sind tuberkulöser Natur. Ganz selten finden sich käseähnliche Koagulationsnekrosen bei Syphilis und unspezifischer Osteomyelitis. — Das tuberkulös-verkäste Material neigt zur Einschmelzung. Bei dem erweichten Gewebegut handelt es sich um eine trübe, durch Flocken und verfettete Zellen untermischte Flüssigkeit mit wenig Leukocyten. Leider bleibt im allgemeinen eine Sekundärinfektion durch Eiterkokken nicht aus. Die tuberkulöse Osteomyelitis hat eine starke Neigung, die Entstehung von Senkungsabszessen zu veranlassen. Im Fisteleiter finden sich kleinere Knochenteilchen, vor allem aber „Knochensand". Damit eine bindegewebige Abkapselung zustande kommt, ist oft eine jahrelange Latenzzeit erforderlich. Die Neigung zur Ausbildung osteophytärer Appositionen ist in allen Fällen tuberkulöser Osteomyelitis (und Ostitis) gering.

c) *Besondere Lokalisationsformen der Knochentuberkulose:* Es bestehen keine Beziehungen zu Wachstumsvorgängen.

Schädeldach: Es finden sich multiple, unregelmäßig gerundete, also umschriebene, jeweils 1—2 cm im Durchmesser haltende ostitische Herde mit totaler Sequester-, jedoch geringer Knochenanbildung. Gelegentlich scheint die Tuberkulose von der äußeren Oberfläche der Dura mater auszugehen. Es findet sich eine kegelförmige Zerstörung des benachbarten Knochens derart, daß die Kegelspitze nach außen orientiert ist. Infolge einer Toxinwirkung (der Tuberkelbakterien) nach außen hin (nach der Umgebung zu) mag eine Sklerosierung des unmittelbar angrenzenden Knochengewebes zustande kommen.

Wirbelsäule. Es entsteht eine Ostitis diffusa, welche in ausgedehntem Maße zur Verkäsung neigt. Der Prozeß liegt im allgemeinen mehr ventral unter der Corticalis. Er ist hämatogen inszeniert oder auf dem Wege kleinster Gefäße von ventral her durch das Ligamentum longitudinale anterius. Die tuberkulöse Wirbelkaries kann sich auch über mehrere benachbarte Wirbel unter Zerstörung der Bandscheiben ausbreiten. Prädisponiert sind die untere Brust- und die obere Lendenwirbelsäule. Gelegentlich entsteht eine tuberkulöse Ostitis eines Wirbelkörpers der mittleren Halswirbelsäule. — Die tuberkulöse Ostitis eines Wirbelkörpers kann folgende Konsequenzen zeitigen: 1. *Senkungsabszeß*, Ausdehnung entlang der Psoaslogen; 2. *Übergreifen auf den Spinalkanal*; Pachymeningitis spinalis tuberculosa; Kompressionsmyelitis. 3. *Pottscher Buckel*, Ausbildung nämlich vorwiegend einer angulären, seltener einer arcuären Kyphose. In der Ära vor Einführung der tuberculostatischen Therapie oder der Medikation durch Antibiotica benötigte eine Wirbelkörpertuberkulose etwa 3—4 Jahre zur spontanen Ausheilung.

Epiphysen der Röhrenknochen: Die Tuberkulose tritt fungös und verkäsend auf. Der Prozeß liegt vorwiegend zentral. Gelegentlich entsteht eine paraartikuläre Fistel. Manchmal sind keilförmige infarktähnliche Bezirke der Corticalis nachweisbar, deren Basis nach der Seite der inneren Gelenkoberfläche orientiert ist. Beziehungen zu Blutgefäßen haben sich bis jetzt nicht nachweisen lassen. Die tuberkulöse Ostitis des epiphysären Bereiches eines Röhrenknochens kann auf ein benachbartes Gelenk übergreifen. Es kann zu Sequesterbildung in die Gelenkhöhle kommen. Dabei findet sich in der Umgebung der mortifizierten Knochenstückchen so etwas wie eine tuberculo-bakteriell induzierte pyogene Membran.

Diaphysen der Röhrenknochen: Derartiges findet sich vor allem in den kurzen Knochen, also den Phalangen von Fingern und Zehen; man spricht von Spina ventosa. Hierbei findet sich eine zentrale Verkäsung mit periostaler Auftreibung. Der Name „Spina ventosa" rührt daher, daß eine befallene Phalange nach Mazeration wie eine mit Luft aufgeblasene Spindel aussieht! Die Spina ventosa tritt in den ersten 4 Lebensjahren auf und betrifft gewöhnlich eine der Mittelphalangen. — Eine zentrale Ostitis und Osteomyelitis mit spindeliger Auftreibung seitens der Compacta und des Periostes findet sich auch an Ulna und Tibia.

b) Syphilis

Die Syphilis des Skelettsystemes kommt angeboren und erworben vor. Die syphilitische Ostitis acquisita ist in leichten Formen relativ häufig. Sie ist in schweren Formen sehr selten. Die Lues kann sich als Periostitis bereits im 2. Stadium manifestieren. Sie ist dann noch als vorübergehende Erscheinung zu werten. Im dritten Stadium dagegen sind Dauerveränderungen nachweisbar, welche an verschiedenen Skeletteilen gleichzeitig, im allgemeinen auch gleichartig, auftreten können. Grob-phänomenologisch muß man eine *gummöse* und eine *periostitisch-hyperostotische* Entzündung trennen.

aa) Erworbene Lues

1. *Gummöse Entzündung*

Auch diese tritt wieder in verschiedenen Formen auf: 1. *Gummöse Periostitis*: Prädilektionsstellen sind die oberflächlich gelegenen, nur von Haut und Schleimhaut überkleideten Skeletteile: Stirn- und Scheitelbeine, Sternum, Tibia und Clavicula; harter Gaumen, Nasenskelett. Es wird angenommen, daß es an den derart exponierten Skeletteilen häufiger zu mechanischen Friktionen oder traumatischen Insulten käme, wodurch das Angehen der luischen Entzündung gefördert werden könnte. Periostogene Syphilome sind polsterartige, elastische Verdickungen, auf der Schnittfläche anscheinend von gallertigem Bau. Durch Übergreifen des luischen Granulationsgewebes auf die Substantia compacta entsteht eine syphilitische Caries. Es finden sich grobe Defektbildungen (Löcher) sowie labyrinthäre Gänge. Derartiges wird vor allem am knöchernen Schädeldach, an der Lamina vitrea externa und der Diploe gesehen. Die Syphilis des Periostes greift auf diese Weise auch auf das Knochenmark über. Die befallenen Skeletteile erwerben ein wurmstichiges Aussehen. Die Caries sicca läuft ohne Eiterung ab, sie ist unter der praktisch unveränderten äußeren Körperdecke (Haut) etabliert. Diejenigen Knochenanteile, welche zwischen den zerstörten Partien ausgespart (erhalten) geblieben sind, werden das Opfer einer progredienten Sklerosierung. Im Falle einer sekundären Eiterkokkeninfektion wird der luisch-mortifizierte Knochen sequestriert. Sattelnase und Lochdefekte des harten Gaumens gehen nicht eigentlich „primär" vom Knochen, sondern von der Schleimhaut aus. Die syphilitische Wirbelkaries betrifft vor allem die Halswirbelsäule. Durch luische Zerstörung der Spongiosastrukturen sintern die Wirbel zusammen. Hierdurch mag es zur Ausbildung (eines niemals sehr deutlichen) Gibbus kommen. Senkungsabszesse fehlen.

2. *Gummöse Osteomyelitis:* Hierbei treten zentrale Gummen in Markzylinder auf. Es handelt sich um leidlich umschriebene, gummiartig elastische, auf der Schnittfläche gallertig aussehende, trocken verkäste Knoten. Diese führen zur Rarefikation der Knochenbälkchen. An der korrespondierenden äußeren Knochenoberfläche entsteht ein Osteophyt. Fehlt das Osteophyt, entstehen leicht Spontanfrakturen. Die in der Substantia spongiosa der Epiphysen etablierten Gummen gefährden die Integrität der benachbart gelegenen Gelenkknorpel.

2. Ossifizierende Entzündung

Dieser Prozeß ist nicht, jedenfalls nicht durchaus, spezifisch. Lediglich die Anordnung der Veränderungen sowie deren Koinzidenz mit ostitischer Sklerosierung einerseits und Gummen andererseits ermöglichen die Stellung der korrekten Diagnose. Durch die luische ossifizierende Periostitis kann eine Exostose entstehen: Tophus syphiliticus. Wenn es gleichzeitig zu einer Sklerosierung der Spongiosa kommt, entsteht das Bild der syphilitischen Enostose. Lieblingssitz dieser Veränderungen sind das Schädeldach sowie die beiden seitlichen vorderen Flächen der Schienbeine. Durch die zuletzt genannten Vorgänge „verschwindet" die Tibiakante. Die äußere Gestalt der Tibia im Falle spät-tertiärer Lues kann derjenigen der hyperostotisch-porösen Form der Ostitis fibrosa generalisata ähnlich sehen. Röntgenologisch läßt sich jedoch die Differentialdiagnose gut stellen, weil bei der syphilitischen ossifizierenden Entzündung unter dem Osteophyten die alte Knochenrinde (Compacta) erkannt werden kann, während bei der Ostitis fibrosa die Konturen zwischen Compacta und Spongiosa verwaschen sind.

Eine früher nicht für möglich gehaltene Form des Erwerbs einer Knochensyphilis ist die „*Transfusions-Syphilis*". Dabei können die Skelettveränderungen bereits 6 Wochen nach der infektiös gewesenen Bluttransfusion auftreten. Es entsteht im allgemeinen eine akute luische Periostitis und eine diffus ausgebreitete osteomyelitische Reaktion. Erst allmählich entwickeln sich gummöse Infiltratplatten oder herdförmig-kleinknotige Gummen.

Die luische Periostitis ist die Ursache der historischen Dolores osteocopi nocturni (vgl. „Allgemeine Pathologie", S. 123).

bb) Angeborene Lues

Eines der wichtigsten morphologischen Symptome der angeborenen Syphilis ist die *Osteochondritis luica*. Bezüglich der „Spezifitätsfrage" liegen die Probleme ähnlich wie bei der Feuersteinleber. Die Veränderungen können solange nicht als „spezifisch" im engeren Sinne gewertet werden, als nicht gummöse Infiltrate oder miliare Gummen auftreten. Mit anderen Worten: Veränderungen im Sinne einer Osteochondritis, welche denen der luischen Affektion zum Verwechseln ähnlich sehen, finden sich auch bei den verschiedenartigsten anderweitigen diaplazentaren Infektionen. Die Osteochondritis luica ist gelegentlich das einzige Zeichen einer visceralen Lues connata überhaupt. Das Knochenmark ist besonders reich an Treponemen, besonders bei syphilitischen Totgeburten. Lebendgeborene luische Früchte enthalten weniger zahlreiche Spirochäten im Mark. Die entzündlichen Veränderungen haben topische Beziehungen zu den „Wachstumsstellen", also zu Knorpelmark, Knochenmark, Kambiumschicht des Periostes sowie des Perichondrium. Ein Teil der Spirochäten wird im Fortgang der Ossifikation in den Knochenhöhlen (den Lagern der Osteozyten) mit eingeschlossen. Die Spirochäten gehen dann entweder an Ort und Stelle zugrunde, oder sie führen ein vegetatives Schlummerdasein. Sie können bei späteren Umbauten befreit werden und zu Rezidiven Anlaß geben. Weil die konnatal-luischen Skelettveränderungen räumlich an die „Wachstumszentren" gebunden sind, besteht eine eigenartige Koinzidenz mit den Vorgängen bei der Rachitis. Man kann *verschiedene Formen der Osteochondritis luica* unterscheiden: Die eine Form geht mit Ausbildung eines *Kalkgitters*, die andere vorwiegend mit Entwicklung eines *Granulationsgewebes*, beide gehen unter dem Bilde der Formierung einer „gelben Zone" einher. Derartiges wird an Rippen, Femur, Vorderarm, Humerus, Darmbeinkamm und Schulterblatt gesehen. Die Osteochondritis luica mit Kalkgitter findet sich bei „schlechter Infektionsabwehr", also bei den Fällen, bei denen die Infektion relativ sehr frühzeitig zustande kommt. Die Form der Osteochondritis luica mit Ausbildung eines Granulationsgewebes wird dann gefunden, wenn die Infektion später zustande kam. Die Infektabwehr dürfte dann bereits ein wenig besser ausgebildet gewesen sein.

1. Kalkgitter

Durch die Toxine des Treponema pallidum sind die Osteoblasten[1] geschädigt worden. Es resultiert eine osteoblastäre Insuffizienz. Dies bedeutet, daß nach Eröffnung der Knorpelzellreihen durch die aus dem Knorpelmark herantretenden Blutcapillaren (mitsamt Osteoblasten) keine typische Osteoidbildung inszeniert wird. Es kann das der Textur des Knochens adäquate Äquivalent (osteoides Bälkchen) nicht entstehen. Die Knorpelgrundsubstanz, welche reihenförmig zwischen den Knorpelzellsäulen etabliert ist, verkalkt jedoch. Es liegt ein eigenartiges Phänomen einer „Partialschädigung" der Osteoblasten vor: Die Bälkchen können nicht gebildet werden, die für die Ossifikation erforderlichen Phosphatasen aber sind unversehrt! Das Kalkgitter ist charakteristisch und erleichtert die diagnostische Würdigung eines Falles.

2. Granulationsgewebe

Neben dem Kalkgitter liegt ein queres Band von Granulationsgewebe parallel zur früheren Knorpelknochengrenze. Die Granulationen entstehen im Territorium des Knochens, bevor dieser in unvollständigen Knochen übergeführt wird. Das Granulationsgewebe wird aus dem Bindegewebe aufgebaut, welches 1. durch die in die Knorpelzellsäulen einsprossenden Capillaren mit-

---

[1] *Anmerkung:* Ob man ‚Osteoblasten' oder ‚Osteoplasten' schreiben will, ist nicht eine Frage der Rechtschreibung, sondern der etymologischen Absicht. Im einen Falle leitet sich der Terminus ab von ‚blastanein' (= keimen), im anderen von ‚plassein' (= bilden). ‚Keimzellen' sind nicht *partout* dasselbe wie ‚Bildungszellen'.

gebracht wird oder das 2. im Inneren sogenannter Knorpelkanäle liegt. — Knorpelkanäle sind nutritive Einrichtungen (Langersche Kanäle), welche vergleichsweise über nur sehr wenig Mesenchym verfügen. Immerhin scheint die Matrix auszureichen, die Entstehung des luischen Granulationsgewebes zu ermöglichen. Indem mehrere Knorpelkanäle konfluieren, entstehen große buchtige unregelmäßige Lückenbildungen. Die Zusammensetzung des Granulationsgewebes ist wechselnd. Es handelt sich nur zum kleinen Teil um „echte" d. h. miliare Gummen. Zuweilen finden sich ausgedehnte Koagulationsnekrosen. Makroskopisch imponiert ein gelblicher Farbton. Die Granulationsgewebeplatte stellt ein nicht unerhebliches Wachstumshindernis dar. Die Hemmung scheint jedoch eine nur vorübergehende zu sein. Nach Wochen oder Monaten kommt es doch zu einem bescheidenen Wachstum; auf jeden Schub folgt eine erneute Retardierung. Offenbar in zeitlicher Bindung an diese periodischen Vorgänge werden Kalksalze Schicht für Schicht d. h. im Sinne transversaler Linien, gleichsam gebändert, abgelagert. Röntgenologisch liegen also mehrere Verkalkungslinien im Epiphysenbereich. Das Granulationsgewebe selbst ist jeweils kalkfrei! Sei es, daß das Granulationsgewebe die Kontinuität der festen Verbindung zwischen Dia- und Epiphyse lockert, sei es, daß die nächstnachbarliche atrophische Spongiosa einer mechanischen Belastung nicht standhält, in vielen Fällen der Osteochondritis luica entsteht eine Epiphyseolysis. Es resultiert die Pseudoparalyse im Sinne von JULES MARIE PARROT (1839—1883).

3. Ossifizierende Periostitis

Es handelt sich um eine unregelmäßige Verbreiterung des Periostes. Gelegentlich wird auch hier ein Granulationsgewebe gefunden. Miliare Gummen sowie flächenhaft ausgebreitete gummöse Infiltratplatten sind vorhanden. Vielfach wird angegeben, daß die Ossifikation infolge der konnatal-luischen Periostitis in der Diaphysenmitte am stärksten sei. Sie nähme an Intensität nach den Epiphysen ab. Der osteophytäre Schalenknochen kann einem System mehrerer zylindrisch angeordneter Knochenschichten entsprechen. Zwischen diesen wird hämatopoetisches Knochenmark eingebaut (Medullisation). Frühformen der konnatal-luischen Periostitis sind diaphysär ausgebreitet, Spätformen, welche bei Rückgang der Erscheinungen der Osteochondritis luica deutlich werden, liegen rhizomel. Gerade diese Veränderungen sind die quantitativ am meisten imponierenden: Es handelt sich um mächtige knöcherne Appositionen, teilweise unterfangen von luischem Granulationsgewebe, überwiegend in der Umgebung der rumpfnahen Extremitätenwurzelgelenke (Schultergelenke, Hüftgelenke; also an den proximalen Epiphysen von Humeri und Femora).

Lit.: ALBERT ROTZLER, I. D. Heidelberg 1948.

c) Morbus Besnier-Boeck-Schaumann

Es handelt sich um die Ostitis cystoides multiplex Jüngling („Allgemeine Pathologie", S. 131).

Patho-anatomisch handelt es sich stets um multiple Herde, welche in den End- und Mittelphalangen der Finger- und Zehen-, seltener der Metacarpal- und Metatarsalknochen auftreten. Sie werden nur ausnahmsweise in den Hand-

und Fußwurzelknochen, so gut wie gar nicht in den Röhrenknochen (Epiphysenfugengegend) gefunden. Klinische Äquivalente können fehlen. Für die Beurteilung eines Krankheitsbildes kommt es stets auf die Kenntnis aller Zusammenhänge an. UEHLINGER (1952) macht darauf aufmerksam, daß ein wenig beachtetes „Leitsymptom" der Knochen-Sarkoidose ein Nierenbeckenstein sein könne! — Es werden folgende Formen der Ostitis cystoides multiplex auseinandergehalten:
aa) *Diffuse Form:* Die Hantelform der Phalangen ist verloren gegangen. Die Diaphyse der Phalangen weist eine wabige Struktur auf. Die Compacta ist hauchdünn und vielfach perforiert.
bb) *Umschriebene Form:* Hierbei finden sich röntgenologisch kartenherzförmig ausgestanzte Aufhellungen jeweils in den distalen Abschnitten der Phalangen. Die Diaphysen sind in Ordnung. Diese Form der Knochen-Sarkoidose ist häufig.
cc) *Mutilierende Form:* Es handelt sich um Spätstadien. Hier ist es durch Konfluenz zahlreicher kleinerer Herde zu einer ausgedehnten Zerstörung gekommen. Eigenartigerweise ist eine nennenswerte periostale Mitreaktion nicht nachweisbar. Vielleicht darf in dieser Tatsache eine differential-diagnostische Stütze zur Abgrenzung tuberkulöser, vor allem aber syphilitischer Knochenveränderungen erblickt werden.

d) Lymphogranulomatose

In etwa 40 % aller Fälle von Lymphogranulomatose ist das Skelett mitbeteiligt. Es handelt sich entweder darum, daß lymphogranulomatös alterierte Lymphknoten in der Kontinuität der geweblichen Verbindungen auf benachbarte Skeletteile (Wirbelkörper, Beckenskelett, innere Oberfläche des Brustbeines) übergreifen. Dann kommt es frühzeitig zu Zerstörungen der Corticalis-Strukturen, wodurch die Alterationen auch röntgenologisch auffällig werden. Im allgemeinen aber prävaliert die hämatogene Metastasierung. Diese trifft vor allem die Knochen mit rotem Mark. Die präformierten Markräume werden nach und nach lymphogranulomatös ausgemauert. Hierüber mag eine längere Zeit vergehen, bis die Zerstörungen klinisch offenkundig werden. Stärkere periostale Reaktionen fehlen. Manchmal finden sich Veränderungen, welche röntgenologisch an eine Ostitis deformans Paget erinnern.

e) Sonstiges

aa) Lepra

Fossile Knochenreste (Grabfunde) machen es wahrscheinlich, daß die Lepra in der Alten Welt schon immer heimisch war („Allgemeine Pathologie", S. 118 ff). Die Lepra lepromatosa führt zu osteomyelitisch-ostitischen Destruktionen, gelegentlich begleitet durch eine starke ossifizierende Periostitis. Die Befunde stehen denen der Skelettuberkulose nahe, unterscheiden sich jedoch von solchen bei Lues III. Die Knochenschalenbildung bei syphilitischer Osteo-Periostitis gilt als stärker, — stärker sowohl nach dem Ausmaß der Mineralisation als auch hinsichtlich der Ausdehnung in der Fläche.

bb) Aktinomykose

Sie entsteht gewöhnlich durch Desintegration von außen her. Die Infektion sucht und findet Anschluß an die Kanäle der Haversschen Systeme. Die aktinomykotische Zerstörung der Wirbelsäule, von Rippen und Brustbein entsteht über Lunge und Pleura, die des Fußskelettes bei Mycetoma pedis (*Madurafuß*). Die aktinomykotische Wirbelkaries hat in der Entdeckungsgeschichte der Strahlenpilzerkrankung eine Rolle gespielt (vgl. „Allgemeine Pathologie", S. 151).

cc) Caffey-Syndrom

Es handelt sich um eine Erkrankung des Säuglingsalters (vor dem 6. Lebensmonat). Auffällig sind zunächst Weichteilschwellungen korrespondierend zu den erkrankten Skelettabschnitten. Befallen sind die Gliedmaßen und die Unterkiefer. Es handelt sich um eine Allgemeininfektion. Gelegentlich bestehen hohe Temperaturen, eine deutliche Leukocytose, eine Beschleunigung der BSG. Im Röntgenbild finden sich kräftige periostale Auflagerungen, welche asymmetrisch auftreten. Man spricht von corticaler Hyperostose. Die Verdickungen sind höckrig d. h. unregelmäßig begrenzt, manchmal lamellenförmig. Metaphysen und Epiphysen bleiben frei. Selten erkranken Rippen und Scapula. Angeblich gibt es monostotische Formen. Die Prognose des Leidens ist günstig, die Temperaturen klingen nach einigen Wochen ab, die Schwellungen gehen zurück. Tiefergreifende entzündliche Veränderungen sind offenbar nicht gegeben. Man spricht daher nicht eigentlich von „Osteo-Periostitis", sondern von „Periostose". Die Ursache der Krankheit ist nicht bekannt. Das Vorliegen einer Virusinfektion wird erwogen. Das Syndrom wird auch als Caffey-Silverman-Syndrom bezeichnet.

Lit.: J. CAFFEY und W. A. SILVERMAN, Amer. J. Roentgenol. 54 : 1, *1945.*

f) Anhang

Entzündliche Skelettveränderungen scheinen früher sehr viel häufiger gewesen zu sein. Anläßlich der Arbeiten am „Kieler Schloßgarten" (zur Erstellung einer Kongreßhalle) wurde ein im 18. Jahrhundert „aufgelassener" Stadtfriedhof freigelegt und beseitigt. Die gewonnenen Skeletteile wurden im Institut von J. SCHAEUBLE bearbeitet; ein Teil wurde dem Verfasser zur Beurteilung vorgelegt. Neben der erstaunlichen Fülle der Difformitäten, welche traumatischen oder alimentären Ursprunges gewesen sein dürften, imponierte die Reichlichkeit der ossifizierend-periostitischen Umbauten. Es ist sehr wahrscheinlich, daß die Mehrzahl dieser Veränderungen auf schwere Allgemeininfektionen zurückgeführt werden darf. Neben den gewöhnlichen spezifischen Entzündungen dürften Typhus und Paratyphus für die Entstehung der Osteomyelitis entscheidend gewesen sein. Die Paläopathologie ist ganz wesentlich auf die Interpretation von Skelettbefunden angewiesen.

Lit.: F. HENSCHEN in DOERR-UEHLINGER „Spezielle Pathologische Anatomie", Bd. V, Berlin-Heidelberg-New York 1966, S. 269 ff. — OTTO P. HENGEN, Stuttgart, hat auf die entzündlichen Knochen- und Gelenkveränderungen der altdeutschen Bevölkerung im jetzigen Baden-Württemberg anhand zahlreicher sorgfältig analysierter Grab-Skelettfunde aufmerksam gemacht.

XI. Umbauprozesse im Skelettsystem

Es handelt sich um Veränderungen, die nach ihrer nosologischen Stellung verschiedenartig eingeordnet werden können. Die in Rede stehenden Umbauten können teilweise als Folge bestimmt-charakterisierbarer milder Formen sogenannter seröser Entzündung, teilweise als metabolische Effekte verstanden werden.

1. Ostitis deformans Paget

JAMES PAGET (On a form of chronic inflammation of bones [Osteitis deformans]. Med. chir. Trans. London 60 : 37, *1877*), hat wohl als erster die Besonderheiten des in Rede stehenden, keineswegs seltenen Krankheitsbildes, richtig beschrieben. Die Krankheit tritt in höherem Lebensalter, überwiegend im 7. Lebensjahrzehnt, auf. Männer scheinen geringfügig bevorzugt befallen. Der Verlauf ist langsam, vielfach über Jahrzehnte. Remissionen sind bekannt. Eine eigentliche Ausheilung unter Hinterlassung eines sklerosierten Skelettes kommt kaum vor. Das Leiden beginnt schleichend. Es werden rheumatische Schmerzen geklagt, die den eigentlichen Krankheitszeichen lange Zeit vorausgehen können. Alarmierend sind Verdickung, *Verlängerung* und Verkrümmung *einer Extremität*, vor allem aber *Zunahme des Schädelumfanges*. Männer geben an, der Hut sei ihnen zu klein geworden. Über der erkrankten Skelettregion ist eine gesteigerte Temperatur von Haut und Unterhaut nachweisbar. Das Skelett ist anfällig für den Erwerb sogenannter Spontanfrakturen. Über den veränderten Skeletteilen neigen die Hautabschnitte zum Erwerb trophischer Ulcera. Auffällig ist eine cervico-dorsale Kyphose. Dadurch kommt es zu einer Verkürzung der Oberlänge. Auffällig ist weiter eine Verkrümmung der Beine (Genua vara), herabhängende Schultern, relativ zu lange Arme derart, daß die Kranken scheinbar mit den Händen in die Kniekehlen fassen können (bei stehender Körperhaltung). Der Kopf ist groß und verunstaltet, er erscheint tief zwischen die Schultern eingezogen. Die gesamte Körperhaltung erinnert an die eines Menschenaffen. Der Gang ist unbeholfen, wegen der verschieden langen Beine oft hinkend. Das Haupthaar fällt aus, die Kahlköpfigkeit ergänzt das Bild. Führend ist angeblich die Stirnhaarglatze (Calvities frontalis). Dadurch imponiert eine „mächtige" Stirnwölbung. Die Ohrmuscheln stehen ab. Anfangs wird über unbestimmte (rheumatiforme) Schmerzen der erkrankten Skeletteile geklagt. Etwa zustande gekommene Frakturen heilen schnell. Gelegentlich treten Seh- und Gehörstörungen auf, unterschiedlich stark je nach Ausmaß und Lokalisation der Schädelveränderungen. Es besteht eine allgemeine deutliche Arteriosklerose, vereinzelt ein Diabetes insipidus.

Die cerebralen (zentralnervösen) Erscheinungen können auf zweierlei Weise verursacht werden: 1. durch Ummauerung der Hirnnervenaustrittsstellen; 2. durch basilare Impression (also durch Liquordruck etc.).

Bei der Obduktion erscheint das Gehirn oft auffällig abgeplattet. — Psychische Alterationen werden beobachtet. Bestimmt-charakterisierbare Stoffwechselstörungen sind nicht gegeben. Nicht ganz selten entsteht auf dem Boden einer Ostitis Paget ein Sarkom. Über die Häufigkeit der sarkomatösen Entartung gehen die Meinungen auseinander (2—10 %!). Die Spontanfrakturen treten oft gleichzeitig multipel auf. Bevorzugt betroffen sind Humerus und Femur. Die Frakturlinien verlaufen „quer" und sind glatt; Knochensplitterung kommt so gut wie niemals vor. Der Tod der hochbetagten Kranken erfolgt meist durch akzidentelle Erkrankungen der Atmungs- und Kreislauforgane.

Im Röntgenbild finden sich scharfe und zackig begrenzte Defekte am Schädeldach: *Osteoporosis cranii circumscripta*. Dieser Befund entspricht einem anatomisch „jungen" PAGET. In späteren Stadien entwickelt sich eine hyperostotische Sklerose.

Die Krankheit kann das ganze Skelett, eine Vielzahl von Knochen, einige wenige Skelettabschnitte, aber auch nur einen einzigen Knochen, betreffen (polyostotische und monostotische Formen). Bei monostotischem Befall gilt die Tibia als bevorzugt. Sie ist eigenartig gekrümmt und kann von schräglongitudinalen Fissuren durchsetzt sein. Bevorzugt betroffen sind sonst: Schädeldach, Kreuzbein, Darmbeinschaufeln, Femora, Humeri, Scapulae, Rippen. Anatomisch sind drei typische Formen auseinanderzuhalten:

a) die *strähnige*,
b) die *grobmaschig-zystische* und
c) die *sklerotische Form*.

Alle Formen können auch miteinander kombiniert auftreten. Die *strähnige Form* ist die häufigste. Die Compacta der befallenen Knochen ist gesplittert, aufgeblättert, in spiralig oder longitudinal angeordnete Bälkchen zerfasert. Diese überkreuzen einander spitz-winkelig in der Markhöhle. Ganz dünne Spongiosabälkchen liegen neben breiten und dichten Strukturen. Mikroskopisch werden *Mosaikstrukturen* nachweisbar. Es handelt sich um Kittlinien zwischen unregelmäßig konfigurierten lamellären Knochenfeldern. Das Knochenmark ist zu Fasermark umgewandelt. Der neue Knochen ist keinesfalls osteoid; er ist jedoch kalkarm, brüchig, gelegentlich biegsam, vielfach bimsstein- oder tuffsteinförmig. Die neugebildeten Knochenformationen entstehen aus dem Bindegewebe des Fasermarkes. Sie werden immer erst nachträglich lamellär umgebaut. Die Resorption des Knochengewebes erfolgt durch Osteoklasten. Es gehört zum Wesen der Krankheit, daß ein fortwährender überstürzter Umbau vorhanden ist. Mosaikstrukturen finden sich bei zahllosen andersgearteten Skeletterkrankungen, jedoch nicht in dieser Deutlichkeit und Unordnung. Die Epithelkörperchen sind in Ordnung.

Dort, wo bei den strähnig veränderten Skeletteilen größere Rarefikate aufscheinen, gibt es Übergänge zur *wabig-zystischen Form*. — Bei den *sklerotischen Formen* ist die Corticalis des Extremitätenskelettes sowohl nach außen hin, als auch nach innen verdickt; die Markhöhle ist dann auf einen schmalen Spaltraum eingeengt. Sie wird gelegentlich als vollständig zugemauert angetroffen (Abb. 8 d, S. 225).

Bezüglich der *Pathogenese* des Leidens ist wenig bekannt. Es scheint, daß der Prozeß mit einer Veränderung des Knochenmarkes beginnt. Noch bevor deutlichere Veränderungen des Knochengewebes erkennbar sind, finden sich Zellansammlungen im Mark, ein Marködem sowie eine chronisch-seröse Durchtränkung. RÖSSLE hat vermutet, daß eine *"seröse Osteomyelitis"* vorausginge. Nach ERDHEIM ist die *Reihenfolge* der histologischen Knochen- und Markveränderungen folgende:

aa) Es käme zunächst zu einer Vermehrung des zelligen Markes auf Kosten des Fettmarkes. Alsdann würden Lymphocytenhäufchen auftreten, es entstehe eine perirubrostatische Dauerhyperämie; infolge dieser käme es zu Ödembildung und Blutaustritten.
bb) Erst dann gingen die Veränderungen der knöchernen Substanz in Szene;
cc) schließlich würde das Knochenmark zu Fasermark umgewandelt.

Die Krankheit gedeiht nur auf „konstitutionellem Boden". Neuropathisch-neurotrophische Ursachen, die Bedeutung rezidivierter Traumen, Störungen der inneren Sekretion, Rheuma, Gicht, Lues, entzündlich-stenosierende Gefäßerkrankungen, „geheimnisvolle" infektiös-toxische Schäden, — dies alles wurde ursächlich bedacht und abgewogen. Alles in allem: Es ist am wahrscheinlichsten, daß die Ostitis deformans Paget durch eine schleichende, chronisch-seröse Entzündung des Knochenmarkes, hervorgerufen durch virulenz-gedrosselte, also mitigierte Keime, entsteht.

Für die Annahme des Vorliegens einer entzündlichen Affektion sprechen:
1. die Anwesenheit von Exsudatzellen im Markgewebe;
2. das Vorkommen sogenannter monostotischer Formen; auch die banale Osteomyelitis tritt sehr häufig lokal gebunden auf.
3. Mosaikstrukturen werden auch sonst bei entzündlichen Affektionen gesehen; und
4. einfache statische Momente scheiden aus, weil Mosaikstrukturen niemals statisch-zweckmäßig angeordnet sind.

Die Blutcalcium- und Blutphosphorwerte sind normal, die Serum-Phosphatasewerte 4—20fach erhöht. Die Kalkausscheidung durch den Harn ist nicht auffällig. Paget-Kranke haben häufig eine Herzhypertrophie. Man hat ausgerechnet, daß es sich um die Folgen eines *„Minutenvolumenhochdruckes"* handelt: In den entzündlich alterierten Markräumen werden alle arteriovenösen *Kurzschlußanastomosen* geöffnet. Das Blut wird vor Erreichung der terminalen Strombahn kurzgeschlossen. Es kehrt beschleunigt zum Herzen zurück. Jenes fördert die vermehrt angebotene Menge. Ostitis Paget-Kranke sterben häufig an Herzinsuffizienz.

2. Ostitis fibrosa generalisata Engel- v. Recklinghausen

Die Krankheit ist zum ersten Male richtig beschrieben worden durch R. FRORIEP: Er sprach (1838) von einer über das Skelettsystem verteilten „Hydatidenbildung". GERHARD ENGEL („Über einen Fall zystoider Entartung des gesamten Skeletts") hat in seiner Doktorarbeit (I. D., Gießen 1864) die wesentlichen Skelettveränderungen richtig erkannt. F. V. RECKLINGHAUSEN veröffentlicht in der Festschrift zu VIRCHOWs 70. Geburtstage „Die fibröse oder deformierende Ostitis" etc. (1891).

Das Leiden kommt in jedem Lebensalter vor; der allererste Anfang ist gewöhnlich nicht ausfindig zu machen. Es werden unbestimmte rheumatiforme Beschwerden geklagt. Es soll ein „Reißen" im Inneren der Röhrenknochen, im Becken- und Achsenskelett vorhanden sein. Es werden Schwächezustände angegeben. Die befallenen Skeletteile erweisen sich als druck- und klopfempfindlich. Spontanfrakturen sowie Brüche bei leichten traumatischen Insulten (Oberschenkel, Oberarm, Schienbein, Schlüsselbein, Rippen) sind an der Tagesordnung. Die Krepitation im Bereiche der Frakturen kann nur eine verhältnismäßig kurze Zeit nachgewiesen werden, weil es post fracturam zu einer schnell einsetzenden Atrophie der Frakturenden kommt. Auffällig ist eine „schlangenförmige Verbiegung" der befallenen Skelettabschnitte; die Körpergröße nimmt insgesamt ab; häufig entsteht eine Kyphoskoliose. Nicht ganz selten finden sich Kiefertumoren mit Zahnausfall. Das Serum-Calcium ist vermehrt, Kalksalze werden vermehrt zur Ausscheidung durch die Nieren bereitgestellt. Harnsteinbildung gehört zum Wesen der Krankheit. Dadurch wird die Gefahr einer renalen Insuffizienz heraufbeschworen.

Pathologisch-anatomisch findet man einen Knochenumbau mit fibröser Endostwucherung. Das Mark ist zell- und faserreich; die Elemente der Hämatopoese treten in den Hintergrund. Der eigentliche präformierte Knochen wird nach und nach resorbiert. Es entsteht ein fibro-metaplastischer Knochen. Dieser kann osteoid bleiben. Corticalis und Spongiosa sind durch eine *„schwammige, filigranähnliche Bälkchendifferenzierung"* substituiert. Im fibrös umgewandelten Knochenmark finden sich einerseits Zysten, andererseits „braune Resorptionstumoren". Bei der Ostitis fibrosa Recklinghausen findet sich ein feinmaschiges Schwammgerüst der Knochenbälkchen; die Knochenbälkchen sind einigermaßen gleich stark; sie zeigen zahlreiche Mosaikstrukturen. Dagegen fanden sich beim Morbus Paget ungleichmäßige, plumpe, knorrige, grubigvertiefte Bälkchen. Alles in allem gilt die Regel, daß die Mosaikstrukturen bei Ostitis deformans Paget deutlicher, jedoch weniger regelmäßig, seien als beim Morbus Recklinghausen.

Die Ostitis fibrosa kann auch im jugendlichen Alter auftreten. Sie kann auf einen einzigen Knochen beschränkt sein. Hirnschädel, Gesichtsschädel und Tibia gelten als bevorzugt. Ein eigenartiger, unserer Ostitis fibrosa phänomenologisch verwandter Prozeß, ist das *Gundu der westafrikanischen autochthonen Bevölkerung*. Dabei entstehen „großartige" geschwulstähnliche Auftreibungen der Kieferregionen (beiderseits). Dadurch werden Atmung und Nahrungsaufnahme erschwert. Histologisch ist das Gundu der Ostitis fibrosa Engel-v. Recklinghausen sehr ähnlich. Die Reichlichkeit der Einlagerung von Plasmazellen läßt daran denken, daß beim Gundu irgendeine besondere (exotische) Infektion eine Rolle spielt.

Wie auf S. 49 ff. auseinandergesetzt, entstehen quantitativ ganz überwiegend die Skelettveränderungen bei Ostitis fibrosa generalisata cystica durch Epithelkörperchenhyperplasie oder -adenombildung. Es handelt sich um den primären Hyperparathyreoidismus. Dementsprechend ist das Serum-Calcium deutlich vermehrt. Gleichzeitig besteht eine Hypophosphatämie. Die Sulkowitsch-Probe im Harn ist positiv. Das Hypercalcämie-Syndrom zeitigt eigene Konsequenzen (Pankreatitis; Gastrin-Effekt, juxtapylorische peptische Ulcera der Pars superior duodeni).

Das histologische Bild der Pseudozysten des Skelettes ist bunt. Das faserreiche und zellarme Mark ist teilweise von Blutungen zerstört, gelegentlich *pseudoaneurysmatisch* umgewandelt. Es finden sich alte und frische Blutungen, daher stets auch große Mengen von Haemosiderin. Diagnostisch wichtig ist der Nachweis proliferierter Osteoklasten. Es liegen vielkernige Riesenzellen vor, die man Myeloplaxen heißt. Sie haben eine starke Ähnlichkeit mit den natürlich-normalen Vorbildern der Osteoklasten. Die Skelettveränderungen bei

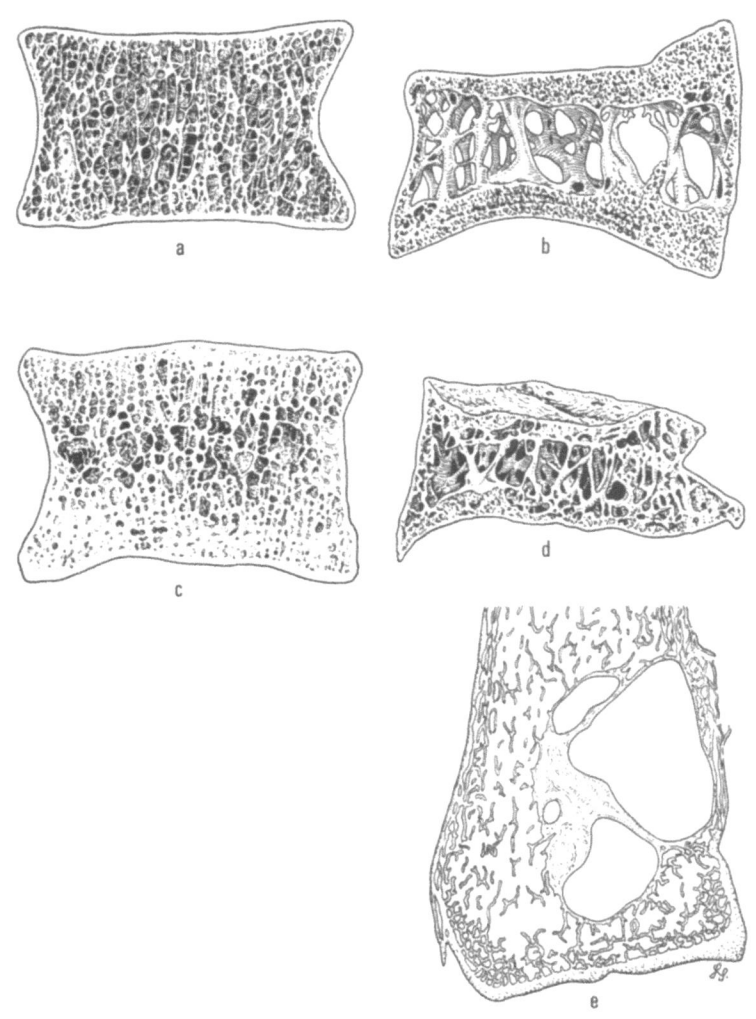

Abb. 8 a—e. Schematische Darstellung typischer Spongiosaumbauten. a) Normaler Wirbelkörper eines 80 Jahre als gewordenen Mannes. Mäßige physiologische Osteoporose. Vergleichspräparat. b) Primärer Hyperparathyreodismus, 74jährige Frau. Sogen. Dreischichtung der Spongiosa d. h. Verdichtung der bandscheibennahen Abschnitte und Rarefikation der Mittelschicht. c) Sekundärer Hyperparathyreoidismus, 25jährige Frau, interstitielle Nephritis. Sogen. osteosklerotische Form der Osteodystrophie. d) Ostitis deformans Paget eines Lendenwirbels, 80jährige Frau, sklerotische Atrophie. e) Osteodystrophia fibrosa generalisata v. Recklinghausen, 52jährige Frau, distales Radiusende. Mehrkammerige Zyste. Sie liegt etwa an der Stelle, an der man sonst die klassische Radiusfraktur antreffen kann. Aus E. UEHLINGER, Teilbilder a bis c Verh. Deutsche Ges. inn. Med. 62 : 368, 1956, Teilbilder d und e SCHINZ, BAENSCH, FRIEDL, UEHLINGER 5. Aufl., Stuttgart: Thieme 1952

Ostitis fibrosa kann man als osteoklastäre, die pseudozystischen Markwucherungen als „Osteoklastome" — mit Vorbehalt — bezeichnen. Wegen des lebhaften geweblichen Abbaues finden sich auch großzellige phagozytierende Elemente. Es handelt sich um Pseudoxanthomzellen.

Alles in allem: Histologisch typisch ist die Umwandlung des hämato-poetischen Markes in ein Fasermark, die Veränderung in der Anordnung der Knochenbälkchen; das Auftreten sogenannter Mosaikstrukturen im Inneren der Bälkchen; die Reichlichkeit der Blutgefäßbildung mit Ektasie, Hyperämie, alten und frischen Blutungen. Typisch ist die Hämosiderose und die Anwesenheit von Pseudoxanthomzellen.

Die Veränderungen des primären Hyperparathyreoidismus sind nicht immer von denen des sekundären zu trennen. In beiden Formen des Skelettumbaues spielen Osteoklasten eine Rolle. Die Veränderungen beim sekundären Hyperparathyreoidismus sind vorwiegend diffus ausgebreitet, weniger polytop und mikropolyzystisch. Der sekundäre Hyperparathyreoidismus geht einher mit „Fibroosteoklasie". Die Fibroosteoklasie manifestiert sich in zwei verschiedenen Formen, einmal rarefizierend; die Bälkchen rücken auseinander, es entstehen weite durch Fasermark ausgefüllte Räume. Zum anderen gibt es hyperostotische Formen, welche die Binnenräume des Markes nach und nach zumauern. Wann und warum die eine, wann und warum die andere Form entsteht, ist nicht bekannt (Abb. 8a—e).

XII. Aseptische Knochennekrosen

Neben einer grob-traumatischen, chemischen, thermischen und Bestrahlungsnekrose, neben etwaiger bakteriell-toxischer Nekrosen, haben die „spontanen" Knochennekrosen eine Eigenstellung. Es werden überwiegend Jugendliche betroffen; es werden Schmerzen geklagt, in der Regel jeweils nur in einem bestimmten Knochenabschnitt. Anatomisch finden sich Fissuren, Einbruchstellen, nekrobiotische Knochenstücke, große Mengen eines Abräumgewebes sowie Mosaikstrukturen des regeneratorisch gebildeten Knochens.

Bei den aseptischen Knochennekrosen handelt es sich um an verschiedenen Knochen, gewöhnlich unter dem jeweiligen Gelenkknorpel, aber auch an Plattenknochen und dort, wenn auch seltener, in der Spongiosa, vorkommende Zertrümmerungen mit Neigung zur Vernarbung. Dadurch resultieren Difformitäten an den Gelenkenden, welche ihrerseits folgenschwer sein können. Jeweils unter dem Gelenkknorpel findet sich ein oft keilförmiger Herd, der aus mortifizierten Bälkchen, nekrotischem und blutig durchtränktem Mark besteht. Die Zerstörung ist bei einigen besonderen Lokalisationsformen sehr ausgedehnt; die konsekutiven Deformierungen sind beträchtlich.

Allgemeine Übersicht

1. Spontane Nekrosen im engeren Sinne

aa) *Osteochondritis deformans juvenilis coxae* = Calvé-Legg-Perthes-Syndrom: *Schlüssellit.:* J. CALVÉ Rév. Chir., Paris, 42 : 54 *(1910)*; A. T. LEGG, Boston Med. Surg. J. 162 : 202 *(1910)*; G. C. PERTHES, Dtsch. Zschr. Chir. 107 : 111 *(1910)*. *Malum coxae juvenile.* Auftreten zwischen dem 3. und 15. Lebensjahr, überwiegend bei Knaben; meist einseitiges Hüfthinken; Nekrose der Kopfepiphyse des Femur; im Röntgenbild Auflockerung und Verbreiterung der Epiphysenfuge, wolkige Zeichnung, schließlich subchondrale Aufhellungsbezirke. Umbau des Hüftkopfes entweder im Sinne der Walzenform oder der Pilzform. Es kann eine Coxa vara resultieren. Der „Perthes" im eigentlichen Sinne gilt als Folge einer schleichenden Dauerfraktur. Der gleiche Erfolg kann eintreten nach Hüftgelenksluxation mit Störung der Blutversorgung. Man spricht von *„Luxations-Perthes"*.

bb) *Lunatummalacie* (KIENBÖCK, 1910). R. KIENBÖCK, Fortschr. Röntgenstr. 16 : 77 (1910/11). Es handelt sich um eine Epiphyseonekrose des Os lunatum der Handwurzeln. Es besteht ein starker Druckschmerz über dem Mondbein mit Weichteilschwellung. Die Lunatummalacie tritt vorwiegend zwischen dem 20. und 30. Lebensjahr auf! Sie findet sich fast ausschließlich bei Handarbeitern.

cc) *Nekrose des Os naviculare pedis* — KÖHLER I. — ALBAN KÖHLER, Münch. med. Wschr. 60 : 1925 *(1908)*. Gewöhnlich tritt eine schmerzhafte Schwellung im Anschluß an eine brüske mechanische Belastung des Fußes auf. Angeblich wirkt ein „Sprung auf die Zehenspitzen" initiierend. Das Os naviculare entwickelt „Biscuit-Form". Gelegentlich kann es vollständig zerfallen. Das Leiden befällt Knaben im Alter zwischen 5 und 9 Jahren.

dd) *Nekrose des 2. Metatarso-Phalangealgelenkes* — KÖHLER II, besser FREIBERG-KÖHLER. A. H. FREIBERG, Surg. Gynecol. Obstetr. 19 : 191 *(1914)*; ALBAN KÖHLER, Münch. Med. Wschr. 67 : 1289 *(1920)*. Die Epiphyseonekrose betrifft gewöhnlich das Köpfchen des II. Metatarsale, gelegentlich auch des III. oder gar IV. Mittelfußknochens. Der Prozeß tritt vorwiegend bei Mädchen auf; Prädilektionsalter: *Teenager!* Schwellung und Schmerz sind über dem 2. und 3. Grundgelenk der Mittelfußknochen lokalisiert. Man glaubt, daß der 2. Mittelfußknochen deshalb, weil er der längste ist, gegen mechanische Belastungen besonders exponiert sei. Auffällig ist, daß auf der Fußsohle Hornschwielen unter dem erkrankten Mittelfußköpfchen entstehen. Im Anfang der Nekrotisierung kann das Röntgenbild noch völlig normal sein. Im weiteren Verlauf zeigt sich eine Abflachung des Köpfchens (oder der befallenen Mittelfußköpfchen); es treten „kalkfreie Zonen" auf. Gelegentlich finden sich osteophytäre Auflagerungen der zugehörigen Metaphyse. Der bevorzugte Befall des weiblichen Geschlechtes habe etwas mit der mangelhaften Physiologie der Fußbekleidung junger Damen zu tun!

ee) *Nekrose der Tibiaapophyse* — SCHLATTER, besser OSGOOD-SCHLATTER. Lit. R. OSGOOD, Boston Med. Surg. J. 148 : 114 *(1903)*; C. SCHLATTER, Bruns Beitr. Klin. Chr. 38 : 874 *(1903)*. Röntgenologisch findet sich eine grobe Zerklüftung des Tibia-Apophysenkernes. Im Bereiche der angrenzenden Tibia-

Metaphyse zahlreiche osteoporotische Herde. Die schnabelförmige Tibia-Apophyse kann abgerissen werden. Der Apophysenkern wird in seinen Fragmenten in Richtung des Ligamentum patellae disloziert. Das Leiden ist schmerzhaft. Der Verlauf gilt als chronisch. Die Beschwerden verschwinden spontan erst nach Ablauf von 5 Jahren. Es erkranken bevorzugt junge Männer im Alter von 15—20 Jahren.

ff) *Nekrose der Calcaneus-Apophyse; Calcaneo-Apophysitis,* OSGOOD und DEUTSCHLÄNDER, (CARL ERNST WILHELM DEUTSCHLÄNDER, 1872—1942, Hamburg). — Hierher — nach Intensität und Extensität der Veränderungen — gehören auch sonstige „kleinere" Osteopathien mit nekrotisierendem Einschlag: An der Kopfepiphyse des Humerus, an den Metacarpalia, an Symphyse und Patella, am medialen Sesambein der Großzehe und am Processus styloideus ulnae. Einzelheiten vgl. E. UEHLINGER in SCHINZ-BAENSCH-FRIEDL-UEHLINGER, Lehrbuch Röntgendiagnostik Bd. I, Tl. 1, Stuttgart: G. Thieme *1952,* S. 451 ff.

gg) *Vertebra plana Calvé.* — Lit.: J. CALVÉ, J. radiol. électrol., Paris 9 : 22 *(1925).* — Selten; am häufigsten bei Kindern unter 5 Jahren; sonst kaum jenseits des 16. Jahres. Wenig klares Symptomenbild, klinisch schwierig zu lokalisierende Schmerzen, Befall meist nur eines Wirbels im Gebiet der unteren Brust- oder oberen Lendenwirbelsäule. Abplattung des Wirbelkörpers, keine vollständige Heilung. Die Zwischenwirbelscheiben bleiben unversehrt.

Adoleszenten-Kyphose Scheuermann, Lit. H. SCHEUERMANN, Zschr. Orthop. Chir., Stuttgart, 41 : 305 *(1921).* — Während bei der Vertebra plana Calvé eine aseptische Nekrose eines Wirbelkörpers bestand, liegt der Schwerpunkt der Veränderungen beim Scheuermann-Syndrom bei den Intervertebralscheiben. Es handelt sich um eine konstitutionell bedingte Osteochondrose. Knaben erkranken im 12. bis 13., Mädchen im 10.—11. Lebensjahr. Es entsteht ein „runder Rücken" mit Scheitelpunkt zwischen D 7 und D 10. Durch Sinterung der Intervertebralscheiben und unregelmäßige Konturierung der Deckplatten entsteht eine keilförmige Umgestaltung einiger benachbart gelegener Wirbelkörper.

2. Spontannekrosen mit deutlicherer (?) Beziehung zu einem Trauma

Osteochondritis dissecans: Erste Beschreibung durch FRANZ KÖNIG, Dt. Zschr. Chir. 17 : 90 *(1888).* Auch hier handelt es sich um eine aseptische Knochennekrose; sie liegt in der distalen medialen Femurepiphyse, seltener in der distalen Humerus-Epiphyse. Die Krankheit beginnt im Wachstumsalter. Es entsteht eine geringe Schwellung und Bewegungseinschränkung des Kniegelenkes. Die Schädigung greift stets am Gelenkknopf, niemals an der Pfanne an. Das geschädigte Knochenstück, die prospektive Gelenkmaus, wird nekrotisch. Der nekrotische Bezirk wird durch die Gelenkbewegungen aus dem Verbande des gesunden Gewebes herausgelöst. Man spricht von der *„Geburt der Gelenkmaus".* Die knorpelige „Maus" besteht aus lebendem Gewebe. Im leeren Bett der Gelenkmaus beginnen Heilungsvorgänge. Es findet eine neue Knorpelüberkleidung statt. — Neben dem Kniegelenk werden gelegentlich Hüft- und

Ellbogengelenk betroffen. Die Erkrankung der Hüftgelenke erfolgt im Alter von 20—40 Jahren. Die Hüftgelenksveränderungen treten doppelseitig auf. Ellbogenaffektionen finden sich überwiegend rechts, ausnahmsweise links. Männer erkranken häufiger als Frauen.

3. Nekrosen als Insuffizienzschäden

Hierbei handelt es sich um die „Marschgeschwulst" der Mittelfußknochen (Deutschländer-Syndrom), die Abbrüche der Gelenkfortsätze der Wirbelkörper im Falle eines schweren Tetanus, die Frakturen in implantierten Knochenspänen, um die als Berufskrankheiten anerkannten Skelettschäden bei Arbeitern mit Preßlufthämmern etc. Auffällig ist, daß die Entstehung einer Callusbildung beobachtet wird, ohne daß klinisch eine Fraktur deutlich geworden wäre. Zuweilen entstehen Spontanpseudarthrosen.

Dieser einfachen Aufzählung wesentliche Vertreter sogenannter aseptischer Knochennekrosen stellt UEHLINGER zwei *Einteilungsvorschläge* gegenüber, welche von anderen Gesichtspunkten ausgehen.

4. Einteilung der aseptischen Knochennekrosen nach dem „Lieblingsalter" des Auftretens
(E. UEHLINGER, 1952)

aa) *Affektionen zur Zeit der Frühossifikation der Knochenkerne:*
Köhler I-Syndrom am Os naviculare pedis;
Perthes-Syndrom an der Femurkopfepiphyse;
Schlatter-Syndrom an der Tibia-Apophyse;
Syndrom der Apophysitis am Calcaneus;
Syndrom der Vertebra plana.
bb) *Affektionen zur Zeit des Epiphysenschlusses:* Köhler II-Syndrom an den Köpfchen der Metatarsalia; Scheuermannsche Erkrankung.
cc) *Affektionen nach stattgehabter Synostosierung der Fugen:* Auftreten der Nekrosen bei Erwachsenen. Kienböck-Syndrom der Lunatummalacie; (nochmals) Köhler II-Syndrom mit Zerstörung der Köpfchen der Metatarsalia etc. etc.

5. Einteilung der aseptischen Knochennekrosen „nach der Entstehung"
(E. UEHLINGER, 1952)

aa) *„Spontane"* im eigentlichen Sinne: Bei Kindern und Jugendlichen; bei Erwachsenen.
bb) *„Berufliche"* bei Preßluftarbeitern: primärer Dauerbruch — sekundäre Osteonekrose, abhängig von der beruflichen Exposition;
bei Caissonarbeitern: primäre Osteonekrose infolge Luftembolie — sekundäre Frakturen!

cc) *„Traumatische"* Osteonekrose nach Hüft- und Lunatumluxation: primäre Osteonekrose durch Gefäßabriß — sekundäre Dauerfraktur infolge Insuffizienz des geschädigten Knochens.
Sekundäre Osteonekrose des Femurkopfes bei medianem Schenkelhalsbruch (sogenanntem Schenkelhals-Momentanbruch!).

6. Bemerkungen zur Allgemeinen Pathogenese

Knochennekrosen können durch mechanische, thermische, strahlende Schäden, durch elektrischen Unfall, durch chemisch-toxische, mikrobiell-toxische und durch physico-chemische Schäden entstehen. G. AXHAUSEN hat auf die Bedeutung von *lokalen Zirkulationsstörungen* aufmerksam gemacht. Es lägen *blande Infarkte*, also Emboliefolgen, vor. Diese freilich würden nur auf besonderem konstitutionellem Boden das vergleichsweise komplizierte Bild sogenannter aseptischer Nekrosen erzeugen können. Für die Bedeutung der Zirkulationsstörungen sollen sprechen können:
aa) Obduktionsbefunde mit einzelnen anämischen Infarkten z. B. in den Femurepiphysen. Angeblich sei es gelungen, aus diesen Herden anhämolytische Streptokokken zu züchten.
bb) G. SCHMORL hatte gelegentlich in den proximalen Femurepiphysen landkartenförmige Nekrosen gefunden, welche gleichzeitig und neben einer tuberculo-bakteriellen Aussaat aufgetreten waren. Die Nekrosen selbst hatten nichts mit der Tuberkulose als solcher zu tun. Es lägen also an sich unspezifische konkomitante Veränderungen bei tuberculo-toxischer Sensibilisierung vor.
cc) AXHAUSEN hat auch, wenn auch selten, *neben* aseptischen, infarktähnlichen Knochennekrosen infizierte Infarkte gesehen.
Die Vorstellungen von AXHAUSEN leiden daran, daß es vergleichsweise sehr selten nur gelingt, Veränderungen der Strombahn tatsächlich zu verifizieren. — Nachdem LOOSER (1920) bei rachitischen und osteomalazischen Knochen Umbauzonen (Aufhellungsbezirke) als Folge mechanischer Einwirkungen erkannt hatte, wurden die radiologisch ähnlich aussehenden „Insuffizienzschäden" am Skelett ähnlich bewertet. C. HENSCHEN hat ermittelt, daß bei fortgesetzter Überbeanspruchung des Knochens Ermüdungserscheinungen ebenso auftreten, wie bei „Ermüdungsfrakturen" anorganischer Werkstoffe („Frakturen" z. B. einer Pleuelstange aus Edelstahl!). Durch die Röntgeninterferenzmethode wurde auch für die Hydroxylapatit-Kristalle gezeigt, daß bei Überbeanspruchung eine Vergrößerung (Vergröberung) der Kristallgemische entsteht. Da nun die Widerstandskraft gegen mechanische Dauerbeanspruchung um so größer ist, je feinkörniger das Gefüge der belasteten „Substanz" angeordnet ist, so erscheint es plausibel, daß bei Vergröberung des Kristallit-Gefüges die Brüchigkeit der knöchernen Hartsubstanzen zunimmt. Hält die mechanische Dauerbeanspruchung weiter an, resultieren zunächst feine Spalten entlang den Kristallflächen; daraus werden gröbere Fissuren, endlich Frakturen; jene zeitigen Zirkulationsstörungen, diese induzieren das eigentliche Trümmer-Nekrosefeld. Es ist sehr typisch, daß eine periostale Callusbildung genau in den Gegenden entsteht, welche durch fissurale Zerklüftungen „mikrotraumatisch" heimgesucht wurden!

Die These, daß aseptische Knochennekrosen die Folge lokaler Zirkulationsstörungen seien, ist zwar nicht verlassen; ihr Gültigkeitsbereich erscheint jedoch erheblich eingeschränkt. Die Vorstellung von der prävalierenden Bedeutung mechanischer Dauerinsulte geht auf UEHLINGER zurück. Er hält den „Dauerbruch" für den Primärvorgang und hat überaus wahrscheinlich machen können, daß die Knochennekrose den Sekundärvorgang darstellt. Erbliche Momente können für die Entstehung der Dauerbrüche und aseptischen Nekrosen — sehr wahrscheinlich — eine disponierende Rolle spielen.

XIII. Geschwülste und geschwulstähnliche Erkrankungen

1. Chordom

Bis walnußgroße gallertige, auf der Schnittfläche opake, knorpelähnlich glänzende Geschwülste. 35 % aller Fälle kommen „kranial" d. h. intrakraniell, vorwiegend gebunden an den Clivus Blumenbachi vor. Clivus-Chordome haben einen größten queren Durchmesser von 7 cm. Die Clivus-Chordome nennt man „sphenooccipitale"; das Prädilektionsalter liegt zwischen dem 30. und 60. Lebensjahr. 55 % aller Chordome finden sich „kaudal". Es handelt sich um sacrococcygeale Geschwülste. Das Prädilektionsalter liegt zwischen dem 40. und 70. Lebensjahr. Die restlichen 10 % der Chordome bleiben „unterwegs", sie treten also irgendwo da auf, wo Reste der Chorda dorsalis im Achsenskelett zu einer blastomatösen Entfaltung geführt hatten.

Die intrakraniellen Chordome treten, — genau genommen — in der Umgebung des Türkensattels auf; Clivus-Chordome sind mit einer kleinen Exostose vergesellschaftet. Man hat den Eindruck, daß die Geschwulstkeimanlage aus dem knöchernen Material des Clivus in das Endokranium verlagert worden sei; dabei könnte sie zur Dislokation eines kleinen corticalen Knochenabschnittes derart geführt haben, daß aus diesem die Exostose entstanden ist. Palpiert der Finger des Obduzenten, gleitet er hangabwärts über den Clivus, eine höckrige Erhabenheit, sollte er reflektorisch die Basis des herausgenommenen Gehirnes, die Gegend nämlich der Arteria basilaris cerebri, vor allem auf dem Pons, prüfen; er findet dort oft ein bohnen- bis kleinkirschgroßes gallertiges Gebilde, eben das Chordom! Die *„kranialen" Chordome* treten auch im Nasenrachen, im Kieferbereich, im Occiput und im Epistropheus auf. *„Vertebrale" Chordome* können in allen Abschnitten gelegen sein. Sie finden sich sowohl intravertebral als auch im Inneren des Spinalkanales. Sie liegen ebensogut nach ventral wie nach dorsal. Im Grundsatz gilt die Regel: „Kraniale" Chordome sind überwiegend gutartig, *„kaudale" Chordome* überwiegend bösartig. Bei letzteren soll angeblich ein lokales Trauma auslösend wirken können. Es hat nicht an experimentellen Bemühungen gefehlt, etwa durch Anstechen des Nucleus pulposus, ein Chordom zu erzielen (RIBBERT; SCHMINCKE und ANDLER). Das ursprünglich epithelähnliche Aussehen der Zellen der Chorda dorsalis verleiht den Elementen der Chordome ein eigenartiges blasiges, pflanzenzellenähnliches Aussehen. Männer erkranken häufiger als Frauen. — Wegen des blasigen Charakters der Zellulation nannte R. VIRCHOW die Chordome *"Ekchondrosis physalifora"*, die Physaliden sind die blasigen großen, glykogenreichen Zellen. Der Terminus „Ekchondrosis" trifft die Histogenese nicht; VIRCHOW glaubte also, die Chordome seien bestimmte Chondrome. Dies hat sich später als Irrtum herausgestellt. — Die experimentelle Reproduktion dieser so sehr interessanten Neubildungen hat übrigens Schwierigkeiten; es gelingt durchaus nicht regelmäßig, etwa beim Kaninchen, im Sinne von SCHMINCKE und ANDLER, Chordome zu induzieren. — Wird beim Menschen die Diagnose „Chordom" rechtzeitig gestellt, ist die Prognose nicht schlecht. Durch eine umfängliche operative Intervention gelingt es in der Regel, die Neubildung zu beherrschen.

2. Fibrom

"Familie sogenannter Fibrome".

a) Fibröser Corticalisdefekt

Häufig; bevorzugter Befall: Metaphysen des Extremitätenskelettes, ganz überwiegend distale Femurmetaphyse; besonders große sogenannte fibröse Corticalisdefekte gehen kontinuierlich über in das, was man *„nicht-ossifizierendes Fibrom"* nennt.

Die Corticalisdefekte sind klinisch oft alarmierend; sie werden bei Kindern zwischen dem 4. und 8. Lebensjahr, selten jenseits des 14. Jahres gefunden. Wenn der fibröse Corticalisdefekt entdeckt wird, besteht er im Durchschnitt bereits 2 Jahre. Bilateral-symmetrische Knochenschalendefekte sind beobachtet. Im Röntgenbild findet sich gelegentlich so etwas wie eine angedeutete Spicula. Nun wird eilig operativ vorgegangen, mindestens Material für die bioptische Untersuchung entnommen. Jene zeitigt ein an Spindelzellen reiches, geflechtartig angeordnetes bindegewebiges Proliferat, welches über einige capilläre Gefäße, verpuffte Endothelsprossen, also auch über einige wenige Riesenzellen verfügt. Mitosen sind, wenn überhaupt, nur seltener eingestreut. Der Befund ist typisch. *Ein Sarkom liegt nicht vor. Die Prognose ist ausgezeichnet.* Der fibröse Corticalisdefekt heilt von selbst. Der Diagnostiker muß nur „die Nerven bewahren". Wird der Röntgenologe davon unterrichtet, daß die Untersuchung des bioptischen Materiales einen „fibrösen Corticalisdefekt" ergeben habe, wird er auch geneigt sein, zu betonen, daß er eine „eigentliche" Spicula nicht gefunden hatte! Die Kenntnis dieser kleinen häufigen geschwulstähnlichen Corticaliszerstörung ist also von eminenter praktischer Wichtigkeit.

b) Nicht-ossifizierendes Fibrom

Es entsteht überwiegend aus einem „fibrösen Corticalisdefekt" oder „aus sich heraus", d. h. ohne ein erkennbares Vorstadium. Die Lokalisation stimmt mit der des fibrösen Corticalisdefektes überein. Es besteht also ein topographischer Bezug zu den *Metaphysen,* vor allem *der Femora.* Überhaupt wird das

Extremitätenskelett der Beine bevorzugt betroffen, während nur gelegentlich und ausnahmsweise das nicht-ossifizierende Fibrom auch am Humerus vorkommt. Als Prädilektionsalter gilt die Zeit *zwischen dem 8. und 20. Lebensjahr.* Das Röntgenbild zeigt blasige, wabige, schaumige, unscharf konturierte, zystenähnliche Defekte. Eine Spicula fehlt. Spontanfrakturen können vorkommen. Die Veränderungen finden eine Akzentuation durch ein akzidentelles Trauma. Daß ein Trauma ein nicht-ossifizierendes Fibrom hervorgerufen haben könnte, ist erfahrungsgemäß ganz unwahrscheinlich. Das histologische Bild ist bunt, nicht ganz einfach zu deuten, in gewissem Sinne alarmierend: Eigenartige Geflechte von breitspindeligen Mesenchymzellen, Fibroblastenzüge und -straßen, reichlich Schaumzellen, mäßig zahlreiche Capillaren, wechselnde Hyperämie, alte und frische, nicht eben aufdringliche Blutungsreste, mäßig zahlreiche Riesenzellen vom Typus sogenannter Myeloplaxen. Differentialdiagnostisch müssen abgegrenzt werden: Osteoid-Osteom (schmerzhafte Neubildung!), gutartiger Riesenzellentumor (Prädilektionsalter und Prädilektionsorte passen nicht!), Heilungsstadien des eosinophilen Granulomes, xanthöse Granulome (die Kenntnis aller klinischen Zusammenhänge hilft weiter!). Für das „nicht-ossifizierende" Fibrom ist ungemein charakteristisch, daß eben, wie der Name sagt, die Neigung zur Ausbildung osteoider Formationen fehlt. Die größte Dimensionierung des nicht-ossifizierenden Fibromes liegt bei etwa 7 : 6 : 4 cm; im allgemeinen sind die Geschwülste kleiner. Primär multiples Auftreten ist beobachtet. Die Sache hat mit einer Ostitis fibrosa nichts zu tun. Die Prognose ist günstig. Es besteht eine gewisse Tendenz zur Spontanheilung, die freilich bei der relativen Größe der nichtossifizierenden Fibrome nicht sehr glückliche Resultate liefert. Operative Intervention ist erforderlich, Nachbestrahlung ist nicht nötig. Ob nichtossifizierende Fibrome maligne entarten können, ist nicht mit letzter Sicherheit auszuschließen; die Malignisierung des nicht-ossifizierenden Fibromes ist jedoch ganz unwahrscheinlich.

c) Solitäre Knochenzyste

Juvenile Knochenzyste. Die Neubildung tritt fast immer gebunden an die Schäfte der langen Extremitätenknochen auf. Das obere Drittel des Humerus ist exquisit bevorzugt! Die *Geschlechtsverteilung* ist: männlich zu weiblich wie 2 : 1! 80 % der Patienten stehen zwischen dem 3. und 14. Lebensjahr. Die Zyste ist gewöhnlich einkammerig, von der Größe einer Clementine, im Besitze einer klaren strohgelben, allenfalls bernsteinfarbenen Flüssigkeit. Die innere Oberfläche der Zystenwände ist glatt. Die Zysten sind nur dann gekammert, wenn Blutungen stattgehabt haben, also insbesondere nach mehrfacher Frakturierung. Spontanfrakturen sind häufig. Außer dem Humerus sind natürlich gelegentlich Femur, Tibia, Fibula, höchst selten die Metacarpalia, Metatarsalia, Rippen und Beckenknochen befallen. Im Röntgenbild imponiert, daß die Zyste, etwa im proximalen Drittel des Humerus, unmittelbar an die epiphysäre Platte heranreicht. Die Klinik ist lange Zeit „stumm"; ein Teil der Zysten wird zufällig, röntgenologisch, ein anderer dadurch entdeckt, daß ein Bagatelle-Trauma eine Quasi-Spontanfraktur erzeugt hat. Die Zysten werden also durch „Gelegenheitsursachen" deutlich. Histologisch: Es handelt sich um ein an Osteoklasten, also Riesenzellen reiches Gewebe, untermischt von soliden Zügen und Straßen schmal-spindeliger Bindegewebszellen. Stets und ständig finden sich lakunär erweiterte dünnwandige Gefäße. Man muß zwei Formen der juvenilen Knochenzyste unterscheiden: Einmal eine solche, die „unendlich" stationär ist, d. h. über Jahr und Tag das bleibt, was sie immer war. Sie neigt auch nicht zur Spontanheilung. Sie entartet jedoch auch bestimmt nicht maligne! Der zweite Typus der juvenilen Knochenzysten heilt aus. Freilich ist mit Rezidivbildung in bis 50 % der Fälle zu rechnen. Die nosologische Stellung der Zyste ist unklar. Ob es sich um eine eigentliche Geschwulst handelt, sei dahingestellt. Die früher geäußerte Auffassung, die solitäre (juvenile) Knochenzyste sei ein Ausheilungsstadium eines gutartigen Riesenzellentumors, gilt als verlassen. Der Gedanke, daß die Zyste als Resorptionsfolge eines traumatisch inszenierten intraossären Haematomes gelten könnte, ist angeblich ebenfalls unwahrscheinlich. Die pathogenetischen Bedingungen, unter denen die solitäre Knochenzyste entsteht, sind derzeit unbekannt.

d) RZG: Gutartige Riesenzellengeschwülste

aa) Sogenannter Brauner Tumor = Giant cell tumor

Der Tumor tritt in 75 % aller Fälle *zwischen dem 20. und 40. Lebensjahr*, bei beiden Geschlechtern etwa gleich häufig auf; es ist eine leichte quantitative Akkumulation zwischen dem 30. und 40. Lebensjahr zu registrieren. Der sogenannte Braune Tumor findet sich nur selten vor Vollendung des 10. Lebensjahres. Größere Statistiken zeigen, daß das *mittlere Lebensalter* der Träger sogenannter Brauner Tumoren *bei 33 Jahren* liegt. Sogenannte Braune Tumoren sind sehr viel seltener als das „nicht-ossifizierende Fibrom". 50 % aller Fälle von Giant cell tumor liegen in der Umgebung des Kniegelenkes, also in der distalen Femur- und der proximalen Tibiaepiphyse. An Häufigkeit des Befalles folgt sodann das obere Drittel der Femora. Das histologische Bild ist charakteristisch: Umgemein zellreiches Gewebe, Auftreten von vielkernigen Riesenzellen, Anzahl der Kerne oft jeweils mehrere Dutzend. Reichlich Capillaren, alte und frische Blutungen, Haemosiderinpigment, Partien der sklerosierenden Ausheilung, unterschiedlich zahlreiche Pseudoxanthomzellen. Die nosologische Stellung des Braunen Tumors ist nicht völlig abgeklärt. Die ältere deutsche Schule war der Auffassung, daß es sich um eine „Resorptionsgeschwulst" handeln könnte; daß also ein Trauma vorausgegangen sein müsse. Demgegenüber macht die amerikanische Schule geltend, daß doch offensichtlich ein echter, wenn auch bezüglich der Malignität gezügelter Tumor vorliege; man könnte gelegentlich Metastasen nachweisen, auch sei eine echte maligne Entartung bekannt.

Wahrscheinlich sind beide Auffassungen berechtigt. Je mehr der Tumor (im Falle einer etwaigen Einzelbeobachtung) aus dem allgemeinen Manifestationsschema bezüglich Lokalisation und altersmäßiger Präponderanz herausfällt, um so verdächtiger ist er darauf, daß er Fähigkeit und Neigung zur malignen Entartung besitzt. Anders formuliert: Wird ein Giant cell tumor außerhalb des 20. bis 40. Lebensjahres und an anderen Skeletteilen z. B. als der Umgebung des Kniegelenkes gefunden, ist in 10—15 % — im Kollektiv gesprochen — mit larvierter Malignität zu rechnen. Es ist also schwierig, Fälle, die man nicht über einige Zeit zu beobachten Gelegenheit hatte, prognostisch einwandfrei zu beurteilen. Uns selbst sind zwei Fälle bekannt, bei denen „Braune Tumoren" des Vorderarmes Lungenmetastasen gesetzt haben, welche bioptisch gesichert werden konnten; ein erneuter Metastasierungsschub heilte jedoch spontan ab! Gerade diese Beobachtungen sind ein schönes Zeugnis für die „gezügelte" Malignität (Kennwort: Stufen der Malignität! Vgl. „Allgemeine Pathologie", S. 210, 211).

bb) Sogenanntes Knochenaneurysma = aneurysmal bone cyst

Es werden bevorzugt Kinder und Jugendliche befallen, Mädchen weit häufiger als Jungen. Das sogenannte Knochenaneurysma ist kein „Haemangiom"; es ist röntgenologisch durch den *„blowout distention"*-Effekt ausgezeichnet. Klinisch werden unklare Beschwerden geklagt; man findet gelegentlich eine korrespondierende Weichteilanschwellung; natürlich spielt auch in der Anamnese ein Bagatelle-Trauma eine Rolle. Histologisch findet sich ein riesenzelliges Blastem mit zahlreichen in den Lumina extrem erweiterten dünnwandigen Gefäßen. Es ist schwierig oder gar nicht festzustellen, ob die aneurysmatischen Ektasien durch deformierte Gefäßwände oder aber das Tumorgewebe sensu stricto abgegrenzt werden. Ein Endothelbelag ist jedenfalls nur ausnahmsweise erkennbar. Die lakunären Zysten sind von Gerinnseln ausgestopft. Auf Schritt und Tritt begegnet man organisatorischen Effekten. Damit hängt es zusammen, daß Hämosiderinpigment reichlich nachweisbar ist. Vereinzelt können auch Schaumzellen gefunden werden. Das sogenannte Knochenaneurysma hat keinerlei histo-genetische Beziehungen zur „solitären Knochenzyste", eher kann man davon ausgehen, daß „pulsierende" braune Tumoren als „aneurysmatische RZG" das Phänomen des sogenannten Knochenaneurysma abgeben. Aneurysmal bone cysts finden sich *vor allem in der Wirbelsäule*, den langen Röhrenknochen, aber auch im Beckenskelett sowie in den kurzen Hand- und Fußknochen. Die ausschließlich histologische Abgrenzung des sogenannten Knochenaneurysma von einem sogenannten Braunen Tumor kann unmöglich sein. Lebensalter der Patienten und exakte Lokalisation der Geschwülste spielen in der Differentialdiagnose eine große Rolle. Wichtig ist folgendes: Die sogenannten Knochenaneurysmen sind völlig harmlos, neigen kaum zum Rezidivieren, entarten niemals maligne und setzen keine Metastasen!

cc) Epulis gigantocellularis sarcomatodes

Über die Riesenzellenepulis wurde berichtet („Spez. path. Anat. II", S. 47 u. 54). Auch sie ist reich an Riesenzellen vom Typus sogenannter Myeloplaxen. Die histologische Abgrenzung einer Riesenzellenepulis im konventionellen Sinne von einer „Enulis" d. h. einem sogenannten braunen Tumor des Kieferskelettes ist schwierig bis unmöglich.

dd) Myelom der Sehnenscheiden

Der Name „Myelom" rührt von der markig-weichen Konsistenz; er hat nichts mit dem „Myelon" (Knochenmark etc.) zu tun; das „Myelom einer

Sehnenscheide" ist also grundverschieden z. B. von einem „plasmazellularen Myelom". Auch Beziehungen zu nervösen Strukturen, Rückenmark etc., bestehen in keiner Weise! — Die RZG der Sehnenscheiden sind reich an vielkernigen, pittoresken, vielfach monströsen Riesenzellen, Blutcapillaren, verpufften Capillarendothelien, alten und frischen Blutungen, Haemosiderinpigment, gelegentlich auch an Schaumzellen. Die „Myelome einer Sehnenscheide" sind den „Braunen Tumoren" sehr ähnlich. Bei diesem Typus der Neubildungen handelt es sich um reaktiv-resorptive Vorgänge nach stattgehabter mechanischer Insultierung (V. ALBERTINI, 1955). Die „Myelome der Sehnenscheiden" werden auch als *riesenzellige, xanthöse, xanthogranulomatöse „Fibrome"* bezeichnet. — Neuerdings werden diese Geschwülste in einen histogenetischen Bezug zu den *Synovialomen* gebracht (GEILER, *1961*). Synovialome sind Geschwülste, die von Gelenkkapseln oder Sehnenscheiden, para-artikulären Gewebeeinrichtungen etc. ihren Ausgang nehmen. Sie sind semimaligne, neigen dazu, stets und ständig schmale, spaltförmige Lumina zu formieren, imitieren also den Gewebetypus kapsulärer Einrichtungen. So wie natürlich-normale Gelenkkapseln, Fähigkeit und Neigung haben, „Oberflächen abzugrenzen", also auch Deckzellschichten (Mesothel-Anordnungen) zu formieren, so folgen auch die Synovialome — mehr oder weniger deutlich — diesem Baumuster. — Das „einfache Myelom einer Sehnenscheide" ist selbstverständlich kein „Synovialom"! Man muß der Versuchung widerstehen, histogenetische Zusammenhänge und morphologische Ähnlichkeiten als Äquivalente der Lebensäußerungen der skizzierten Neubildungen hinzunehmen. Die „Myelome einer Sehnenscheide", die man auch riesenzellige Fibrome nennen kann, sind vollständig harmlos! Sollten sie operativ nicht gänzlich entfernt worden sein, neigen sie natürlich zur Rezidivbildung. Daß ein banales Myelom einer Sehnenscheide bösartig würde, ist so gut wie unbekannt.

3. Chondrome

Es handelt sich um eine große Familie knorpeliger blastomatöser Entfaltungen. Chondrome kommen entweder zentral oder peripher vor: *Enchondrome, Ekchondrome;* sie liegen also in der Knochenmarkhöhle, oder sie sitzen der Corticalis auf! Chondrome scheinen Beziehungen zu Vorgängen der gestörten Entwicklung zu besitzen; einige Chondrome dürfen als *blastomatöse Dysplasie* gelten. Für verschiedene Chondromgruppen ist familiär-erbliche Bindung sichergestellt. Im allgemeinen werden Chondrome in jugendlichem Alter beobachtet. Als Prädilektionsorte haben zu gelten: Handskelett, Schulter- und Beckengürtel, Epiphysenfugen des Extremitätenskelettes, Knorpelknochengrenzen der Rippen. Auf jeden Fall wird nur das knorpelig präformierte Skelett befallen. Als Matrix haben entweder im Überschuß angelegte Knorpelstückchen oder unverbrauchte Knorpelreste aus dem Bestande einer Epiphysenfuge zu gelten. Die Größe der Chondrome ist stark wechselnd. Einige Ekchondrome stehen in kontinuierlicher Verbindung mit dem fibrösen Periost, andere mit dem Endost. Verhältnismäßig große Chondrome, welche relativ schnell gewachsen sein dürften, neigen zu zentral gelegenen regressiven Metamorphosen, also zu zystischer Umwandlung und Verkalkung.

Systemartige Chondromatosen sind bekannt: Osteodysplasia enchondrotica = Enchondromatosis ossificans. H. CHIARI hat in einem einzigen Falle über 1 000 Geschwülste (und Geschwülstchen) dieser Art beschrieben! Es handelt sich vor allem um starke Verunstaltungen des Hand- und Finger-Skelettes. Das systematisierte Auftreten der Chondrome wird bezeichnet als *Osteodysplasia enchondrotica = Enchondromatosis ossificans.* Damit ist zum Ausdruck gebracht, daß zunächst die Chondrome im Spongiosabereich der befallenen Skelettabschnitte entstehen. Sie durchsetzen jedoch auch die Corticalis, schieben das Periost zur Seite, bilden knotig-knollige, fast kartoffelähnliche Auftreibungen, dehnen die über den Verunstaltungen gelegene Haut, erzeugen Distensionsgeschwüre, werden dadurch mechanischer Insultierung ausgesetzt, fallen lokalen Kreislaufstörungen sowie sekundärer Infektion anheim. Die Knochenchondromatose ist ein polyostotisches, polytopes Leiden, „das eher den Eindruck einer Krankheit als einer Mißbildung" (UEHLINGER 1952) macht. Klinisch-röntgenologisch sind 5 Formen auseinanderzuhalten: a) *Akroform;* es sind die Extremitätenenden befallen. b) *Strahlform;* es scheint, daß vorwiegend der Radius verunstaltet ist. c) *Halbseitenform;* Es handelt sich um den Morbus Ollier *(Dyschondroplasie,* Bull. soc. chir. Lyon 3 : 23, *1889).* Die von OLLIER gewählte Bezeichnung „Dyschondroplasie" macht deutlich, daß ein Leiden gegeben ist, welches Mißbildungs- *und* Geschwulstcharakter in sich vereinigt. Beim Morbus Ollier ist nur die eine Körperhälfte befallen, während die andere frei ist. Die betroffene Körperseite bleibt im Längenwachstum zurück. Die verkürzten Extremitäten sind nicht schmerzhaft. Im Röntgenbild erscheinen die Enchondrome wie unregelmäßig begrenzte Aufhellungen, zuweilen wie Ausstanzungen. Zuweilen ist der Morbus Ollier kombiniert mit multipler Angiomatose der Haut und inneren Organe. In den ektatischen Venen werden Phlebolithen gefunden. Gleichzeitig können Pigmentnaevi bestehen. Man spricht von Mafucci-Syndrom *(Lit.:* A. MAFUCCI, Movimento medico-chirurgico *3* : 399, *1881).* Die Kombination des Morbus Ollier mit Mafucci-Syndrom wird, wenn überhaupt, angeblich nur bei Männern (oder Knaben) beobachtet. Nur in dieser Kombination besteht Neigung zur malignen Entartung: Es sind Chondrosarkome, angioplastische Sarkome etc. beschrieben. — d) *Oligotope Form.* Es ist nur *eine* Körperregion befallen. Dies bedeutet, daß die an ein Gelenk angrenzenden Knochen chondromatös entartet sind. Die oligotope Form zeigt eine progressive Tendenz. e) Sogenannte Vollform der Knochenchondromatose. Jetzt ist das gesamte Skelett befallen. Die Chondrome können jetzt riesenhaft ausgedehnt sein. Die Verunstaltungen sind grotesk. Maligne Entartung ist nicht selten. Es kann auch zur Umwandlung der Chondrome in Myxochondrome kommen. Auch deren Prognose ist dubiös.

Die gutartige Natur stark dimensionierter Chondrome, besonders gerade des Beckenskelettes (Grenzbereich zwischen 3 korrespondierenden Skelettabschnitten!) ist durchaus zweifelhaft: Derartige Chondrome rezidivieren; sie erreichen verhältnismäßig schnell eine große Ausdehnung; sie verdrängen das Gewebe der Umgebung und brechen in Venen ein; sie bilden intravenös nach dem Herzen zu vorgeschobene Geschwulstgewebezapfen. Brechen diese ab, resultieren Lungenmetastasen.

Chondrome haben auch insofern eine Eigenstellung, als sie gelegentlich — seltener — unabhängig vom Skelett, in Kehlkopf, Luftröhre, Bronchien,

Lungen, Nasen, Nasennebenhöhlen, Zunge, Ohrspeicheldrüse etc. etc. gefunden werden.

4. Chondromyxoidfibrom

Vorkommen in gleicher Häufigkeit bei Angehörigen des männlichen und weiblichen Geschlechtes; bevorzugter Befall zwischen dem 11. und 29. Lebensjahr. Die unterschiedlich großen, teilweise sehr ausgedehnten Geschwülste finden sich ganz überwiegend an den unteren Extremitäten, vorwiegend an der Tibia, natürlich auch im unteren Femurdrittel, in der Fibula, in den Mittelfußknochen und im Fersenbein. Der Tumor ist gutartig, das histologische Bild wechselnd: Neben einfachen Partien des zellreichen hyalinen Knorpels finden sich Proliferationszentren; perivaskuläre dichte Zellager, von denen vielkernige Knorpelzellen, große Knorpelzellhöhlen, aber auch Gefäßsprossen, kleine Rarefikate, Pseudozysten, schleimgewebsähnliche Umwandlungen etc. ausgehen. Das Chondromyxoidfibrom gilt erfahrungsgemäß als durchaus gutartig, — ein wenig im Gegensatz zu dem bunten Zellbild.

Cave: Die myxomatöse Komponente mahnt stets zu klinischer Vorsicht; nachgehende Fürsorge ist unerläßlich. Das Chondromyxoidfibrom ist abzugrenzen von dem banalen chondroplastischen Sarkom, welches ebenfalls myxomatöse Komponenten führen kann, vor allem aber von den aggressiven Typen der Chondrome. Es gehört ein hohes Maß histo-diagnostischer Erfahrung dazu, den „Typus" des Chondromyxoidfibromes diagnostisch klar und zuverlässig zu erarbeiten!

5. Osteome

Es handelt sich um gutartige, sauber abgegrenzte Geschwülste, welche aus Knochengewebe aufgebaut sind. Grundsätzlich sollte bedacht werden, daß Osteome auch über osteoide Vorstufen verfügen können.

Die reinen reifen Osteome kann man folgendermaßen einteilen:
a) *Nach der Histogenese.* aa) Knorpelig-präformierte, epiphysäre Osteome und
bb) bindegewebig präformierte, periostale bzw. tendinöse Osteome.
b) *Nach dem Feinbau.* aa) *Harte Osteome;* Osteoma eburneum; es besitzt wenig Haverssche Kanäle.
bb) *Spongiöse Osteome;* Osteoma spongiosum, feinporöser Bau.
cc) Medulläre Osteome; Osteoma medullare, ausgestattet durch weite Markräume, reich an hämatopoetischem Mesenchym.
c) *Nach der Form.* aa) *Diffuse Osteome* = Diffuse Hyperostosen;
bb) *Umschriebene Osteome* = Begrenzte osteophytäre Gebilde; in diese Gruppe gehören die Produkte z. B. der ossifizierenden Periostitis; es handelt sich also nicht eigentlich um echte Geschwülste.
d) *Nach der Lokalisation.* aa) Exostome = Exostosen;
bb) Enostome = Enostosen.

Angewandte Typologie der Osteome
1. *Exostosis cartilaginea, Ekchondrosis ossificans:* Es handelt sich um derbe knöcherne Gebilde, welche von einer bindegewebigen Kapsel umgeben sind.

Auf dem Sägeschnitt erkennt man ein spongiöses Zentrum. Histologisch kann man deutlich die Vorgänge der enchondralen *und* perichondralen Ossifikation unterscheiden. Die knöcherne Apposition erfolgt durch unterschiedlich dicke Lamellen. Die Tumoren sind ungleich gewachsen, zeigen stets einige „liegen gebliebene" d. h. nicht verbrauchte, in den neugebildeten Knochen eingeschlossene Knorpelinseln. Diese Osteome haben topographische Beziehungen zu den „Intermediärknorpeln", also (auch) zu den Epiphysenfugen.

2. *Exostosis fibrosa:* Es handelt sich um periostale bindegeweblich präformierte Exostosen, an deren Aufbau Knorpel nicht beteiligt ist! Sie stehen entweder kontinuierlich mit der knöchernen Unterlage in Verbindung oder sind „diskontinuierlich" also etwa gestielt oder pendulierend mit dem benachbarten Knochen verhaftet. Ein klassischer Vertreter der Exostosis fibrosa ist der „berühmte" Calcaneus-Sporn. Er nimmt seinen Ausgang vom Processus medialis tuberis calcanei, nach der Plantarfläche zu. Andere Exostosen sollen in Beziehung stehen zum Ansatz der Achillessehne. Derartige Exostosen lassen sich experimentell durch Verfütterung des Mehles der Süßerbse Lathyrus odoratus erzeugen: Im Bereiche der Linea aspera oder aber an den Insertionsflächen der Kaumuskulatur der Versuchstiere entstehen monströse (hyperostotische) Exostosen. Sie dürften durch die Koinzidenz zweier Faktoren entstanden sein: Einmal durch die experimentelle Alteration des Mucopolysaccharidstoffwechsels; zum anderen durch die mechanische Belastung. — Am Schädeldach finden sich nicht selten corticale Osteome. Sie sind flach-hügelig, breitbasig, vorwiegend an der Außenseite von Stirn- und Scheitelbein, sehr selten einmal gestielt. *Höhlen-Osteome* finden sich im Bereiche der Nasennebenhöhlen. Ist ihre Stielverbindung zur knöchernen Matrix verloren gegangen, fallen sie der Nekrobiose anheim. Man spricht von *toten Osteomen.* Die *Dupuytrensche subunguale Exostose* der Großzehe zeitigt eine eigenartige Symptomatologie: Sie erzeugt Schmerzen, treibt den Nagel auf, bricht am Nagelrand hervor, inszeniert eine Druckatrophie der Epidermis, schließlich ein Ulcus. Die Dupuytrensche Exostose findet sich gerne bei Jugendlichen. *Cave:* In der Differentialdiagnose subungualer Tumoren sollten bedacht werden a) *einfache gutartige: Fibrom, Chondrom, Osteom, Papillom;* b) *bösartige: Sarkome,* insbesondere *Angiosarkom,* hierher gehörig auch *Peritheliom;* c) *kompliziert gebaute Geschwulste:* Neuromyoarterielle, außerordentlich schmerzhafte *Glomustumoren!* — Auf das Vorkommen sogenannter Gelenkosteome, welche eine Beziehung zu entzündlich-degenerativen Gelenkerkrankungen haben können, sei hingewiesen.

3. *Benignes Osteoblastom:* Der Name ist philologisch wenig ergiebig. Er soll im wesentlichen zum Ausdruck bringen, daß die in Rede stehende Geschwulst „sicher" gutartig ist, daß also „bestimmt kein Osteosarkom" dahintersteckt. Der Tumor ist selten, sein größter querer Durchmesser beträgt etwa 7 cm. Er kommt im Alter von 10—25 Jahren, vorwiegend bei Mädchen, in den meisten Fällen im Bereiche der Wirbelkörper, seltener am Skelett der unteren Extremitäten, vereinzelt an Rippen und Scapula zur Beobachtung. Die histologische Diagnose steht und fällt mit dem Nachweis guirlandenförmig gewundener Bänder osteoider Formationen, jeweils eingesäumt durch prachtvolle Züge und Straßen von Osteoblasten. Die neugebildeten Knochenbälkchen reifen aus, die Osteoblasten sind regelmäßig und gleichmäßig differenziert, vereinzelt wird

eine Riesenzelle gesehen, das Gewebebild insgesamt ist jedoch „im Gleichgewicht". Die osteoklastische Resorption steht deutlich hinter der osteoblastischen Neoplasie zurück. Nennenswerte Zellatypien an keiner Stelle. Die Prognose ist günstig, nach sorgfältiger operativer Ausräumung der Geschwülste muß mit Rezidivbildung nicht notwendigerweise gerechnet werden.

4. *Osteoid-Osteom:* Es handelt sich um eine kleine, schmerzhafte Geschwulst; die Beschwerden gehen der klinischen und anatomischen Erkennung der Ursachen lange, vielfach 6 Monate bis 2 Jahre, voraus. 75 % aller Patienten stehen zwischen dem 10. und 25. Lebensjahr; Jungen erkranken doppelt so oft wie Mädchen. Femur und Tibia sind in je 25 % aller Fälle betroffen. Die Geschwülste treten so gut wie immer solitär auf. In 30 % aller Fälle wird ein Trauma in der Vorgeschichte angegeben. Die histologische Situation ist folgende:

An der inneren Grenze der Corticalis zur Spongiosa etwa des Femur oder der Tibia, gewöhnlich in dem an das *Kniegelenk* angrenzenden Drittel, liegt ein röntgenologischer Lichtungsbezirk, der patho-anatomisch 0,5—2 cm im Durchmesser hält. Er ist von grauer, grauroter Farbe und mäßig fester Konsistenz. Er zeigt histo-pathologisch einen imposanten Bau: Es handelt sich um radiär angeordnete neugebildete Knochenbälkchen, die zwar jugendlich, jedoch ausgereift sind. Ein Teil der Bälkchen besteht aus osteoiden Formationen, der andere Teil ist jeweils bereits im Zustande beginnender Calcifizierung begriffen. Den Bälkchen aufgelagert finden sich in ungewöhnlicher Regelmäßigkeit Osteoblasten. Zwischen den Bälkchen des *Nidus* und in dessen unmittelbarer Umgebung ist ein an Capillaren und Spindelzellen reiches Fasermark sichtbar zu machen. Hier lassen sich geringe Atypien nach Zell- und Kerngröße, besonders auch nach Zell- und Kernfärbbarkeit, nachweisen. Der Tumor hat als ausgereift zu gelten. Seine nosologische Stellung ist unklar. Eine maligne Entartung kommt nicht vor. Die Geschwulst kann jahrelang bestehen und ihren Träger verhältnismäßig stark belästigen. Es besteht eine Tendenz zur Spontanheilung. Operative Intervention beseitigt die Beschwerden; Rezidivneigung ist nur vereinzelt beobachtet. Das Osteoid-Osteom ist, vom Standpunkte der histo-pathologischen Betrachtung gesehen, das „interessanteste" Osteom.

Mit dem Osteoid-Osteom verwandt sind die *Osteoidome.* Auch diese finden sich an der distalen Femur- und proximalen Tibiametaphyse, weniger oft am Humerus, selten am Schädeldach. Auch die Osteoidome treten vorwiegend im 2. Lebensjahrzehnt auf. Sie besitzen eine birnenförmige Gestalt, erzeugen eine keulige, glatte, nicht gelappte Auftreibung des befallenen Skeletteiles und verraten eine starke Neigung zur Mineralisation. Die Umwandlung des Osteoidomes in ein reifes Osteom wird für möglich gehalten.

6. Hämangiome

Eine besondere Rolle spielt das *solitäre Hämangiom der Wirbelkörper.* Es findet sich mehr bei Frauen als bei Männern; es sind untere Brust- und obere Lendenwirbelsäule bevorzugt. Angeblich können jenseits der Lebenswende solitäre Hämangiome der Wirbelkörper unter 15 Leichenöffnungen je 1mal gefunden werden. Es scheint, daß Beziehungen zu den sogenannten isolierten Lipomen der Wirbelkörper bestehen. Fettgewebe wird zwischen die lakunären Blutgefäße einbezogen. Im Inneren der Blutlakunen können Thrombenbildung und organisatorische Effekte ablaufen. — Kavernöse Hämangiome im Bereiche platter Knochen, vor allem am Schädeldach, können eine radiäre Umstrukturierung der Kambiumschicht des äußeren und inneren Periostes hervorrufen. Es entsteht daher auf der Sägeschnittfläche so etwas wie ein Strahlenkranz; die knöcherne Transformation, hervorgerufen durch den Wachstumsdruck der Blutlakunen, imitiert das Bild eines zirkumskripten „Bürstenschädels". — Systematisierte Hämangiomatose ist vereinzelt beobachtet: Dann ist nicht nur eine Hämangiombildung im Skelett, sondern vor allem auch in der quergestreiften Muskulatur, im Bindegewebe und in einigen inneren Organen (Milz) gegeben. — Ob es einwandfreie Lymphangiome des Skelettes gibt, ist nicht sicher bekannt.

7. Schwer klassifizierbare, zur Systemisierung neigende, geschwulstähnliche Prozesse

a) Fibröse Dysplasie Jaffé-Lichtenstein-Uehlinger

Die Krankheit trägt verschiedene Namen: Osteofibrosis deformans juvenilis; Osteodystrophia fibrosa Jaffé-Lichtenstein-Uehlinger; polyostotische Ostitis fibrosa; Osteitis fibrosa cystica Albright. Fibro-ossäre Dysplasie.

Es werden folgende Formen unterschieden: 1. *Mon-ostotische fibröse Dysplasie;* 2. *polyostotische fibröse Dysplasie;* 3. *polyostotische fibröse Dysplasie* vergesellschaftet mit Pigmentation der Körperdecke und inkretorischen Störungen (= Morbus Albright).

Die Krankheit tritt angeboren oder im Kindesalter oder in der Adoleszenz auf; Mädchen erkranken dreimal häufiger als Knaben. Bevorzugt befallen werden Femur, Tibia, Rippen sowie Unterkiefer; ist bevorzugt das obere Extremitätenskelett betroffen, ist stets auch eine Schädelveränderung gegeben. Bezüglich der pathologischen Pigmentation der Körperdecke sei betont: Es handelt sich um große, manchmal sehr große, vielfach multipel auftretende, landkartenförmige Flecke, welche Café-au-lait-farben sind. Gelegentlich ist eine eigenartige „Pardelierung" der Körperoberfläche vorhanden. Es handelt sich um Melaninflecke.

Die Skelettreifung ist zunächst beschleunigt. Dadurch kommt es zu einem frühen Wachstumsschub; sobald die Epiphysenfugen geschlossen sind, tritt freilich ein Wachstumsarrest ein. Somit bleibt die definitive Körpergröße der Träger einer fibrösen Dysplasie unter den sonst vergleichbaren Mittelwerten (der Population).

Die klinische Diagnose wird gewöhnlich zwischen dem 5. und 15. Lebensjahr erarbeitet. Die Erkennung kann erschwert sein, weil jahrelange Symptomen-freie Intervalle auftreten. Im Bereiche des befallenen Skelettsystemes entstehen „unklare Beschwerden", „Knochenschmerzen", mit einer begleitenden Anschwellung. Serum-Calcium und -Phosphor werden im allgemeinen als normal befunden; die Phosphatasen können erhöht sein. Die befallenen Knochenteile sind unregelmäßig verbreitert und verlängert; die Corticalis ist rarefiziert; röntgenologisch findet sich eine Art von Zystenbildung. Die Epiphysenfugen als solche sind nicht betroffen; die Veränderungen reichen jedoch bis unmittelbar an die Fugen heran. Der Schwerpunkt der Veränderungen liegt im Dia-Metaphysengrenzbereich. Halbseitentypus ist beobachtet. In den Fällen des Albright-Syndromes tritt Pubertas praecox auf.

Patho-anatomisch findet sich ein Umbau des Knochengewebes derart, daß die Bälkchen rarefiziert werden; an die Stelle des blutbildenden Markes tritt ein Fasermark; dieses ist reich an geflechtartig angeordneten Spindelzellen; jene werden gelegentlich in breccienförmigen Strukturen angeordnet. Schließlich resultiert ein multilokulär-gekammertes System, welches zu grotesken Skelettdifformitäten führen kann. Die Sulkowitsch-Probe im Harn ist positiv. Die Corticalis kann vollständig zerstört sein, das fibröse Material greift auf die Umgebung über. Osteoklastäre Riesenzellen sind vorhanden. — Die fibröse Dysplasie kann als Präsarkomatose gelten.

Lit.: H. L. JAFFÉ, Arch. Surg. 31 : 709 *(1935)*; H. L. JAFFÉ und L. LICHTENSTEIN, Amer. J. Path. 18 : 205 *(1942);* E. UEHLINGER, Virch. Arch. 306 : 255 *(1940).*

Man hat daran gedacht, daß es sich bei der fibrösen Dysplasie Jaffé-Lichtenstein-Uehlinger um eine verkappte Form der Neurofibromatosis v. Recklinghausen handeln könnte (*Lit.:* S. J. THANNHAUSER, Medecine 23 : 105, *1944*).

b) Xanthogranulom

Dieses ist nicht eigenständig. Es kann als Ausheilungsform des fibrösen Corticalisdefektes oder des nicht-ossifizierenden Fibromes aufgefaßt werden: *xanthöses Osteofibrom.* Es bestehen Beziehungen zum eosinophilen Granulom. Die Prognose ist günstig.

Etwas ganz anderes ist das *Naevoxantho-Endotheliom, Fibroxanthoma juvenile, Xanthoma tuberosum multiplex juvenile, jugendliches Histiozytom.* Die Krankheit tritt angeboren oder im frühen Kindesalter auf; es handelt sich um die Entwicklung maculo-papulöser Hautinfiltrate, seltener von Knoten der inneren Organe, auch des Skelettes. In letzterem Falle liegen breccienförmige Strukturen vor, aufgebaut aus spindelförmigen Zellen, sogenannten Xanthomzellen. Hierbei handelt es sich um Fibroblasten oder Reticulumzellen mit Lipoproteidspeicherung. Die Knoten und Infiltrate zeigen bei Betrachtung mit freiem Auge einen braungelben Farbton. Die Hautefloreszenzen betreffen Gesicht, Hals, Stamm und Extremitäten. Lungeninfiltrate sind relativ häufig. Eine bestimmt-charakterisierbare Blutchemie ist nicht gegeben. Es wird erwogen, ob es sich um Spielarten der Hand-Schüller-Christianschen Krankheit handeln könnte.

Der Formenkreis der Xanthogranulome ist also nicht einheitlich.

c) Eosinophiles Granulom

Das eosinophile Granulom ist ein Wechselbalg unter den Granulomen; es tritt bevorzugt im Kindesalter auf, alle Abschnitte des Skelettes können betroffen sein, Schädelskelett, platte Knochen, Wirbelkörper sind bevorzugt; eosinophile Granulome müssen nicht notwendigerweise in Bindung zum Skelett in Szene gehen; sie können auch den paraartikulären Bereich, Sehnen, Gelenkkapseln, Sehnenscheiden, aber auch die Viscera — Magenwand — betreffen. Das histologische Bild ist charakteristisch: Capillarsprossen, verpuffte Capillarendothelien, pittoreske vielkernige Riesenzellen. Daneben: Fibrozyten, Fibroblasten, reichlich eosinophile Leukocyten, Plasmazellen; schließlich: Pseudoxanthomzellen und Haemosiderinpigment. Eosinophile Granulome der Spongiosastrukturen des Skelettes können an Ausheilungsformen nicht-ossifizierender Fibrome erinnern. Eosinophile Granulome neigen zum Rezidivieren; die Prognose gilt jedoch als durchweg günstig.

d) Reticulosen

Hierher gehören die sarkomwertigen Granulomatosen LETTERER-ABT-SIWE oder die Histiozytosis X-Lichtenstein; vgl. „Spez. Path. Anat. I", S. 183.

8. Skelettogene Sarkome

a) Parossale, periostogene Sarkome

aa) Spindelzellensarkome

Keine Knochensubstanz bildend! Es gibt verschiedene Unterformen:
1. *Haferzellensarkome;* kleinzellig, hoch maligne.
2. *Zellreiche, faserarme Sarkome;* sehr maligne.
3. *Alveolärsarkome,* faserbildend, dichtgefügte Zellpakete, medullärer Bau, markige Konsistenz; mittlere Malignitätsstufe.
4. *Fibroplastisches, myxoplastisches, gigantozelluläres Sarkom;* ebenfalls mittlere Malignitätsstufe.

bb) Myxoplastisches Sarkom

Die schleimbildenden Sarkome haben eine topische Beziehung zum Beckenskelett. Die Kreuzdarmbeinfuge oder die Gegend der Fossa acetabuli gelten als Prädilektionsorte. Myxoplastische Sarkome sind stets auch knorpelbildende Geschwülste. Im histogenetischen Sinne stammen Knorpel- und Schleimgewebe von einer gemeinsamen Matrix ab. Mäßig aggressives Wachstum, Prognose schlecht.

cc) Angioplastische Sarkome

1. *Hämangiomatoide Sarkome;*
2. *Endotheliomatöse Sarkome;*
3. *Angioplastische Sarkome* mit und ohne „Glomusbildung".

b) Osteogene Sarkome sensu stricto

aa) Osteoplastisches Sarkom

Bevorzugtes Lebensalter 15. bis 25. Lebensjahr; es erkranken vorwiegend junge Männer; der Tumor hat eine topographische Bindung an die distale Femurmetaphyse. Als „Leitzelle" hat eine autochthone Reticulumzelle zu gelten. Osteoplastische Sarkome können 1. mit Riesenzellen und 2. ohne Riesenzellen auftreten. Nach dem Typus der Knochenbildung hat man zu unterscheiden: 1. den Belegknochentypus; es handelt sich um die seltenere Form der Ausbildung eines Geflechtknochens; 2. osteoplastische Sarkome mit periostogener osteoider Knochenbildung; und 3. Sarkome mit „chondroidem Gitterknochen". Dieser Typus des osteoplastischen Sarkomes ist der häufigste. Im Röntgenbild wird in der Nähe des Periostes stets eine *Spicula* gesehen! Die alkalische Serum-Phosphatase ist stark positiv; die sauren Phosphatasen sind nicht vermehrt.

Die Heilungsaussichten des osteoplastischen Sarkomes liegen bei 25 % aller Fälle, sind also nicht durchaus schlecht.

bb) Osteoklastisches Sarkom

Das Prädilektionsalter liegt zwischen dem 15. und 21. Lebensjahr. Das männliche Geschlecht ist wiederum mehr betroffen als das weibliche. Es liegt ein bösartiger Riesenzellentumor vor. Die Geschwulst ist wiederum gebunden an die distale Femurmetaphyse. Die protoplasmaarmen Myeloplaxen führen nicht mehr als je 15 Zellkerne. Es bestehen stets und ständig topische Beziehungen zum spongiösen Knochen. Osteoklastische Sarkome greifen auch auf den epiphysären Bereich über. Maligne Osteoklastome können auf dem Boden einer Ostitis deformans Paget entstehen. Die Frage, ob derartige Tumoren traumatisch induziert sein können, wird immer wieder erörtert. Für die gutachtliche Würdigung des Problems „Tumor und Trauma" gelten die in der „Allgemeinen Pathologie" S. 199 skizzierten „Leitsätze". — Die Prognose ist ungünstig.

cc) Chondroplastische Sarkome

1. *Primäres Chondrosarkom* (im Sinne von GESCHICKTER und COPELAND).
2. *Sekundäres Chondrosarkom.* Hierbei handelt es sich um periostogene „verzerrte" Chondrome.
3. *Chondroplastische Sarkome im engeren Sinne* = zentrale osteogene Sarkome. Sie haben die gleichen topographischen Beziehungen wie die RZG; sie treten am meisten zwischen dem 16. und 20. Lebensjahr auf.

Es gibt *zwei Unterformen*, die man sich einprägen muß:
a) *Primäres Myxochondrosarkom:* Prädilektionsalter: 14.—21. Lebensjahr. Topographische Bindung an die Umgebung des Kniegelenkes, an das Beckenskelett und das Schultergelenk. Das primäre Myxochondrosarkom findet sich nicht ganz selten an der Line aspera femoris und bildet das sogenannte Adduktorentuberkel. Die Geschwulst wächst schnell, „ohne Gnade", bricht in Venen ein und setzt Metastasen. Es wird angenommen, daß das primäre Myxochondrosarkom seinen Ausgang von einem primitiven präkartilaginären periostalen Gewebe nimmt.
b) *Sekundäres Myxochondrosarkom:* Prädilektionsalter: 35.—58. Lebensjahr! Topographische Bindung an Humerus, Rippen, Beckenskelett, Fußwurzelknochen und Metatarsalia. Es wird erwogen, ob das sekundäre Myxochondrosarkom auf dem Boden einer kartilaginären Exostose entstehen könnte. Die distale Humerus-Metaphyse wird gelegentlich verlassen, der Tumor dringt in den epiphysären Bereich ein. Die sekundären Myxochondrosarkome heißen „sekundär", weil angenommen wird, daß sie auf dem Boden irgendeines zunächst benigne gewesenen Vorstadiums, z. B. eines gutartigen Chondromes entstünden.

Immer dann, wenn osteogene Sarkome bei älteren Menschen (5. Lebensjahrzehnt) auftreten, muß man eine besondere Vorgeschichte vermuten: Es ist zu prüfen, ob eine Fraktur vorausgegangen ist, ein „radiogenes Trauma" stattgehabt hatte oder ob möglicherweise ein verkappter Morbus Paget zugrunde liegt. Die zu den Sarkomen korrespondierende Haut fühlt sich warm an, sie zeigt eine Venenzeichnung. Es werden unklare prämonitorische, ausstrahlende Schmerzen geklagt. Im Röntgenbild imponiert die Abhebung des Periostes. Gerade dadurch wird eine Spiculabildung induziert. Allgemein-morphologisch kann man auseinanderhalten 1. ein *Strahlensarkom,* 2. ein *Schalensarkom* sowie 3. besonders orientierte Bälkchenformationen im Bereiche platter Knochen (Bürstenschädel und -Skelett). — Die Bezeichnung „Strahlensarkom" rührt daher, daß bei vorwiegender periostogener Manifestation Knochenbälkchen induziert werden, welche radiär d. h. senkrecht auf den Resten der knöchernen Corticalis stehen. Die Bezeichnung „Schalensarkom" rührt daher, daß bei vorwiegend myelogener Lokalisation der Sarkome die Corticalis von innen her rarefiziert wird; sie wird papierdünn, nach außen vorgetrieben und zeigt bei brüsker Palpation das Symptom des Pergamentknitterns. — Die Prognose bei osteogenen Sarkomen ist stets dubiös. Sogenannte Fünfjahresheilungen werden in maximal 20 (25) % der Fälle erreicht.

dd) Ewing-Sarkom

JAMES EWING (1866—1943, New York) hat eine besondere Form eines skelettogenen Sarkomes beschrieben (1922). Es tritt bevorzugt zwischen dem 11. und 15. Lebensjahr auf. Man hat den Tumor früher als endotheliales Myelom bezeichnet. Es handelt sich um einen schmerzhaften Knochentumor, der mit einer Schwellung der über dem alterierten Skelett gelegenen Weichteile einhergeht. Es besteht eine große Ähnlichkeit (im Röntgenbild) mit den Veränderungen bei chronischer Osteomyelitis. Der Tumor neigt leider zu frühzeitiger Metastasierung: Schulterblatt, Schlüsselbein, Schädel, Wirbelsäule, innere Organe. Das histologische Bild ist ungemein charakteristisch: Ausgehend vom Knochenmark findet man Gefäßbäumchen, in deren Umgebung guirlandenförmige Zellbänder derart etabliert sind, daß die Achse der Zellkerne nach dem Mittelpunkte der jeweiligen Gefäße orientiert ist. So resultiert oft das Bild sogenannter Strahlenkränze. Man hat daher das Ewing-Sarkom auch als *peritheliomatöses Reticulumzellsarkom* bezeichnet. Der Tumor gilt als strahlensensibel. Der metaepiphysäre Grenzbereich von Femur, Tibia und Humerus wird bevorzugt befallen.

Lit.: J. EWING, Neoplastic Diseases, 2nd Edition, Philadelphia and London: SAUNDERS 1922.

Anhang: In den Formenkreis der myelogenen reticulocytären Sarkome gehört das seltene „Adamantinom der Tibia". Es wird in der amerikanischen Literatur als „Adamantinoma of limb bones" bezeichnet. Selbstverständlich kann kein Adamantinom im engeren Sinne (vgl. „Spez. path. Anat. II", S. 53) vorliegen. Die histologische Ähnlichkeit ist jedoch erstaunlich. Es handelt sich um Geschwülste, welche 8 : 6 : 5 cm messen, sie finden sich vorwiegend in der Tibia, gelegentlich auch sonst im Skelett der unteren Extremitäten, lassen eine exakte topische Bindung nicht erkennen, gehen aber naturgemäß vom Markraum aus.

Die Corticalis wird rarefiziert. Der Tumor ist reich an epithelähnlich aussehenden Elementen, welche wahrscheinlich von den Endothelien der Knochenmarkblutstraßen herrühren.

9. Sekundäre Geschwülste

Die Carcinome der Prostata, Mamma, Schilddrüse, die hypernephroiden Carcinome, aber auch der kleinzellige Magenkrebs und das maligne Melanom zeitigen Geschwülste im Skelettsystem, vorwiegend in den Wirbelkörpern. Interessant ist, daß Prostatacarcinome teils eine Osteoplasie, teils eine Osteoklasie bewerkstelligen können. Carcinome setzen in der Regel häufiger Skelettmetastasen als Sarkome. Im allgemeinen kann man sagen, daß in 20—30 % der Fälle aller Carcinome Skelettmetastasen entstehen. Die eigentlichen Ursachen des bevorzugten Skelettbefalles sind nicht bekannt. Man hat folgendes vermutet:

a) *Besondere Zirkulationsverhältnisse* (v. RECKLINGHAUSEN): Die befallenen Knochen verfügten über relativ weite venöse Blutgefäße mit sinusoidalen Ektasien.

b) Die *mechanisch am meisten beanspruchten Skeletteile* würden am stärksten durchblutet. Infolgedessen bestünde reiche Gelegenheit für die Ansiedelung der Metastasen. Kritik: Hand- und Fußwurzelknochen, die gewiß sehr stark betätigt (belastet) werden, sind vergleichsweise nur viel seltener das Ziel einer carcinomatösen Metastasierung!

c) *Kleine Carcinomzellen* (kleinzellige Krebse der Prostata, der Mamma oder der Magenwand) würden leichter den Weg durch kaliberschwache Knochenmarkcapillaren finden.

d) Wahrscheinlich liegt die eigentliche Ursache des Tropismus zum Skelett in einem besonderen *Chemismus;* Carcinommetastasen suchen und finden nämlich auch den Weg in heteroplastisch entstandene Knochen, also etwa in die Markräume des durch Verknöcherung der Rippen- und Kehlkopfknorpel entstandenen, gleichsam erst nachträglich zur Verfügung gestellten Knochens! Wenn die Frage nach den ursächlichen Bedingungen der Metastasierung überhaupt erlaubt und sinnvoll ist, hat sie auf die Klärung der Bedingungen sogenannter Gängigkeiten im biochemischen Bereiche abzuheben!

XIV. Parasitäre Erkrankungen des Skelettes

Der *Cysticercus cellulosae* wird nicht ganz selten in den Spongiosastrukturen großer Knochen gefunden, er scheint jedoch unwichtig. Dagegen finden sich in 2—3 % aller *Echinococcusfälle* Finnen im Skelett! Prädilektionsorte sind: Wirbelkörper, Beckenskelett, Humerus, Tibia, Femur, schließlich auch Sternum, Rippen und Clavicula. Eine Echinococcose im Bereiche der Hand- und Fußwurzelknochen ist bis jetzt nicht beobachtet. Die Tochterblasen gehen in den Markräumen an, werden größer, zeitigen eine reaktionsarme Verdrängung der Spongiosastrukturen und eine Rarefikation der Corticalis von innen her. Bei Befall der Wirbelkörper kommt es durch die Ausdehnung des Parasiten zu einer Kompression der Foramina intervertebralia. Schließlich entstehen Spontanfrakturen, eine Kompressionsmyelitis etc. etc.

Zusammenfassende Lit.: HENRY L. JAFFE „Tumors and tumorous conditions of the bones and joints", Philadelphia: Lea and Febiger 1964.

XV. Aphorismen zur pathologischen Anatomie der Gelenke

1. Bemerkungen über das Wesen sogenannter Artikulationen

Man muß folgende prinzipiell verschiedene Möglichkeiten der Gelenkbildung auseinanderhalten:
Gomphosis — z. B. Zahnhalterung;
Syndesmosen — z. B. Schädel(dach)nähte;
Synchondrosen — z. B. Keilbein-Occipital-Verbindung (Synchondrosis spheno-occipitalis);
allseitige Bewegung im Raum wird ausschließlich durch
Gelenkketten (z. B. Becken; Wirbelsäule) ermöglicht.

Gelenke entstehen aus dem Mesoderm, gelegentlich auch aus dem sogenannten Mesektoderm, entweder durch „Abgliederung", was der häufigeren Realisation entspricht; oder sie entstehen durch „Angliederung", also sehr viel seltener dadurch, daß eine „nachträgliche" Kontaktnahme ursprünglich heterologer Skelettanteile zustande kommt. Die jeweilige Form eines Gelenkes ist genisch (erblich) fixiert. Die Gelenkstruktur ist das Produkt funktioneller Reizwirkungen. Gelenkköpfe sind immer härter als Gelenkpfannen; „gleich harte Körper" „reiben nicht aufeinander". Die Gelenkkapsel mit ihren Recessus, mit Deckzellen und Mesenchym, kann als großes „Stoffwechselorgan" verstanden werden. Sie garantiert einen luftdichten Abschluß. Die Gelenkflüssigkeit kann als Sekretionsprodukt der kapsulären Einrichtungen verstanden werden. Die Dicke des Gelenkknorpels wird durch die Stärke eines einwirkenden „Tangentialschubs" bestimmt. Bezüglich der Ernährung des Gelenkknorpels gilt die Regel, daß die Sauerstoffdiffusion aus der Gelenkflüssigkeit über die Fläche des Gelenkknorpels in knochenwärtiger Richtung, also nach der Tiefe zu, bis zu einer physikalisch definierbaren Linie, der *Ishido-Ceelenschen Ernährungslinie*, statthat.

2. Entzündlich-degenerative Erkrankungen

a) Akute Arthritis

aa) Seröse Arthritis

Ein seröser Erguß im Inneren einer Gelenkhöhle tritt am Anfang einer bakteriellen Infektion, häufig auch nach Einwirkung eines mechanischen Trauma, auf. Derartige Ergüsse sind monoartikulär lokalisiert. Es finden sich eine starke Hyperämie und ein mehr oder weniger imposantes Ödem der Gelenkkapsel. Es kommt zu einer vermehrten Produktion von Gelenkschmiere; dadurch entsteht ein entzündlicher Hydrops; das Exsudat ist dünn, flockig getrübt, es enthält wenig Leukocyten. Erst bei längerem Bestande der Entzündung wird die Kapsel verdickt; von den äußeren Wandschichten aus entsteht ein Pannus. Dieser „unterfängt" auch den Gelenkknorpel. — Der Prozeß kann ebenso schnell verschwinden, wie er gekommen ist. Die Prognose ist durchaus günstig.

bb) Serofibrinöse Arthritis

Hierher gehört z. B. die *Polyarthritis rheumatica*. Diese kann als Teilerscheinung einer das „Bindegewebsorgan" schlechthin befallenden, mikrobiell inszenierten Allgemeinerkrankung aufgefaßt werden. Jene kann durch „direkten" Toxinangriff, aber auch auf dem Umwege einer „Sensibilisierung" deutlich werden. Die eigentlichen Krankheitsursachen können ganz verschieden sein. Die Gelenkkapsel ist geschwollen, gerötet, auf der inneren Oberfläche durch Fibrin belegt. Die fibrinöse Exsudation ist in den Recessus der Gelenkkapsel besonders deutlich. Im Bindegewebe der Synovialis sowie der weiteren Umgebung, finden sich perivenoläre makrophagozytäre Granulome, mit und ohne zentraler schütterer Nekrotisierung, mit und ohne fibrinoider Entartung des präformierten Gewebes der Örtlichkeit. Die Polyarthritis rheumatica kann hochfieberhaft sein, zahlreiche Gelenke sind betroffen, örtlich imponieren Schwellung, Rötung, Bewegungs- und Druckschmerz; der klinische Allgemeinbefund ist der einer schweren fieberhaft-rheumatischen Affektion. Das Überstehen einer Polyarthritis rheumatica hinterläßt nicht nur keine Immunität, sondern eine gesteigerte Störanfälligkeit. Rezidive sind also häufig.

cc) Eitrige Arthritis

Sie entsteht durch ein perforierendes Trauma, durch Fortleitung aus der Nachbarschaft oder hämatogen (z. B. bei Pyämie, Gonorrhoe, Scharlach, Typhus abdominalis etc.). Das eitrige Exsudat besitzt eine besondere Bedeutung für das „Schicksal" des Gelenkknorpels: Die Grundsubstanz kann verfetten, aufgefasert, von der Unterlage abgehoben werden; kleine Knorpelstücke fallen der Sequestration anheim. Im Falle einer Heilung kann eine echte Ankylose durch knöcherne Verwachsung, allenfalls eine falsche Ankylose (ossäre Ankylose, kapsulär-fibröse Ankylose), entstehen. In dem Maße, in dem eine bindegewebige Proliferation mit konsekutiver Schrumpfung das Feld beherrscht, tritt die eitrige Exsudatbildung zurück.

b) Chronische Arthritis

Eine chronische Gelenkentzündung entsteht entweder in der Konsequenz einer akuten Arthritis; dabei resultieren äquivalente Kapsel- sowie Knorpel-Knochen-Veränderungen. Im anderen Falle ist eine chronische Arthritis als primär-chronisches Leiden, ohne nennenswerte Exudatbildung („trockene Entzündung") aufzufassen.

aa) *Arthritis chronica ulcerosa sicca*

Auftreten ganz überwiegend in höherem Lebensalter, meist monoartikulär, gewöhnlich im Bereiche des Hüftgelenkes: *Malum coxae senile!* Es handelt sich nicht eigentlich um einen primär-entzündlichen Prozeß, sondern um eine komplexe Ernährungsstörung. Die degenerative Komponente überwiegt. Es liegt eine Entartung des Gelenkknorpels zugrunde. Dieser zeigt das Bild der „asbestartigen" Auffaserung. Es kommt zu knorpeligen Substanzverlusten, also seichten Defekten, schließlich zu Knorpelusuren, vor allem in den marginalen Gelenkabschnitten. Der freigelegte Knochen wird entweder porosiert, oder sklerosiert. Die Gelenkkapsel zeigt eine konkomitante Entzündung mit reaktiver Verdickung und konsekutiver narbiger Schrumpfung. Eigentliche Knorpel-Knochenwucherungen, wie bei Arthrosis deformans, sind nicht zu beobachten.

bb) *Arthritis chronica adhaesiva*

Es handelt sich um eine Manifestation bei chronischem Gelenkrheumatismus. Man spricht von *Arthritis pauperum*. Die Erkrankung tritt polyartikulär auf; die Klinik unterscheidet einen primär- und sekundär-chronischen Gelenkrheumatismus.

Der *primär-chronische Gelenkrheumatismus* ist aszendierend; er beginnt an den kleinen Finger- und Zehengelenken, steigt über Hand- und Fußwurzelgelenke nach dem Ellbogen- und Kniegelenk auf, um nach Jahr und Tag die rhizomelen Gelenke zu erreichen. Eine rheumatische Herzbeteiligung fehlt. Die primär-chronische Entzündung entsteht schleichend, unbemerkt, heimlich.

Der *sekundär-chronische Gelenkrheumatismus* beginnt an den rumpfnahen großen Gelenken und steigt ex centro in peripheriam ab. Der sekundär-chronische Gelenkrheumatismus verläuft oft stürmisch, besitzt eine starke propagative Tendenz, befällt schlußendlich alle Gelenke, zeitigt Herzmuskel- und -klappenveränderungen. Der sekundär-chronische Gelenkrheumatismus ist mit einem „viszeralen" Rheumatismus vergesellschaftet; die Prognose ist ernst; die Kranken sterben häufig an den Folgen der rheumatischen Pancarditis.

An den knorpeligen Gelenkflächen werden degenerative Veränderungen gefunden, die denen unter aa) (Arthritis ulcerosa sicca) ähnlich sehen. Bei Arthritis adhaesiva jedoch findet ein Ersatz des verloren gegangenen Knorpels durch eine Bindegewebswucherung seitens der Gelenkkapsel statt! Die Kapsel wird gleichzeitig verdickt, derb, plump; sie neigt zur Schrumpfung. Dadurch entsteht eine Ankylosis fibrosa. Versteifte Gelenke können nachträglich verknöchern; aus der Ankylosis fibrosa wird dann eine Ankylosis ossea. In der Umgebung derartiger Gelenke sind häufig rheumatische Knoten und Schwielen, gebunden an den paraartikulären Bindegewebsapparat, nachweisbar. Ankylosen rufen im Bereiche des peripheren Extremitätenskelettes hochgradige Difformitäten, eine Krallenstellung der Finger, Subluxationen, sekundäre Muskelatrophien hervor. Die Arthritis adhaesiva pauperum gilt als Folge eines von Anfang an vorhanden gewesenen, jedoch schleichenden, vielfach durch Fieberschübe ausgezeichneten Rheumatismus. Man spricht auch von „chronischer Infektarthritis". Die histologische Examination ist ungemein charakteristisch: Je älter der Prozeß wird, um so mehr schieben sich rheumatische Gewebeveränderungen aus der unmittelbaren geweblichen Umgebung einer Gelenkkapsel in das kapsuläre Bindegewebe und von hier aus auf die innere Oberfläche vor. Die rheumatischen Granulome sind stets dadurch ausgezeichnet, daß herdförmige fibrinoide Nekrosen von palisadären schmal-spindeligen Bindegewebszellen eingesäumt sind; derartige Granulome liegen im paraartikulären Bindezellgewebe, später auch in der Gelenkkapsel selbst. Ist die innere Oberfläche der Kapsel erreicht, imponieren breite Fibrinfladen. — Die rheumatischen Granulome verfügen häufig über fächerförmige vielkernige Riesenzellen. *Cave:* Aschoff-Geipelsche Knötchen finden sich ausschließlich im Myokard. Die rheumatischen Granulome des Bewegungsapparates entsprechen entweder dem Nodus rheumaticus Bang, oder es sind weniger charakteristische großzellige Proliferate, deren histologische Klassifikation mitunter recht schwierig ist. Eosinophile Leukocyten sind keinesfalles obligat. Man kann sie als „unruhige Gäste" bezeichnen. Diagnostisch verläßlicher sind plumpe, hyperchromatische, basophile Elemente, die man als Coombs-Zellen bezeichnen kann.

cc) *Arthrosis („Arthritis") deformans*

Es handelt sich um starke Verunstaltungen der Gelenke als Folge degenerativer Veränderungen einerseits, proliferativer andererseits. Die degenerativen Veränderungen überwiegen bei weitem. Dort, wo der Gelenkknorpel durch Geschwüre zerstört ist, liegt der Knochen frei. Durch mechanische Reizwirkung entstehen Schliffurchen. Davon unabhängig lassen sich in den subchondralen Knochenpartien Lochdefekte nachweisen. Sie entstehen durch lakunäre Resorption und hinterlassen Pseudozysten. Dadurch kann eine Abflachung der Gelenkköpfe einerseits, eine eigenartige Randwulstbildung der jeweiligen Gelenkpfannen andererseits entstehen. Im Bereiche der Pseudozysten liegen sogenannte Trümmer- und Geröll-Halden. Die arthrotischen Randwülste haben eine zackig-bucklige, unregelmäßige Gestalt; es handelt sich um ekchondrotische reaktivinszenierte Auftreibungen. Damit mag es zusammenhängen, daß die jeweiligen Ränder der Gelenkpfannen pilzförmig „überlappen". Am Femurkopf sind zwei Hauptdifformitäten auseinanderzuhalten:
1. *Abflachung des Kopfes „zu einer Art Scheibe":* Der Befund wird so gedeutet, daß eine starke Resorption von kranial und eine „kompensatorische" Anbildung nach kaudal stattgehabt hatte; dadurch „wandert" der Hüftkopf „am Schenkelhals hinab". Gleichzeitig entsteht eine Abflachung der Pfanne und eine der Bewegung des Hüftkopfes entsprechende *Pfannenwanderung.*
2. *Walzenform des Kopfes;* Bienenkorb- und Tonnenform; die Knochenanbildung erfolgt nicht „in der Breite", sondern mehr „in der Achse" des Schenkelhalses. Entsprechend resultiert eine Vertiefung der Gelenkpfannen. Die Bewegung des Hüftkopfes ist dann nur noch im Sinne einer Rotation um die Schenkelhalsachse möglich.

Ähnliche oder vergleichbare Veränderungen entstehen mutatis mutandis an nahezu allen Gelenken. Der Spalt des Schultergelenkes zeigt eine starke Verbreiterung, das Kniegelenk einen Scharnierschliff. An der Gelenkkapsel findet sich eine diffuse Verdickung im Bereiche der Umschlagfalten. Die Kapsel kann fibromatös verdickt sein; gelegentlich entstehen Kapsellipome (Lipoma capsulare arborescens); nicht ganz selten finden sich *Kapselenchondrome und -osteome.* Auch hier liegt der Schwerpunkt im Bereiche der Umschlagfalten. Die innere Oberfläche einer derart alterierten Gelenkkapsel kann einem zottigen Pelze gleichen („Zottengelenk"). Die Kapselchondrome und -osteome imponieren als Gelenkmäuse. — Nennenswerte Gelenkergüsse und Kapselverwachsungen gehören nicht zum eigentlichen Bilde der Arthrosis deformans. Findet sich eine monoartikuläre Arthrosis, ist der Gedanke erlaubt, daß ein Trauma richtunggebend eingewirkt hatte.

Die Arthrosis deformans entsteht als „Aufbrauchkrankheit". Die Veränderungen werden nach der Belastungs-, Abnutzungs- oder funktionellen Theorie POMMERs erklärt. Diese findet eine wesentliche Stütze durch die Untersuchungen von BENNINGHOFF über die Textur der Gelenkknorpel.

Der Gelenkknorpel ist gewöhnlich hyaliner Knorpel; er besitzt kein Perichondrium; im Bereiche des Kiefer- und des Sternoclaviculargelenkes handelt es sich um Faserknorpel. In den Gelenkpfannen ist der Knorpel weicher als auf den zugehörigen Gelenkköpfen. Im Bereiche der knorpeligen Gelenkflächen lassen sich im allgemeinen zwei Fasertypen auseinanderhalten: 1. *Tangentialfasern*; es handelt sich um die Fortsetzung periostaler Faserzüge; sie sind senkrecht zum Rande des Gelenkknorpels orientiert. Man findet sie am meisten in der Verlaufsrichtung stets und ständig stattgehabter stärkerer Zugbeanspruchungen. 2. *Radiärfasern*; Hierbei handelt es sich um bogenförmig gekrümmte, arkadenförmig aussehende Tangentialfasern. Sie sind senkrecht auf die Knorpelunterlage orientiert. Dort, wo der Knorpel verkalkt ist, sind die Radiärfasern fest „verzahnt". Die Radiärfasern halten den Gelenkknorpel auf der knöchernen Unterlage fest.

Bei Belastung des Gelenkknorpels durch Abplattung resultieren abscherende Bewegungen der Fasersysteme gegeneinander. Der Knorpel selbst sitzt unbeweglich der Knorpelunterlage auf. Nur die Knorpeloberfläche ist (ein wenig) beweglich. Stärkere Faserverbindungen zwischen Knorpel und Knochen fehlen. Blutgefäße sind nicht vorhanden. Für die Pathogenese der Arthrosis deformans ist der *Elastizitätsverlust* des Knorpels wichtig. Indem das System der bügelartig ineinander gesteckten Arkadenfasern (Radiärfasern) durch degenerative Veränderungen gestört wird, entsteht eine Lockerung gegenüber der Unterlage. Weil nahezu gleichzeitig ebendort „Trümmerzonen" entstanden sind, sind nunmehr stärkere Dislokationen des Knorpels unvermeidlich. Dadurch entsteht eine mangelhafte Absicherung des Knorpels vor Druck-, Stoß- und Abscherungswirkungen. Deshalb kommt es zur Proliferation von Gefäßen in den Knorpel und zu Knochenwucherungen, welche bei den Veränderungen ja normalerweise nicht vorkommen.

Man hat die Arthrosis deformans als eine Art *Regenerationskrankheit* verstehen wollen. Ganz sicher spielen konstitutionelle Momente eine wesentliche Rolle. Interessant sind die Experimente von SILBERBERG und SILBERBERG an der reinerbigen weißen Maus. Werden die Tiere über wenige Wochen bei einer Diät gehalten, welche bis 29 % Schweineschmalz enthält, brechen die Gelenkknorpel zusammen; es entsteht das Vollbild einer Arthrosis deformans!

Die *Spondylosis deformans* entspricht einigermaßen dem, was man an anderen Gelenken Arthrosis deformans heißt. Als eine der Ursachen der Spondylosis deformans haben degenerative Veränderungen der Disci intervertebrales zu gelten. Dabei handelt es sich nicht durchgehend um eine Verschmälerung der Zwischenwirbelscheiben, vielfach um eine Auffaserung. Diese trifft vor allem den die feste Verbindung mit den Wirbelkörpern herstellenden *Randleistenannulus*. Weil der Nucleus pulposus im allgemeinen auch in höherem Lebensalter eine hydraulische Preßwirkung ausüben kann, wird Knorpelmaterial — sehr häufig — ventralwärts verlagert. Dadurch wird das vordere Längsband vorgebuchtet; hierdurch wird eine Zerrung an dessen Ansatzpunkten an den Wirbelkörpern verursacht; jene induziert die Ausbildung knöcherner Randwülste. Im allgemeinen werden auf der rechten Seite der menschlichen Wirbelsäule stärkere Wülste als auf der linken Seite beobachtet. Die Spondylosis deformans führt zu einer starken Versteifung vor allem der Lendenwirbelsäule. Es entsteht jedoch eine nur mäßig starke allgemeine Kyphose.

Mit der Spondylosis deformans sollte unter keinen Umständen die *Spondylarthritis ancylopoetica Strümpell-Marie-Bechterew* verwechselt werden:

Es handelt sich um ein ungemein chronisches, folgenschweres Leiden. In seinem Ablauf entwickelt sich eine von kranial nach kaudal fortschreitende Versteifung der Wirbelsäule. Es entsteht eine hochgradige Kyphose im Bereiche der oberen Brustwirbelsäule. Dabei kann eine Reizung der Spinalnerven entstehen; hierdurch resultieren neuralgieforme Beschwerden. Nach PIERRE MARIE ist ein Teil der Bechterew-Fälle durch die Spondylose rhizomélique, d. h. durch eine entzündlich-degenerative Erkrankung der großen, rumpfnahen Extremitätengelenke kompliziert. Es erkranken fast ausschließlich Männer (zu 90 %!); die chronisch-entzündliche Komponente ist unverkennbar; eine nach und nach deutlicher werdende Osteoporose der Wirbelkörper darf als sekundäres Phänomen aufgefaßt werden. Die BSG ist beschleunigt, gelegentlich ist das Serum-Calcium vermehrt; in vielen Fällen besteht eine chronische Iridozyklitis. Pathoanatomisch handelt es sich um eine primär-chronische rheumatische, ankylosierende Erkrankung der kleinen Intervertebralgelenke. Es kommt zunächst zu starker Kapselschrumpfung, dann zu vollständiger Versteifung. In Spätstadien sind alle Bänder an der Wirbelsäule, auch das vordere Längsband, verdickt und verkalkt. Die Wirbelsäule hat dann die Form einer „flämischen Säule", die Form eines „Bambusstabs" oder eine „Zuckergußform". Erst nachträglich resultiert eine Erkrankung der Zwischenwirbelscheiben. Während man früher angenommen hatte, daß eine chronische Gonorrhoe ätiologisch entscheidend sei, muß man heute sagen, — die Gonorrhoe ist verschwunden, der BECHTEREW geblieben (!) —, daß ein sonstiger (banaler) Kokkenrheumatismus entscheidend ist. Auch bei dieser Gelenkerkrankung spielt eine erbliche Komponente eine wesentliche Rolle.

Lit.: W. M. V. BECHTEREW, Neurol. Zbl. 12 : 426 (*1893*); A. V. STRÜMPELL, Dtsch. Zschr. Nervenhk. 11 : 338 (*1897*); P. MARIE, Rev. méd., Paris, 18 : 285 (*1898*).

3. Spezifische Gelenkentzündungen

a) Tuberkulose

Pathologisch-anatomisch können im wesentlichen drei verschiedene Formen auseinandergehalten werden:

aa) *Polyarthritis tuberculosa acuta Poncet*

Es handelt sich um eine mit serösem Exsudat einhergehende akute, histologisch wenig charakteristische Entzündung. Das Exsudat führt Tuberkelbakterien. Gewöhnlich bestehen Beziehungen zu irgendeinem nächstnachbarlich etablierten tuberkulösen Prozeß. Man spricht von „tuberkulösem Rheumatismus", besser: von rheumatoider Reaktion.

bb) Reine Gelenktuberkulose

Es handelt sich darum, daß zahlreiche miliare Tubercula an der Gelenkkapsel entstehen, ohne daß eine nennenswerte Allgemeinreaktion nachweisbar wäre. Die mikroskopische Untersuchung des synoviektomierten Materiales zeitigt, vielfach überraschend, zahlreiche, gelegentlich dicht bei dicht etablierte, zierlich differenzierte, epitheloidzellreiche Knötchen, welche über eine schüttere zentrale, nicht sehr ausgedehnte Verkäsung verfügen. Langhanssche Riesenzellen finden sich in großer Zahl. Die miliaren Tuberkel können auch im Inneren der zottigen Erhabenheiten der Kapsel-Formationen angesiedelt sein.

cc) Eigentliche Gelenktuberkulose im üblichen Sinne

Dabei ist mehr oder weniger die ganze Kapsel einbezogen. Es resultiert ein mächtiges, ausladendes, von guirlandenförmigen Nekrosen verwüstetes Granulationsgewebe.

Die „eigentliche" Gelenktuberkulose kennt zwei Hauptmanifestationsformen:

1. *Primär-ostale Form der Gelenktuberkulose:* Hierbei liegen subchondral keilförmig-granulierende Kariesherde. Der benachbarte Gelenkknorpel ist teilweise nekrotisiert, oder er fällt einer Resorption durch die tuberkulösen Granulome anheim.
2. *Primär-kapsuläre Form der Gelenktuberkulose:* Hierbei entsteht ein schwammiges, feuchtes, graurotes Granulationsgewebe. Es entstehen fungöse Exsudat- und Proliferat-Massen. Die Anzahl der Tuberkelbakterien (in den tuberkulösen Granulationen) und die Stärke des entzündlichen Exsudates variieren beträchtlich. Die tuberkulösen Proliferate können den Knorpel pannusähnlich perforieren. Es entstehen „Bohrlöcher", durch welche fungöse Massen des entzündlichen Gewebes herausschauen. Vielfach finden sich Corpora oryzoidea. Diese „Reiskörperchen" haben die Form von Kürbiskernen; sie entstehen entweder auf dem Boden verödeter und sequestrierter zottiger Erhabenheiten der Gelenkkapsel, oder hyalinisierter Granulationsgewebemassen. Corpora oryzoidea werden auch bei tuberkulöser Entzündung von Sehnenscheiden gefunden. Die Kürbiskernform ist mechanisch bedingt. — Die primär-kapsuläre Form einer Gelenktuberkulose kann eine spindelförmige Anschwellung mit blasser gespannter Hautüberkleidung hervorrufen. Man spricht von *Tumor albus*. Das Exsudat der Gelenkhöhle zeigt in diesen Fällen eine fleckige Trübung, verfettete Zellen und vergleichsweise nur sehr wenige Tuberkelbakterien.

b) Syphilis

Sie manifestiert sich in drei verschiedenen Formen:
aa) *Rheumatoide,* doppelseitige, an sich histologisch nicht-charakteristische Veränderungen;
bb) *gummös-kapsuläre* Form;
cc) *primär-ostale,* tertiär-luische Form der Gelenksyphilis mit kariösen Veränderungen.

4. Rein degenerative Veränderungen

Hier ist in erster Linie die *Arthritis urica* zu nennen. Sie tritt unter dem Bilde einer chronischen, granulierenden und vernarbenden Entzündung auf, stellt jedoch ursprünglich nichts anderes als die Folge der *Uratohistechie* (vgl. „Allgemeine Pathologie", S. 53) dar. Die Ablagerung der Urate, vorwiegend im Gelenkknorpel, induziert zunächst degenerative, dann aber sekundär-entzündliche Veränderungen. Sobald „definitive" Gewebeschäden verursacht sind, welche nicht mehr rückgebildet werden können, spricht man von *„irregulärer Gicht"*. Die Uratsalze werden selbstverständlich auch in den gelenknahen Skelettabschnitten abgelagert. Die Kristalle (Heminatriumurat etc.) liegen geballt, gebündelt, in Büschel-, Nadel- und Garbenform in den Zotten der Gelenkkapsel. Sie induzieren eine Fremdkörperentzündung von eindrucksvollen Dimensionen. Die kristallinen Strukturen sind doppelt lichtbrechend, Voraussetzung für den optimalen Nachweis der Urate im Gewebe ist, daß auf die sonst weitest verbreitete Formolfixierung verzichtet wird. Die dem Formaldehyd stets zugesellte Ameisensäure würde die Harnsäure als „schwächere Säure" aus ihren Verbindungen austreiben; es blieben Leerfiguren zurück; der positive Uratnachweis wäre nicht mehr zu führen.

Blutergelenke sind ungemein reich an Hämosiderinpigment. Dieses kann zu sekundären entzündlich-resorptiven Veränderungen und dadurch zu Kapselschrumpfung und Zerstörung des Gelenkknorpels führen. Bei Ochronose wird das Homogentisinsäure-Melanin im Gelenkknorpel abgelagert („Allgemeine Pathologie", S. 87 und 88).

5. Geschwülste

Eigentliche Gelenkgeschwülste nehmen ihren Ausgang entweder von der Gelenkkapsel oder dem paraartikulären Gewebe oder aber von den Hartsubstanzen. Bezüglich der skelettogenen Geschwülste sei auf S. 231 verwiesen. *Die gleichsam spezifische Geschwulst des Gelenkgewebes ist das Synovialom* (Lit.: G. GEILER, Berlin-Göttingen-Heidelberg: Springer 1961). Synovialome sind fakultativ maligne Neubildungen. Sie finden sich am häufigsten bei einem mittleren Lebensalter von 35 Jahren; Männer erkranken häufiger als Frauen (männlich : weiblich wie 1,34 : 1). Synovialome gehen nicht nur von der Gelenkkapsel, sondern auch von Schleimbeuteln und Sehnenscheiden aus. 31 % aller Synovialome sind an das Kniegelenk gebunden. Man nimmt an, daß die Reichlichkeit der Schleimbeutelversorgung des Kniegelenkes die eigentliche Ursache hierfür abgibt. 70,5 % aller Synovialome sind an die untere Extremität, 25,75 % an die obere Extremität und 3,75 % an die übrigen Gelenke gebunden. Der exakte Ausgangspunkt einer derartigen Geschwulst ist im Einzelfall nicht immer einfach zu ermitteln. Synovialome haben eine längere Entwicklungsdauer, bis sie klinisch auffällig werden. 60 % der Synovialome setzen Metastasen. Synovialome neigen zum Rezidivieren (etwa ebenfalls in 60 % aller Fälle!). — Das histologische Bild ist bunt. Es finden sich guirlandenförmige Zellverbände, angedeutete Pseudorosetten, pseudoepitheliale Strukturen, stets und ständig spaltförmige Lumina. Es ist, als ob die maligne Variante des der Ausbildung eines Gelenkes fähigen Gewebes das „Differenzierungsziel" der Imitation gelenkspaltenähnlicher Lumina verfolge! Zwischen malignen Synovialomen und sogenannten gutartigen (häufig halbgutartigen) Riesenzellengeschwülsten (RZG) bestehen fließende Übergänge. Ist die histologische Diagnose „Synovialom" gesichert, muß der Malignitätsgrad erarbeitet werden; kaum eine andere Geschwulst zeigt „Stufen der Malignität" in gleicher Deutlichkeit; der Heilplan hat sich hiernach zu richten. — Eine ungemein häufige, kleine, völlig harmlose, gleichwohl lästige Neubildung in der Umgebung der Gelenke ist das *Ganglion*. Unter einem Ganglion-Überbein versteht man eine bis taubeneigroße, teigig-elastische, gut abgegrenzte, bei Palpation verschiebliche, auf der Schnittfläche gekammerte geschwulstähnliche Neubildung der para- und periartikulären Gewebe. Die Kammern enthalten eine wasserklare fadenziehende, schleimige Flüssigkeit. Die innere Oberfläche der Hohlräume ist glatt. Die Ganglien werden als *paraartikuläre Arthromzysten*, also als dysgenetische geschwulstähnliche Formationen, aufgefaßt. Sie können durch ein rezidiviertes Trauma induziert, d. h. die Anlage zur Ausbildung eines Ganglion kann durch mechanische Insulte zur Entfaltung gebracht werden.

XVI. Bemerkungen zur Bandscheibenpathologie

Die *Entwicklung der Wirbelsäule* muß im Zusammenhang mit derjenigen von Chorda dorsalis, Neuralrohr, austretenden Spinalnerven und der Spinalganglien verstanden werden. Der Aufbau des Achsenskelettes aus vielen heterologen Einzelteilen macht das Gesamtbild unübersichtlich.

Entwicklung der Anlage des Achsenskelettes bis zur Geburt. Das primitive Achsenskelett wird durch die Chorda dorsalis repräsentiert. Diese liegt ventral vom Medullarrohr. Die Chorda ist metameral in Ursegmente *(Sklerotome)* gegliedert. In der vierten Embryonalwoche teilt sich jedes Segment (Sklerotom) in
1. eine *steißwärtige Anlage* = eigentliche Wirbelanlage = *Skleromer;* und 2. eine *kopfwärtige Anlage* = Anlage der Zwischenwirbelscheiben.

Im ganzen kann man sagen: Das Achsenskelett läßt eine antimerale und eine metamerale Gliederung erkennen. Die *Wirbelanlagen* bestehen jederseits aus einem dreieckigen Gebilde (dreieckig bei horizontaler Schnittführung); dieses besitzt drei Fortsätze:
1. einen nach dorsal: *Processus neuralis;*
2. einen nach ventral: *Processus costalis;* und
3. einen nach medial: *Processus chordalis.*

Die Processus chordales jederseits wachsen aufeinander zu und umgreifen die Chorda. Dadurch verschmelzen die hälftigen Wirbelanlagen miteinander. Die so verschmolzenen Wirbelanlagen wandern kopfwärts und zwar dadurch, daß jeweils von unten her eine Aushöhlung, von oben her aber (nach oben hin) ein Anbau erfolgt.

Die kopfwärtig gelegene Blastemschicht stellt die eigentliche Grundlage für die Entwicklung der Zwischenwirbelscheibe dar. Der kopfwärtige Anteil eines jeden Sklerotomes zeigt je eine ventrale und eine dorsale Verdichtung. Hieraus entsteht je eine Membran: Die *Interdorsalmembran* zwischen den Processus neurales und die *Intervertebralmembran* zwischen den Processus costales.

Die Verknorpelung der Wirbelkörperanlagen erfolgt von verschiedenen Zentren aus. Im zweiten Embryonalmonat vergrößern sich die Processus neurales bis zur gegenseitigen Berührung dorsal des Neuralrohres. Aus den Processus neurales entstehen die

Quer- und Gelenkfortsätze der Wirbel. Die Anlagen der Querfortsätze gehen eine Verbindung mit den Processus costales ein. Dadurch wird die Gesamtmasse je eines Querfortsatzes vergrößert. Von hier aus wird ein „Rippenrudiment" gebildet.

Die Entwicklung im kranialen und kaudalen Abschnitt der Wirbelsäule geht eigene Wege: Der Körper des Atlas verschmilzt mit dem 2. Wirbelkörper und bildet den *Epistropheus*. Der vordere Atlasbogen ist schmal, dünn und besitzt zwei Vorknorpelkerne. Dagegen sind im Bereiche der nachmaligen Kreuzwirbelsäule die dorsalen Anteile kümmerlich, die lateralen aber stärker entwickelt.

Mit der Ausbildung der knorpeligen Wirbelkörper gehen zwei wesentliche Entwicklungsabläufe vor sich:
1. die Chorda dorsalis verschwindet, und zwar jeweils von der Wirbelkörpermitte aus;
2. es wachsen Gefäße ein.

Die Chorda verschwindet im Wirbelkörper derart, daß offenbar ein Druck von dorsal ausgeübt wird. Dadurch wird die Chorda ventralwärts ausgebuchtet. Der Wirbelkörperknorpel ist zunächst gefäßlos. Allmählich entsteht jeweils an der vorderen und hinteren Außenfläche je eine kleine Arterie mit zwei Begleitvenen. Diese dringen in den Knorpel ein, rarefizieren denselben und bilden breite Blutlakunen. Im Zentrum der Wirbelkörperanlage verschwindet der Knorpel vollständig; nach oben und unten zu bleibt je ein Kegel von Knorpel zurück. Dieser Knorpelzapfen reicht von der Bandscheibe aus lange Zeit noch in den Wirbelkörper hinein und führt ein feines Gefäß. Es handelt sich um das *axiale Zwischenwirbelscheibengefäß*.

In diesem Stadium der Entwicklung beginnt die Ossifikation. Wird das Achsenskelett während des Ablaufes seiner Entwicklungsgeschichte im ganzen betrachtet, imponieren zwei verschiedene entwicklungs-mechanische Systeme: Wirbelkörper und Zwischenwirbelscheiben einerseits (mit Chorda dorsalis) und Wirbelbogen mit Rückenmark und -häuten andererseits.

Die *Verknöcherung der Wirbelkörper* ist eine teils enchondrale, teils perichondrale. Man kann drei Ossifikationskerne in den Wirbelkörpern unterscheiden. Die perichondrale Ossifikation ist quantitativ bescheidener. Die enchondrale Ossifikation überwiegt bei weitem. Die Verknöcherung der Wirbelsäule beginnt im Bereiche der unteren BWS und oberen LWS und schreitet schnell kranialwärts fort. Gegen Ende des dritten Monates der intrauterinen Entwicklung sind die ersten Knochenkerne nachweisbar. Ende des 4. Monates sind die Ossifikationskerne in sämtlichen Wirbelkörpern angelegt. Die Verknöcherung der Wirbelbögen und -fortsätze erfolgt zeitlich früher und ist unabhängig von derjenigen der Wirbelkörper.

Während im Bereiche der Wirbelkörper das Gewebe der Chorda gänzlich verschwindet, kommt es im Gebiet der Anlage der Zwischenwirbelscheiben zu einer „intervertebralen Chordaanschwellung". Die Chordateile der Zwischenwirbelscheiben stellen den Grundstock für einen Gallertkern dar und sind manchmal geteilt; sie liegen ventral oder dorsal bzw. kranial oder kaudal; oder sie sind überhaupt multipel vorhanden.

Die *Blutversorgung der Bandscheiben* erfolgt 1. über axiale Blutgefäße im Bereiche der Knorpelzapfen; 2. über je zwei ventrale und zwei dorsale Gefäße. Diese stammen aus der Wirbelkörperspongiosa. Sie durchsetzen das Gewebe der Zwischenwirbelscheibe in Richtung auf den Gallertkern. Diese Gefäße laufen also „über die Kante" der Wirbelkörper. Man nennt sie deshalb „Randgefäße". Axialgefäße und Randgefäße erreichen niemals vollständig die intervertebrale Chordaanschwellung! Die embryonale Zwischenwirbelscheibe besteht aus hyalinem Knorpel. Die Ausbildung des Annulus fibrosus erfolgt im 6. Lebensmonat, und zwar vom Zentrum aus, also aus der Umgebung des Gallertkernes!

Entwicklung der Wirbelsäule von der Geburt bis zum Abschluß des Wachstumes. Bei der Geburt sind die Wirbelkörper etwa gerade so hoch wie die Intervertebralscheiben. Die Knochenkerne der Wirbelkörper stehen noch nicht kontinuierlich mit jenen der Wirbelbögen in Verbindung. Die „Interstitien" werden durch „Zwischenknorpel" ausgefüllt, welche man als „Wirbelbogenepiphysen" bezeichnet hat. Bei vorsichtiger Mazeration der Wirbelsäule eines Neugeborenen kann man Wirbelkörper-Knochenkerne isoliert darstellen. Diese sind reich an großen Gefäßeintrittsstellen. Jene bleiben — mehr oder weniger deutlich — während des ganzen Lebens bestehen. Die kraniale und kaudale Fläche eines Wirbelkörpers wird als *Wirbelkörperendplatte* bezeichnet. Die obere nennt man *Deckplatte*, die untere *Grundplatte*. An der Grenze zwischen dorsalem und mittlerem Drittel der Endplatten ist die Knochenplatte dichter gefügt; diese Stelle liegt dem Gallertkern gegenüber. Man bezeichnet dieses Areal als „Druckaufnahmeplatte".

Zwischen Wirbelkörpern und Bandscheiben liegt eine aus hyalinem Knorpel bestehende Platte. Sie ist fest mit der Oberfläche der jeweiligen Bandscheibe verbunden und greift wie eine Krempe in stufenförmigen Aussparungen in diese ein. Man spricht von *knorpeliger Schlußplatte der Bandscheibe*. An der Grenze zwischen knöchernem Wirbelkörper und knorpeliger Schlußplatte findet das Längenwachstum der Wirbelkörper statt! Die histologischen Verhältnisse sind ganz ähnlich denen der Epiphysenfugen der Röhrenknochen.

Der Knorpelring der knorpeligen Schlußplatte der Bandscheibe ist wie das Deckelglas eines Konservenglases in die Randnische der Wirbelkörper eingelassen. In der knorpeligen Wirbelkörperrandleiste treten bei Mädchen zwischen dem 6. und 8., bei Jungen zwischen dem 7. und 9. Lebensjahr Verknöcherungen auf. Durch Gefäßeinbauten wird die Ossifikation gesteuert. Dadurch entsteht ein dem Wirbelkörperrande aufliegender geschlossener Knochenring. Diese knöcherne Randleiste ist zunächst durch einen feinen Knorpelsaum vom eigentlichen Wirbelkörper geschieden. Die knöcherne Randleiste ist 1—2 mm hoch und etwa 2—10 mm breit. Die Ossifikation erfolgt nicht ganz gleichmäßig. Der schmale Knorpelsaum zwischen knöcherner Randleiste und Wirbelkörper wird vom 15. Lebensjahr an zunehmend durchbrochen. Mit dem Ende des Wachstumes der Wirbelsäule (bei Frauen im 23., bei Männern im 25. Lebensjahr) ist eine kontinuierliche Verbindung zwischen Wirbelkörpern und Randleiste allseits hergestellt. Dadurch erscheint beim Erwachsenen der Wirbelkörperrand etwas höher als die sogenannte Wirbelendplatte.

Die Wirbelkörper zeigen auf dem Sägeschnitt ein Trajektoriensystem. Es besteht aus Knochenplatten, die vorwiegend in kaudo-kranialer Richtung angeordnet sind. Vor der eigentlichen Wirbelkörperendplatte wird gelegentlich eine weitere parallele Endplatte ausgebildet. Bei krankhaften Verbiegungen und Versteifungen der Wirbelsäule mag es zu einem ganz erheblichen Umbau kommen.

Wirbelbogen. Zum Zeitpunkt der Geburt finden sich in allen Bögen Knochenkerne. Zwischen der ventralen Wurzel der Wirbelbogen und dem benachbarten Knochenkern des Wirbelkörpers bleibt ein Knorpelrest = Wirbelbogenepiphyse! Erst im dritten bis sechsten Lebensjahr kommt es zur knöchernen Vereinigung zwischen Wirbelkörper und Wirbelbogenwurzel.

Zwischenwirbellöcher. Der Röntgenologe weiß, daß ihre Eingangsebene und die Richtung der Achse ihres größten Durchmessers in den einzelnen Abschnitten verschieden sind. Der größte Teil eines Zwischenwirbelloches wird gebildet von dem Bogen des darüber gelegenen Wirbels. Ein schmaler Anteil der vorderen Umrandung entfällt auf die Zwischenwirbelscheibe.

Zwischenwirbelscheiben (Bandscheiben): Am Ende des fetalen Lebens bestehen die Bandscheiben aus 1. der Chordaanschwellung; 2. hyalinem Knorpel und 3. einer leichten Faserknorpelbildung in der Peripherie.

In den ersten Lebensjahren bestehen die Zwischenwirbelscheiben aus: 1. dem Gallertkern (Nucleus pulposus); 2. dem Lamellenring (Annulus fibrosus) und 3. der oberen und unteren Knorpelplatte.

Während der Reifung der Wirbelsäule kommt es zur Rückbildung der Blutgefäße. Im Alter von 25 Jahren sind die Bandscheiben praktisch gefäßlos! Bei den Rückbildungsvorgängen bleiben jedoch „Gefäßnarben" zurück.

In den Knorpelplatten des erwachsenen Menschen bleiben eigenartige Lückenbildungen, sogenannte Ossifikationslücken im Sinne von SCHMORL, ausgespart. Die Ossifikationslücken haben nach R. BÖHMIG mit alten Gefäßdurchtrittsstellen nichts zu tun. Sie enthalten Kalktrümmer. Sie haben möglicherweise die Aufgabe, die weiche und bewegliche Knorpelwucherungszone mit Kalkeinlagerungen zu festigen, um dadurch deren Beweglichkeit zu begrenzen. Der *Lamellenring* oder *Faserring* ist der an Masse und Ausdehnung größte Bestandteil jeder Zwischenwirbelscheibe. Der Lamellenring besteht aus ringförmig orientierten Knorpelfasern, eben den Lamellen. Die Fasern stehen ein wenig verkantet gegeneinander, so daß bei auffallendem Lichte die benachbarten Lamellen umschichtig (alternierend) hell und dunkel aufleuchten. Zwischen den Lamellen existieren *Spannfasern*. Sie sind deshalb wichtig, weil, wenn sie zerreißen sollten, Verwerfungen entstehen müssen. Die Lamellenfasern gehen nach kranial und kaudal in die knorpeligen Schlußplatten über. Sie stehen mit den Sharpeyschen Fasern des benachbarten Knochengewebes in kontinuierlicher Verbindung. Dadurch scheint eine besondere Festigkeit der Verbindung zwischen Knorpelplatte und Randleiste garantiert.

Inwieweit der Gallertkern Zellen des Nucleus pulposus wirklich enthält, ist eine Frage, die für den erwachsenen Menschen nicht ganz eindeutig entschieden ist. Im Bereiche des Kreuzbeines scheinen jedoch die Chordazellen während des ganzen Lebens erhalten zu bleiben. Im Nucleus pulposus finden sich neben den bläschenförmigen Zellen netzartig-strangförmige Gebilde, die man als Chorda-Reticulum bezeichnet. In den Maschen dieses Reticulum findet sich eine schleimige Grundsubstanz. Die inneren, also an den Nucleus pulposus angrenzenden Lamellen des sogenannten Lamellenringes fallen nach und nach einer Einschmelzung anheim. So entsteht eine Art von Höhle, in welche feine, pinselartig aufgezweigte Lamellenfasern wie Zotten hineinreichen. Man kann die Gallertkerne bei geschlossener Wirbelscheibe mit Farbstoff injizieren oder durch Kontrastmittel recht gut sichtbar machen.

Der Wassergehalt der Zwischenwirbelscheiben nimmt im Laufe des Lebens kontinuierlich ab. Beim Neugeborenen enthält der Faserring 78 %, der Gallertkern 88 % Wasser; die Verringerung des Wassergehaltes geht zu Lasten dieser Differenz (von 10 %). Im dritten Lebensjahrzehnt enthält der Faserring etwa 70 %, der Gallertkern 76 % Wasser. Der Faserring behält während des ganzen Lebens einen Wassergehalt von etwa 70 %, während sich der Wassergehalt des Gallertkernes immer mehr dem des Faserringes angleicht.

Das *vordere und hintere Längsband* der Wirbelsäule sind aus der Membrana interdiscalis hervorgegangen. Das *vordere Längsband* ist sehr fest an der Fläche der Wirbelkörper angewachsen und repräsentiert zugleich das ventrale Periost. Das Band verläßt die Vorder- und Seitenfläche der Wirbelkörper an der Stelle, an der die knöcherne Randleiste mit dem eigentlichen Wirbelkörper zusammenstößt und setzt am folgenden Wirbelkörper an ganz der gleichen Stelle wieder an. Die knöchernen Randleisten und die Außenflächen der Zwischenwirbelscheiben werden übersprungen. Das vordere Längsband enthält wenig elastische Fasern.

Das *hintere Längsband* ist schmäler, jedoch dicker und enthält mehr elastische Fasern. Es ist fest an der dorsalen Seite der Zwischenwirbelscheiben (!) angeheftet und überspringt die dorsale Fläche der Wirbelkörper. Zwischen dem hinteren Längsband und der konkaven Wirbelkörperhinterfläche liegt jeweils ein kleines Venengeflecht. Seitlich an das hintere Längsband grenzt je ein Bindegewebsstrang an. Hier liegen die Längsvenen, kleine Arterien und Nerven. Das hintere Längsband soll die Aufgabe haben, das Rückenmark vor der Kompression seitens der Blutgefäße zu schützen!

Fehlbildungen der Chorda dorsalis und der Zwischenwirbelscheiben. Wegen der innigen Verbindung von Wirbelkörpern und Zwischenwirbelscheiben ist die Entscheidung, was Ursache und was Wirkung — im Falle der Beurteilung einer Entwicklungsstörung — ist, oft schwierig. Bei *partieller Persistenz des Chordakanales* ist die Rückbildung gehemmt. Es findet sich ein strangförmiger Chordarest, der von einer Bandscheibe aus zapfenförmig mehr oder weniger weit in einen angrenzenden Wirbelkörper hineinreicht. Chordareste werden auch sonst, vorwiegend isoliert, im Inneren von Wirbelkörpern beobachtet.

Ausbuchtungen der Zwischenwirbelscheiben im Gallertkerngebiet. Häufig finden sich napfförmige Ausbuchtungen der Bandscheiben ober- und unterhalb des jeweiligen Gallertkernes. Derartiges findet sich meist auf längeren Strecken der unteren Brustwirbelsäule. Diese „Dellen" entstehen dadurch, daß sich die früheren Durchtrittsstellen der Chorda nicht völlig plan geschlossen haben. Dort ist auch die Knorpelplatte dünner.

Bemerkenswert ist das Phänomen der *hohen Zwischenwirbelscheiben*. Solange der Gallertkern seinen gehörigen Ausdehnungsdruck besitzt, wird es bei Alters- und sonstigen Erkrankungen der Wirbelkörper zur Abplattung (derselben) kommen. Wenn die Festigkeit der Wirbelkörper z. B. durch Osteoporose, Osteomalazie, Ostitis deformans oder Hungerosteopathie nachläßt, entstehen *Fischwirbel*. Bei gleichzeitiger Dehnung der Knorpelplatten können die benachbarten Bandscheiben einander nahezu berühren. Es handelt sich um eine vermehrte Flüssigkeitseinlagerung. Diese führt zur Blähung der Knorpelzellen; es entstehen „Brutkapseln" d. h. Knorpelzellhöhlen mit jeweils einigen mehreren Chondrozyten. Zuweilen findet sich eine zystische Erweiterung der Höhlen im Gallertkern. Ein „Fischwirbel" ist ein Wirbelkörper, der auf beiden Seiten eine starke Konkavität trägt. Entsprechend dem Ausmaß des knöchernen Substanzverlustes ist eine „vikariierende" Verbreiterung der knorpeligen Zwischenwirbelscheibe vorhanden. Die Verbreiterung der Bandscheibe ist jedoch nur möglich, wenn ihre Elastizität erhalten bleibt. Degenerierte Bandscheiben können sich nicht vorbuchten. Während „hohe Zwischenwirbelscheiben" gewöhnlich symmetrisch nach beiden Seiten vorgewölbt sind, kann auch eine einseitige „Umbilikation" vorkommen. Derartiges findet sich z. B. bei isolierter Zerstörung nur *eines* Wirbelkörpers.

Niedrige Zwischenwirbelscheiben werden viel häufiger als (abnorm) erhöhte gefunden. Ein physiologischer Schwund der Bandscheiben ist vor allem im Bereiche des Kreuzbeines sowie zwischen Atlaskörper und Epistropheus nachweisbar. Die Verminderung der Zwischenwirbelraumhöhe entsteht sonst nur im Gefolge der Zermürbung des Bandscheibengewebes. Gewöhnlich besteht gleichzeitig eine Verdichtung der angrenzenden Wirbelkörperendflächen. Die Bandscheiben können im übrigen derart reduziert sein, daß benachbarte Wirbelkörper aufeinander reiben. Mit der Degeneration der Bandscheiben nimmt die Beweglichkeit der Wirbelsäule zu. Die Verdichtung der Wirbelkörperendflächen ist dem Röntgenologen geläufig. Die stärksten Veränderungen finden sich bei *Tabes dorsalis*. Die Erniedrigung (Abflachung) des Bandscheibenraumes führt zu einer Verengerung der Intervertebrallöcher. Dadurch kann es zur Druckläsionen der austretenden Nerven kommen.

Verlagerungen von Zwischenwirbelscheibengewebe

1. *Schmorlsche Knötchen im Bereiche der Wirbelsäule.* Es handelt sich um eine Verlagerung von Bandscheibengewebe in den Bereich benachbarter Wirbelkörper. Eine solche ist nur möglich, wenn die Knorpelschlußplatte durchbrochen ist. Loci minoris resistentiae liegen im Bereiche von:
a) der alten Chordadurchtrittsstelle;
b) sogenannten Gefäßnarben (im Bereiche des axialen Bandscheibengefäßes);
c) sogenannten Ossifikationslücken.

Neben diesen „physiologischen Bedingungen" existieren pathologische Läsionen der knorpeligen Endplatte. Solche kommen zustande durch
a) Trauma,
b) Tumor und
c) durch entzündliche Prozesse.

Der Ausdehnungsdruck des Gallertkernes kann in Gemeinschaft mit der täglichen mechanischen Belastung des Achsenskelettes zu Einrissen führen. Auch wenn der knöcherne Wirbelkörper anatomisch unversehrt ist, wird Bandscheibengewebe nach Durchtritt durch eine Lücke in der Knorpelendplatte eine Rarefikation der Wirbelspongiosa zustande bringen. Die poröse Knochenendplatte wird also offenbar leicht überwunden. GEIPEL sprach von *Bandscheibenhernien*. Das umgebende Knochengewebe wird reaktiv verändert. Es entsteht eine schalenförmige Abdichtung.

Ist das Schmorlsche Knorpelknötchen nur auf einer Seite entstanden, so entsteht eine solche Entlastung, daß an der Knochenendplatte der anderen Wirbelkörperseite eine reaktive Knochenbildung resultiert. Der Prolaps von Bandscheibengewebe läßt sich auch künstlich und zwar durch Anbohrung der Knorpelendplatte von der einen Seite eines Wirbelkörpers aus an der Leiche (!), angeblich aber auch im Tierversuch, reproduzieren.

Neben den Schmorlschen Knorpelknötchen finden sich angeblich auch kleine Knorpelwucherungen auf der Knochenseite der Knorpelendplatten der Bandscheiben (PUTSCHAR). Es handelt sich aber nicht um Prolapse, sondern um Wachstumsvorgänge. Diese bleiben umschrieben, klein und haben keine praktische Bedeutung. Vielleicht hängen sie irgendwie mit degenerativen Veränderungen der Bandscheiben, also dem Problem der Arthrosis deformans, zusammen.

Häufigkeit der Schmorlschen Knötchen. GEORG SCHMORL fand „seine" Knötchen in 38 % aller Wirbelsäulen, und zwar bei Männern in 39,9 %, bei Frauen in 34,3 %! Röntgenologisch kann man die Schmorlschen Knötchen nur sehen, wenn sie 1. sehr groß, 2. wenn sie verkalkt sind oder 3. wenn eine Knochenschale gebildet worden ist. Schmorlsche Knötchen sind auch in Wirbelsäulen gefunden worden, die 2 000—3 000 Jahre „alt" waren (fossile Knochenreste).

2. *Schmorlsche Knötchen im Wirbelkanal.* Zwischenwirbelscheibengewebe kann nach dorsal austreten. Es handelt sich um kleine, unter dem hinteren Längsband gelegene, derbe Knoten. Sie breiten sich ein wenig nach kranial und kaudal aus, zuweilen verknöchern sie. Gleichzeitig findet sich ein Spalt, der vom Gallertkern dorsalwärts verläuft. Man spricht vom hinteren Recessus der Gallertkernhöhle. Hintere Schmorlsche Knötchen werden in 15,2 % aller Wirbelsäulen gefunden, und zwar bei Frauen in 18,7, bei Männern in 11,5 %. Hintere Schmorlsche Knötchen finden sich gewöhnlich in der unteren Brustwirbelsäule, häufig in der Lendenwirbelsäule, ganz selten in der Halswirbelsäule.

3. *Verlagerung von Bandscheibengewebe nach ventral:* Bandscheibengewebe kann ventralwärts in ein aufgefasertes vorderes Längsband eindringen oder sich nach oben bzw. unten in den Raum zwischen Längsband und Wirbelkörper einschieben.

4. *Verlagerung von Bandscheibengewebe unter Abtrennung von Kanten der Wirbelkörper schräg nach außen.* An den Stellen, an denen sich die knöcherne Randleiste treppenförmig von der durchlöcherten knöchernen Endplatte der Wirbelkörper abhebt, erfolgt der Austritt des Bandscheibengewebes. Als Ursachen werden genannt: Degenerationserscheinungen und Belastungen des täglichen Lebens (statisch-mechanische Effekte). An den Rändern derartiger Prolapse und an den Wirbelkörperkanten resultieren in diesen Fällen Knorpelwucherungen sowie umschriebene Callusbildungen. Schräge Dislokationen des Bandscheibengewebes sind von SCHMORL unter 400 Wirbelsäulen je 20mal nachgewiesen worden.

Das prolabierte Bandscheibengewebe wird zwischen den Knochenstücken zerrieben. Durch nachträgliche Knorpelbildung kann eine Art von Pseudarthrose entstehen.

Degenerative Veränderungen der Bandscheiben. Die praktische Bedeutung ist groß, der klinische und röntgenologische Nachweis schwierig, vielfach unmöglich. Es handelt sich um folgendes:

a) *Austrocknung und Spaltbildung:* Unter pathologischen Verhältnissen kann der physiologische Wasserverlust im dritten Lebensjahrzehnt verstärkt auftreten. Der Gallertkern springt dann nicht über den Horizontalschnitt vor; er zeigt eine gelbe bis braune Farbe. Hierbei handelt es sich nicht um Blutzerfallspigment. Bei höhergradiger Austrocknung entstehen Spaltbildungen. Gelegentlich treten Kommunikationen selbst mit dem Spinalkanal auf.

b) *Zermürbungen des Bandscheibengewebes: Osteochondrosen.* Es handelt sich um eine Aggravation der Vorgänge der sogenannten Austrocknung. Die Höhe der Bandscheibe nimmt deutlich ab. Es kommt zur Ausbildung eines Hohlraumes im Zentrum der Bandscheibe. Die Knorpelendplatten sind weitgehend reduziert. Kleine Knorpelwucherungsherde sind auf Schritt und Tritt nachweisbar. Gelegentlich findet sich eine Ausbildung sogenannter arthritischer Knötchen. Die Veränderungen des Bandscheibengewebes einschließlich der Alterationen des benachbarten Wirbelkörperknochens bezeichnet man gemeinsam als *Osteochondrose.*

Osteochondrosen werden am meisten in der unteren LWS, an zweiter Stelle der Häufigkeit im Bereiche der unteren HWS gesehen. Männer erkranken häufiger als Frauen. Rezidivierte Traumen sollen unterstützend wirken können. Osteochondrosen freilich werden auch bei Geistesarbeitern ohne nennenswerte körperliche Anstrengung gesehen. Ausheilung von Bandscheibenzermürbungen sowie der Osteochondrosen durch Bindegewebsanbildung und nachträgliche Ossifikation ist möglich.

c) *Verkalkungen:* Solche kann man einteilen in chronisch-degenerative und entzündlich-traumatische. Kalksalzablagerungen kommen nicht nur im Bereiche des Gallertkernes, sondern auch kleinfleckig im Gebiete des Faserringes vor. Die ursächlichen Bedingungen sind nicht genügend bekannt.

d) *Einlagerungen anderen Gewebes in den Bereich der Bandscheiben:*
1. *Fibröses Gewebe:* Solches findet sich gelegentlich im Gallertkerngebiet. Die Proliferation geht von etwa vorhandenen Gefäßen aus. Selten wird eine totale bindegewebige Durchsetzung der Bandscheiben gefunden. Dadurch kommt es zu einer Abflachung des intervertebralen Raumes. Das fibröse Gewebe verbindet die benachbart gelegenen Wirbelkörper straff und fest miteinander.
2. *Verknöcherungen:* Neben der Vaskularisation und dem Einsprossen von Bindegewebe wird gelegentlich eine Ossifikation der Bandscheiben beobachtet. Die Verknöcherung entsteht in der Folge des Einwachsens kleiner Gefäße durch Lücken und Defekte der Endplatten. Die Gefäße bringen Osteoplasten aus dem Wirbelkörpermark mit.

Verletzungen der Bandscheiben durch mechanisches Trauma. Eine Zerreißung von Bandscheibengewebe ist möglich, ohne daß die benachbarten Wirbelkörper selbst zerstört werden. Wird das Bandscheibengewebe als „vollsaftig" befunden und ist es im Besitze sternförmiger, quer zur Faserrichtung orientierter Desintegrationen, so ist die Annahme eines Trauma gerechtfertigt. Blutungen treten nur dann auf, wenn das Trauma eine Bandscheibe getroffen hat, welche vaskularisiert gewesen ist. Die Bandscheibenrisse können ausheilen. Es resultiert eine Fibrose mit konsekutiver Ossifikation. Die meisten Bandscheiben-Verletzungen finden sich vergesellschaftet mit Wirbelfrakturen.

Entzündliche Läsionen des Bandscheibengewebes. Hämatogene Infektionen spielen praktisch keine Rolle; dagegen resultieren entzündliche Zerstörungen durch Übergreifen aus der Nachbarschaft. Eine Ostitis oder Osteomyelitis eines Wirbelkörpers greift über kurz oder lang auf das benachbarte Bandscheibengewebe über. Dieses ist von pseudozystischen Ödemtümpeln durchsetzt, nekrobiotisch, partiell sequestriert, leukocytär infiltriert. Umgekehrt: Bandscheibengewebe, welches durch Wirbelkörperdeckplatten in die Spongiosaräume verlagert worden sein sollte, induziert am neuen Ort das heißt in den Markräumen des lädierten Wirbelkörpers eine großzellige resorptiv-reaktive Entzündung im Dienste der Gewebereinigung. Die histologische Differentialdiagnose, welcher Prozeß führend war, ist nicht immer ganz einfach. — Bandscheibengewebe wird bei den verschiedensten Affektionen der Wirbelsäule desintegriert: Die tuberkulöse Wirbelkaries, das eosinophile Granulom, autochthone und metastatische Geschwülste (multiples plasmazellulares Myelom; Metastasen eines kleinzelligen Prostatakrebses) lädieren das Bandscheibengewebe durch Okkupation und Destruktion.

Adoleszentenkyphose. Bei jungen Menschen werden häufig zahlreiche Schmorlsche Knorpelknötchen gesehen. Bei körperlicher Belastung (auch durch Leistungssport) während der zweiten Wachstumsperiode können die dünnen Knorpelplatten einreißen; durch Ausbildung einer großen Anzahl sogenannter Schmorlscher Knötchen resultiert eine Abflachung der Bandscheiben. Da die Wirbelkörper nach dorsal durch die kleinen Intervertebralgelenke gegeneinander abgestützt sind, sinken sie ein wenig auf der Ventralseite „zusammen". Die Zwischenwirbelräume lassen daher eine mäßig starke keilförmige Konfiguration erkennen. Die Summe derartiger Veränderungen, von denen jede einzelne als solche nicht eben großartig ist, hat den Effekt eines „runden Rückens".

Beziehungen der Bandscheiben zur Spondylosis deformans. C. V. ROKITANSKY hat auf das Zusammentreffen von Bandscheibendegeneration und Randwulstbildung aufmerksam gemacht. R. BENEKE führte aus, daß die Bandscheibendegeneration zu einem Elastizitätsverlust und dieser zu Zerrungen an den Längsbändern führen müsse; hierdurch entstünden hyperostotische Randwülste. SCHMORL und JUNGHANNS zeigten dagegen, daß die skizzierten Zusammenhänge nicht einfach linear gedacht werden können. Nach SCHMORL beginnt nämlich der Prozeß der Spondylosis deformans mit einer Zerreißung des „Randleistenannulus". Es handelt sich bekanntlich um die äußerste Zone des Faserringes, welche in die Wirbelkörperrandleisten durch Sharpeysche Fasern einstrahlt. Wenn ein Randleistenannulus zerrissen ist, muß dessen Halterungsfunktion durch das vordere Längsband übernommen werden. An den Ansatzpunkten und -linien des Ligamentum longitudinale anterius ist die mechanische Belastung des Knochengewebes der Wirbelkörper besonders stark. Ist der Gallertkern intakt, ist sein Effekt als hydraulische Presse groß. Dies bedeutet, daß Bandscheibengewebe nach stattgehabter Ruptur des Randleistenannulus ventral abgepreßt und unter das Längsband vorgetrieben wird. Auch hierdurch wird dieses vermehrt gespannt. Ist ein Gallertkern entartet, kann natürlich kein nennenswerter Druck nach ventral ausgeübt werden. Die Voraussetzung also für die Entstehung der Spondylosis deformans wäre danach eine gerade nicht sehr starke Bandscheibenentartung! Die Probleme sind im Fluß.

XVII. Notizen zur Pathologie der Kniegelenkmenisci

Die Kniegelenkmenisci bestehen aus Faserknorpel. Sie sind auf der Unterlage (Tibiagelenkfläche) fest verankert und verfügen über eine mäßige Beweglichkeit in ihren jeweils mittleren Dritteln. Die laterale Zirkumferenz der Kniegelenkmenisci hängt mit der Gelenkkapsel zusammen. Von hier aus dürfte die physiologische Meniskusernährung getragen werden.

Spontane degenerative Veränderungen entstehen ohne jede erkennbare Ursache. Die Veränderungen sind jenseits des 20. Lebensjahres häufig. Es handelt sich um Verschleimung, Ausbildung von Ödemtümpeln, gewöhnlich auch um eine erhebliche Verfettung. Die vitale Reaktion in der Umgebung der Desintegrationslinien ist beträchtlich. Die Knorpelzellhöhlen sind vergrößert; viele enthalten je 2—3 Zellkerne; die kollagenen Fibrillen sind hyalin imprägniert.

Der Prozeß ist mäßig progredient. Schließlich kommt es zur „Lösung" (Ablösung) gewöhnlich eines der medialen Menisci. Die histologische Untersuchung kann eine starke Zerklüftung und Zerspleißung des Faserknorpels zu erkennen geben.

Entzündliche Veränderungen der Kniegelenkmenisci entstehen primär so gut wie niemals, sekundär d. h. durch Fortleitung von der Gelenkkapsel aus nicht ganz selten.

Die *traumatische Zerstörung* eines Kniegelenkmeniskus greift mehr auf der Medial- als auf der Lateralseite an. Als Trauma mögen einfache Belastungen des natürlich-normalen Lebens, Gelegenheitsursachen, vor allem aber auch rezidivierte berufsmäßige Belastungen gelten (Arbeiten im Knieen etc.). Bei den sogenannten Sportverletzungen handelt es sich gewöhnlich um die Einwirkung scherender Schubkräfte. Dadurch können die „Hörner" der Menisci von ihrer Verankerung abgerissen werden. Es entsteht ein „Korbhenkelriß". Die vitale Reaktion ist beachtlich: Es resultiert eine ödematöse Durchtränkung des Faserknorpels; durch Depolymerisation der Grundsubstanz werden schräg-longitudinale Pseudozysten und Ödemtümpel ausgebildet. Die dort angrenzenden kollagenen Fibrillenbündel zeigen eine hyaline Imprägnation oder eine fibrinoide Durchtränkung. Die Knorpelzellen bieten das Bild ebenso oft der Degeneration wie auch der Regeneration. Stets und ständig findet sich, besonders nach rezidiviertem Trauma, eine pannusähnliche Vaskularisation von der kapsulären Insertionslinie aus. In der Umgebung der reiserbesenförmig angeordneten Capillaren liegen dichte kleinzellige und spindelzellige (lymphocytäre und histiozytäre) Infiltrate. Die Turnbullblau-Reaktion offenbart eine Hämosiderose.

Das *Trauma*, welches einen medialen Kniegelenkmeniskus trifft, kann folgendes hervorrufen: 1. einen *Längsriß*; 2. einen *Längsriß mit Dislokation der Rupturenden;* 3. eine *hintere Entwurzelung;* und 4. eine *vordere Entwurzelung.*

50 % aller traumatischen Meniskuszerstörungen greifen am vorderen Drittel der Innenmenisci an. Längsrisse sind häufiger als Querrisse.

W. CEELEN hat vor Jahrzehnten darauf aufmerksam gemacht, daß, wenn zunächst eine traumatische Desintegration der Oberfläche eines Kniegelenkmeniskus entstanden sei, Gelenkflüssigkeit einsickern könnte. Diese wirke „gewebefeindlich". Es käme zur „Entleimung". So könnte eine traumatische Insultierung zeitlich postponierte degenerative Schäden verursachen.

Gutachtlich wird die Aussage verlangt, daß der Histopathologe entscheidet, ob Meniskusveränderungen ausschließlich oder überwiegend traumatisch entstanden, oder ob diese die Folge einer spontanen Degeneration seien. In der überwiegenden Mehrzahl aller Fälle liegen Mischprozesse vor. Es ist gewöhnlich so, daß ein im Zustande mäßig starker spontaner Degeneration begriffener Meniskus durch ein Trauma geschädigt, zerrissen, zerklüftet etc. wurde. Es finden sich also die Merkmale der spontanen Entartung *und* der traumatischen Insultierung. Aber auch das Umgekehrte kommt vor: Rezidivierte, jeweils nur geringfügige Traumen, zeitigen eine „Ermüdung" des meniskalen Gewebes, Desintegration an der Oberfläche, Einsickerung der Gelenkbinnenflüssigkeit, konsekutive degenerative Schäden. Es kann sehr schwierig sein, ohne Kenntnis der Vorgeschichte zu entscheiden, welche Befunde prävalieren.

Meniskale Ganglien gehen so gut wie ausschließlich von den lateralen Kniegelenkmenisci aus. Sie können herzkirschengroß, schmerzhaft, von Blutungen

durchsetzt, entzündlich alteriert sein. Auch diese Ganglien sind gekammerte Gewebewucherungen, deren Binnenräume eine gallertig-schleimige, fadenziehende Flüssigkeit führen. Histologisch findet sich Faserknorpel, jedoch auch kollagenes und lockeres Bindegewebe.
Operativ entfernte Menisken können nach Jahr und Tag vollständig regenerieren!

XVIII. Über Schädeldachveränderungen

Die Kenntnis der Phrenologie (GALL) hat heute nur noch historisches Interesse. Seit SÖMMERING (1839) ist bekannt, daß Schädeldifformitäten pathogenetische Beziehungen zu den Vorgängen der gestörten Verknöcherung der Schädel(dach)nähte besitzen. R. VIRCHOW hat in den „Gesammelte Abhandlungen zur wissenschaftlichen Medizin" (Frankfurt/Main: Meidinger 1856) Ordnung „in der Erscheinungen Flucht" gebracht.

Fossile Schädel zeigen häufig künstliche Difformitäten: Flachköpfe wurden durch rituale mechanische Belastungen (Brett-Winkel-Montagen) in einem oft erstaunlichen Ausmaß zustande gebracht (Schädelfunde aus Skythen-Gräbern; flat-head-Indianer).

Es gilt heute als gesichert, daß sich das Schädeldach im ganzen in Abhängigkeit von der Gehirnentwicklung — phylogenetisch, aber auch ontogenetisch — entwickelt; daß die Entwicklung des Gesichtsschädels aber in Abhängigkeit von der Pneumatisation der Nasennebenhöhlen, vor allem aber vom Kauakt, also den Muskelaktionen, erfolgt. Die Entwicklung der Schädelbasis scheint eine Sonderstellung einzunehmen: Sie geht in Abhängigkeit 1. von den Stützfunktionen (für das Gehirn), 2. von den Gelenkverbindungen (Atlanto-Occipitalregion) und 3. von der Gewichtsbelastung (z. B. durch das Gehirn) in Szene.

Nach VIRCHOW *gilt folgendes als Regel:*
Die Synostose der Kranznaht erzeugt einen Spitzkopf,
die Synostose der Stirnnaht erzeugt einen Keilkopf,
die Synostose der Pfeilnaht erzeugt einen Kahnkopf,
die Synostose der Lambdanaht erzeugt einen Turmkopf,
die einseitige Nahtverknöcherung erzeugt einen Schiefkopf.

Unter 1820 Schädeln finden sich in fast 20 % der Fälle sogenannte prämature Nahtsynostosen. Die Schädelnähte verstreichen normalerweise im 7. Lebensjahrzehnt. Bleiben die Nähte erhalten, handelt es sich entweder um den Ausdruck einer ossifikatorischen Insuffizienz, oder um die Folgen einer abnormen physikalischen Belastung. Das Wachstum an den Nahträndern erfolgt entweder appositionell oder interstitiell. Das interstitielle Wachstum ist genau genommen ein intussuszeptionelles; es wird im wesentlichen von der Fläche her getragen.

Für die Entstehung der Schädeldifformitäten sind verschiedene „*Ursachenkomplexe*" verantwortlich zu machen. Es seien einige wenige Beispiele genannt:
1. Spitz-, Rund-, Turmköpfe entstehen durch prämature Nahtsynostosen;
2. die konstitutionelle Turricephalie entsteht durch koordinierte Fehlentwicklung; sie ist erblich bedingt;

3. die sogenannte falsche Occicephalie entsteht durch verschiedenartige erworbene Schäden. Trauma, Infektion (Leptomeningitis), Ra-, Rö-Energie etc. können konvergente Effekte erzeugen.

RICHARD THOMA hat in unendlich mühsamen, bewunderungswürdigen Untersuchungen (1908 bis 1924) ausgeführt, daß die Geschwindigkeit des Volumenzuwachses des Knochengewebes dv/dt abhängig sei vom täglichen arithmetischen Mittel der Summe der absoluten Werte der Hauptmaterialspannungen, welche das Gewebe zu tragen hat[2]. Der Volumenzuwachs ist bei einem kritischen Wert der Materialspannung größer als $\emptyset$. Bei stärkeren Belastungen käme es zur Rarefikation des Schädeldaches, zum Lücken-, Loch- und Landkartenschädel. Dagegen könnte eine Porencephalie oder eine Mikrencephalie eine terrassenförmige Verwerfung einzelner Schädeldachabschnitte gegeneinander verursachen. Das Schädeldach sei im ganzen zu dick, zu schwer, fest, vorzeitig verknöchert, unelastisch.

MATERNA hat gezeigt, daß 40 % sogenannter Epileptiker-Schädel und 60 % der Idiotenschädel Synostosen besitzen! Andererseits: Auch eine verstrichene (synostosierte) Schädeldachnaht kann unter den Bedingungen des chronischgesteigerten Hirndruckes wieder gesprengt werden (SITSEN).

Die Kenntnis der Pathoanatomie des menschlichen Schädels steckt noch in den Anfängen. Für den „Allgemeinpathologen" erscheint der Schädel oft „als zu hirnnahe", für den Neuropathologen vom Fache freilich gilt er als „zu allgemein-pathologisch". B. KREMPIEN hat (1967) gezeigt, daß ein gesetzmäßiger Ablauf im Alternsgang bezüglich der Ausbildung sogenannter Gefäßbrücken zwischen der harten Hirnhaut und den Schädelknochen existiert. Die Biorheuse sei an den Gestaltwandel der Schädelknochen gebunden. Der akkomodative Umbau der Schädelknochen führe im ersten Lebensjahr und im Senium zu zahlreichen dichtstehenden und funktionell bedeutsamen Gefäßbrücken zwischen der Dura mater einerseits und der Diploe andererseits. Die zeitliche Koinzidenz mit den Häufigkeitsgipfeln sogenannter Pachymeningosis haemorrhagica interna macht es wahrscheinlich, daß pathogenetische Zusammenhänge zwischen Reichlichkeit der Dura-Schädeldach-Gefäßverbindungen und dem Auftreten von Blutungen der harten Hirnhaut bestehen.

Lit.: R. THOMA, Beitr. path. Anat. 72 : 207, *1924*; W. DOERR, Z. Kinderheilk. 67 : 96, *1949*; B. KREMPIEN, Virchows Archiv 342 : 282, *1967*. L. BURKHARDT und H. FISCHER in Handb. spez. path. Anat. von F. HENKE, O. LUBARSCH, R. RÖSSLE und E. UEHLINGER, Bd. IX, Tl. 7, Berlin-Heidelberg-New York: Springer 1970.

---

[2] Entscheidend ist die Feststellung, daß das Knochenwachstum die Folge der kritischen Materialspannung im knochenbildenden Bindegewebe ist. Sie beträgt 6g/cm^2 des primitiven Schädeldaches. R. THOMA (1847 bis 1923), professor pathologiae in Heidelberg, Dorpat und Magdeburg, war ein Mathematiker unter den Pathologen; seine technischen Erfindungen werden noch heute angewandt: Gesetze der Histomechanik, ‚Heidelberger Schlittenmikrotom (mit Dreipunktunterstützung)', Zeiß-Thomasche Zählkammer.

D. Pathologische Anatomie des Nervensystems

Die spezielle pathologische Anatomie des Nervensystems (spezielle Neuropathologie) hat zwei Wurzeln. An den großen klinischen Anstalten versuchte man von der 2. Hälfte des vorigen Jahrhunderts ab, in eigenen histologischen Laboratorien das morphologische Äquivalent der klinisch beobachteten Störungen aufzudecken. Im Vordergrund stand hierbei meist die Frage nach der Lokalisation, da neurologische Symptome weniger von der Qualität als von der Topographie der pathologischen Veränderungen bestimmt werden. Die Namen bedeutender Kliniker haben so in der Benennung psychiatrisch-neurologischer Erkrankungen ihren Niederschlag gefunden. An den Pathologischen Instituten konzentrierten sich die Bemühungen von Anfang an auf die qualitative Analyse des pathologischen Befundes und auf die Aufhellung seiner formalen Pathogenese. Heute muß eine auch für die Klinik fruchtbare neuropathologische Aussage beiden Fragestellungen gerecht werden; neben dem Rüstzeug der morphologischen Krankheitsforschung sind daher hinreichende Kenntnisse der funktionellen Hirnanatomie, insbesondere der „Störstellen" bestimmter nervöser Funktionen und Leistungen, notwendige Voraussetzung. Der Obduzent muß wissen, welchen Abschnitten des Nervensystems er bei diesem oder jenem klinischen Syndrom besondere Aufmerksamkeit zuzuwenden hat. Dem Studenten wird ein tieferes Verständnis für die spezielle Neuropathologie erst aus dem Studium eines gut durchgearbeiteten Anschauungsmateriales erwachsen können, wie es im pathologisch-anatomischen Demonstrationskurs und in den klinisch-anatomischen Konferenzen mit Neurologen und Neurochirurgen geboten wird. — Einzelheiten über die anatomisch-klinischen Äquivalente finden sich in den Kompendien der topischen Gehirn- und Rückenmarkdiagnostik (z. B. ROBERT BING, Basel: Benno Schwabe 1970).

Lehrbücher der Neuropathologie: GREENFIELD, J.: Neuropathology. Edward Arnold (Publishers) Ltd., London 1963; BLACKWOOD, DODDS und SOMMERVILLE: Atlas of Neuropathology, E. & S. Livingstone Ltd., Edinburgh und London, 1964; TOMMASI, M.: Éléments de Neuropatologie. Simep éditions, Lyon, 1967; PETERS, G.: Klinische Neuropathologie. Spezielle Pathologie der Krankheiten des zentralen und peripheren Nervensystems, 2. Aufl., Thieme-Verlag, Stuttgart 1970; ULE G., u. F. W. KOLKMANN: Neuropathologie. Thieme-Verlag Stuttgart, Taschenbücher, i. Vorbereitung. Anleitung zur Hirnsektion: BERTHOLD OSTERTAG: „Die Sektion des Gehirns und Rückenmarks und ihrer Hüllen", Berlin-Göttingen-Heidelberg: Springer 1949.

Vorbemerkungen zur Orthologie

Mit ca. 350 g ist das Gehirn bei der Geburt das schwerste und größte Organ; in den ersten 12 Lebensmonaten verdoppelt sich sein Gewicht, bis zum Ende des 3. Lebensjahres hat es sich verdreifacht. Im Erwachsenenalter beträgt sein Durchschnittsgewicht beim Mann 1 300—1 400 g, bei der Frau 1 200—1 300 g; bei Hirngewichten unter 900 g spricht man von *Mikrenzephalie,* über 1 800 g von *Megalenzephalie* (höchstes bisher beim Menschen beobachtetes Hirngewicht 2 850 g bei einem idiotischen Epileptiker). Im Verlaufe der senilen Involution nimmt auch das Hirngewicht deutlich ab; die durchschnittlichen Hirngewichte der 80jährigen liegen 100—200 g niedriger als die der 60jährigen.

Zwischen dem Schädelinnenraum und dem Hirnvolumen besteht normalerweise eine Differenz von 10 %. Eine Vergrößerung dieses *„Reserveraumes"* tritt ein, wenn das Gehirn atrophisch wird, also z. B. im Zuge der senilen Involution. Bei raumfordernden intracraniellen Prozessen wird dagegen der Komplementärraum kleiner.

Leptomeninx und Pachymeninx sind die bindegewebigen Hüllen des Zentralorganes. Das äußere Blatt der harten Hirnhaut ist zugleich das innere Periost des Schädelknochens und zeitlebens im Bereiche der Schädelbasis mit dem Knochen fest verwachsen. Im Gebiet der vorderen und mittleren Schädelgrube finden sich hier physiologische Impressiones gyrorum und zwar nur in den der *„basalen Rinde"* entsprechenden Abschnitten. Der inneren Glastafel der Calvarie, an der sich Impressiones digitatae erst bei chronischem Hirndruck ausbilden, haftet die Dura lediglich in den Phasen des Schädelumbaues an, besonders also in der Kindheit und im Senium. Die Leptomeninx enthält im Cavum subarachnoidale zwischen Spinnwebenhaut und der mit der Hirnoberfläche verlöteten Pia mater den Liquor cerebrospinalis. Diese äußeren Liquorräume sind an der Hirnbasis zu weitlumigen Zisternen erweitert (Cisterna optico-chiasmatica, Cisterna basalis, Cisterna ambiens, Cisterna medullo-cerebellaris) und stehen über die drei Aperturen (Magendi et Luschkae) in Höhe des Rautenhirnes mit den inneren Liquorräumen, den Hirnventrikeln, in Verbindung. Innere und äußere Liquorräume haben zusammen ein Fassungsvermögen von etwa 150—170 ccm. Der Liquor wird im wesentlichen vom Plexus chorioideus gebildet und über die Pacchionischen Granulationen, die Venen der weichen Häute und die perineuralen Spalten der Hirn- und Rückenmarksnerven resorbiert.

Die Blutversorgung des Gehirns erfolgt über die inneren Halsschlagadern und die Vertebralarterien. Diese beiden arteriellen Systeme kommunizieren über den Circulus arteriosus Willisi, über den bei umschriebenen Verschlüssen im extrakraniellen Gefäßabschnitt unter Umständen ausreichende Ausgleichsmöglichkeiten erstellt werden können. Neben diesem, in der Kaliberstärke der Verbindungsarterien individuell sehr variablen Anastomosensystem gibt es in den weichen Häuten noch ein weiteres Anastomosennetz zwischen den drei großen Hirnschlagadern (sog. *Heubnersche Anastomosen*). Es gewinnt bei distal vom Circulus arteriosus Willisi gelegenen Gefäßstenosen und Verschlüssen unter Umständen eine wichtige Bedeutung.

Das Neugeborenengehirn ist noch markunreif; von der weißen Substanz sind lediglich Rückenmark- und Hirnstammsysteme sowie im Endhirn die

Systeme der primären Sinnessphären myelinisiert, dagegen z. B. nicht die Pyramidenbahn (daher ist auch im 1. Lebensjahr das Babinskische Zeichen positiv!). Die Markreifung geht mit einer Aktivierung und Proliferation der Markglia einher (sog. *Myelinisationsgliose*) und kommt im 2. Lebensjahr im wesentlichen zum Abschluß. Die feingewebliche Differenzierung des Gehirns ist vom 4. Lebensjahr an weitgehend abgeschlossen. Eine Ausnahme bildet u. a. die Substantia nigra; die Ganglienzellen ihrer Zona compacta haben zu diesem Zeitpunkt ihren definitiven Melaningehalt noch nicht erreicht, die Blässe dieser beim Erwachsenen schwarzen Zone ist daher im Kindesalter physiologisch und nicht im Sinne einer Depigmentierung zu werten (S. 280).

Das Gehirn besteht aus den Nervenzellen mit ihren Fortsätzen, aus Gliazellen und Gefäßbindegewebe. Die Ganglienzellen sind als graue Substanz in größeren Komplexen angeordnet. Ihre myelinhaltigen Fasern geben der Marksubstanz die charakteristische weiße Farbe. Die Zahl der Nervenzellen in der grauen Substanz ist unvorstellbar groß. Der Ganglienzellgehalt der Rinde beider Großhirnhemisphären, zum Zeitpunkt der Geburt definitiv festgelegt, wird beim Menschen auf etwa 14—16 Milliarden berechnet.

Die Grisea weisen nach Struktur und Verteilung der Nervenzellen recht erhebliche *histotopographische Unterschiede* auf. Bereits in der Großhirnrinde lassen sich beim Menschen *zytoarchitektonisch* über 200 verschiedene Areae differenzieren, die aller Wahrscheinlichkeit nach auch Ausdruck unterschiedlicher Funktionen und Leistungen sein dürften. Weitere Bestimmungsmerkmale einer histotopographischen Differenzierung sind die Anordnung der markhaltigen Fasern (*Myeloarchitektonik*) und der Gliazellen (*Gliaarchitektonik*) sowie die unterschiedlichen Muster der Vascularisation (*Angioarchitektonik*). Nach Einführung baustein- und fermenthistochemischer Methoden in die Neuroanatomie zeichnet sich für die Zukunft auch eine *Chemoarchitektonik* des Zentralorganes ab.

Wichtige Aufschlüsse über die strukturelle Organisation des Gehirns verdanken wir der Elektronenmikroskopie. Sie deckte im zwischenzelligen Grau zwischen den Nervenzellen ein dichtes Geflecht nervaler und gliöser Zellfortsätze mit zahllosen Synapsen auf, das sog. *Neuropil*, in dem lichtmikroskopisch kaum faßbare pathologische Veränderungen ultrastrukturelles Substrat schwerster klinischer Störungen sein können (s. S. 290). Der Abstand zwischen den Zytomembranen der Zellen und Zellfortsätze in der grauen Substanz beträgt 150—200 Å, ein nennenswerter Extracellularraum liegt also normalerweise in den Grisea nicht vor. Der neuroektodermale Anteil der grauen Substanz ist gegen das Gefäßsystem durch die stempelartig verbreiterten Astrozytenendfüßchen abgeschirmt, die um die Capillaren eine nahezu lückenlose Scheide bilden. Die *Astroglia* ist damit ein Bestandteil der morphologisch mehrschichtigen Blut-Hirn-Schranke, die das Zentralorgan vor einer Überflutung mit im Blut enthaltenen und dort auch tolerierten, für das Gehirn aber unverträglichen Substanzen schützt. Ihr kommt somit neben der Stützfunktion eine wesentliche Rolle im Stoffaustausch zwischen Blut und Hirngewebe zu, besonders im Wasser- und Mineralhaushalt. Mit ihrer Fähigkeit, Gliafasern zu bilden, ist sie auch an allen Vernarbungsvorgängen beteiligt. Die *Oligodendrozyten* sind — wie in peripheren Nerven die Schwannschen Zellen — für den Aufbau und die Erhaltung der Markscheiden verantwortlich; die Myelinscheide wird von ihren spiralig um das Axon angeordneten Zytomembranen gebildet. Die *Mikrogliazellen* dagegen treten erst unter pathologischen Bedingungen stärker in Erscheinung und stimmen sonst in ihren feinstrukturellen Merkmalen weitgehend mit denen der ruhenden Mesenchymzellen in den übrigen Organen überein. Ihre mesodermale Abstammung (*„Mesoglia"*) wird daher heute wieder stärker diskutiert. Sie können sich zu Fettkörnchenzellen umwandeln — etwa in der Randzone einer Erweichung oder beim fixen Markscheidenabbau im Rahmen sekundärer Degenerationen — und stellen auch die sogenannten Stäbchenzellen bei der progressiven Paralyse.

Neurohistologische Technik. Ganglienzellfärbung nach NISSL[1]: Zellkerne und Nisslschollen werden durch Toluidinblau oder Kresylviolett elektiv dargestellt.
Kombinierte Zell- und Markscheidenfärbung nach KLÜVER-BARRERA[2]: Kombination der Nisslfärbung mit Luxol-Fast-Blue zur Darstellung der Markscheiden.
Darstellung der Neurofibrillen durch Silberimprägnation nach BODIAN[3].
Gliafaserdarstellung mit Kristallviolett nach HOLZER.
Imprägnation der Astroglia mit Goldsublimat nach CAJAL.
Imprägnation der Mikroglia mit Bromformolsilber nach CAJAL[4].

I. Fehlbildungen des Nervensystems

Mißbildungen sind Abweichungen von der normalen Morphologie auf dem Boden von Änderungen der bis zur Reife sich abspielenden normalen Wachstumsvorgänge.

Maßgeblich für Art und Ausmaß einer Mißbildung ist der Zeitpunkt, zu dem eine Noxe auf die Leibesfrucht einwirkt; denn die Entstehung der einzelnen Mißbildungsformen ist jeweils an einen *„teratogenetischen Terminationspunkt"* gebunden. Bei der Entwicklung der Frucht unterscheidet man nach der Progenese (Reifung und Befruchtung der Gameten) verschiedene Stadien der *Kyematogenese*:
Die Blastogenese (Kyematogenese 1. Ordnung) bis zur Mitte des ersten intrauterinen Monats;
die Embryogenese (Kyematogenese 2. Ordnung) bis zur Anlage der wichtigen Organe gegen Ende des 3. Entwicklungsmonats;
die Fetogenese (Kyematogenese 3. Ordnung mit Differenzierung der geweblichen Strukturen bis zum Erreichen einer extrauterinen Lebensmöglichkeit im 7. Entwicklungsmonat, Kyematogenese 4. Ordnung mit Reifung der Funktionen bis zur Geburt).

---

[1] FRANZ NISSL, 1904—1918, Ordinarius für Psychiatrie und Neurologie in Heidelberg; vgl. „Allgemeine Pathologie", S. 172.

[2] HEINRICH KLÜVER; zeitgenössischer amerikanischer Neurologe.

[3] DAVID BODIAN; zeitgenössischer amerikanischer Neuroanatom.

[4] RAMON Y CAJAL, 1852—1934; spanischer Neurohistologe; erhielt 1906 für seine Verdienste um die Aufklärung der Neurohistologie mit Imprägnationsmethoden den Nobelpreis.

Je früher in der Kyematogenese eine Noxe die Frucht trifft, um so folgenschwerer sind in der Regel ihre Auswirkungen. Erst in den Endstadien der Kyematogenese auftauchende Noxen führen über eine „aseptische Einschmelzung" bereits normal entwickelten Hirngewebes u. U. lediglich zu einem stationären Defekt (siehe Abschnitt Cerebrale Kinderlähmung, S. 274); eine Mißbildung liegt dann also nicht vor. Sie ist aber dann zu erwarten, wenn nicht nur eine aseptische Einschmelzung sondern auch eine Beeinträchtigung der gerade ablaufenden Differenzierungsprozesse erfolgt. Die Reifung des Nervensystemes geht nämlich in den verschiedenen Abschnitten nicht gleichzeitig vonstatten. Rückenmark und Hirnstamm als phylogenetisch alte Teile sind auch in der Ontogenese früher ausgereift als das Endhirn, dessen Differenzierung weit in die Zeit nach der Geburt hineinreicht. Die gleiche Noxe kann also im schon differenzierten Stammhirn eine aseptische Nekrose hervorrufen und in dem noch in Entwicklung begriffenen Endhirn eine Fehlbildung. Darüber hinaus wird auch die Weiterentwicklung der mit den eingeschmolzenen Hirnabschnitten gekoppelten, in funktioneller Abhängigkeit stehenden Neuronensysteme gestört werden. Die Harmonie der Differenzierungs- und Reifungsvorgänge am wachsenden Gehirn ist also davon abhängig, daß die vorangehenden Entwicklungsstufen störungslos durchlaufen werden. Die schließlich resultierenden Mißbildungen sind daher meist ein Summationseffekt primärer, sekundärer und korrelativer Störungen.

Fehlbildungen des Nervensystems können ihre *Ursache* in gen-bedingten Faktoren haben, werden aber wohl häufiger durch exogene Noxen ausgelöst. Unter den äußeren Schädlichkeiten kommen Sauerstoffmangel, Infektionen, Intoxikationen und physikalische Faktoren in Frage, wobei der Sauerstoffmangel eine dominierende Rolle spielt (bedingt etwa durch Störungen an der Placenta, Erkrankungen der Mutter, aber auch sekundär im Gefolge von Infektionen und Intoxikationen). Bei den Infektionen sind die Viruserkrankungen hervorzuheben, insbesondere Varicellen und Rubeolen, deren Erreger in der Phase der Embryogenese in den embryonalen Zellen mit lebhaftem Nukleinsäurestoffwechsel sehr günstige Bedingungen finden. Bakterielle Infektionen erreichen die Frucht dagegen in der Regel erst zum Zeitpunkt der Organogenese, führen dann zu Einschmelzungen im Sinne stationärer Defekte und sind nur selten für Mißbildungen verantwortlich zu machen. Unter den physikalischen Noxen sind die Röntgen- und Radiumstrahlen als besonders gefährlich zu nennen.

1. Zyklopie – Arhinenzephalie

Der teratogenetische Terminationspunkt liegt für diese Mißbildungen sehr früh, zum Zeitpunkt der Ausbildung von Kopfanlage und Vorderdarm. Bei der *Zyklopie* bleibt die Trennung der ursprünglich einheitlichen Augen- und Endhirnanlage aus. Es wird also nur eine Orbita gebildet, und das Endhirn ist unipar und monoventrikulär. Riechhirn und Bulbus olfactorius kommen nicht zur Entwicklung. Bei der etwas später auslösbaren *Arhinenzephalie* ist die Trennung der Orbitae bereits vollzogen, die Entwicklungsstörung wirkt sich hauptsächlich im Bereiche des Nasen-Kieferapparates und des Riechhirnes aus, das in diesen Fällen fehlt.

2. Dysraphien

Fehlbildungen infolge von Störungen des Schlusses des Neuralrohres, meist kombiniert mit Schlußstörungen des Achsenskelets. Sie können sich auf Teile des Neuralrohres und des Achsenskelets beschränken, den Schädel oder die Wirbelsäule, in seltenen Fällen aber auch beide in ganzer Ausdehnung betreffen (Craniorachischisis).

Anenzephalie. Fehlen der Schädeldachknochen (Cranioschisis, Akranie). Der Schädelbasis liegen Teile der Dura sowie gefäßreiche Rudimente der Hirnanlage (Area cerebro-vasculosa) auf. Die von der Schlundtasche angelegte Adenohypophyse ist vorhanden, während die Neurohypophyse und der Hypothalamus fehlen. Die Nebennieren sind hypoplastisch. — Die Ähnlichkeit mit einem *Froschkopf* ergibt sich aus dem Fehlen des Stirnbeines, dem exophthalmusartigen Hervortreten der Bulbi aus den hypoplastischen Augenhöhlen und der starken Lordose der Halswirbelsäule.

Bei umschriebeneren Schlußstörungen mit partiellen, meist in der Sagittallinie lokalisierten Knochendefekten (Merokranie, Hemikranie) ist auch die Hirnanlage unvollständig (Meroenzephalie, Hemizephalie), sitzt bürzelartig der Schädelbasis auf oder tritt hernienartig durch die Spaltbildung nach außen (Exenzephalie).

Die *Hirnbrüche* (Zephalozelen) werden nach dem Inhalt des Bruchsackes näher bestimmt. Bei der Meningozele sind nur liquorhaltige Teile der Leptomeninx ausgestülpt, bei der Enzephalozele Anteile der Hirnsubstanz und bei der Enzephalozystozele zusätzlich Teile des Ventrikelsystemes. Vorzugssitz der relativ seltenen Zephalozelen ist die Occipitalregion.

Die Schlußstörungen im Bereiche der Wirbelsäule und des Rückenmarkes haben eine größere praktische Bedeutung, weil sie nicht ganz so selten vorkommen und ihre leichteren Formen einer neurochirurgischen Behandlung zugänglich sind. Bei der *Spina bifida occulta*, die gelegentlich als Zufallsbefund bei einer Röntgenuntersuchung nachgewiesen wird, beschränkt sich die Schlußstörung auf die Wirbelsäule; der Schluß der Wirbelbögen bleibt aus, das Neuralrohr ist geschlossen und der Wirbelbogendefekt von intakter Haut überdeckt, an der oft eine umschriebene Hypertrichose an korrespondierender Stelle bereits auf die darunter befindliche Spina befida occulta hindeutet. Unter den Brüchen lassen sich auch hier *Meningozelen* und *Myelozystozelen* (mit Verlagerung von Rückenmarksubstanz und erweitertem Zentralkanal) unterscheiden. Vorzugslokalisation ist die Lumbosakralregion. Diese Rückenmarkshernien können Faust- bis Kindskopfgröße erreichen. Die über ihnen sehr stark gedehnte Haut wird druckatrophisch, Infektionen gehen in ihr sehr rasch an mit der Gefahr einer auf das Nervensystem übergreifenden Entzündung. Bei der *Rachischisis posterior*, der schwersten Form dieser Entwicklungsstörung, liegt die nicht geschlossene Medullarplatte als Area medullo-vasculosa an der Oberfläche und geht seitlich über eine Zona epithelio-serosa in die Zona dermatica über.

Myelozystozelen sind gelegentlich mit der *Arnold-Chiarischen Mißbildung* kombiniert, einer zapfenförmigen Verlagerung von Kleinhirngewebe in den

---

[5] JULIUS ARNOLD, 1835—1915; Begründer des ersten Heidelberger Patholog. Institutes. HANNS CHIARI, 1851—1916 Pathologe in Straßburg.

Wirbelkanal und bajonettartiger Verschiebung der Medulla oblongata gegen das Halsmark. Meist besteht auch ein Hydrozephalus. Die Gefahr der unteren Einklemmung (s. S. 337) ist groß. Beim *Dandy-Walker-Syndrom*[6] dagegen handelt es sich um einen angeborenen Hydrozephalus bei Atresie des Foramen Magendi und mangelhafter Ausbildung des Kleinhirnwurmes. Ob eine echte Hypoplasie des Kleinhirnwurmes vorliegt oder lediglich eine sekundäre Entwicklungshemmung infolge des Hydrocephalus, ist noch offen.

Andere Formen dysraphischer Störungen im weiteren Sinne sind der *Balkenmangel* (meist mit weiteren Hirnmißbildungen kombiniert) und das extrem weite *Cavum septi pellucidi*. Hier ist die Verlötung der beiden septalen Marklamellen während der Entwicklung ausgeblieben. Das Cavum septi pellucidi und das *Cavum Vergae* (zwischen der Lyra Davidis — d. i. comissura fornicis — und der Balkenunterfläche) sind neuroradiologisch bei der Differentialdiagnose mittelständiger Tumoren und Balkenmißbildungen zu berücksichtigen. Das Cavum Vergae muß außerdem von der wenig bekannten *Cisterna interventricularis* abgegrenzt werden, einem Ausläufer der Cisterna venae magnae Galeni, der sich zwischen die beiden Seitenventrikel vorschiebt und im Laufe des 1. Lebensjahres physiologischerweise verödet. Seine pneumenzephalographische Darstellung im 1. Lebensjahr kann Anlaß zu Fehldiagnosen geben.

3. Störungen der Migration und der Rinden- und Windungsbildung

Zwischen dem 2. bis 5. Monat der Fruchtentwicklung erfolgt die Migration der Neuroblasten aus dem periventrikulären Keimlager in die spätere Rinde. In diese Zeit fallende Noxen können die Migration diffus-symmetrisch oder an umschriebener Stelle hemmen. Inseln grauer Substanz aus unterschiedlich differenzierten Neuroblasten bleiben als *Heterotopien* auf dieser Wanderung im späteren Hemisphärenmark liegen und fallen für den Aufbau der Rinde aus. Das Rindenband ist dann über diesen Heterotopien u. U. zu schmal und bleibt ungenügend oder gar nicht gyriert *(Pachygyrie, Agyrie)*. Hatten die Neuroblasten das Rindengebiet gerade erreicht (gegen Ende des 5. Monats), so können abnorm kleine, an Zahl vermehrte Windungen die Folge sein *(Mikropolygyrie)*.

4. Mongolismus

Beim Langdon Down-Syndrom — der autosomalen Trisomie 21 — ist das Gehirn infolge Abplattung und Plumpheit von Stirn- und Hinterhauptlappen oft auffallend gedrungen, fast kugelig konfiguriert und in der Regel untergewichtig. Der Abgangswinkel des Hirnstammes, d. h. der Winkel zwischen der Meynertschen Hirnstammachse und der vom Frontalpol zum Occipitalpol ziehenden Forelschen Großhirnachse, ist von normal 120 ° auf 80—100 ° verkürzt. Die Opercularisierung der Inselrinde kann unvollständig sein, die histologische Differenzierung von Cortex und Stammganglien unspezifische Störungen aufweisen; Rautenhirn und Nachhirn sind oft hypoplastisch.

---

[6] W. E. DANDY und A. E. WALKER, amerikanische Neurochirurgen.

Anhang: Cerebrale Kinderlähmung

Definition. Dauerschäden des kindlichen Gehirns durch abgeschlossene, nicht mehr fortschreitende Krankheitsprozesse. Die Schädigung erfolgt meist in der *Perinatalperiode.* Je früher die Noxe einwirkt, um so eher wird das einschmelzende Hirngewebe (aseptische Nekrose) auf humoralem Wege ohne Zurücklassung von Narben resorbiert. Da Leukocyten erst vom 5. Monat ab gebildet werden, ist mit einer echten Entzündung im Nervensystem erst nach dieser Zeit zu rechnen. Bei den intrauterinen Schädigungen stehen *Kreislaufstörungen* vor toxisch-infektiösen oder mechanischen Läsionen weitaus an erster Stelle (ob sie eine Mißbildung auslösen oder einen Defekt im Sinne der cerebralen Kinderlähmung zeitigen, wird davon abhängen, ob sie in eine teratogenetische Terminationsperiode fallen und dann auch gerade die in dieser Phase sensiblen Strukturen treffen). Bei den Geburtsschäden tritt neben das Trauma der Geburt (mit Kompression des Schädels während der Austreibung und Druckgefälle zwischen dem intrauterinen Milieu und der Außenwelt) als besonders verhängnisvoll die *Geburtsasphyxie* hinzu. Zu den postnatalen Schädigungen gehören der Kernikterus mit seinen Folgen, Krampfschäden, Infektionskrankheiten mit Meningitis und Encephalitis sowie Intoxikationen und alimentäre Noxen.

Anatomische Formen:

Porenzephalie. Glattwandige Höhlenbildung im Marklager (als Folge umschriebener arterieller oder venöser Durchblutungsstörungen) mit Kommunikation zum äußeren oder inneren Liquorraum.

Hydranenzephalie (Blasenhirn). Die von den inneren Halsschlagadern versorgten Hirnteile sind weggeschmolzen und durch liquorhaltige, von den weichen Häuten und Resten der Molekularschicht begrenzte schwappende Säcke ersetzt (meist Folge von Nabelschnurumschlingung in der 2. Hälfte der Fetogenese). Der vom Vertebralissystem versorgte Hirnstamm und die über die hintere Hirnschlagader gespeisten Anteile der Occipitalhirnlappen bleiben erhalten. Da der Funktionsausfall des Großhirns in den ersten Lebenstagen sich klinisch nicht auswirkt, stellt ein solches Blasenhirn bei Neugeborenen gelegentlich einen Zufallsbefund dar. Im Gegensatz zum angeborenen Hydrocephalus permagnus ist bei der Hydranencephalie auch die Ventrikelwand mit eingeschmolzen.

Ulegyrien (ή ούλή die Narbe). Gliös vernarbte Rindennekrosen, gehen oft mit einer regenerativen Markscheidenüberschußbildung durch die wuchernden Gliazellen einher (Plaques fibromyeliniques). Sind sie sehr ausgedehnt und ist auch die Marksubstanz stärker geschädigt, spricht man von *lobären Sklerosen*. Häufiger Befund beim exogenen angeborenen Schwachsinn. Kann sich über eine ganze Großhirnhemisphäre ausdehnen: *Hemiatrophia cerebri*. Infolge der engen funktionellen Abhängigkeit der Kleinhirnhemisphärenrinde besonders von frontalen Rindenarealen (die sich z. B. auch darin äußert, daß gelegentlich Stirnhirntumoren eine Ataxie hervorrufen und Kleinhirngeschwülste Stirnhirnsymptome) stellt sich dann über die fronto-pontinen und ponto-cerebellaren Bahnen eine transneuronale Degeneration und Atrophie der kontralateralen Kleinhirnhälfte ein *(Hemiatrophia cruciata)*. Morphologisches Substrat der klinischen Diagnose *Diplegia spastica infantilis Little* ist gelegentlich eine Großhirnmarkeinschmelzung nach Thrombose der inneren Hirnvenen. Von den vorzugsweise im Hirnstamm lokalisierten cerebralen Schäden haben der *Status marmoratus* und der *Status dysmyelinisatus* eine gewisse klinische Bedeutung, weil extrapyramidale Symptome bei ihnen führend sind.

Status marmoratus. Perinatale (z. B. geburtsasphyktische) Parenchymschädigung des Striatum mit Ganglienzellausfällen und reparativer Gliawucherung mit Markscheidenneubildung (daher „Marmorierung"). Meist doppelseitig. Klinisch: Athétose double oder choreatische Bewegungsstörung.

Status dysmyelinisatus. Markfaserverlust und Nervenzellausfälle im Globus pallidus (oft auch im Corpus Luysi).
Klinisch: Choreoathetose, gelegentlich mit Versteifung. Ursachen: Geburtsasphyxie, chronischer Sauerstoffmangel beim Morbus coeruleus, besonders aber der Kernikterus *(Encephalopathia posticterica infantum)*, der außer im Pallidum und Corpus Luysi auch in den unteren Oliven, den zentralen Kleinhirnkernen und im Hippocampus zur intensiven Gelbfärbung durch das angehäufte Bilirubin führt. Das indirekt reagierende Bilirubin kann von der Neugeborenen-Leber noch nicht in genügendem Umfange an Glucuronsäure gebunden und für die Ausscheidung vorbereitet werden; es wird daher im Blut angereichert und kann bei höherer Konzentration die noch nicht funktionsreife Blut-Hirn-Schranke passieren. Ob der Kernikterus allein eine primäre Bilirubinencephalopathie ist oder nicht doch eine zusätzliche hypoxische Hirnschädigung voraussetzt, wofür die histologisch nachweisbaren ischämischen Zellveränderungen in den betroffenen Kerngebieten zu sprechen scheinen, ist immer noch strittig.

II. Degenerativ-metabolische Prozesse

Die Mehrzahl der hier zu besprechenden Erkrankungen des Nervensystems ist durch einen allmählichen Untergang des funktionstragenden Gewebes gekennzeichnet. Ihr Endzustand ist die Atrophie des Gehirns. Der zur Atrophie führende Vorgang wird als Degeneration bezeichnet. Diese Degeneration ist eine *primäre,* d. h. ihre Ursachen sind meist unbekannt. Zum Teil handelt es sich um Erbkrankheiten *(Heredodegenerationen).*

Wir sind bisher gewohnt, die als „degenerativ" etikettierten Krankheiten eng mit der Vorstellung einer Erbkrankheit zu verbinden (Heredodegeneration), allenfalls mit der „Reservatio mentalis", daß ähnliche morphologische Manifestationen auch exogen, im wesentlichen durch Intoxikationen (genauer wohl durch toxisch bedingte Mangelzustände) hervorgerufen werden können. Daß wir uns aber von der Ausschließlichkeit dieser Vorstellung lösen müssen, daß auch Infektionen degenerative Prozesse in Gang setzen können, beweist schon die Tabes dorsalis, die bei bis zu 5 % der syphilitischen Infektionen zur Entwicklung kommt. In den letzten Jahren haben Forschungsergebnisse über eine in Neuguinea am Volksstamm der Fore beobachtete zentralnervöse Erkrankung in diesem Zusammenhang Aufsehen erregt. Die als *Kuru* bezeichnete Krankheit erwies sich nach anfänglicher Fehldeutung als Meningo-Enzephalitis pathoanatomisch bei umfangreichen neuropathologischen Untersuchungen als degenerativer Prozeß. Überimpfungsversuche mit Hirnmaterial an Kuru-Verstorbener auf Schimpansen führten bei den Versuchstieren nach 1½—2½jähriger(!) Inkubationszeit zu einer klinisch und neuropathologisch der Kuru vergleichbaren Erkrankung; es gelang sogar, diese Erkrankung auf zwei weitere Schimpansengenerationen zu übertragen, wobei sich die Inkubationszeit auf 1 Jahr verkürzte. Man vermutet daher eine *Slow-Virus-Infektion.* „Langsame" Viren, die lange Zeit im Organismus verweilen können, ehe unter bisher nicht näher bekannten Umständen sich in ihrem Gefolge eine hirnorganische Erkrankung manifestiert, werden auch für die bei Schafen auftretende Entmarkungskrankheit *Visna* und die ebenfalls bei Schafen unter dem Bilde einer chronisch-progressiven Degeneration verlaufende *Scrapie* verantwortlich gemacht. Die kürzlich erschienene Mitteilung über eine erfolgreiche Übertragung von Hirnmaterial eines Patienten mit *Jakob-Creutzfeldtscher Krankheit* auf Schimpansen (Inkubationszeit über 1 Jahr) läßt auch hier ein Slow-Virus als übertragendes Agens vermuten. Aufgrund einer besonderen Häufung von *Parkinsonscher Krankheit* und *amyotrophischer Lateralsklerose* in *Guam* wird heute sogar für Systematrophien eine Infektion mit „langsamen" *China*-Viren (*Ch*ronic *In*fectious *N*europathic *A*gents) erwogen. — Die primären Degenerationen sind von der *sekundären* Wallerschen Degeneration abzugrenzen. Unter Wallerscher Degeneration versteht man den Untergang des distalen, von der Nervenzelle abgetrennten Neuritenabschnittes (Axon + Markscheide) nach Kontinuitätsunterbrechung von Axonen. Ein Erweichungsherd in der inneren Kapsel mit Zerstörung corticospinaler Fasern hat eine sekundäre Degeneration der unterbrochenen Pyramidenbahnfasern bis hinab in das Rückenmark zur Folge. Bei Querschnittläsionen des Rückenmarkes, in dem Bahnsysteme verschiedener Richtung dicht nebeneinander verlaufen, ist die sekundäre Degeneration der sensiblen Systeme oberhalb der Läsionsstelle eine „aufsteigende", die der motorischen Systeme unterhalb eine „absteigende" (vgl. Abb. 9 a und b). Die sekundäre Degeneration spielt sich innerhalb weniger Wochen ab (s. „Allgemeine Pathologie", S. 172), verläuft damit wesentlich rascher als die primäre Degeneration. Nach Resorption der Axon- und Markscheidenabbauprodukte ist sie in den Spätstadien an einer narbigen Gliafaserwucherung zu erkennen. Gelegentlich kann sich eine sekundäre Degeneration auf das nachgeschaltete Neuronensystem fortsetzen *(transneuronale Degeneration),* wenn das nachgeschaltete Neuron mit dem unterbrochenen sehr eng funktionell gekoppelt ist, d. h. wenn es keine wesentlichen sonstigen Afferenzen erhält. Das Auftreten transneuronaler Degenerationen ist also ein Indikator für eine sehr enge funktionelle Verknüpfung verschiedener Neuronensysteme.

Primäre Degenerationen verlaufen dagegen außerordentlich langsam. Oft schwindet das Parenchym gleichsam *spurlos,* ohne sichtbare Abbauerscheinungen, ohne Anhäufungen von Abbauprodukten. Der Parenchymausfall wird dann lediglich durch eine sekundäre Fasergliose markiert. Diese „*atrophisierenden Prozesse*" können sich mehr oder minder diffus ausbreiten *(Diffuse Atrophien)* oder eine deutliche Systembezogenheit erkennen lassen, die dann auch in den klinischen Symptomen zum Ausdruck kommt *(Systematrophien).* Sie zeigen im feingeweblichen Bild eine überraschende Ähnlichkeit mit den *Alterungsvorgängen* im Nervensystem, so daß man diese Erkrankungen auch als vorzeitige Alterungsprozesse gedeutet hat. Das gilt in besonderem Maße für die Systematrophien. Die Beziehung zur Alterung gelten aber bei einem großen Teil der degenerativ-metabolischen Prozesse nicht nur für den Parenchymschwund, sondern auch im Hinblick auf das Auftreten weiterer Veränderungen, die als „Veränderungen im Silberbild" (synäretisches Syndrom) und als neuroaxonale Dystrophie bezeichnet werden.

Veränderungen im Silberbild (synäretisches Syndrom): In den Gehirnen von Greisen finden sich bei Anwendung von Silberimprägnationsmethoden drusenähnliche Gebilde in der grauen Substanz *(senile Plaques)* und eine Verplumpung und Knäuelbildung der endozellulären Neurofibrillen *(Alzheimersche Fibrillenveränderung)*. Die Wände kleiner Rindengefäße sind manchmal von imprägnierbaren Substanzen durchtränkt *(drusige Entartung der Hirngefäße)*. Unter besonderen Bedingungen treten diese „Veränderungen im Silberbild" in vermehrter Zahl und schon im Präsenium auf. Zu ihrer Erklärung hat man auf kolloidchemische Erkenntnisse zurückgegriffen. Kolloidale Systeme, mit denen man die plasmatischen Strukturen des Gehirns vergleichen kann, unterliegen Alterungsvorgängen, die in einer Dispersitätsänderung mit Dehydration bestehen (Synärese). Die Alzheimerschen Fibrillenveränderungen und die senilen Drusen werden als dabei fakultativ auftretende Quellungs- und Fällungsphänomene interpretiert und daher auch als *„Synäretisches Syndrom"* bezeichnet.

Bei der *neuroaxonalen Dystrophie* handelt es sich um schollige Auftreibungen umschriebener Axonabschnitte. Man findet sie im Senium in bestimmten extrapyramidalen Grisea und in den Hinterstrangkernen der Medulla oblongata.

Während bei diesen primären Degenerationen der metabolische Charakter der Erkrankung nur aus der Gesamtsituation erschlossen werden kann, tritt er uns dort im histologischen Präparat deutlich entgegen, wo die Erkrankung mit *Speicherungsvorgängen* oder mit Ablagerung *abnormer Stoffwechselprodukte* einhergeht. Dies ist der Fall bei den Speicherungsdystrophien und den metachromatischen Leukodystrophien.

Erst in letzter Zeit ist man zu der Erkenntnis gelangt, daß prozeßhafte degenerative Erkrankungen des Nervensystems nicht nur aus am nervösen Parenchym ablaufenden Störungen resultieren können; bei verschiedenen degenerativen Erkrankungen ist das *Störungsfeld* des pathologischen Prozesses in der Glia mit ihren verschiedenen Erscheinungsformen und Bezügen zu suchen, in den sogenannten *Transportstrukturen*, über welche Ernährung und Stoffaustausch der Neurone erfolgen. Während bei den oben erwähnten Speicherungsdystrophien und Leukodystrophien *Enzymopathien* des Lipoid- und Kohlenhydratstoffwechsels anzunehmen sind, dürften für die Dystrophien der Transportstrukturen sehr wahrscheinlich Enzymopathien der Aminosäuren und Störungen des Proteinstoffwechsels verantwortlich zu machen sein.

Der morphologische Aspekt der degenerativen zentralnervösen Erkrankungen ist also recht uneinheitlich. Es gibt auch kein für die primäre Degeneration spezifisches histologisches Merkmal; die Triorthokresylphosphatvergiftung kann morphologisch das gleiche Läsionsmuster aufweisen wie die amyotrophische Lateralsklerose. Endstadien einer Wallerschen Degeneration der Pyramidenbahnen sind qualitativ von fortgeschrittenen Systemerkrankungen des 1. motorischen Neuron im histologischen Rückenmarkpräparat nicht abgrenzbar. Kleinhirnrindenatrophien vom Purkinjezelltyp sehen wir bei der cerebellaren Heredodegeneration, aber auch als Folge des chronischen Alkoholismus. Qualität und Verteilungsmuster des histopathologischen Befundes können also bei exogen ausgelösten Erkrankungen und bei Heredodegenerationen identisch sein. Der heredodegenerative Charakter eines zentralnervösen Prozesses ist daher nur unter Einbeziehung klinisch-genetischer Angaben und aus der Gesamtschau des morphologischen Befundes ablesbar, nicht jedoch aus dem mikroskopischen Detail.

1. Diffuse Atrophien

Diffuse Hirnatrophien auf dem Boden eines primär atrophisierenden Prozesses liegen der *senilen Demenz* (dem nach dem 70. Lebensjahr auftretenden Altersblödsinn) und der *Alzheimerschen Krankheit*[7] zugrunde, einem im Präsenium auftretenden Verblödungsprozeß mit verwaschenen Herdsymptomen bei relativ gut erhaltener gemütmäßiger Ansprechbarkeit. Bei beiden Erkrankungen ist die Atrophie mit dem synäretischen Syndrom kombiniert (s. oben), also mit der Ausbildung seniler Plaques und Alzheimerscher Fibrillenveränderungen. Die Atrophie der Nervenzellen, die mit einer Ablagerung von Lipofuszin einhergehen kann, beschränkt sich nicht auf die Pericarya, sondern bezieht auch die dendritischen Verzweigungen mit ein; diese werden dabei rarefiziert, was sich in einem Schwund des Neuropils auswirkt. Elektronenmikroskopisch hat man hier an den perisynaptischen Strukturen pathologische Veränderungen nachweisen können, die in Anbetracht der wichtigen Funktion der Synapsen für die Entwicklung der klinischen Symptome sicher nicht ohne Bedeutung sind. Die Reduktion des zwischenzelligen Grau hat ein Aneinanderrücken der atrophisierenden Nervenzellen zur Folge. Das erklärt die zunächst überraschende Feststellung, daß in ein und demselben mikroskopischen Gesichtsfeld bei diesen Erkrankungen u. U. mehr Nervenzellen enthalten sind als bei einem Gesunden. Die Atrophie der Neurone führt zu einer Verschmälerung der Rinde mit Verbreiterung der Windungsfurchen, die Reduktion der Marksubstanz zu einer Erweiterung der Hirnkammern (Hydrocephalus internus et externus e vacuo). Auch die perivasculären Räume werden weit (Status cribrosus als Atrophiefolge; vgl. S. 304). Während sich klinisch die senile Demenz von der präsenilen Alzheimerschen Krankheit schon aus dem unterschiedlichen Manifestationsalter klar abgrenzen läßt, ist allein nach dem neurohistopathologischen Befund eine verbindliche Differentialdiagnose nicht möglich, da der Qualitätscharakter der feingeweblichen Veränderungen bei beiden Erkrankungen der gleiche ist. Von den Hirnveränderungen des physiologischen Senium unterscheiden sich beide Erkrankungen durch die sehr viel stärkere quantitative Ausprägung.

---

[7] ALOIS ALZHEIMER, 1864—1915; Psychiater in Breslau.

2. Systematische Atrophien

Bei den neurologischen Systemerkrankungen, die immer eine *bilaterale*, meist sogar symmetrische Anordnung aufweisen, beschränkt sich der atrophisierende Prozeß mehr oder minder auf bestimmte nervöse Systeme, die entwicklungsgeschichtlich determiniert oder aus gleichen Neuronen aufgebaut sein können. Diese strukturbedingte, konstitutionell verankerte Krankheitsneigung topistischer Einheiten bezeichnet man mit C. und O. Vogt[8] auch als „*Pathoklise*".
Die betroffenen Systeme erkranken dabei allerdings nicht elektiv. Im weiteren Krankheitsverlauf pflegt sich der atrophisierende Prozeß in geringerer Ausprägung auch in anderen Systemen („Nebenlokalisationen") zu manifestieren. Das klinische Bild wird im wesentlichen von der namengebenden Hauptlokalisation des atrophisierenden Prozesses bestimmt. Das synäretische Syndrom kommt bei diesen Erkrankungen nicht zur Entwicklung.

Picksche Krankheit[9]

Hauptlokalisation sind die phylogenetisch jungen, *spezifisch menschlichen Abschnitte der Großhirnrinde* mit Schwerpunkt im Orbitalhirn und in den polnahen Abschnitten des Schläfenhirnes, seltener das Scheitelhirn. In ausgeprägten Fällen, in denen die atrophischen Rindenbezirke an das Relief eines Walnußkernes erinnern, unterscheidet man einen *Stirnhirntyp*, einen *Schläfenlappentyp* und einen *Scheitellappentyp*. Häufiger als die reinen Typen sind Kombinationsformen. Beim Schläfenlappentyp bleiben die hinteren Abschnitte der 1. Temporalwindung mit dem Wernickeschen Sprachzentrum und die Heschlschen Querwindungen (Hörzentrum) oft bemerkenswert lange erhalten, so daß entsprechende Herdsymptome erst im weiteren Verlauf der Erkrankung auftreten. Die Occipitallappen und die hintere Zentralwindung bleiben bei der Pickschen Krankheit immer von der Atrophie verschont.

Mikroskopisch sind die 2. und 3. Rindenschicht zuerst und am schwersten betroffen. Die Ganglienzellen sind hier z. T. ausgefallen, die restlichen zeigen Zellschrumpfungen und Zellsklerosen, z. T. aber auch eine Schwellung des Zellleibes mit Tigroidverlust und Verlagerung des Kernes an die Peripherie, damit ein Bild, wie es als retrograde Zellveränderung nach Axonläsion immer wieder beobachtet wird (an den Nervenzellen der Hinterstrangkerne und der Clarke-Stillingschen Säule ist es physiologisch). Da bei der Pickschen Krankheit neben der Rindenatrophie immer auch eine schwere Markatrophie vorliegt, werden diese Zellveränderungen hier im Sinne eines nukleodistalen Beginnes des atrophisierenden Prozesses innerhalb des Neuron gedeutet. In den geblähten Zellen sind mit Silberimprägnationsmethoden „argentophile Kugeln" nachweisbar, die typischen „Veränderungen im Silberbild" fehlen dagegen.

Der kortikale Ganglienzellausfall wird von einer mäßigen Gliazell- und Faserwucherung begleitet. Da die reparative Leistung der Glia in der Rinde jedoch oft nicht zur vollständigen Deckung des Defektes ausreicht, kann hier eine wabige Gewebsauflockerung (Status spongiosus) zurückbleiben. Im atrophischen Großhirnmark kommt es zu einer dichten Fasergliose.

---

[8] Oskar Vogt, 1870—1959; deutscher Hirnforscher, Cécile V., dessen Ehefrau.
[9] Arnold Pick, 1851—1924; Psychiater in Prag.

Die *klinischen* Erscheinungen der Pickschen Krankheit, die zunächst von *Persönlichkeitsveränderungen* bestimmt werden und erst im weiteren Verlauf von einer Demenz, stehen in einer deutlichen Beziehung zum anatomischen Ausbreitungsmuster des atrophisierenden Prozesses. Für die Persönlichkeitsänderung mit Verfall von Gesittung, Enthemmung und Fehlen schöpferischer Denkleistungen bei zunächst erhaltener formaler Intelligenz ist die Erkrankung der „*basalen Rinde*" verantwortlich zu machen, jener spezifisch menschlichen Cortexabschnitte der Stirnhirnbasis und des Schläfenpoles, die sich als Gebiete mit weiteren Entwicklungspotenzen in Form von Impressiones gyrorum in der vorderen und mittleren Schädelgrube abdrücken. Die Initiativeverarmung dieser Kranken wird auf die Atrophie der Stirnhirnkonvexität bezogen. Daß in der Regel Sprachstörungen erst in späteren Stadien der Erkrankung auftreten, wurde oben bereits anatomisch erklärt.

Chorea Huntington[10] (Chorea major)

Dominante Erbkrankheit mit hyperkinetisch-hypotonischem Syndrom und Demenz. Manifestationsalter zwischen dem 3. und 5. Lebensjahrzehnt. Der choreatischen Bewegungsstörung liegt eine Systematrophie des Neostriatum zugrunde, dessen kleine Nervenzellen untergehen. Die Atrophie des Nukleus caudatus ist in fortgeschrittenen Stadien bereits pneumenzephalographisch an der Erweiterung der Seitenkammern und der Abflachung der Caudatumtaille zu erkennen, die als laterale Begrenzung der Seitenkammer sonst konvex in das Ventrikellumen vorragt, bei Atrophie des Schweifkernes dagegen konkav gestaltet sein kann. Eine recht konstante „Nebenlokalisation" des atrophisierenden Prozesses ist die Stirnhirnrinde, deren Atrophie für die Demenz verantwortlich gemacht wird.

Parkinsonsche Krankheit[11] (Paralysis agitans)

Bei der erblichen Schüttellähmung liegt eine systematische Degeneration der *Substantia nigra* vor, deren melaninhaltige Nervenzellen in der Zona compacta untergehen. Auch die melaninhaltigen Ganglienzellen des Locus coeruleus und des dorsalen Vaguskernes nehmen am degenerativen Prozeß teil. Nach Untergang der Nervenzellen wird das Melanin frei, von der Glia resorbiert und an das Gefäßsystem abgegeben. Die Depigmentierung der Substantia nigra ist dann schon makroskopisch auf dem Mittelhirnschnitt zu erkennen. Sie erreicht meist nicht die Ausmaße wie beim postenzephalitischen Parkinsonismus (s. S. 317). Die eisenhaltige rote Zone der Substantia nigra (Zona spongiosa) bleibt intakt. Der Ausfall der melaninhaltigen Nigerzellen ist sowohl für den Rigor wie auch für die Akinese verantwortlich zu machen. Der Erbgang ist dominant (vgl. S. 276).

---

[10] GEORGE HUNTINGTON, 1851—1916; amerikanischer Neurologe.
[11] JAMES PARKINSON, 1755—1824; Chirurg in London.

Spino-cerebellare Heredodegenerationen

Unter dieser Bezeichnung werden verschiedene hereditäre Systemdegenerationen zusammengefaßt, deren klinisches Achsensymptom die Ataxie ist. Diese Ataxie kann klinisch als spinale Form imponieren *(Friedreichsche Heredoataxie)* oder als cerebellare Form *(Nonne-Mariesche[12] Heredoataxie)*. Anatomisch erweisen sich immer mehrere Systeme als betroffen, wenn auch mit unterschiedlichem Akzent.

Die erste Beschreibung der rezessiv vererbbaren *spinalen* Form der Heredodegeneration erfolgte etwa vor 100 Jahren durch den Heidelberger Internisten NIKOLAUS FRIEDREICH (1825—1882). Man findet in dem meist hypoplastischen Rückenmark eine Degeneration der die Tiefensensibilität leitenden Hinterstränge und der Pyramidenbahnen (s. Abb. 9). Weitere Nebenlokalisationen des atrophisierenden Prozesses können die Kleinhirnrinde und das zweite motorische Neuron sein (dann mit sekundären Muskelatrophien).

Bei der *cerebellaren* Form der Heredodegeneration kann sich die Systembezogenheit des atrophisierenden Prozesses sowohl auf neuronale wie auf phylogenetische Systeme beziehen. Von den verschiedenen Nervenzellen der Kleinhirnrinde sind am häufigsten die Purkinje-Zellen betroffen *(Kleinhirnrinden-*

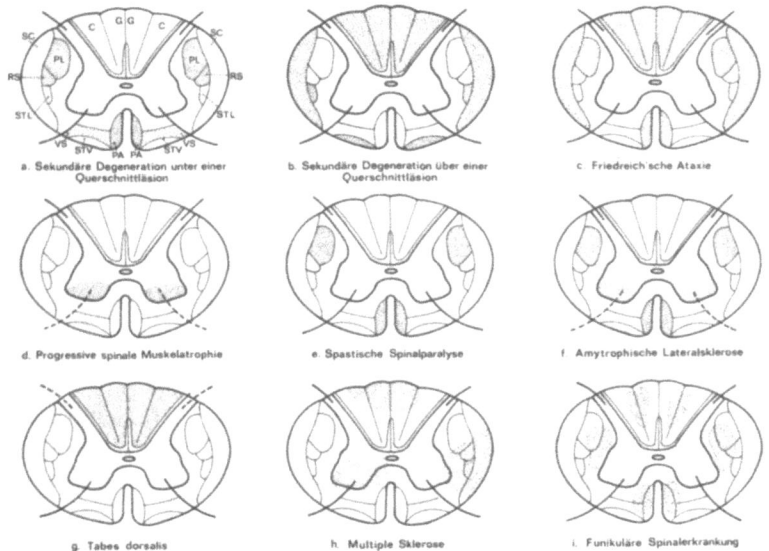

Abb. 9. Rückenmarkquerschnitte bei verschiedenen System- und Herderkrankungen des Nervensystemes.
C Funiculus cuneatus (BURDACH); G Funiculus gracilis (GOLL); PA Tractus pyramidalis anterior; PL Tr. pyramidalis lateralis; RS Tr. rubrospinalis; SC Tr. spinocerebellaris; STL Tr. spinothalamicus lateralis; STV Tr. spinothalamicus ventralis; VS Tr. vestibulospinalis.

---

[12] MAX NONNE, 1861—1959; Neurologe in Hamburg. PIERRE MARIE, 1853 bis 1940; Neurologe an der Salpêtrière in Paris.

atrophie vom Purkinjezelltyp). Die phylogenetische Komponente der Systembezogenheit kann sich darin äußern, daß sich die Nervenzellübergänge auf die neocerebellaren Kleinhirnhemisphären oder die stammesgeschichtlich alten Kleinhirnanteile beschränken (Archicerebellum = vestibuläres Stockwerk = Lobus flocculo-nodularis; Palaeocerebellum = spinales Stockwerk = Lobus anterior; auf den Kleinhirnvorderlappen begrenzt ist die bei Alkoholikern gelegentlich auftretende Spätatrophie des Kleinhirns = „Atrophie cérébelleuse tardive à prédominance corticale" — s. S. 334). Bei den neocerebellaren Atrophien überwiegt die Gliedmaßenataxie, bei den palaeocerebellaren die Rumpfataxie.

In einem Teil der klinisch als Nonne-Mariesche Heredoataxie eingeordneten Fälle liegt anatomisch nicht eine Kleinhirnrindenatrophie vor, sondern eine Atrophie der cerebellopetalen Neurone des Brückenfußes und der unteren Oliven *(olivo-ponto-cerebellare Atrophie).* Es sind dann nicht nur die Brückenfußkerne und die unteren Oliven von Ganglienzellen entblößt, sondern auch das Kleinhirnmarklager infolge des Ausfalles ihrer zur Kleinhirnrinde aufsteigenden Neuriten atrophisch. Recht einheitliche klinische Kleinhirnsymptome treten also bei Ausfall ganz verschiedener (afferenter, intrakortikaler und efferenter) cerebellarer Neuronensysteme auf. — Auch bei den cerebellaren Formen der Heredodegeneration können die spinalen Kleinhirnsysteme im Sinne der Nebenlokalisation mit erkranken.

Von der Friedreichschen Form der Heredodegeneration (früher auch Friedreichsche Tabes genannt), ist die als *quartär-syphilitische* Manifestation vorkommende *Tabes dorsalis* abzugrenzen. Es handelt sich hierbei nach SPIELMEYER[13] um eine auf dem Boden der Syphilis angegangene Systemdegeneration der *Hinterstränge* (Abb. 9 g). Der degenerative Prozeß soll in der Redlich-Obersteinerschen Zone beginnen, jener Stelle, an der die hintere Wurzel durch die Pia-Glia-Membran in das Rückenmark eintritt und für eine kurze Strecke ihre Markscheide verliert. Andere Forscher wollen die Hinterstrangdegeneration auf syphilitische Granulome in der Nageotteschen Zone zurückführen, jenem Gebiet, in dem die eintretende hintere Wurzel zusammen mit dem Spinalganglion und der austretenden vorderen Wurzel von einer gemeinsamen Dura-Arachnoideascheide umgeben ist. Hier sind wiederholt zum Teil spirochätenhaltige Granulome nachgewiesen worden. In den degenerierten Hintersträngen hat man bisher keine Spirochäten gefunden. — Im Gegensatz zur Friedreichschen Ataxie bleiben die spinocerebellaren Bahnen und die Pyramidenbahnen bei der Tabes dorsalis intakt (s. Abb. 9 g). Makroskopisch ist das Hinterstrangareal des Rückenmarkes eingesunken, auf dem Querschnitt infolge des Markfaserverlustes grau und wegen der sekundären Fasergliose von fester Konsistenz. Die weichen Rückenmarkhäute darüber sind schwielig verdickt, die hinteren Wurzeln meist stärker degeneriert. Oft findet man eine Atrophie des Sehnerven. Entzündliche Infiltrate gehören nicht zum typischen Bild der Tabes dorsalis. Wo sie in stärkerem Maße vorhanden sind, sprechen sie für eine Kombination mit Lues cerebro-spinalis (s. S. 315) oder für eine Tabo-Paralyse.

Die *klinischen* Symptome der Tabes dorsalis sind aus der Kenntnis der anatomischen Veränderungen gut verständlich. Die Ataxie ist die Folge der Hinterstrangdegeneration. Hypotonie und Areflexie (ASR, PSR) erklären sich aus der

---

[13] WALTHER SPIELMEYER, 1879—1935; Neuropathologe in München.

Beteiligung der lumbosakralen Wurzeln mit Unterbrechung des Reflexbogens. Die trophischen Störungen (Malum perforans) werden teils auf einen Ausfall der reflektorischen Erregung der motorischen Vorderhornzellen durch mitbetroffene Elemente des Hinterwurzelsystemes bezogen, teils auf eine Läsion zentrifugal leitender autonomer, aus Zellen des Rückenmarkgraues stammender Fasern. Bei der Entwicklung der tabischen Arthropathien dürfte der Verlust der Tiefensensibilität im Gelenkbereich und die darauf oft basierende Überbeanspruchung der Gelenke bei Hypotonie der Muskulatur verantwortlich zu machen sein. Die lanzinierenden Schmerzen und tabischen Krisen werden als Wurzelreizerscheinungen aufgefaßt. Unklarheiten bestehen über den Pathomechanismus der isolierten reflektorischen Pupillenstarre (ARGYLL ROBERTSON); man vermutet die Läsion zwischen der afferenten pupillomotorischen Reflexbahn und dem Sphinkterkern.

Spastische Spinalparalyse

Systematrophie des *1. Motorischen Neuron* (s. Abb. 9 e). Manifestation im 2. und 3. Lebensjahrzehnt. Wurde 1875 von W. ERB[14] und ein Jahr später von CHARCOT[15] beschrieben. Die degenerierten Pyramidenseitenstrangbahnen sind auf dem Rückenmarksquerschnitt verschmälert, grau verfärbt und verhärtet. Gleiche Veränderungen weisen die Pyramidenvorderstrangareale auf. Die Degeneration nimmt nach lumbal hin zu. Die motorische Zentralwindung ist verschmälert. Mikroskopisch findet man in der 3. und besonders in der 5. Rindenschicht (Betzsche Riesenpyramidenzellen) Ganglienzellausfälle und degenerative Veränderungen an den noch vorhandenen Nervenzellen. Die Gollschen Stränge im Rückenmark weisen gewöhnlich eine leichte Markfaserreduktion auf.

Die erbliche spastische Spinalparalyse ist sehr *selten*. Ihr *klinisches* Bild wird häufig durch *andere* Erkrankungen vorgetäuscht, besonders Tumoren, multiple Sklerose und vaskuläre Prozesse, was bei der klinischen Differentialdiagnose bedacht werden muß!

Progressive spinale Muskelatrophie

Der Untergang des *2. motorischen Neuron* hat eine sekundäre Atrophie der zugehörigen Muskeln zur Folge (s. Abb. 9 d und Abb. 10 B).

Liegt eine Systemerkrankung des 2. motorischen Neuron vor, spricht man daher von progressiver spinaler Muskelatrophie. Diese Systematrophie begegnet uns in zwei Formen:

Beim *infantil-hereditären Typus* (WERDNIG-HOFFMANN[16]) beginnt die Erkrankung im 1.—2. Lebensjahr mit Paresen der *Oberschenkel- und Beckenmuskulatur*. Sie nimmt sehr rasch einen aufsteigenden Verlauf und führt über eine zentrale Atemlähmung schon in der Kindheit zum Tode. Die Muskelatrophien können durch den kindlichen Fettansatz verdeckt werden. Entsprechend der Ausbreitung der Lähmungen findet man die schwersten Ausfälle an den *motorischen*

---

[14] WILHELM ERB, 1840—1921; Internist in Heidelberg.
[15] JEAN MARTIN CHARCOT, 1825—1893; Neurologe an der Salpêtrière in Paris.
[16] JOHANN HOFFMANN, 1857—1919; Schüler von WILHELM ERB.

Vorderhornzellen der Lumbalanschwellung. Die zugehörigen motorischen Rückenmarkwurzeln sind degeneriert und atrophisch. Der sekundäre, neurogene Charakter der Muskelatrophie ist mikroskopisch an der *areolären Verteilung* von atrophischen und noch erhaltenen Muskelfasern erkennbar (s. S. 285). — Die Wernig-Hoffmannsche Muskelatrophie und die sonst den Myopathien zugerechnete *Myatonia congenita Oppenheim* werden von einigen Autoren als unterschiedliche Verlaufsformen einer einheitlichen progressiven spinalen Muskelerkrankung mit verschiedenem zeitlichem Beginn in der Kindheit aufgefaßt.

Beim häufigeren *Typus Duchenne-Aran*[17] treten die Muskelatrophien im mittleren Lebensalter auf und beginnen an den *kleinen Handmuskeln*. Allmählich werden die Unterarmmuskeln einbezogen und unter Verschonung der Oberarmmuskeln schließlich die Schultergürtelmuskulatur. Bei diesem Vertei-

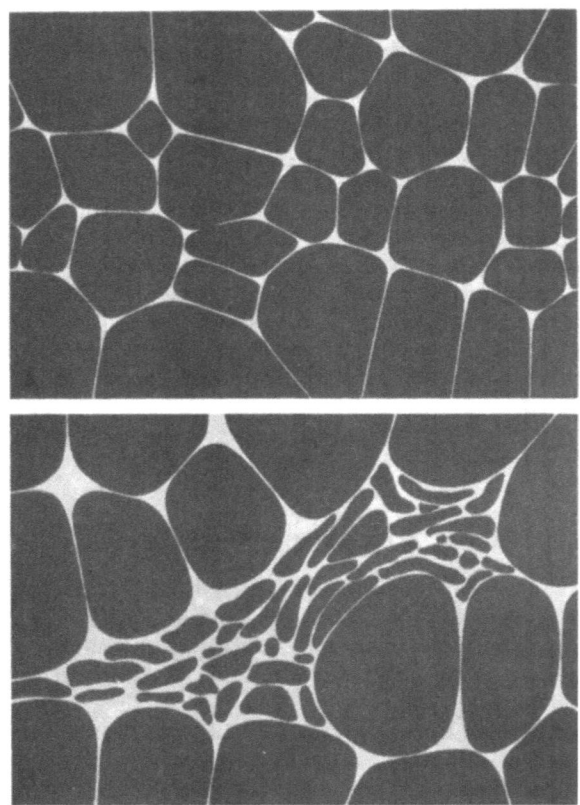

Abb. 10. Schematische Darstellung der Muskelfaserquerschnitte bei Myopathie (A) und bei neurogener Muskelatrophie (B). Bei der neurogenen Muskelatrophie sind Gruppen gleichstark atrophischer Fasern („Untereinheiten"; vgl. Abb. 11) areolär im Querschnitt verteilt (n. MUMENTHALER, 1965).

---

[17] DUCHENNE DE BOULOGNE, 1806—1875; FRANÇOIS A. ARAN, 1817—1861; französische Neurologen.

lungstyp der spinalen Muskelatrophie liegt der Schwerpunkt der *motorischen Vorderhornzellausfälle in der Halsmarkschwellung*. Die zugehörigen, normalerweise kräftigen und dickkalibrigen motorischen Wurzeln werden dünn und grau. In den Spätstadien der Erkrankung dehnt sich der atrophisierende Prozeß nicht selten auf die motorischen Hirnnervenkerne aus und führt zum Bilde der *progressiven Bulbärparalyse*, die auch als eigenständiges Krankheitsbild vorkommt. Infolge der Zungen- und Schlucklähmung wird die selbständige Nahrungsaufnahme unmöglich. Die sekundäre Atrophie der Zungen- und Schlundmuskulatur erlaubt eine Abgrenzung gegenüber der Pseudo-Bulbärparalyse bei Ausfall supranukleärer Afferenzen (z. B. im Rahmen des Status lacunaris, S. 302). Die muskelatrophische Zunge erinnert wegen der bei nukleären Prozessen auftretenden fibrillären Zuckungen an einen mit Würmern gefüllten Sack. Die abgezehrten Patienten sterben meist an einer Schluckpneumonie.

Amyotrophische Lateralsklerose

Bei dieser 1874 zuerst von CHARCOT beschriebenen neurologischen Systemerkrankung kombiniert sich die Systematrophie des 1. motorischen Neuron mit der der motorischen Vorderhornzelle (s. Abb. 9f). Die atrophische vordere Zentralwindung zeigt Nervenzellausfälle in der 3. Rindenschicht und in der Schicht der Betzschen Pyramidenzellen; im Rückenmark sind die Pyramidenbahnen degeneriert und durch eine Fasergliose ersetzt. Die motorischen Vorderhornzellen sind besonders in der Halsmarkanschwellung ausgefallen; dem entspricht das Verteilungsmuster der sekundären Muskelatrophien. Bei manchen Verlaufsformen der amyotrophischen Lateralsklerose kommt es auch zu bulbärparalytischen Erscheinungen auf dem Boden degenerativer Ganglienzelluntergänge in den motorischen Hirnnervenkernen.

Anhang: Muskelatrophie – Myopathie

Der Untergang des 2. motorischen Neuron bedeutet für die zugehörigen Muskelfasern den Ausfall ihres trophischen Zentrum. Das Ergebnis ist eine sekundäre, *neurogene Muskelatrophie*. Von den Myopathien unterscheidet sie sich durch das areoläre Verteilungsmuster der Muskelfaserveränderungen (s. Abb. 10, 11). Gruppen von gleichstark atrophischen Einzelfasern sind wie Inseln im Querschnittspräparat der Muskulatur zwischen intakten Muskelfasern eingelagert. Je weiter der Vorderhornzelluntergang fortschreitet, um so mehr geht allerdings die areoläre Felderung verloren. Die atrophischen Muskelfasern sind oft elongiert, im Querschnitt polygonal und bieten — abgesehen von zentralen Fibrillenverdichtungen (Target-fibers) — keine Besonderheiten.

Neurogene Muskelatrophien sehen wir nach Nervenläsionen und im Gefolge von Vorderhornzellerkrankungen wie der progressiven spinalen Muskelatrophie, der progressiven Bulbärparalyse, der amyotrophischen Lateralsklerose, aber auch nach Poliomyelitis, Myelomalazie und bei der Syringomyelie.

Für die *Myopathien*, die eigenständigen Erkrankungen der Muskulatur, sind im Querschnittspräparat die enormen Kaliberschwankungen der Fasern charakteristisch (s. Abb. 10 A). Sie finden sich in regelloser Verteilung über den

Querschnitt verteilt. Während normalerweise der Faserdurchmesser 80 µ kaum überschreitet, sieht man hier neben atrophischen, meist abgerundeten Fasern auch Durchmesser bis zu 250 µ. Am ausgeprägtesten ist dieses Bild bei der *Erbschen progressiven Muskeldystrophie.* Dabei runden sich die Fasern unter Verbreiterung der endomysialen Zwischenräume ab. Mit fortschreitendem Faseruntergang kommt es zur Einlagerung von Vakatfettgewebe, das bei den neurogenen Muskelatrophien weitgehend fehlt.

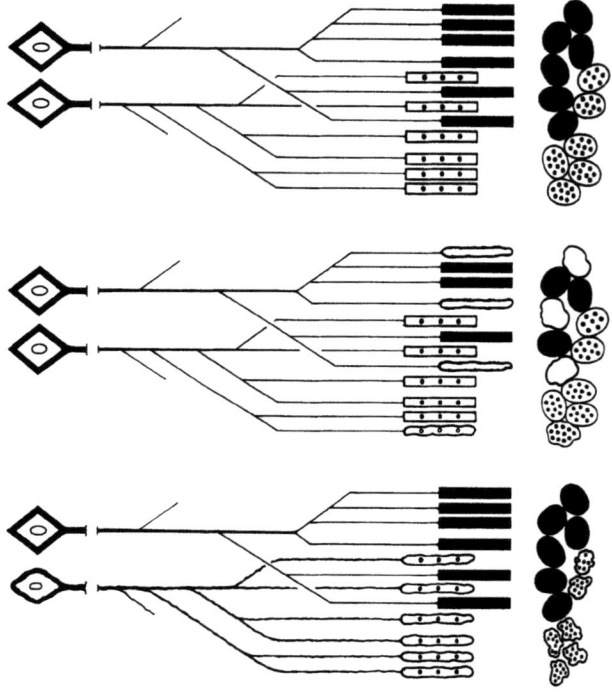

Abb. 11 Schematische Darstellung zweier „Untereinheiten", je zu einer verschiedenen motorischen Einheit gehörend. Oben: normal. Mitte: Myopathie mit wahllosem Befall von Fasern verschiedener motorischer Einheiten. Unten: neurogene Muskelatrophie. Eine ganze motorische Einheit geht zugrunde, so daß die zu einer Untereinheit gehörenden Einzelfasern als Gruppe atrophischer Fasern in Erscheinung treten (n. MUMENTHALER, 1965).

Die dystrophisch-degenerativen Faserveränderungen sind zunächst segmental, nehmen also im Längsschnitt nur umschriebene Bereiche der Einzelfaser ein. Es kommt zur hyalinen oder granulären Degeneration des Sarkoplasma, schollingen Verklumpungen und enormen Faserauftreibungen sowie zu einem fortschreitenden Fibrillenverlust. Frühzeitig beobachtet man eine Vermehrung der Sarkolemmkerne, die nicht nur als „Kernreihen" sublemmal liegen, sondern in größerer Zahl auch durch eine „binnenständige" Lage in der degenerierenden Muskelzelle auffallen.

Licht- und elektronenmikroskopisch hat man in den letzten Jahren besonders bei den angeborenen Myopathien einige strukturelle Eigentümlichkeiten aufgedeckt, die z. T. bereits namengebend für die Myopathieform wurden, deren Krankheitsspezifität allerdings heute noch zur Diskussion steht: Bei der *myotubulären* oder auch *zentro-nukleären Myopathie* zeigen die Muskelfasern einen zentralen longitudinalen Ausfall der Fibrillen. In diesen „tubulären" Defektzonen liegen zahllose in Reihen angeordnete Muskelkerne mit ungewöhnlichen Myelinfiguren in der Umgebung. Da die Muskelfasern in ihrer Organogenese ein Stadium mit zentralen „Myotuben" durchlaufen, wird z. Z. diskutiert, ob ein Stoffwechseldefekt die Ausdifferenzierung der Muskelfasern bei dieser Myopathieform blockiert. Die *central-core Myopathie*, seit 1956 bekannt, ist histologisch dadurch auffällig, daß praktisch jede einzelne Muskelfaser im zentralen Abschnitt Fibrillendegenerationen aufweist, die bei einer PAS-Färbung sehr deutlich zutage treten. Bei der *Nemaline-Myopathie* zeigen die Muskelfasern mit hoher Phosphorylase-Aktivität fädchen- (griechisch = nema = Faden) oder stäbchenförmige Gebilde, die elektronenmikroskopisch myofilamentäre Strukturen aufweisen. Sie liegen oft in Palisadenstellung, z. T. aber auch in unregelmäßiger Gruppierung. Eine weitere Unterform der Myopathie ist durch abnorm große Mitochondrien charakterisiert (*Riesenmitochondrien-Myopathie*).

3. Hallervorden-Spatzsche Krankheit[18]

Seltenes degeneratives progredientes Nervenleiden mit extra-pyramidalen Symptomen. Bei den Erwachsenenformen steht eine Störung des Pigmentstoffwechsels im Vordergrund. Der Eisengehalt der roten Zone der Substantia nigra, des roten Kernes und des Pallidum ist enorm erhöht, so daß diese Grisea eine rostbraune Farbe gewinnen. Bei den Seitelbergerschen[19] infantilen Formen ist die Pigmentanreicherung nicht so hochgradig; hier treten die degenerativen Veränderungen am Parenchym stärker in den Vordergrund. Sie bestehen in der neuro-axonalen Dystrophie mit Axonauftreibungen und Gestaltveränderungen der Nervenzellen.

4. Speicherungsdystrophien und Leukodystrophien

Speicherungsdystrophien und Leukodystrophien zeichnen sich dadurch aus, daß der metabolische Charakter der ihnen zugrunde liegenden Störungen sich aus dem mikroskopischen Befund ablesen läßt. Beiden Formen ist eine Störung des Fettstoffwechsels im Bereiche der Sphingolipoide gemeinsam, auf dem Boden genbedingter Enzymfehler. Während aber in der ersten Gruppe eine Speicherung organspezifischer Stoffwechselprodukte in den Zellen des Nervensystems stattfindet, führt bei der zweiten Gruppe die Stoffwechselstörung zu einem Zerfall der Markscheiden, zu einer degenerativen Entmarkungskrankheit, vgl. „Allgemeine Pathologie", S. 66.

---

[18] JULIUS HALLERVORDEN, 1882—1965; deutscher Neuropathologe. HUGO SPATZ, 1888—1969; deutscher Neuropathologe und Hirnforscher.
[19] FRANZ SEITELBERGER, zeitgenössischer österreichischer Neuropathologe.

Zur Gruppe der *Speicherungsdystrophien* zählen die familiäre amaurotische Idiotie, die Niemann-Picksche Krankheit, der Morbus Gaucher und der Gargoylismus.

Die ganz überwiegend in jüdischen Familien auftretende *amaurotische Idiotie* wird nach dem Manifestationsalter der Erkrankung eingeteilt in eine infantile Form (Typ Tay-Sachs), die im 2. Lebensjahr beginnt, mit einer charakteristischen Maculaveränderung am Augenhintergrund einhergeht und innerhalb von 2—3 Jahren zum Tode führt; in eine spätinfantile Form mit Manifestation bis zum 4. Lebensjahr, einen juvenilen Typ (SPIELMEYER-VOGT) und in die erst nach der Pubertät in Erscheinung tretenden Spätformen. Durch die Stapelung der Lipoide im Zytoplasma erfahren die Nervenzellen eine sehr charakteristische Veränderung, die *Spielmeyer-Schaffersche Zellblähung*. Der Zelleib ist dann ballon- und birnenförmig aufgetrieben und bekommt durch die Einlagerungen eine feinwabige Gitterstruktur. Der Zellkern wird an die Peripherie der Zelle verlagert. Die Auftreibung greift auch auf die Dendriten über. Die gespeicherten, vorwiegend aus Gangliosiden bestehenden Lipoidgemische zeigen bei den verschiedenen Manifestationsformen histochemisch gewisse Differenzen, die auch in der Ultrastruktur des gestapelten Materials zum Ausdruck kommen. Sie sind bei der infantilen Form fast ubiquitär und in größeren Mengen in den Nervenzellen der grauen Substanz anzutreffen, während bei den Spätformen der Spielmeyer-Schaffersche Zellprozeß diskreter ist und meist auf bestimmte Grisea beschränkt bleibt, was sich auch in den klinischen Symptomen niederschlägt.

Die *Niemann-Picksche Krankheit* ist eine Sphingomyelinthesaurismose mit Schwerpunkt in den Reticulumzellen der Milz und der Leber. In den Ganglienzellen besteht das Speichermaterial in einem Lipoidgemisch aus Sphingomyelinen, Cholesterinestern und Glycerophosphatiden. Bei der ebenfalls seltenen *Gaucherschen Krankheit* mit Speicherung von Cerebrosiden bleiben die Nervenzellen verschont; man findet allenfalls eine Stapelung von Kerasin in den Adventitialzellen der Hirngefäße. Beim *Gargoylismus* kommt es im ZNS zur Anhäufung von Gangliosiden in den Nervenzellen und in den adventitiellen Elementen zu einer Mucopolysaccharidspeicherung. — In die Gruppe der Speicherungsdystrophien wird auch die *progressive Myoklonusepilepsie* mit Lafora-Körperchen eingeordnet. Es handelt sich um eine seltene allgemeine Stoffwechselerkrankung mit Krampfanfällen und Myoklonien, bei der hochpolymere Polysaccharide und Polysaccharid-Proteingemenge in Form der sogenannten Myoklonus-Körperchen in das Pericaryon und die Dendriten der Nervenzellen eingelagert werden, in besonders starkem Umfange im Nucleus dentatus des Kleinhirns und im Thalamus.

Im Gegensatz zu diesen mit einer Anreicherung von Sphingolipoiden einhergehenden Thesaurismosen sind bei den *leukodystrophischen Formen* die Sphingolipoide z. T. quantitativ in den erkrankten Organen vermindert. Auch diesen Erkrankungen liegt eine angeborene Enzymopathie des Lipoidstoffwechsels zugrunde. Sie hat einen degenerativen Untergang der Markscheiden zur Folge.

Dabei kann das Myelin in normaler Weise bis zur Stufe der Neutralfette abgebaut werden wie z. B. bei der *Pelizaeus-Merzbacherschen Krankheit*. Die Pelizaeus-Merzbachersche Form der Leukodystrophie läßt sich in mehrere

Unterformen aufgliedern, hat meist einen geschlechtsgebundenen rezessiven Erbgang und ist histologisch durch einen degenerativen fleckförmig-diskontinuierlichen Myelinzerfall gekennzeichnet, der diesen Fällen im Markscheidenpräparat ein charakteristisches Gepräge verleiht: Scharf begrenzte Markinseln bleiben vom Prozeß verschont, der als elektive Entmarkung anzusprechen ist, weil er die Axone in den Entmarkungsbezirken intakt läßt, was auch das Ausbleiben sekundärer Degenerationen verständlich macht.

Einen verzögerten anomalen Myelinabbau weist die *metachromatische Leukodystrophie* vom Typ Scholz-Bielschowsky-Henneberg[20] auf. Sie wird auf einen Defekt der Cerebrosidsulfatidase (JATZKEWITZ) bzw. Arylsulfatase A (AUSTIN) bezogen mit der Folge einer Anreicherung von Cerebrosid-Schwefelsäureestern. Die metachromatische Leukodystrophie zeigt damit eine enge Beziehung zu den Speicherungsdystrophien. Die Cerebrosulfatide sind in Nervenzellen, in den entmarkten Abschnitten der weißen Substanz und peripheren Nerven, aber auch in den übrigen parenchymatösen Organen nachweisbar. Für die histologische Diagnostik an Sektions- und Biopsiematerial (z. B. in den Pulpanerven extrahierter Milchzähne oder im Meissnerschen Plexus der Rektumschleimhaut) lassen sich die stark alkohollöslichen Cerebrosidsulfatide leicht durch essigsaures Kresylviolett darstellen; das Speichermaterial fällt dabei durch eine braune Metachromasie auf.

Die *diffuse degenerative Sklerose vom Typus Krabbe* verkörpert einen weiteren Vertreter der Leukodystrophien. Sie ist von den übrigen Formen mikroskopisch durch die Anwesenheit sogenannter Globoidzellen abgrenzbar. Es handelt sich um mehrkernige perivaskulär angeordnete Riesenzellen, die teils von Mesenchymzellen abgeleitet werden, teils von Gliazellen, und die aus dem Markscheidenuntergang anfallenden, an Eiweiß gebundenen Glykolipoide sekundär aufnehmen.

5. Spongiöse Dystrophien

Die Dystrophien der Transportstrukturen, d. h. der im Dienste der Versorgung und des Stoffaustausches zwischen Parenchym und Blutbahn zwischengeschalteten Glia, lassen die Nervenzellen mit ihren Fortsätzen zunächst oft intakt und führen meist erst im weiteren Verlauf auch an ihnen zu strukturellen Veränderungen. In der Regel gehen die primär an der Glia ansetzenden Erkrankungen mit einer schwammigen Auflockerung des Hirngewebes einher (*Status spongiosus*). Man nimmt an, daß enzymatische Störungen vorwiegend des Aminosäuren- und Proteinstoffwechsels über histotoxisch wirkende Metabolite zur hydropischen Schwellung der verschiedenen Gewebsstrukturen führen und so die vacuoläre Hirngewebsauflockerung nach sich ziehen.

Nach dem vorherrschenden Störungsfeld unterscheidet man *gliale*, *glioneuronale* und *glio-vasale* Dystrophien, je nachdem, ob der pathologische Prozeß sich auf die Glia beschränkt, oder auch die Beziehungen der Glia zu den Neuronen bzw. den Gefäßen im patho-morphologischen Befund verdeutlicht. Allerdings muß einschränkend gesagt werden, daß die Grenzen zwischen

---

[20] WILLIBALD SCHOLZ, zeitgenössischer deutscher Neuropathologe, MAX BIELSCHOWSKY, 1869—1940; deutscher Neuropathologe.

diesen Unterformen fließend sind. In manchen Fällen drängt sich der Eindruck auf, daß das gliös-nervale *Neuropil* mit seinen zahlreichen Synapsen gewissermaßen als biologische Einheit reagiert und Manifestationsort der Erkrankung ist. In anderen Fällen beschränken sich die Veränderungen mehr oder minder ausschließlich auf die *Markscheiden*.

Man hat die verschiedenen Unterformen der spongiösen Dystrophien in tierexperimentellen Modellen ultrastrukturell bereits recht gut analysieren und sich so einen Eindruck vom formalen Ablauf der morphologischen Veränderungen verschaffen können. Von einem ätio-pathogenetischen Verständnis sind wir jedoch noch weit entfernt. Erst wenn wir das erreicht haben, wird man eine sinnvolle Gliederung dieser Krankheitsprozesse vornehmen können.

Als *subakute spongiöse Enzephalopathie* bezeichnet man eine diffuse *kortikale* spongiöse Dystrophie des Erwachsenenalters, die klinisch als subakut bis subchronisch verlaufende Sonderform der präsenilen Demenz imponiert. Die spongiöse Gewebsauflockerung kann auch das *Striatum* einbeziehen und geht dann mit *extrapyramidalen* Symptomen einher. Ammonshornformation und Calcarinarinde bleiben gelegentlich verschont. Bei den wenigen bisher anhand von Hirnbiopsien elektronenmikroskopisch untersuchten Fällen fand man eine Schwellung der Astrogliafortsätze und der Nervenzellausläufer. Besonders die *postsynaptischen Dendritenbezirke* erwiesen sich als hydropisch geschwollen. Die Perikaryen der Nerven- und Gliazellen bieten erst in späteren Stadien entsprechende Veränderungen. Gleichartige Hirnbefunde mit ebenfalls bevorzugter Ausbreitung in der Großhirnrinde wurden in letzter Zeit auch bei Säuglingen und Kleinkindern als einziges pathologisches Substrat schwerster klinisch ungeklärter cerebraler Entwicklungsrückstände gesehen.

Von dieser im Erwachsenenalter auch als *Heidenhain-Nevin-Syndrom* bezeichneten Erkrankung läßt sich die *Jakob-Creutzfeldtsche Krankheit*[21] nicht immer sicher nach dem morphologischen Befund abgrenzen. Gliaapparat und Nervenzellen scheinen hierbei fast gleichzeitig zu erkranken (gliös-neuronale Form). An den Nervenzellen sieht man eine Zytoplasmaschwellung mit Tigrolyse; von der Glia sind im wesentlichen die Astrozyten betroffen, welche progressive und teils auch regressive Veränderungen bieten können. Meist findet sich ein wechselnd ausgeprägter Status spongiosus der grauen Substanz.

Während die bisher genannten Beispiele gliale bzw. glioneuronale Dystrophien verkörperten, haben wir es bei der *Wilsonschen Krankheit (hepatolentikuläre Degeneration)*[22] mit einer gliovasalen Dystrophie zu tun. Es handelt sich um eine rezessiv erbliche Stoffwechselstörung im Bereiche des Eiweiß- und Kupferhaushaltes mit einer Aufbaustörung des Serumeiweißes Coeruloplasmin und Kupferablagerungen in das Gewebe. Meist findet man eine grobknotige Leberzirrhose. Für die klinische Diagnose wichtig ist der *Kaiser-Fleischersche Kornealring*, dessen Kupfereinlagerungen mit der Spaltlampe nachweisbar sind. Die Hirnveränderungen mit spongiösen Zerfallsherden in den Stammganglien und in der Marksubstanz, Wucherung und Transformation der Astrozyten sowie Kapillarwucherungen erinnern an die Wernickesche

---

[21] ALFONS JAKOB, 1884—1931, Psychiater und Neurologe in Hamburg. HANS GERHARD CREUTZFELDT, 1885—1961, Psychiater und Neurologe in Kiel.
[22] SAMUEL ALEXANDER K. WILSON, zeitgenössischer Neurologe in London.

Enzephalopathie. Die Astroglia bietet charakteristische Veränderungen: Ihre Kerne werden blasig aufgetrieben und chromatinarm, wobei die Chromatinreste der z. T. unregelmäßig eingekerbten Kernmembran angelagert werden; das Cytoplasma ist nicht mehr sichtbar *(nackte Gliakerne)*. Dieser Typ II der von Alzheimer bei der hepatolentikulären Degeneration beschriebenen Gliaveränderungen wird auch außerhalb der Wilsonschen Krankheit bei chronischen Lebererkrankungen gefunden und daher als *Leberglia* bezeichnet. Die Leberglia erinnert etwas an die hellen Glykogenkerne der Leberepithelien beim Diabetes mellitus. Auch der Status spongiosus der grauen Substanz ist zusammen mit der Leberglia bei Leberzirrhosen und — in stärkster Ausprägung — bei den Hämochromatosen nachweisbar.

Diese morphologisch faßbare hepatogene Enzephalopathie und das meist als porto-cavale Enzephalopathie bezeichnete klinische cerebrale Syndrom gehen nicht immer parallel. Selbst bei ausgeprägten klinischen Störungen kann ein morphologischer Hirnbefund fehlen. Sicher ist die von der Klinik in den Vordergrund gestellte, z. T. erhebliche Ammoniakanreicherung im Blut nicht die einzige Ursache der schweren klinischen Symptome; offensichtlich in der Leber gebildete und für die Einschleusung und Verwertung von Glykogen innerhalb des Gehirns notwendige Stoffe stehen bei diesen Kranken nicht mehr in ausreichendem Maße zur Verfügung (*Wirkstoffmangelhypoxydose à distance*).

Als weiteres Beispiel einer gliös-vasalen Dystrophie gilt die auf dem Boden eines Vitamin-B_1-Mangels sich entwickelnde *Wernickesche Enzephalopathie*[23], die im Zusammenhang mit dem chronischen Alkoholismus besprochen wird (s. S. 334).

Tierexperimentelle Untersuchungen haben allerdings erkennen lassen, daß die initialen Veränderungen dieses Syndromes gefäßunabhängig im Neuropil angehen, bevorzugt an den postsynaptischen Dendritenabschnitten, die hydropisch schwellen. Die vaskuläre Komponente tritt erst später hinzu.

Als *infantile Wernickesche Enzephalopathie* wird eine im Säuglings- und Kleinkindalter auftretende Hirnerkrankung mit qualitativ gleichartigen morphologischen Veränderungen im Hirnstamm bezeichnet, bei der ein Thiamin-Mangel nach den bisherigen Erfahrungen jedoch keine Rolle spielt. Im Gegensatz zur Erwachsenenform bleiben die Corpora mamillaria frei. Die rascher verlaufenden Fälle werden in der Literatur als *subakute nekrotisierende Enzephalopathie mit Bevorzugung des Hirnstammes* (LEIGH) beschrieben. Bei ihnen werden auch die Neurone, die bei dem infantilen Wernicke-Komplex erhalten bleiben, in die spongiöse Partialnekrose einbezogen. Die im unteren Hirnstamm lokalisierten Herde erklären den oft unerwartet plötzlichen Tod dieser Kinder. Die Ätio-pathogenese der infantilen Wernickeschen Enzephalopathie und der subakuten infantilen nekrotisierenden Enzephalopathie ist bisher ungeklärt. Nach dem morphologischen Befund drängt sich der Eindruck auf, daß beide Formen Ausdruck einer Wirkstoffmangelhypoxidose sind, die chronisch unterschwellig mit schubförmiger Intensivierung ablaufen kann (infantiler Wernicke), bei den nekrotisierenden Formen dagegen rasch und mit größerer Intensität.

---

[23] KARL WERNICKE, 1848—1905; Psychiater und Neurologe in Halle.

Infantile diffuse spongiöse Dystrophien der *weißen Substanz* sieht man bei der *Glyzinose*, der *Ahornsirupkrankheit* und auch der *Phenylketonurie*. Die spongiöse Auflockerung der weißen Substanz geht dabei weniger auf eine Schwellung der Astroglia zurück als auf einen interlamellären Hydrops der Markscheiden, wie er experimentell durch Triäthylzinnvergiftung oder durch INH-Intoxikation hervorgerufen werden kann. Die geistige Entwicklung dieser Kinder bleibt aus. Bei den als Morbus Canavan bezeichneten, klinisch und stoffwechselmäßig ungeklärten infantilen Erkrankungen dieser Art findet man außer dem interlamellären Hydrops der Myelinscheide eigenartige Mitochondrientransformationen in den Astrozyten und ihren Fortsätzen, die bisher für die Canavansche Krankheit als charakteristisch gelten.

III. Hypoxydose – Kreislaufstörungen – Gefäßerkrankungen

1. Auswirkungen und Ursachen der cerebralen Hypoxydose

Das Gehirn benötigt pro Minute 50 ccm O_2 und 80 mg Glucose und nimmt damit 15 % des Gesamtumsatzes des Organismus in Anspruch.

Die Beeinträchtigung der oxydativen, energieliefernden Prozesse führt im Gewebe zur *Hypoxydose*. Man kann verschiedene Formen der Hypoxydose unterscheiden, die sich auch durch ein unterschiedliches anatomisches Schädigungsmuster voneinander abheben: Eine Hemmung der Atmungsfermente (z. B. bei der Blausäurevergiftung) verursacht eine Wirkstoffmangelhypoxydose = histotoxische Hypoxydose. Sauerstoffmangel in der Atemluft bei intakter Blutzirkulation macht eine hypoxische Hypoxydose, Mangel an oxydablem Hämoglobin (CO-Vergiftung) eine hypoxämische Hypoxydose und eine Einschränkung der zirkulierenden Blutmenge, die häufigste Form, eine oligämische bzw. ischämische Hypoxydose.

Unter dem O_2-Mangel werden im Zentralnervensystem zunächst jene Elemente leiden, die den größten Sauerstoffbedarf haben und deshalb besonders empfindlich auf eine Sauerstoffmangel-Situation reagieren; das sind die Nervenzellen. Sie stellen ihre Tätigkeit ein, wenn der Betriebsstoffwechsel nicht mehr aufrecht gehalten werden kann. Eine solche Betriebsstörung der Nervenzelle kann reversibel sein, wenn der für die Erhaltung der Struktur notwendige Erhaltungsstoffwechsel — etwa 1/7 des Normumsatzes — noch zur Verfügung steht. Ist auch er nicht mehr gewährleistet, geht die Zelle zugrunde.

Die anoxische Ganglienzellnekrose *(ischämische Zellveränderung)* ist eine Koagulationsnekrose. Sie beginnt mit einem Schwund der RNS-haltigen Nissl-Schollen (Tigrolyse). Das Zytoplasma färbt sich dann mit basischen Anilinfarbstoffen nur noch blaß, homogen und schattenhaft an. Bei HE-Färbung zeigt es eine deutliche Eosinophilie. Wir sprechen von *Erbleichungsherden*, wenn in der Rinde oder den Stammknoten zusammenhängende Ganglienzellkomplexe sich infolge der mangelnden Anfärbbarkeit bei der Nissl-Färbung schon makroskopisch von den sonst dargestellten Strukturen abheben. Der Kern wird pyknotisch und zerfällt. Pyramidenzellen schrumpfen und bekommen eine scharfkantige schmächtige Dreiecksform, der sich der zusammensinternde Zellkern anpaßt. Die axo-somatischen Synapsen der Ganglienzellen können sich dabei inkrustieren. An den polygonalen Nervenzellen und den Purkinje-Zellen der Kleinhirnrinde werden gleichsinnige Veränderungen als homogenisierende Zellerkrankung bezeichnet.

Die ischämische Ganglienzellnekrose bzw. die homogenisierende Zellerkrankung, die sich bereits nach 6—8minütiger Anoxie einstellen, sind ein relativ sicheres Indiz für eine durchgemachte akute O_2-Mangel-Situation. Voraussetzung für ihre Manifestation ist allerdings eine gewisse Überlebenszeit. Wenn auch die ischämisch bedingte Tigrolyse im Experiment sich bereits nach 20minütiger Überlebenszeit abzeichnet, so ist das Vollbild der ischämischen Ganglienzellnekrose in der Regel frühestens nach 6—8 Stunden zu erwarten.

Ischämische Ganglienzellnekrosen können gelegentlich tagelang reaktionslos liegenbleiben, doch ist dieses wohl die Ausnahme. Meist setzt bei einer elektiven Parenchymnekrose vom 2. Tag ab eine mikrogliöse Reaktion ein, bei der die Hortega-Glia sich der nekrotischen Nervenzelle anlagert und sie resorbiert *(Neuronophagie)*. Diese Mikrogliaknötchen bilden sich nach Resorption der letzten Ganglienzellreste rasch wieder zurück. Handelt es sich um Einzelzellnekrosen, bleibt auch eine nennenswerte Gliafaserproduktion durch die Astrozyten in der Rinde aus. Diskrete Nervenzellausfälle sind daher in Spätstadien in der Rinde mikroskopisch nur schwer zu erfassen.

Bei größeren herdförmigen oder auch pseudolaminären Ganglienzellausfällen tritt neben die Neuronophagien immer auch eine mehr oder minder diffuse *mikrogliöse Stäbchenzellproliferation*. Sie steht offenbar im Zusammenhang mit der Resorption von Nervenzellfortsätzen. Das kann man besonders gut in der Kleinhirnrinde verfolgen, wo mikrogliöse Strauchwerkbildungen sich in Anlehnung an nekrotische Purkinjezelldendriten entwickeln. Sind auch Markscheiden geschädigt, so transformieren sich die Mikrogliazellen zu Fettkörnchenzellen und nehmen die Myelinabbauprodukte auf.

Ein typisches Beispiel elektiver Parenchymnekrosen mit rein gliöser Vernarbung sehen wir bei den Krampfschäden im Rahmen der Anfallskrankheiten. Am bekanntesten ist die *Ammonshornsklerose,* von der besonders der *Sommersche Sektor* des Pyramidenzellbandes (Feld h_1) betroffen ist.

Ist nicht nur der Strukturstoffwechsel der Ganglienzelle zusammengebrochen, kann auch der Erhaltungsstoffwechsel der Glia nicht mehr bestritten werden und geht schließlich auch das Gefäßbindegewebe teilweise zugrunde, so entwickelt sich eine *Totalnekrose* mit Einschmelzung von Hirngewebe im Sinne der Kolliquationsnekrose. Ob es zu einer Gewebseinschmelzung kommt oder nicht, hängt vom Erhaltungszustand der Astroglia ab, die in ihrer Gesamtheit als in den Stoffaustausch eingeschaltete „plastische Füllmasse" zwischen den nervösen Strukturen anzusprechen ist und deren Nekrose die Gewebseinschmelzung nach sich zieht.

Die geweblichen Vorgänge bei einer Totalnekrose lassen fließend ineinander übergehende Stadien erkennen, deren Höhepunkte eine annähernde Altersbestimmung der Herde aus dem morphologischen Befund heraus erlauben:

Stadium I (Ischämischer Infarkt, Stadium der Nekrose): Verlust der Kernanfärbbarkeit von Nerven- und Gliazellen, nur schattenhafte Darstellung der Perikarya im Nissl-Bild. Der Nekrosebezirk quillt rasch ödematös auf und verliert dabei an Konsistenz. Durch eine ödembedingte Lückenzone wird die Nekrose gegen die Umgebung demarkiert.

Stadium II (Stadium der Kolliquation und Resorption): Zellulärer Repräsentant ist die Fettkörnchenzelle, die vom 2. Tag an allmählich auf den Plan tritt und nach 1—2 Wochen das Feld beherrscht. Sie stammt im Zentrum der Nekrose von persistierendem Gefäßbindegewebe, in der Randzone auch von proliferierter Mikroglia. Makroskopisch bekommt die zunächst weiße Nekrose in zunehmendem Maße einen gelbstichigen Farbton und eine fettigklebrige, weiche Beschaffenheit. Noch vor dem Auftreten der Fettkörnchenzellen können in der Randzone der Nekrose und in der Umgebung persistierender Gefäße schüttere, flüchtige leukozytäre Infiltrate beobachtet werden, die sehr rasch wieder verschwinden. Aus der anfänglichen Lückenzone wuchern Kapillaren in das nekrotische Hirngewebe vor, das in zunehmendem Maße verflüssigt und von den Körnchenzellen phagozytiert wird. Dabei ge-

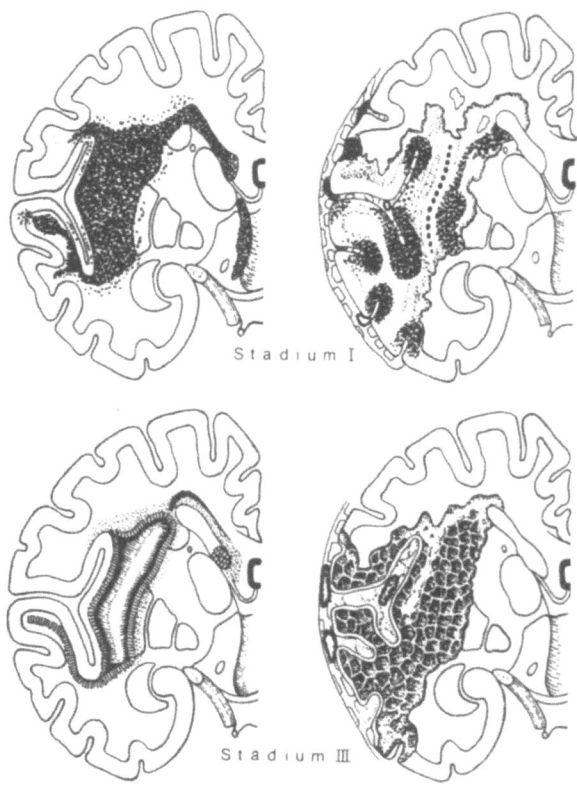

Abb. 12. Links: hypertonische Massenblutung in der Putamen-Claustrum-Region; Rechts: anämischer Infarkt im Versorgungsgebiet der A. cerebri media.

winnt die Nekrose die Beschaffenheit einer kalkmilchartigen Brühe, so daß dieses 2. Stadium — die Erweichung sensu stricto — nach dem makroskopischen Aspekt auch als das *Stadium der kalkmilchartigen Metamorphose* bezeichnet wird. Die mit Fett beladenen Körnchenzellen transportieren ihren Inhalt zu den Gefäßen und zerfallen nach dessen Freisetzung.

Stadium III (Stadium der Narbe bzw. Pseudozyste): Abhängig von der Größe des Erweichungsherdes kann sich das 2. Stadium über Wochen bis Monate hin erstrecken. Ist schließlich das nekrotische Material resorbiert, so bleibt eine von Bindegewebssträngen und Gefäßen durchzogene, gereinigte Höhle zurück, die mit liquorartiger Flüssigkeit angefüllt ist. Die Ausdehnung dieser Pseudozyste entspricht weitgehend dem Ausmaß der ursprünglichen Nekrose und ist jeweils immer an bestimmte Gefäßversorgungsbereiche gebunden (vgl. Abb. 12).

Anämische Hirninfarkte können im Einzelfall *sekundäre Blutungen* aufweisen. Diese diapedetischen Blutungen beschränken sich stets auf die grisealen Anteile der Infarkte, also auf Rinde und Stammganglien, und lassen das Marklager frei, was auf die geringere Kapillarisierung der weißen Substanz zurückgeführt wird. Derartige sekundäre Einblutungen können z. B. über die *Heubnerschen Anastomosen* erfolgen, und zwar dann, wenn sich diese Anastomosennetze bei herdförmigen Durchblutungsstörungen nicht genügend rasch und ausreichend den neuen Durchblutungsverhältnissen anpassen können; zwar wird über die Anastomosen noch etwas arterialisiertes Blut in den ischämischen Bezirk gebracht, doch nicht genug zur Strukturerhaltung; die Blut-Hirn-Schranke bricht zusammen, und Erythrozyten treten per diapedesin durch die geschädigte Kapillarwand hindurch. Embolische Hirninfarkte fallen daher besonders oft durch eine starke hämorrhagische Komponente auf. Bei Nicht-Obturationsinfarkten können die sekundären Diapedesisblutungen auf dem ursprünglichen Zufluß nach Wiederherstellung der Durchströmungsverhältnisse zustande kommen; die zwischenzeitlich geschädigte Kapillarwand ist dann für Erythrozyten und Serum durchlässig. Eine weitere Möglichkeit sekundärer Einblutung ist bei Vorliegen einer Rechts-Herzinsuffizienz mit venöser Abflußbehinderung gegeben.

2. Ursachen cerebraler Durchblutungsstörungen

Die Ursachen cerebraler Durchblutungsstörungen sind meist komplexer Natur, lassen sich aber letztlich immer auf drei Wurzeln zurückführen: auf Veränderungen am *Triebwerk*, auf solche der *Gefäßbahn* und schließlich auf Veränderungen des *Gefäßinhaltes*. Im Einzelfall ist ihre vielfältige Verflechtung miteinander und ihre unterschiedliche Wertigkeit für die definitiven Gewebsschäden nur aus der genauen Kenntnis der klinischen Daten und der pathoanatomischen Befunde abzuschätzen. Ein besonders eindrucksvolles Beispiel einer Triebwerkstörung ist der akute Herzstillstand, etwa beim Myokardinfarkt oder bei Narkosezwischenfällen mit den Folgen der totalen cerebralen Ischämie. Weiterhin ist der Abfall des Systemblutdruckes bei hypotonischen Krisen hier zu nennen; im Zusammenhang mit den Hirngefäßerkrankungen wird auf seine dominierende Rolle noch eingegangen werden. Zunächst Beispiele für Veränderungen des Gefäßinhaltes:

a) Embolische Gefäßverschlüsse

Folgen abhängig vom Kaliber des Embolus (und damit von der Ausdehnung des obturierten arteriellen Versorgungsbezirkes; kompensatorische vasozirkulatorische Ausgleichsmöglichkeiten durch Anastomosen können ihr Ausmaß beeinflussen). Ihr weiteres Schicksal wird durch die Art des embolisierten Materiales bestimmt (beigemengte Bakterien können am Orte der Absiedlung ihre pathogene Wirkung entfalten — mykotisch-embolische Aneurysmen — metastatische Herdenzephalitis; bei Geschwulstzellembolien tritt der vasozirkulatorische Effekt des Gefäßverschlusses gegenüber dem aggressiv-infiltrierenden Wachstum der Tumorzellabsiedlung in den Hintergrund).

Makroembolien

Meist Thromboembolien ausgehend von parietalen Abscheidungsthromben bei Myokardinfarkten oder verschleppte globöse Vegetationen bei Endocarditis ulcero-polyposa. Die als paraneoplastisches Syndrom bei Malignomen gelegentlich beobachteten cerebralen Thromboembolien werden teils auf eine abakterielle verrucöse Endokarditis bezogen, teils im Sinne einer der Endokarditis parallel verlaufenden obliterierenden endangiitischen Reaktion gewertet. Die durch sie bedingten Hirngewebsausfälle können u. U. erstes Symptom der Geschwulstkrankheit sein.

Mikroembolien

Wichtigste Form: Traumatische Fettembolie. Oft werden die Symptome der cerebralen Fettembolie vom Kommotionssyndrom überdeckt oder als direkte Hirntraumafolgen fehlgedeutet.

Oft zweiphasiger klinischer Verlauf:

Das *primäre Stadium* wird von der akuten *kardio-pulmonalen* Symptomatik bestimmt, bedingt durch die fettembolische Verlegung zahlreicher Lungenkapillaren mit der Folge der plötzlichen Widerstandserhöhung im kleinen Kreislauf und der Gefahr des akuten Rechtsherzversagens.

Im *sekundären Stadium* beherrscht die Fetteinschwemmung in den großen Kreislauf das Bild. Sie erfolgt transpulmonal, bei offenem Foramen ovale infolge der Druckerhöhung im kleinen Kreislauf auch als paradoxe Embolie. Wird auf diese Weise reichlich Fett in das cerebrale Gefäßsystem eingeschwemmt, kommt es zu *mottenfraßartigen Parenchymnekrosen* und kleinherdigen Erweichungen vorzugsweise in der grauen Substanz. Fettembolien sind dann auch in den Retinagefäßen anzutreffen, führen zu petechialen Hautblutungen mit Vorzugslokalisation über den oberen und seitlichen Thoraxpartien und können auch als Fetttröpfchen im Urin nachgewiesen werden.

Vom 2. Tag ab wird das pathoanatomische Bild der cerebralen Fettembolie in zunehmendem Maße durch petechiale Blutungen bestimmt, u. U. bis zum Ausmaß einer *Purpura cerebri*. Man hat im Tierexperiment das Blutgerinnungssystem im 1. und 2. Stadium der Fettembolie überprüft und dabei in den ersten Stunden als Folge der mikroembolischen Zirkulationsstörung eine kontinuierlich zunehmende Aktivierung der Blutgerinnung gefunden. Im 2. Stadium zeigten dagegen alle Versuchstiere die Kriterien einer Verbrauchskoagulopathie. Auf sie dürfte die hämorrhagische Diathese im Sekundärstadium im wesentlichen zurückgehen.

Cerebrale Gasembolien werden bei kriminellen Aborten beobachtet, bei Schädel-, Hals- und Thoraxoperationen, Pneumothoraxbehandlung, Kieferhöhlenspülungen, Detonationsschäden, Caisson-Krankheit und barometrischer Dekompression in großen Höhen sowie vereinzelt auch im Zusammenhang mit therapeutischen subkutanen Sauerstoffinsufflationen. Gelegentlich sehen wir sie nach offenen Herzoperationen mit Anwendung der Herz-Lungenmaschine.

Die Folgen einer Luftembolie sind abhängig von der Eintrittspforte (Arterie/Vene), der Menge, der Geschwindigkeit und vom Druck der in das Gefäßsystem eindringenden Luft. BERBLINGER konnte beim Kaninchen langsam und ohne Druck 30 ccm Luft in die Ohrvene injizieren, ohne daß es zu anderen Erscheinungen als einer Atembeschleunigung kam; injizierte er rasch und unter Druck, so trat schon bei 2—3 ccm Luft sehr rasch der Tod des Versuchstieres ein. Bei diesen venösen Luftembolien erfolgt der Tod an der akuten Überdehnung des rechten Herzens mit relativer Trikuspidalinsuffizienz. Das schaumige Blut-Luft-Gemisch wird zwischen dem rechten Vorhof und der rechten Kammer hin- und hergeschoben und nicht in die Lungenschlagadern ausgeworfen; so kommt es zusätzlich zu einem Leerlauf der linken Kammer.

Bei der arteriellen Luftembolie (über ein offenes Foramen ovale oder über die Lungenvenen und das linke Herz) kann ein Teil der eingebrachten Luft in die Hirngefäße gelangen. Die cerebralen Symptome treten dann *schlagartig* in Erscheinung; da die Luft relativ rasch resorbiert werden kann, können sie sich u. U. wieder vollständig zurückbilden. Die unterschiedliche Größe der dem Blut beigemengten Luftblasen hat zur Folge, daß ein Teil der Luftemboli schon in kleineren Arterienästen hängen bleibt. Die Parenchymausfälle wechseln also in der Größe erheblich und sind nicht so einheitlich wie die „Mottenfraßherde" der Fettembolie. An den Hirngefäßwänden führen die verschleppten Luftbläschen zur ödematösen Auflockerung der Wandschichten und Ablösung der Endothelzellen. Am Parenchym sieht man ischämische Partialnekrosen und unvollständige Erweichungsherde. Nur sehr selten kommt es zu einer Purpura cerebri.

Cerebrale Schäden bei *offener Herzoperation* mit Anwendung der Herz-Lungenmaschine gehen nicht allein auf cerebrale Luftembolien zurück. Gelegentlich findet man als Ursache mikroembolischer Herde aus der Herz-Lungenmaschine stammende kristalline Fremdkörperteilchen oder Teflonpartikel. Ein besonderes Gefahrenmoment beinhalten komplikative Gerinnungsstörungen mit innerhalb der Herz-Lungenmaschine und ihrer Leitungswege sowie intravasal entstandenen Mikroemboli aus Plättchenaggregationen, Zusammenballungen von Erythrozyten und Fibrinthromben. Hypotonische Krisen während und nach dem operativen Eingriff können sich in Grenzzoneninfarkten auswirken.

Einen gewissen Raum in der klinischen Diskussion der flüchtigen cerebralen Insulte nimmt heute die *spontane atheromatöse Embolisation* ein. Man versteht darunter die Verschleppung cholesterinhaltigen Atherombreies aus geschwürig aufgebrochenen atheromatösen Beeten der Gefäßwand *(Cholesterinkristallembolie)*. Um die in der Gefäßlichtung festgefahrenen Cholesterinkristalle entwickelt sich intravasal ein fremdkörperriesenzellhaltiges Granulationsgewebe, da die Cholesterinkristalle im Blut nicht löslich und nur schwer emulgierbar sind. Diese intravasalen *Fremdkörpergranulome* verschließen die Gefäßlichtung meist vollständig und bleiben als Dauerzustand erhalten, weil auch der fermentative Abbau der Cholesterinkristalle nur überaus langsam vor sich geht.

Bei Vorliegen einer geschwürigen Atheromatose im Bereich der Bauch- und Lendenaorta sind Cholesterinkristallembolien in den Beinarterien keine Seltenheit. Auch in den Milz- und Nierenarterienästen kann man sie gelegentlich finden. Geschwürige Wandaufbrüche im Rahmen der Arteriosklerose sind jedoch an der aufsteigenden Brustaorta und an den Halsschlagadern sehr viel seltener, erreichen auch nicht das Ausmaß wie in der Lendenaorta und werden daher schon nur vereinzelt als Quellgebiet cerebraler Cholesterinkristallembolien in Frage kommen. Bereits die klinische Feststellung, daß die häufigen intermittierenden cerebralen Ischämien im Einzelfall sehr oft mit Ausfallserscheinungen derselben Lokalisation beginnen und lediglich nach Intensität, Ausbreitung und Dauer variieren, macht für diese Fälle eine mikroembolische Genese wenig wahrscheinlich und weist eher auf das Zusammenwirken stenosierender Gefäßprozesse und hypotonischer Situationen hin. In der Tat findet man Residuen einer atheromatösen Embolisation an den Hirngefäßen sehr selten.

b) Erkrankungsformen der Hirnarterien

aa) *Cerebralarteriensklerose*

Die Cerebralarteriensklerose tritt von der 5. Lebensdekade ab in zunehmendem Maße in Erscheinung, bei Männern stärker als bei Frauen, und wird vom 8. Lebensjahrzehnt ab nur selten vermißt. Sie kann Teilerscheinung einer generalisierten arteriosklerotischen Gefäßerkrankung sein, kann aber auch klinisch und anatomisch ganz im Vordergrund stehen. Aus dem Zustand der tastbaren peripheren Extremitätenarterien oder der Schläfenarterien ist ein verbindlicher Rückschluß auf die Situation am cerebralen Gefäßsystem nicht möglich. Am zuverlässigsten ist noch die Korrelation zwischen den Hirnarterien und den Netzhautarterien. Hier zeigt die Arteriosklerose in über 80 % ein übereinstimmendes Verhalten.

Die Cerebralarteriensklerose beginnt an den großen Zuflußarterien. Nach zeitlichem Beginn und Intensität ergibt sich mit fallender Häufigkeit folgende Reihenfolge:
1. Die großen Arterienstämme = intracranieller Teil der Hals- und Wirbelschlagadern;
2. die großen Äste der Basis in der Reihenfolge A. basalis, A. cerebri media, A. cerebri posterior und A. cerebri anterior;
3. die kleineren basalen extra- und intracerebralen Arterienabschnitte.

Die über die Konvexität ziehenden Äste und die in die Rinde eindringenden Zweige der Hirnarterien erkranken dagegen erst in fortgeschrittenen Stadien. Oft liegen die ersten Lipoidplaques an der Teilungsstelle der A. basalis in die beiden hinteren Hirnschlagadern und in der Umgebung der Teilungsstellen der inneren Carotiden in die vorderen und mittleren Hirnschlagadern.

Da die Wand der endokraniellen Arterien sehr viel dünner ist als in den übrigen Gefäßprovinzen (die Elastica externa fehlt, Adventitia und auch Muscularis sind nur gering entwickelt), kann man die arteriosklerotischen Plaques der Gefäßinnenhaut schon von außen her gut erkennen. Abhängig vom Lipoidgehalt erscheinen sie als mehr oder minder gelbliche, noduläre oder beetförmige Wandverdickungen, die zu erheblichen exzentrischen Stenosen der Gefäßlichtung führen können. In fortgeschrittenen Stadien sind die großen basalen Arterienäste oft in englumige, starrwandige Röhren umgewandelt. Geht der Arteriosklerose eine senile Ektasie der Gefäßwand voraus, so entwickeln sich unter stärkerer ektatischer Schlängelung des Gefäßes *spindelförmige* oder kahnförmige *arteriosklerotische Aneurysmen*. Sie sind grundsätzlich von den Forbusschen sackförmigen Hirnbasisaneurysmen auf dem Boden angeborener Texturschwächen der Gefäßwand zu unterscheiden.

Geschwürige Wandaufbrüche sind selten, stärkere Kalksalzablagerungen auf den Carotissiphon begrenzt, wo sie bereits radiologisch faßbar sein können. Sekundäre *thrombotische Gefäßverschlüsse* über arteriosklerotischen Beeten kommen praktisch nur bei frischer ödematöser Verquellung des Beetes oder Intimaaufbrüchen vor. Neben dem lokalen Gefäßwandfaktor wirken dann Änderungen der Blutzusammensetzung, insbesondere im Bereiche des Gerinnungssystemes, mit. Insgesamt sind aber thrombotische Gefäßverschlüsse auf dem Boden der Hirnarteriosklerose bei weitem nicht so häufig, wie man es nach der Zahl der Erweichungsherde bei dieser Gefäßerkrankung vermuten möchte. Lange Zeit hat man die nicht-embolischen bzw. nicht-thrombotischen Hirninfarkte auf Angiospasmen beziehen wollen. In den letzten Jahren ist die Existenz cerebraler Arterienspasmen von klinischer und pharmakologischer Seite zwar immer wieder geleugnet worden, doch ist sie durch neurochirurgische Beobachtungen bei Hirnoperationen und die Ergebnisse der angiographischen Röntgendiagnostik eindeutig gesichert. Daß aber derartige spastische Konstriktionen nach Intensität und Dauer ausreichen, um einen „angiospastischen Insult" mit neurologischen Herdsymptomen oder gar morphologisch faßbaren Konsequenzen in Form von Erweichungsherden auszulösen, kann wohl nur für Einzelfälle angenommen werden. Die überwiegende Mehrzahl der arteriosklerotischen Erweichungsherde geht auf ein Zusammenwirken arteriosklerotischer Gefäßwandstenosen und einer kardialen Insuffizienz zurück. Die kardiale Dekompensation mit *Absinken des Blutdruckes* — sei es aus einer normotonen Ausgangslage oder einer Hypertonie — wirkt sich im poststenotischen Gefäßabschnitt dann sofort ungünstig aus, wenn der Blutzufluß hier die kritische Grenze unterschreitet. Der Blutdruck spielt also in diesem Zusammenhang eine ganz *dominierende* Rolle! Sinkt der Blutzustrom unter 50 % der Normdurchblutung, so stellen sich funktionelle Störungen in Form von Lähmungen und EEG-Veränderungen ein, die reversibel bleiben können, so lange der Strukturstoffwechsel des Gewebes nicht gefährdet ist. Nicht jedem klinischen „Insult" muß demnach ein morphologisches Äquivalent entsprechen! Wird allerdings die kritische Grenze von etwa 15 % der Normdurchblutung über genügend lange Zeit hin unterschritten, so stellt sich im poststenotischen Versorgungsbezirk die ischämische Nekrose ein. Ihre Größe wird von den vorhandenen Ausgleichsmöglichkeiten bestimmt, d. h. von den funktionell wirksam werdenden Anastomosen.

Die individuell sehr unterschiedlich ausgebildeten Heubnerschen leptomeningealen Anastomosen zwischen den drei großen Hirnschlagadern gewinnen hier bei den Gefäßstenosen distal vom Circulus arteriosus Willisi eine besondere Bedeutung. Die folgende schematische Zeichnung (s. Abb. 13) verdeutlicht diese Verhältnisse. Bei einem Verschluß der A. cerebri media distal vom Abgang der Stammganglienäste kann deren corticales Versorgungsgebiet bei gut entwickelten Heubnerschen Anastomosen bis auf einen zentralen Bezirk von der vorderen und hinteren Hirnschlagader mit übernommen werden. Die ischämische Nekrose wird hier also nur in den zentralen Abschnitt eintreten. Man spricht dann von einem *„Kerninfarkt"* (Abb. 13 c).

Kerninfarkte können u. U. eine recht charakteristische klinische Symptomatologie aufweisen: Im Bereiche der A. cerebri media (auf der linken Seite beim Rechtshänder) durch Ausfall des frontalen Operculum (Brocasches Sprachzentrum) oder hinterer Anteile der oberen Schläfenwindung (Wernickesches Sprachzentrum) eine *Aphasie*; im Gebiet der A. cerebri posterior durch Ausfall der Area striata eine *homonyme Hemianopsie*. Proximal der Abgänge der Stammganglienzweige gelegene Gefäßverschlüsse werden auch bei guten corticalen Anastomosen durch Einbeziehung der Stammknoten und der inneren Kapsel einen sehr viel schwereren Ausfall zur Folge haben, und bei Fehlen funktionell wirksamer Anastomosen wird ein plötzlicher Gefäßverschluß hier einen ischämischen Infarkt des gesamten Versorgungsbereiches dieser Arterie nach sich ziehen (Abb. 13 a). Infarkte im Versorgungsgebiet der Wirbelschlagadern und der A. basalis betreffen die Brücke, das Kleinhirn und die Medulla oblongata. Ein kompletter thrombotischer Verschluß der A. basalis führt zur ausgedehnten Erweichung der Brücke und ist mit dem Leben nicht vereinbar. Teilnekrosen der Medulla oblongata können dagegen überlebt werden, wenn sie z. B. im Gefolge von arteriosklerotischen Stenosen und

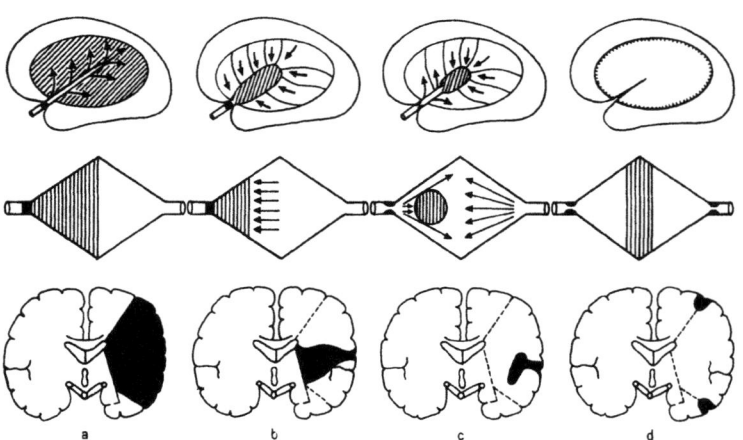

Abb. 13 a—d Verschiedene Typen der Media-Infarkte.

a) Totalinfarkt; b) stumpfnaher Infarkt bei vollständigem Gefäßverschluß und funktionsfähigen Heubnerschen Anastomosen; c) Kerninfarkt bei Stenose des Gefäßes und wirksamen meningealen Anastomosen; d) granuläre Atrophie im sichelförmigen Grenzzonengebiet der drei großen arteriellen Versorgungsbezirke (nach Zülch, 1961)

Thrombosen der gleichseitigen A. vertebralis (seltener nach Verschluß der A. cerebellaris posterior inferior) in lateralen Bezirken des verlängerten Markes und der pontomedullaren Übergangsregion auftreten. Klinisch resultieren „alternierende Lähmungen" mit gleichseitigen Hirnnervensymptomen und kontralateralen motorischen und sensiblen Störungen wie das Babinski-Nageotte-Syndrom oder das häufigere *Wallenberg-Syndrom*.

Das Schema macht noch einen weiteren wichtigen Sachverhalt verständlich, nämlich die *besondere Gefährdung der Grenzzonen* arterieller Versorgungsgebiete (Abb. 13 d). Reicht im poststenotischen Gebiet der abgefallene Blutdruck nicht mehr aus, um genügend Blut bis in die Peripherie des Versorgungsgebietes vorzutreiben, so wird sich nach dem Prinzip der letzten Wiese in den Grenzzonenbereichen, die nicht mehr hinreichend „bewässert" werden können, die Mangeldurchblutung zuerst bemerkbar machen. Nach diesem Prinzip entstandene *Grenzzoneninfarkte* verraten sich durch ihre Lokalisation: Sie liegen in der zweiten Stirnwindung (Anterior-Media-Grenze) und im sogenannten *Dreiländereck* der Parieto-Occipitalregion, wo die Grenzzonen aller drei großen Hirnschlagadern aneinanderstoßen. Im Stammganglienbereich stellt das Striatum in seinem vorderen Abschnitt einen solchen Grenzzonenbereich zwischen der A. cerebri anterior mit der Heubnerschen A. recurrens und der A. cerebri media mit ihren basalen und corticalen Ästen dar.

Sonderformen der Cerebralarteriensklerose

Die bisher gegebene Beschreibung der Hirnarteriensklerose ist anatomisch orientiert. Die klinische Diagnose „Cerebralsklerose" (besser: Cerebralarteriensklerose) erfaßt nicht den arteriosklerotischen Gefäßprozeß selbst, sondern seine klinischen Folgezustände, die sich in neurologischen und psychiatrischen Symptomen äußern. Dabei besteht zwischen der klinischen und der pathoanatomischen Diagnose „Cerebralarteriensklerose" oft eine bemerkenswerte Diskrepanz; wohl nicht zuletzt deshalb, weil manchen in höherem Lebensalter auftretenden Erkrankungen primäre Stoffwechselstörungen des Zentralorganes, etwa Verwertungsstörungen im Bereiche des Sauerstoff- und Glukose-Metabolismus, zugrunde liegen können, die bisher allenfalls mit klinisch-chemischen Methoden, nicht jedoch morphologisch faßbar sind. Gewissermaßen an der Nahtstelle derartiger Störungen des Hirnstoffwechsels mit den vasozirkulatorischen Krankheitsbildern dürften die Erkrankungen der pericapillären Gefäßstrecke stehen, jenes Abschnittes, in welchem der größte Stoffaustausch zwischen Blut und Hirngewebe stattfindet. Der häufigste Befund ist hier die senile Capillarfibrose, bei der nach Aufsplitterung des Capillargrundhäutchens sekundäre Extrazellularräume in dem aufgelockerten Basalmembran-Komplex auftreten, in welche die von den capillären Pericyten erstellten Kollagenfibrillen eingelagert werden. Damit wird aber die Capillarwand nicht nur um ein vielfaches verbreitert, sondern mit dem Erscheinen der ihrem Bauplan widersprechenden intramembranären Extrazellularräume grundsätzlich abgewandelt. Dieser Strukturwandel der Haargefäßwand hat zwar infolge der Erstarrung des Gefäßrohres auch gewisse Rückwirkungen auf die cerebrale Zirkulation; sehr viel schwerer wiegen dürften jedoch die Auswirkungen auf den Ablauf der spezifischen Transportmechanismen und Diffusionsvorgänge durch die so veränderte Capillarwand und damit auf den Hirnstoffwechsel. Man wird das im Hinblick auf die bisher morphologisch nicht faßbaren Störungsformen des Hirnstoffwechsels in der Involution sicher unterstellen dürfen, auch wenn in der Umgebung von Capillarfibrosen gröbere dystrophische Parenchymveränderungen mikroskopisch nicht immer in überzeugender Weise darzustellen sind.

Eine klinisch sich heraushebende Form der Hirnarteriensklerose verkörpert der *Status lacunaris der Hirnstammganglien*, der sich auf dem Boden arteriosklerotischer Veränderungen an den Aa. striato-lenticulares entwickelt. Besonders die Putamina, aber auch die Pallida sind dann beiderseits durchsetzt von multiplen kleinen Erweichungsherden, deren Lokalisation für die dieses Krankheitsbild kennzeichnenden klinischen Symptome verantwortlich gemacht wird: Für die arteriosklerotische Muskelstarre, pseudo-bulbärparalytische Symptome (durch Ausfall supranucleärer Afferenzen) und die häufig anzutreffenden Zwangsaffekte. Die Entwicklung der lakunären Kleinsterweichungsherde erfolgt chronisch-schubweise („Schlägelchen"). — Auch die Brücke kann gelegentlich Veränderungen im Sinne eines Status lacunaris aufweisen.

Als seltene, klinisch nicht herausragende Form der Hirnarteriosklerose gilt die Binswangersche Encephalopathia chronica progressiva subcorticalis mit mehr oder minder ausgedehnten Nekrosen der weißen Substanz, besonders im Temporal- und Occipitalhirn.

Obwohl die Aa. spinalis anterior et posteriores arteriosklerotische Wandveränderungen fast immer völlig vermissen lassen, sind *progressive vaso-zirkulatorische Myelopathien* im höheren Lebensalter der Klinik nicht unbekannt. Ihre Vorzugslokalisation ist die Halsmarkanschwellung und die cervico-thorakale Übergangsregion. Als Folge chronischer Mangeldurchblutung (auf dem Boden extraspinaler Gefäßstenosen) entwickeln sich Rarefikationsnekrosen in der Schmetterlingsfigur. Diese progressiven vasozirkulatorischen Myelopathien sind nicht zu verwechseln mit der im 5. und 6. Lebensjahrzehnt manifest werdenden subakuten *Myelopathia necroticans Foix-Alajouanine* auf dem Boden von Angiodysgenesien vorwiegend der Rückenmarkvenen.

bb) *Hypertonische Erkrankung der Hirngefäße, hypertonische Massenblutung*

Wie in den übrigen Gefäßprovinzen intensiviert und modifiziert auch an den Hirnarterien der Bluthochdruck die Arteriosklerose. Diese Form der Cerebralarteriensklerose *(hypertonische Erkrankung der Hirngefäße)* tritt schon früher auf und zeigt — wie die hypertonische Form der Coronararteriensklerose — eine Ausbreitungstendenz in die Gefäßperipherie, um so mehr, je höher der Hypertonus ist und je länger er besteht.

Die Verlagerung der arteriosklerotischen Wanderkrankung in die kleinerkalibrigen Arterienabschnitte der Konvexität und des Stammhirnes beim Hypertonus ist in den ausgeprägten Fällen so eindrucksvoll, daß man sogar geglaubt hat, die hypertonische Hirngefäßerkrankung spiele sich praktisch ausschließlich an den kleinen Arterien und Arteriolen ab. Das trifft sicher nicht zu. Besonders in jenen meist innerhalb von wenigen Jahren tödlich ausgehenden Fällen mit hohen systolischen Blutdruckwerten, Herzhypertrophie und rascher Häufung gefäßbedingter cerebraler Störungen wirkt sich der Hypertonus in sehr charakteristischer Weise auch an der A. basalis aus. Im Gegensatz zur banalen Form der Hirnarteriensklerose mit nodulären Plaques kommt es hier zu einer leitersprossenartigen Anordnung der Lipoidbeete quer zum Gefäßverlauf *(scalariforme Sklerose der Hirngrundschlagader;* ARAB). Ringbandartig ist dann die Intima in den oberflächlichen, lumenwärtigen Schichten sklerosiert. Die tieferen Intimaschichten darunter enthalten fettreiche Ödeme mit Schaumzellen in der Umgebung. Die an den Hirnarterien raupenkettenartige Elastica interna ist fragmentiert, aufgespleißt und von Dissektionen und Defekten durchsetzt, durch welche sich Ödemstraßen und Schaumzellansammlungen pilzförmig in die Media vorschieben und so bei makroskopischer Betrachtung der Grundschlagader von außen als „Leitersprossen" imponieren. In fortgeschrittenen Stadien können sie in der Media und Adventitia zu breiten zirkulären Bändern konfluieren.

An den kleinen und mittelkalibrigen Arterien und an den Arteriolen erscheint die hypertonische Gefäßerkrankung als *Hyalinose,* vergleichbar der Arteriolosklerose der Niere. Die gesamte Gefäßwand, insbesondere die subendotheliale Schicht und die Media, wird segmentartig von plasmatischen, homogenen und oft fetthaltigen Massen (Lipohyalinose) aus dem Blutstrom durchtränkt, so daß die einzelnen Gefäßwandschichten im Schnitt kaum mehr zu identifizieren sind. Die Gefäßquerschnitte imponieren als dickwandige, strukturlose, starre Röhren. Die gekräuselte Elastica interna wird dabei in einen starren, gestreckten Ring verwandelt.

Im weiteren Verlauf kann sich die hyalinotische Gefäßwand lamellär auffasern. Oft ist die stark eingeengte Gefäßlichtung durch einen hyalinen Bindegewebspfropf verschlossen. Die Folge sind mehr oder minder ausgedehnte Parenchymverödungsherde. Bei größerer Intensität und Akuität der Wanderkrankung können sich *fibrinoide Angionekrosen* einstellen, z. T. mit resorptiv-entzündlichen Infiltraten in der Adventitia, die den Unerfahrenen an eine entzündliche Gefäßerkrankung denken lassen. Wenn die nekrotischen Wandbezirke dem intravasalen Druck nicht mehr standhalten, kommt es zur Aneurysmabildung und bei Einriß der Gefäßwand zur Rupturblutung. An den Arteriolen entstehen so die kleinen *Kugelblutungen* (Massenblutung en miniature). Sie sind zwar nicht so häufig, spielen aber insofern doch eine gewisse Rolle, als sich an ihnen der Ablauf der hypertonischen Massenblutung gut verfolgen läßt. Die früher vertretene Meinung, daß eine passagere Ischämie des Hirngewebes mit Anhäufung saurer Metabolite der hypertonischen Blutung vorausgehe, ließe sich an ihnen widerlegen. Der Hypertonieschaden beschränkt sich auf die Gefäßwand, das angrenzende Hirngewebe wird erst sekundär durch die Rupturblutung im Sinne der Kompression in Mitleidenschaft gezogen. Haemosiderinablagerungen in der Umgebung zu hyalinen Kugeln umgewandelter, verödeter Aneurysmen sind als Residuen derartiger Kugelblutungen anzusehen. Sie sind am ehesten in der Großhirnrinde und in den Stammganglien zu erwarten, da die Hyalinose und die hypertonische Angionekrose im wesentlichen auf die Gefäße der grauen Substanz beschränkt sind.

Die funktionelle Auswirkung der einzelnen kleinen Kugelblutung ist schwer abzuschätzen. Lebensbedrohend sind dagegen die großen *hypertonischen Hirnmassenblutungen* mit Vorzugssitz in der *Putamen-Claustrum-Region.* Hier kann die Hyalinose und die Arteriolonekrose an den rechtwinklig von der A. cerebri media abgehenden Ästen der Aa. striato-lenticulares ein besonderes Ausmaß erreichen. Die unter erhöhtem Druck immer wieder gegen die Gefäßwand brandende und das Gefäß dabei streckende Pulswelle bedingt eine „Verhämmerung" des angrenzenden Parenchymes, das so druckatrophisch wird und sich von der Gefäßwand zurückzieht. Die dabei entstehenden Criblüren *(Status cribrosus)* erreichen in der Umgebung des Knies an der Umbiegungsstelle dieser Gefäße ihr größtes Ausmaß. Daß damit an dieser Stelle das natürliche Gegenlager der Gefäßwand sich retrahiert, wirkt sich um so verhängnisvoller aus, als die örtliche Querschnittsbelastung der Gefäßwand gerade dort besonders stark ist und das Angehen der hypertonischen Gefäßerkrankung begünstigt. Auf dem Gipfel einer Hochdruckkrise kann es nun leicht zum Einreißen dieses geschädigten Wandsegmentes kommen. *„Das starke (hypertrophische) Hochdruckherz bricht die kranken Hirngefäße".* Die Rupturblutung ergießt sich zunächst in den schon vorbereiteten Raum der Criblüren und wühlt sich unter dem arteriellen Druck gegen das angrenzende Gewebe von Putamen und äußerer Kapsel vor. Sie breitet sich nach dem Gesetz des geringsten Widerstandes aus, schiebt sich in das lockere Marklager vor und kann durch den Schweifkern in das Kammersystem einbrechen. Erreicht der Haematocephalus internus ein größeres Ausmaß, so ist erfahrungsgemäß die Prognose der Massenblutung infaust.

Kleinere Massenblutungen können überlebt werden. Um das intracerebrale Haematom schießt ein perifokales Ödem auf, das durch den aus der Blutung hinausdiffundierenden Blutfarbstoff eine zeisiggelbe Farbe gewinnt und die Raumforderung der Blutung verstärkt. Das an die Blutung grenzende Parenchym ist zwar mechanisch durch die Wühlblutung in Mitleidenschaft gezogen; auch pflegen sich sekundäre Kreislaufstörungen in der Randzone mit kleinen Diapedesisblutungen und partiellen Nekrosen der Rupturblutung aufzupfropfen, doch wird die klinische Symptomatologie der roten Apoplexie im wesentlichen von der Kompressionswirkung der Rupturblutung bestimmt. Mit fortschreitender Resorption der Blutung und partieller Entfaltung des komprimierten Gewebes kann daher eine begrenzte Rückbildung der klinischen Ausfälle erfolgen. Im Zuge dieses Vorganges wird die ursprüngliche Blutungshöhle wieder kleiner. Alte Blutungen imponieren als ockerfarbene, bräunlich pigmentierte spaltförmige Höhlen, die sich nicht mit einem Gefäßversorgungsbezirk decken und meist in der äußeren Kapsel gelegen sind (vgl. Abb. 12). Die gereinigten Stammganglieninfarkte dagegen entsprechen dem Versorgungsgebiet der lateralen Äste der Aa. striato-lenticulares, nehmen das Gebiet von Putamen und Caudatum mit dem dazwischen liegenden Anteil der inneren Kapsel ein und unterscheiden sich auch bei sekundärer Einblutung und Haemosiderinpigmentierung außerdem durch die in der Höhle erhalten gebliebenen filigranartigen Gefäßbindegewebsgespinste.

Die ganz überwiegende Mehrzahl der hypertonischen Massenblutungen zeigt die oben beschriebene Topographie. Seltener sieht man Massenblutungen im Thalamus, im Kleinhirnmark und in der Brücke. Die pontinen Massenblutungen führen sehr bald über eine Enthirnungsstarre zum Tode.

cc) Kongophile Angiopathie

In der 8. und 9. Lebensdekade auftretende Gefäßerkrankung der arteriellen Endabschnitte (kleine Arterienäste und Zweige), oft bei Patienten mit abzehrenden Krankheiten und deutlichem geistigem Abbau. Durch Einlagerung amyloider Substanzen in die Gefäßwand, vorwiegend in die Media, kommt es zu einer massiven Wandverquellung. Die so veränderten Gefäße geben bei Silberimprägnation z. T. das Bild der „drusigen Entartung" der Hirngefäße, das — zusammen mit den übrigen Veränderungen im Silberbild — bei der senilen Demenz angetroffen wird. In anderen Fällen liegt gleichzeitig eine Hyalinose vor.

Die kongophile Angiopathie hat nichts mit der generalisierten Amyloidose zu tun. Sie kann mit Ablagerungen von Altersamyloid im Herzmuskel und in den Langerhansschen Inseln der Bauchspeicheldrüse kombiniert sein.

In geringer Ausprägung sieht man die kongophile Angiopathie gelegentlich auch bei psychisch unauffällig gewesenen Greisen.

dd) Entzündliche Erkrankungen der Hirngefäße

Die *Endangiitis obliterans der Hirngefäße* ist gewöhnlich Teilerscheinung einer generalisierten v. Winiwarter-Buergerschen Erkrankung, kann gelegentlich aber auch einmal isoliert auftreten. Nach der Verteilung der Gefäßveränderungen und der davon abhängenden Parenchymausfälle unterscheidet man mit SPATZ und LINDENBERG zwei Formen:

Typus I mit diskontinuierlichen kleinen Erweichungsherden im Bereiche einzelner erkrankter Arterienäste.

Typus II mit Befall der distalen Abschnitte der extracerebralen Arterienäste und *Granularatrophie der Großhirnrinde* sichelförmig an der Konvexität in den Grenzgebieten zwischen den einzelnen arteriellen Versorgungsbezirken, also in jenem Gebiet, in dem sich auch der pathogenetische Mechanismus der letzten Wiese auswirkt. Die über diesen Bezirken verlaufenden leptomeningealen Arterien haben vielfach ihre Lichtung verloren und ein bindfadenartiges Aussehen.

Die ausgedehnten zirkulatorischen Parenchymausfälle in der sichelförmigen granularatrophischen Zone stehen oft in einem deutlichen Mißverhältnis zur Zahl der erkrankten Gefäße. Da außerdem in den meisten Fällen des Typus Spatz-Lindenberg II Stenosen an den Halsschlagadern und an den großen Arterienästen der Hirnbasis nachgewiesen werden können, hat sich in den letzten Jahren die Auffassung durchgesetzt, daß wir es beim Typ II in der Regel nicht mit einer echten primären Angiitis zu tun haben, sondern mit einer adaptativen proliferativ-obliterierenden Intimafibrose, wie sie als Folge chronischer Durchblutungsdrosselung experimentell auch in anderen Gefäßprovinzen leicht zu erzeugen ist. Die chronische Minderdurchblutung im Grenzzonenbereich wird dabei auch für die sichelförmig angeordneten Parenchymausfälle verantwortlich gemacht (vgl. Abb. 13 c).

Mit der Endangiitis obliterans der Hirngefäße im histologischen Präparat leicht zu verwechseln ist die *Heubnersche Endarteriitis*. Sie wurde von HEUBNER als typisch für eine besondere Manifestationsform der Lues cerebrospinalis beschrieben, kommt aber auch bei anderen chronischen Entzündungen innerhalb des Subarachnoidalraumes zur Beobachtung. Über sekundäre Zirkulationsstörungen kann sie — auch nach Abheilung der Meningitis — erhebliche zusätzliche klinische Ausfälle nach sich ziehen.

Im Gegensatz zur Endangiitis obliterans, bei der die Entzündung primär an der Intima angreift, schreitet bei der Heubnerschen Endarteriitis die Entzündung von außen nach innen über die Gefäßwand hinweg. Sie ist also Folge einer vom Liquorraum auf das Gefäß übergreifenden Entzündung, bei der vasculären Form der Neurolues also Folge der im Tertiärstadium aufgetretenen Meningitis syphilitica.

Nekrotisierende Angiitiden (unter anderem auch die Panarteriitis nodosa) sind im Bereiche der cerebralen Gefäßprovinz so selten, daß hier nicht besonders darauf eingegangen werden muß.

c) Hirnvenen- und Sinusthrombose

In Friedenszeiten sind *septische Thrombosen* der Hirnvenen und Sinus selten, allenfalls einmal bei fortgeleiteten eitrigen Entzündungen der knöchernen Schädelkapsel, der Nebenhöhlen oder des Ohres anzutreffen.

Blande Thrombosen der venösen Hirnblutleiter kommen im Säuglingsalter vor, bei marantischen Greisen auf dem Boden von Herz- und Kreislaufstörungen, gelegentlich nach Intoxikationen und im Puerperium sowie vereinzelt auch nach Kopftraumen. Die venöse Abflußbehinderung kann eine hämorrhagische Infarzierung der abführenden Hirnabschnitte zur Folge haben. Das gilt besonders für die thrombotischen Verschlüsse der inneren und äußeren Hirnvenen. Die sich oft langsam entwickelnden Sinusthrombosen können dagegen ohne wesentliche Auswirkungen auf das Hirngewebe bleiben. Setzt sich die Thrombose auf die Brückenvenen fort oder hatte sie in den Brückenvenen begonnen, so sind Stauungsblutungen im entsprechenden Hirnabschnitt meist die Folge. Thrombosen der inneren Hirnvenen, die ihr Blut an die Vena magna Galeni und weiter an den Sinus rectus abgeben, führen zu einer hämorrhagischen Infarzierung des Stammgangliengebietes, insbesondere des Thalamus. Bei den Thrombosen der Abflußvenen des tiefen Marklagers treten im Säuglingsalter ausgedehnte isolierte Markzerstörungen auf, die in dieser Form beim Erwachsenen unbekannt sind und das anatomische Substrat einer Littleschen Lähmung sein können.

Die Blutabflußbehinderung bedingt eine Stauungshyperämie des Hirngewebes mit Blutaustritten und Stauungsödem. Der Hypoxie-Effekt tritt dabei zunächst weitgehend in den Hintergrund. Makroskopisch erscheint das Gewebe hämorrhagisch gesprenkelt und weich.

Hirnvenen- und Sinusthrombosen treten gelegentlich im Gefolge obturierender arterieller Gefäßprozesse auf; bei alten Patienten mit ischämischem Insult, die sich zunächst bereits etwas erholt haben und dann eine plötzliche Verschlechterung aufweisen, ist daher auch an die Möglichkeit einer hämorrhagischen Infarzierung auf dem Boden einer konsekutiven Venenthrombose zu denken.

d) Sackförmige Hirnbasisaneurysmen, Subarachnoidalblutung, cerebrale Angiome

Sackförmige bzw. beerenförmige Aneurysmen stellen eine Besonderheit der Hirnbasisgefäße dar. In der überwiegenden Mehrzahl treten sie am Circulus arteriosus Willisi auf, nur extrem selten im Konvexitätsabschnitt der Hirnarterien. Gelegentlich sind sie multipel. Ihre Häufigkeit wird in den Sektionsstatistiken mit 1—2,6 % angegeben. Meist nur stecknadelkopf- bis kirschgroß, wirken sie in der Regel nicht raumfordernd.

Ihre Vorzugslokalisation an den Gabelungsstellen des basalen Gefäßringes und der angrenzenden großen Hirnarterien (s. Abb. 14) wird mit entwicklungsgeschichtlich bedingten Besonderheiten erklärt. Man hat den Circulus arteriosus Willisi mit seiner komplizierten Entwicklungsgeschichte als Rest eines angioblastischen Urzustandes bezeichnet, der in der quantitativen Ausbildung seiner Teilstrecken individuell außerordentlich variabel ist (nur 25 % sind als „normal" zu bezeichnen) und auch feingewebliche Eigenheiten aufweist: Zipfelige Anhänge der Intima als Residuen septaler Gliederung und Verschmelzung einst paariger Anlagen, partielle Defekte der Muscularis und der Elastica interna in der Umgebung der Gabelungsstellen. Im Bereiche derartiger Texturschwächen der Gefäßwand kann es unter der Belastung der Pulswelle im Laufe des Lebens zu Aussackungen kommen, da die Wand hier

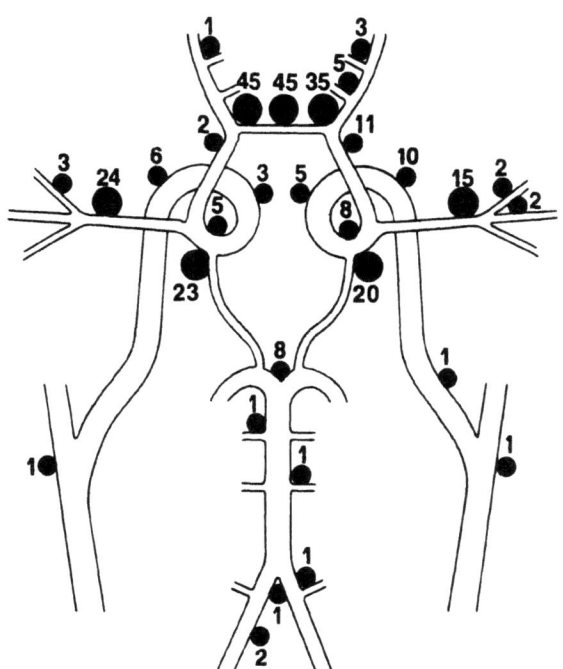

Abb. 14. Lokalisation und Häufigkeit der Aneurysmen der Hirnbasisarterien. (n. KRAYENBÜHL u. YASARGIL, 1958)

nur aus der Innenhaut und der Adventitia besteht. Diese kugeligen Wandaussackungen bleiben mit der Gefäßlichtung über einen kurzen, teils breitbasigen, teils dünnen Stiel verbunden.

Die große Gefahr dieser sogenannten *Forbusschen Aneurysmen*[24] ist die *Rupturblutung* (klinisch: meningeale Apoplexie mit unerträglichen Kopfschmerzen, Bewußtseinsverlust und Meningismus). Aus der Rupturstelle ergießt sich das Blut in den Subarachnoidalraum *(Subarachnoidalblutung)*. Kommt die Blutung nicht bald zum Stillstand, so tritt als Folge einer Tamponade der Zisternen an der Hirnbasis mit Kompression der lebenswichtigen Zentren in der Medulla oblongata rasch der Tod ein, zumal der Blutaustritt in den Subarachnoidalraum in der Regel von einem rasch aufschießenden Hirnödem begleitet wird, das die intrakranielle Drucksteigerung noch vermehrt. In anderen Fällen sistiert diese erste Blutung und wird überlebt. Neuroradiologisch hat man wiederholt nach einer Blutung eine spastische Konstriktion der dem Aneurysma vorgeschalteten Gefäßstrecke feststellen können, die sich hierbei günstig auswirken kann. Der sekundäre Arterienspasmus kann jedoch auch weitere Komplikationen nach sich ziehen, auf benachbarte Gefäßabschnitte übergreifen und — was sonst extrem selten ist — ischämische Hirninfarkte hervorrufen. — Die *Rezidivgefahr* der Aneurysmablutung ist groß. Rezidivblutungen haben auch eine wesentlich schlechtere Prognose. Die Diagnose muß daher rasch gestellt werden, damit möglichst bald operativ interveniert werden kann.

Die Berstung des Aneurysma erfolgt oft ohne vorangegangene Belastung aus völliger Ruhe heraus, nicht selten während des Schlafes. In anderen Fällen gehen der Rupturblutung Aufregungen oder körperliche Anstrengungen voraus (Heben schwerer Lasten, Stuhlgangpressen usw.). Besonders ungünstig ist die Prognose bei gleichzeitig bestehender Bluthochdruckkrankheit. Eine Verödung der Aneurysmalichtung durch Abscheidungsthromben mit Organisation verringert die Rupturgefahr.

Nicht immer gibt sich eine Aneurysmarupturblutung makroskopisch in einer massiven Subarachnoidalblutung kund. Blutungen aus Aneurysmen der A. communicans anterior nehmen oft einen anderen Weg, wühlen sich in die angrenzenden medialen Abschnitte des Stirnhirns hinein und erreichen so Anschluß an die Vorderhörner der Seitenventrikel (Haematocephalus internus). Begünstigt wird dieser Ausbreitungsweg durch vorangegangene Sickerblutungen aus dem Aneurysma, die mit Hämosiderinablagerungen in der Umgebung des Blutsäckchens in den weichen Häuten später noch zu erkennen sind und hier resorptiv-entzündliche Verklebungen und Fibrosierungen auslösen, die der Ausbreitung der Blutung in den Subarachnoidalraum hinein eine Schranke setzen.

Cerebrale Angiome:

Cerebrale Angiome sind *angeborene Gefäßmißbildungen* (im Gegensatz zu den Forbusschen Aneurysmen, bei denen zwar die Texturschwäche der Wand angeboren ist, das Aneurysma selbst aber erst während des Lebens entsteht). Sie unterscheiden sich von den Gefäßtumoren, den Angioblastomen

---

[24] W. D. FORBUS, zeitgenössischer amerikanischer Pathologe.

bzw. Angioretikulomen, durch das Fehlen einer geschwulstartigen Wachstumstendenz. Angiome können klinisch stumm bleiben und Zufallsbefund bei der Sektion sein *(Mikroangiome, Cryptic vascular malformations)*, sind aber nicht selten Blutungsquelle bei Subarachnoidal- und Ventrikelblutungen sowie bei cerebralen Massenblutungen besonders junger Menschen. In anderen Fällen stellen sie den Ausgangsherd fokaler (meist besonders therapieresistenter) Krampfanfälle.

Die wichtigste Form sind die *arteriovenösen Angiome*, bei denen die morphologische Ausreifung der Arterien- und Venenwand sowie die Differenzierung des Capillarbettes zwischen Arterie und Vene aus dem embryonalen Gefäßplexus ausgeblieben ist. Die Folge sind *arteriovenöse Kurzschlüsse*, die verschiedene Konsequenzen haben:

Der stark reduzierte Strömungswiderstand im Kurzschlußgebiet bewirkt, daß ein erheblicher Teil der zirkulierenden Blutmenge der Hirnversorgung entzogen und in Richtung auf die arteriovenöse Fistel abgelenkt wird. Die Mangelversorgung des Hirns kann u. U. klinische Funktionsausfälle und schließlich sogar eine Hirnatrophie nach sich ziehen. Im Bereiche der Fistel führt der Shunt zu einer fortschreitenden Weitstellung der afferenten und efferenten Strombahn mit Elongation und Schlängelung der zu- und abführenden Fistelgefäße. So kommt es sekundär-hämodynamisch zur Einbeziehung angrenzender Gefäßstrecken und damit zu einer als Pseudowachstum zu bezeichnenden Größenzunahme der arteriovenösen Angiome *(dysplastisch-hämodynamische Theorie*, VOLLMAR). Im kurzgeschlossenen venösen Schenkel bewirkt darüber hinaus die unphysiologische Wandbelastung durch den noch unter arteriellem Druck stehenden Blutstrom eine sekundäre Wandsklerose und macht die Gefäße brüchig, so daß es leicht zu Rupturblutungen kommen kann.

Makroskopisch haben die arteriovenösen Angiome bei oberflächlicher Lage ein recht typisches Aussehen: Dichte geschlängelte Gefäßkonvolute sind in den weichen Häuten über erweiterte Venen und Arterien in das ortsständige Gefäßsystem eingeschaltet. Am häufigsten ist das Ausbreitungsgebiet der A. cerebri media betroffen. Es folgen die A. cerebri anterior, die A. vertebralis und als seltene Lokalisation die A. cerebri posterior. Während an den dilatierten und wandverdickten zu- und abführenden Gefäßen der arterielle bzw. venöse Wandcharakter noch einigermaßen zu erkennen ist, stößt eine Zuordnung zu einem bestimmten Gefäßtyp in dem zwischengeschalteten Gefäßkonvolut meist auf erhebliche Schwierigkeiten. Oft haben die Angiomgefäße nur eine ungeschichtete stark verdickte und teils hyalinisierte Wand mit Endothelbelag.

Meist beschränkt sich das arteriovenöse Angiom nicht auf die Leptomeninx, sondern durchsetzt auch die Rinde (Jackson-Anfälle!) oder reicht bis in das subkortikale Mark hinein. Kleinere Angiome in der Tiefe der Windungsfurchen treten bei äußerer Inspektion oft gar nicht in Erscheinung. Sie kommen außerdem im Marklager vor, selten auch im Plexus chorioideus (Ventrikelblutung!).

Eine besondere Form der angiomatösen Fehlbildung mit arteriovenösem Kurzschluß ist das sog. *varicöse Aneurysma der V. magna Galeni* (Angiodysplasie der basalen Hirngefäße mit Varix der V. magna Galeni). Es wird bei

Kindern, selten auch in der 3. und 4. Lebensdekade angetroffen. Die variköse Ektasie der V. magna Galeni, die Hühnereigröße erreichen kann, ist die Folge oft multipler arteriovenöser Fisteln, die gewöhnlich zu den hinteren Hirnschlagadern entwickelt sind. Der Sinus rectus kann in die ektatische Ausweitung der V. magna Galeni mit einbezogen sein. Bei stärkerem Druck des Varix auf die Vierhügelplatte kommt es zur Kompression des Aquäduktes und zu einem Hydrocephalus internus occlusus. In der Mehrzahl der Fälle von variköse Aneurysma der V. magna Galeni tritt der Tod schon im Neugeborenen- und Säuglingsalter ein. Im Gegensatz zu den oben besprochenen arteriovenösen Mikroangiomen, die keine nennenswerten Auswirkungen auf die Gesamtkreislaufsituation und auf das Herz haben, führt der insgesamt breite arteriovenöse Kurzschluß in den Fällen von Varix der V. magna Galeni sehr oft zu einer vermehrten und manchmal tödlichen Rechtsherzbelastung.

Cavernöse Angiome des ZNS kommen in allen Hirnabschnitten einschließlich des Hirnstammes vor, sind aber insgesamt selten. Sie imponieren makroskopisch als gut abgesetzte blau-rote, aus dichtliegenden Bluthohlräumen aufgebaute Knoten. Die cavernösen Bluträume grenzen unmittelbar aneinander oder sind lediglich durch Bindegewebszüge voneinander getrennt; wie bei den Cavernomen der Leber ist auch im Gehirn zwischen die Hohlräume kein Organparenchym eingelagert.

Teleangiektatische Angiome sind teils umschrieben, teils mehr diffus angeordnet. Als Ausgang größerer Blutungen kommen sie in der Regel nicht in Betracht (daher Zufallsbefund bei der Obduktion).

Das *Angioma capillare et venosum calcificans* der Leptomeninx ist gewöhnlich mit einem Naevus vasculosus der Gesichtshaut kombiniert *(Sturge-Webersche Krankheit)*. Bei Lokalisation des Gesichtsnaevus im Bereiche des 1. Trigeminusastes ist das verkalkende Angiom gewöhnlich über der Konvexität des Occipitallappens ausgebreitet, bei Lokalisation innerhalb des 2. Trigeminusastes pflegen die weichen Häute des Scheitellappens Sitz der angiomatösen Fehlbildung zu sein. Diese Angiome haben ein charakteristisches Röntgenbild mit guirlandenartiger Anordnung der Kalkschatten, bedingt durch die dem Windungsverlauf folgenden Gefäßverkalkungen in der Pia und den obersten Rindenschichten. Im Bereiche der Gefäßverkalkungen wird das Rindenparenchym über Ernährungsstörungen sekundär in Mitleidenschaft gezogen.

IV. Entzündliche Erkrankungen des Nervensystems und seiner Häute

1. Meningitiden

Pachymeningitis

Akute Formen: Hämatogen-metastatisch, traumatisch oder fortgeleitet bei osteomyelitischen Prozessen der Schädelknochen, eitrigen Spondylitiden und — im Spinalbereich — nach Pleuraempyemen. Pachymeningitis purulenta externa führt gelegentlich im Spinalkanal zu epiduralen Abszessen. Pachymeningitis purulenta interna kann ein subdurales Empyem zur Folge haben.

Primär chronische Form: *Pachymeningitis cervicalis hypertrophicans* mit schichtweiser Apposition chronisch entzündlichen Bindegewebes auf der Durainnenfläche im Halsbereich. Früher auf Lues zurückgeführt; wird auch bei Tuberkulose und nach *Traumen* der Wirbelsäule gesehen. Die später schwieligen Bindegewebsproliferate der cervicalen Dura können das Rückenmark und seine Wurzeln komprimieren. Sie machen dann die gleichen klinischen Symptome wie extramedulläre Geschwülste.

Leptomeningitis

Nicht-eitrige Leptomeningitiden: Klinisch eindrucksvoll, anatomisch unergiebig mit spärlicher Aktivierung histiozytärer Wanderzellen, schütteren Lymphocyteneinstreuungen im Subarachnoidalraum und Liquorvermehrung. Kommen vor als Begleiterscheinung bakterieller Entzündungen in der Nachbarschaft („Sympathische Meningitis"), bei Leptospirosen und Viruserkrankungen. Können gelegentlich einen chronischen Verlauf nehmen, zur milchigen Trübung und Verdickung der weichen Häute und zu einer Erweiterung der Hirnkammern führen.

Leptomeningitis chronica circumscripta adhaesiva cystica

Kein eigenständiges Krankheitsbild, sondern Folge verschiedenartiger entzündlicher Prozesse im äußeren Liquorraum und nach Traumen. Durch Verklebungen und Verwachsungen besonders im Bereiche der Zisternen (z. B. der Cisterna optico-chiasmatica) kommt es zu abgeschlossenen Zysten, deren Inhalt an der Liquorzirkulation nicht mehr teilnehmen kann und infolge Plasmaaustritt aus benachbarten Gefäßen in zunehmendem Maße eiweißreich wird. Diese *Arachnoidalzysten* können raumfordernd wirken und über eine Kompression benachbarter nervöser Strukturen, insbesondere auch der Hirnnerven, klinisch Tumorsymptome machen.

Eitrige Leptomeningitiden

Entstehen traumatisch bei offenen Hirnverletzungen, hämatogen-metastatisch (Eintrittspforten: Zona vasculosa piae; Plexus chorioideus) und fortgeleitet (teils über septische Venenthrombosen, teils per continuitatem). Das Spatium leptomeningicum ist dann mit gelblich-rahmigem, oft grünlichem Eiter oder trüb-seröser Flüssigkeit gefüllt. Das Exsudat kann als dicke Eiterschicht das Windungsrelief völlig überdecken oder in den Windungsfurchen streifenförmig entlang den Gefäßen gelagert sein. Bei manchen Meningitiden ist es über der Konvexität mit Akzentuation über den Stirnhirnlappen entwickelt *(Haubenmeningitis),* bei anderen Formen vorzugsweise an der Hirnbasis *(basale Meningitis).* Je länger der Krankheitsverlauf, um so mehr zeigt das Exsudat die Tendenz, in die basalen Abschnitte, die sogenannten Schlammfänge, abzusacken. Die Entzündung breitet sich dann auch auf die inneren Liquorräume aus (falls diese nicht bereits primär bei Eintrittspforte über den Plexus chorioideus betroffen sind) und führt zur Ablösung von Ependymzellen. Die im zentralen Höhlengrau gelegenen vegetativen Zentren sind dann besonders der Toxinwirkung der im Liquor vorhandenen Erreger ausgesetzt. Sehr bald wuchern subependymäre Gliazellen wärzchenförmig durch die Ependymbreschen vor. So entsteht eine Ependymitis granularis, die noch nach Jahr und Tag als Narbenstadium die an der inneren Hirnoberfläche abgelaufene Entzündung erkennen läßt. Im Bereiche der physiologischen Engen des Liquorweges (Foramina Monroi, Aquädukt, Apperturae Luschkae et Magendi) können entzündliche Verklebungen und Verwachsungen einen Hydrocephalus internus occlusus nach sich ziehen. Schwerwiegende Folgen hat u. U. das Übergreifen der Entzündung aus dem Liquorraum auf die das Cavum subarachnoidale durchziehenden Gefäße, weil dabei sekundäre Kreislaufstörungen in den entsprechenden Gefäßversorgungsgebieten hinzutreten und das klinische Bild entscheidend bestimmen können. Breitet sich die Entzündung vom Liquorraum auf das Hirngewebe aus, meist entlang den einstrahlenden Rindengefäßen, so sprechen wir von *Meningo-Encephalitis* (s. S. 315).

Besondere Formen:

Pneumokokkenmeningitis, hervorgerufen durch den Diplococcus lanceolatus, ist eine *Haubenmeningitis.* Die Stirnhirnkonvexität ist mit einer dicken, fibrinreichen, grünlichen Eiterschicht bedeckt, die mit perivenösen Ausläufern bis in die Occipitalregion reichen kann. Meist hämatogen von den tiefen Luftwegen und der Lunge aus oder fortgeleitet von Nase, Ohr und Nebenhöhlen. Bei der hämatogenen Form beginnt die Meningitis mit strotzender Hyperämie der Zona vasculosa piae, aus der zunächst Leukocyten in den Subarachnoidalraum emigrieren und dann eine massive Fibrinexsudation folgt. So erfährt das Exsudat eine charakteristische Schichtung. — Säuglinge und Kinder sind besonders gefährdet, Erwachsene selten betroffen.

Meningokokkenmeningitis, hervorgerufen durch den gram-negativen intracellulären Diplococcus Weichselbaum. Besonders bei Säuglingen und Kindern. Oft Teilerscheinung einer Meningokokkensepsis; bei den perakuten Verlaufsformen mit Nebennierenblutungen kommt die meningitische Manifestation u. U. gar nicht erst zur Entwicklung, weil die Kinder vorher an der akuten Nebenniereninsuffizienz sterben (Waterhouse-Friderichsen-Syndrom). Der Liquor bleibt in diesen Fällen gewöhnlich normal. Die *epidemische Genickstarre* bevorzugt die Monate März/April. Die weichen Häute über der Konvexität — in geringerem Umfange auch über der Basis — sind anfangs diffus getrübt. Das Exsudat ist fibrinarm, dünnflüssig und graustichig und zieht sich in späteren Stadien fleckförmig auf die Windungstäler und auf die Schlammfänge an der Basis zurück.

Im Anschluß an Infektionen der Luftwege und nach Traumen mit Fraktur der Nebenhöhlen kann sich im Kindesalter die *Influenzabazillenmeningitis* einstellen, meist als Haubenmeningitis, bei der das fibrinarme Exsudat und die infiltrierte Arachnoidea herdförmig nekrotisch zerfallen (Gefahr des subduralen Empyemes) und Venenthrombosen zu hämorrhagischen Infarzierungen führen. *Staphylokokkenmeningitiden* und *Streptokokkenmeningitiden* zeichnen sich meist durch eine herdförmige Begrenzung des Exsudates aus, abhängig von der jeweiligen Eintrittspforte (bei Streptokokkenmeningitiden überwiegend fortgeleitet, bei Staphylokokkenmeningitiden oft hämatogen).

Basale Meningitiden sehen wir bei den chronischen spezifischen Infektionen der weichen Häute, der Syphilis und der Tuberkulose, der Blastomykose und anderen Pilzerkrankungen sowie bei der Zystizerkose.

Die *tuberkulöse Leptomeningitis* ist im akuten Stadium schwer von einer fibrinös-eitrigen Meningitis abzugrenzen. Erst wenn das fibrin- und leukozytenreiche Exsudat herdförmig verkäst, wird die histologische Diagnose möglich. Epitheloidzellknötchen mit wenigen Langhansschen Riesenzellen treten in zunehmendem Maße in Erscheinung. Sie sind um so zahlreicher anzutreffen, je mehr die produktive Komponente der Entzündung die Exsudation überwiegt. Bei der basalen Lokalisation des Exsudates machen sich infolge Miterkrankung der Hirnnerven sehr bald klinisch *Hirnnervensymptome* bemerkbar. Auch auf die Gefäße im Subarachnoidalraum greift die Entzündung über und breitet sich von der Adventitia bis zur Intima über alle Wandschichten aus. Trotz ausgedehnter Gefäßwandnekrosen sind größere Blutungen allerdings selten. Häufig findet man in fortgeschrittenen Stadien obliterierende proliferative Endarteriitiden, vielfach mit Erweichungsherden im entsprechenden Versorgungsgebiet. *Wichtig:* Die tuberkulostatische Therapie muß so früh wie möglich einsetzen, da sie nur die Entwicklung und Ausbreitung der spezifischen Entzündung zurückhalten kann; haben die entzündlichen Veränderungen im Liquorraum mit vaskulären Komplikationen bereits eine größere Ausdehnung erreicht, sind nur noch Defektheilungen mit schweren klinischen Ausfällen möglich.

Auf die *syphilitische Leptomeningitis* wird auf S. 315 näher eingegangen. Die *Blastomykose-Meningitiden* (Cryptococcus hominis, Torula histolytica) sind fast immer Zweiterkrankungen bei konsumierenden Krankheiten. Das Exsudat ist vorzugsweise an der Basis lokalisiert, sulzig-gallertig und von sagokornartigen Verdichtungsherden durchsetzt. Oft setzt sich die Entzündung über die einstrahlenden Gefäße auf das Hirngewebe fort. Die *Zystizerkenmeningitis* (Cysticercus cellulosae) ist eine der Hauptmanifestationen der Zystizerkose, hervorgerufen durch die Finnen des Schweinebandwurms. Die Zystizerkusblasen füllen traubenförmig die basalen Zisternen und die Sylviusschen Furchen aus, führen hier zur fibroplastischen Entzündung mit dicken Bindegewebsschwielen und oft auch zu einer obliterierenden Endangiitis.

2. Enzephalomyelitiden

Bei entzündlichen Erkrankungen des ZNS kann das Gehirn im Vordergrund stehen *(Enzephalitis)* oder das Rückenmark *(Myelitis)*. Sehr oft sind beide in wechselndem Umfang betroffen *(Enzephalomyelitis)*.

Nicht jede Ansammlung entzündlicher Infiltrate wird jedoch im Gehirn als Enzephalitis bezeichnet. Es muß klar unterschieden werden, ob der *enzephalitische Symptomenkomplex* (Serodiapedese, zellige Infiltrate von Leukocyten, Lymphocyten und Plasmazellen usw., Gliareaktionen im wesentlichen von seiten der Mikroglia) als Reaktion auf den Gewebs*schaden* auftritt etwa in der Umgebung eines Tumors oder einer Erweichung, d. h. sekundär symptomatisch, oder als selbständige primäre *Defensivreaktion auf die Noxe,* in der Regel dargestellt durch Erreger. Der enzephalitische Symptomenkomplex ist

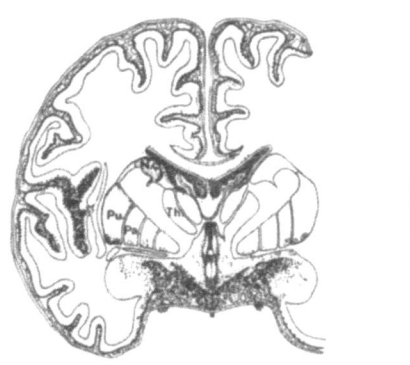
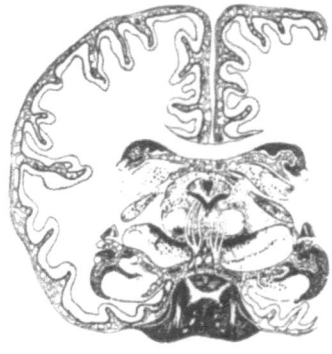

I Ausbreitungstyp der Meningoenzephalitis

IV Ausbreitungstyp der fleckförmigen Polioenzephalitis mit Bevorzugung des Hirnstammes (Encephalitis epidemica-Typus)

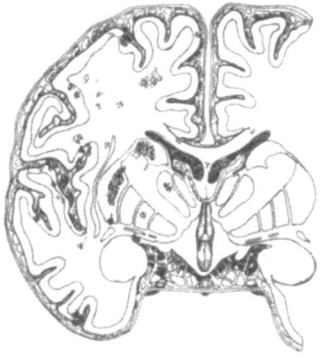
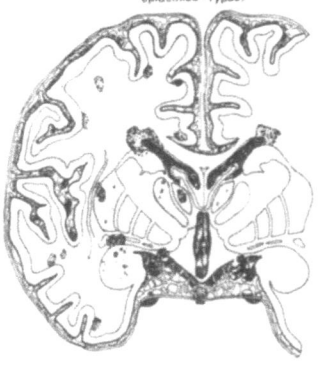

II Ausbreitungstyp der metastatischen Herdenzephalitis

V Ausbreitungstyp der herdförmigen Entmarkungsenzephalitis

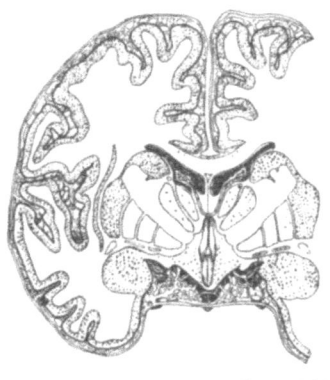
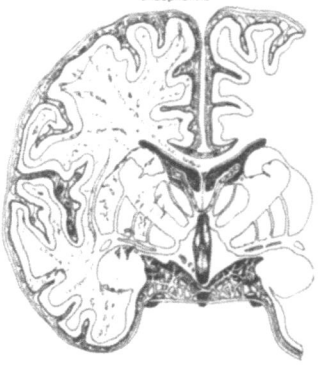

III Ausbreitungstyp der kontinuierlichen Polioenzephalitis (Paralysetypus)

VI Ausbreitungstyp der diffusen perivenösen Herdenzephalitis (Typus der Encephalitis post vaccinationem)

Abb. 15. Anatomische Ausbreitungsmuster der Encephalitiden nach SPATZ, 1930

dann nicht auf eine umschriebene Stelle des Nervensystemes beschränkt, sondern gewöhnlich nach einem der von SPATZ (1930) herausgearbeiteten Verteilungsmuster diffus oder disseminiert über das Nervensystem ausgebreitet. Das beste Gliederungsprinzip der Enzephalomyelitiden wäre ihre Ätiologie. Hier bestehen jedoch auch heute noch weite Lücken. So hat das nach Topographie und Ausbreitungsmuster orientierte Spatzsche Klassifizierungsschema trotz mancher Fortschritte der Enzephalitisforschung in den letzten Jahren noch seine Berechtigung, zumal die Berücksichtigung der Lokalisation klinischen Bedürfnissen Rechnung trägt. Die 6 von SPATZ unterschiedenen Typen werden im folgenden an den klassisch gewordenen Beispielen erörtert (s. Abb. 15). Nicht in dieses Schema zwanglos hineinpassende Hirnentzündungen, atypische Formen der Spontanenzephalitis und schließlich die sogenannte Granulomenzephalitiden werden — soweit sie von praktischer Bedeutung sind — am Ende dieses Kapitels gesondert abgehandelt werden.

a) Anatomische Ausbreitungsmuster

I. Ausbreitungstyp der Meningoenzephalitis

Klassischer Vertreter dieses Types ist neben der Tuberkulose, die oft von den weichen Häuten sekundär auf die Hirnsubstanz übergreift, die *Lues cerebrospinalis* im engeren Sinne. Schon im Sekundärstadium der Syphilis kommt es häufig zu einem prognostisch gutartigen, flüchtigen „Meningealkatarrh", der sich unter diskreter Vernarbung (evtl. unter Zurücklassung einer Ependymitis granularis) wieder zurückbildet. Bei der eigentlichen Lues cerebrospinalis im *Tertiärstadium* der syphilitischen Erkrankung sind die entzündlichen Veränderungen sehr viel intensiver, bevorzugen die *basalen Liquorräume* und die Sylviusschen Furchen und dehnen sich entlang den einstrahlenden Rindengefäßen auch auf die subpialen Hirnabschnitte aus. Die Einbeziehung der an der Hirnbasis lokalisierten Hirnnerven macht die Häufigkeit klinischer Hirnnervensymptome verständlich. Gummen sind selten.

Bereits der klinische Verlauf kann von diesem meningoenzephalitischen Typ abweichen. Schlaganfälle im jugendlichen Alter sind verdächtig auf die *vaskuläre Form* der Lues cerebrospinalis. Hier stehen entzündliche Wandveränderungen an den die basalen Liquorräume durchziehenden Gefäßen im Vordergrund (Heubnersche Endarteriitis), die sich im Gefolge der Meningitis entwickelt haben. Da jedoch das relativ geringe Ausmaß der syphilitischen Meningitis die Intensität der oft erheblich stenosierenden proliferierenden Endangiitis nicht ohne weiteres erklärt, muß man das Mitwirken weiterer, zu dieser Gefäßreaktion besonders disponierender Faktoren unterstellen. Die endarteriitischen Endstadien der sekundären Gefäßentzündung bei Meningitis sind unspezifisch und sowohl bei der Tuberkulose wie bei der Syphilis als auch nach banalen Infektionen der weichen Häute anzutreffen, wobei allerdings ein chronischer Verlauf der Entzündung Voraussetzung ist.

II. Ausbreitungsmodus der metastatischen Herdenzephalitis

Werden bei einer bakteriellen Endokarditis mit dem thrombotischen Material auch Bakterien embolisch in das Gehirn verschleppt und entfalten sie dort am Ort ihrer Absiedlung ihre pathogene Wirkung, so entstehen zahllose hämatogene disseminierte Entzündungsherde in der grauen und weißen Substanz. Das Ausmaß der gliös-mesenchymalen Reaktion wird von der Art der Keime und von der Abwehrlage des Organismus bestimmt. Die leukocytäre Komponente der metastatischen Herdenzephalitis ist um so ausgeprägter, je stärker die toxische Gefäßwandschädigung im Herd ist. Bei nur geringfügiger Gefäßwandalteration kann sich die Herdreaktion in einer perivaskulären Mikrogliareaktion erschöpfen.

Vorkommen: Bei bakteriellen Endokarditiden, pulmonalen entzündlichen Affektionen (insbesondere bei Bronchiektasen, bei denen sich auch solitäre und multiple Hirnabszesse entwickeln können), sowie gelegentlich bei Allgemeininfektionen. Die Toxoplasmose, die Listeriose und die Torulose können sich sowohl nach dem Muster der metastatischen Herdenzephalitis ausbreiten, wie auch unter dem Bilde einer Meningoenzephalitis verlaufen (siehe auch Abschnitt „Granulomenzephalitiden").

III. Ausbreitungstyp der kontinuierlichen Polioenzephalitis mit Bevorzugung des Endhirns (Paralysetypus)

Prototyp ist die *progressive Paralyse*, eine primär chronische Enzephalitis der grauen Abschnitte des Endhirnes. Sie stellt zusammen mit der Tabes dorsalis die *quartärsyphilitischen* Manifestationen im Nervensystem dar. Ihr Verteilungstyp ähnelt dem der afrikanischen Schlafkrankheit.

Makroskopisch. Trübung und Verdickung der weichen Hirnhäute über der Stirnhirnkonvexität (als Ausdruck einer sekundären, die Polioenzephalitis begleitenden Meningitis). Atrophie der Stirnhirnwindungen mit Verbreiterung der Furchen. Erweiterung der Hirnkammern besonders im Bereiche der Vorderhörner der Seitenventrikel. Ependymitis granularis. Nachweis von Paralyseeisen perivaskulär in den betroffenen Rindenabschnitten nach der Methode von SPATZ und STIEFLER mit konzentriertem Schwefelammonium an der unfixierten Hirnscheibe im Abzug: Die Ablagerungsstellen von Paralyseeisen treten nach 15 Min. als schwarze Punkte hervor (Schwefeleisen). Es stammt aus dem Blut (Serum-Eisenspiegel erniedrigt) und tritt in den enzephalitischen Rindenbezirken durch die gestörte Blut-Hirn-Schranke als „Entzündungseisen" in das Hirngewebe über.

Mikroskopisch. Zwei qualitativ differente, prognostisch unterschiedlich zu bewertende Gewebsveränderungen, die jedoch auf die gleiche Noxe, die Anwesenheit der *Spirochaeta pallida* im Hirngewebe, zurückzuführen sind: 1. die *entzündlichen* Reaktionen des mesenchymalen und gliösen Stützgewebes und 2. die *degenerativen* Veränderungen an den Nervenzellen und ihren Fortsätzen immer dort, wo die entzündliche Defensivreaktion die toxische Wirkung der Spirochaeten auf das Parenchym nicht verhindern konnte (Spirochaeten im Gehirn Paralysekranker erstmalig durch NOGUCHI, 1913, nachgewiesen). Das Ausmaß der degenerativen Parenchymveränderungen bestimmt den Umfang der paralytischen Demenz, deren Symptome (Kritik- und Urteilsschwäche, Enthemmung mit Verlust des Taktgefühles und Initiativeverarmung) sich aus der Lokalisation in der Stirnhirnrinde erklären; die paralytische Sprachstörung und das „mimische Beben" der Paralytiker gehen auf eine Mitbeteiligung des ebenfalls zum Telenzephalon gehörenden Striatum zurück. Die entzündlichen Veränderungen bestehen in perivaskulären Infiltraten aus Lymphocyten und zahlreichen Plasmazellen sowie in einer Wucherung und Transformation der Mikroglia in sogenannte Stäbchenzellen, die im floriden Stadium der progressiven Paralyse in großer Zahl angetroffen werden.

IV. Ausbreitungstyp der fleckförmigen Polioenzephalitis

Mit Vorzugslokalisation im Hirnstamm: Encephalitis lethargica von ECONOMO[25], Lyssa; im Rückenmark: Poliomyelitis acuta anterior (Heine-Medinsche Krankheit).

Encephalitis lethargica: 1916/17 Epidemie in Österreich, später auch in Westeuropa, in England und in Amerika. Virus noch nicht nachgewiesen. Im akuten Stadium lymphocytäre Infiltrate und Mikrogliawucherungen in der Substantia nigra, im zentralen Höhlengrau (besonders betroffen sind oft die Oculomotoriuskerne) und in der Umgebung der Rautengrube. Die Parenchymausfälle des akuten Stadium halten sich in mäßigen Grenzen. Klinisch unterscheidet man in diesem Stadium somnolent-ophthalmoplegische Verläufe mit Schlafsucht und flüchtigen Augenmuskelparesen, asomnisch-hyperkinetische Formen mit Schlaflosigkeit und motorischer Unruhe sowie Abortivformen mit uncharakteristischen neurasthenischen Beschwerden. Teils unmittelbar anschließend an dieses Stadium, teils nach einem jahre- bis jahrzehntelangem Intervall kann sich ein postenzephalitischer Parkinsonismus einstellen. Weitere Spätfolgen sind Schauanfälle, vegetative Störungen und psychische Auffälligkeiten (Bradyphrenie, Pseudopsychopathie).

Beim ausgeprägten *postenzephalitischen Parkinsonismus* mit Muskelversteifung (Rigor), Amimie, Tremor und vegetativen Symptomen (Speichelfluß, Schweißanomalien und Salbengesicht infolge Talgdrüsenüberfunktion) ist schon der makroskopische Befund für die anatomische Diagnose wegweisend: Die melaninhaltige Zona compacta der Substantia nigra ist depigmentiert und verschmälert. Mikroskopisch findet man einen Ausfall der melaninhaltigen Nervenzellen. Reste des Melanins können in Gliazellen resorbiert sein. Noch erhaltene Ganglienzellen sind geschrumpft und degeneriert und weisen bei der Silberimprägnation Alzheimersche Fibrillenveränderungen oder argentophile Kugeln auf. An der Stelle des Ganglienzellausfalles findet sich eine Gliafasernarbe. Der Ganglienzellschwund ist Spätfolge der im akuten Stadium der Encephalitis gesetzten Zellalteration, die sich zunächst morphologisch nicht auswirkt, unter Umständen jahrzehntelang kompensiert werden kann, dann aber schließlich doch zur Degeneration und zum Untergang der betroffenen Zelle führt. — Die extrapyramidale hypertonische Hypokinese ist Folge des Ganglienzellausfalles im schwarzen Kern, die vegetativen Symptome werden auf die Beteiligung des zentralen Höhlengraues bezogen und die psychischen Auffälligkeiten auf eine Schädigung des Zwischenhirnes.

Auch bei der *Tollwutenzephalitis (Lyssa, Rabies)* finden sich die entzündlichen Veränderungen besonders im Mittelhirn und im Zwischenhirn.

---

[25] CONSTANTIN V. ECONOMO, 1876—1931; Neurologe und Psychiater in Wien.

Obwohl die Verseuchung des Wildbestandes bei uns groß ist, kommen menschliche Lyssafälle in Westeuropa kaum vor, eher noch in Osteuropa, Sibirien, Indien und in einigen Gegenden von Nordamerika. Das Lyssa-Virus wird durch den Biß wutkranker Tiere mit dem Speichel übertragen. Die Inkubationszeit kann viele Monate bis zwei Jahre betragen (ältester bekannter Vertreter der Slow-Virus-Gruppe). Die Diagnose wird durch den Nachweis der Negrischen Körperchen gesichert, intracytoplasmatischer azidophiler Ganglienzelleinschlüsse besonders in den Pyramidenzellen der Ammonshornrinde und in den Purkinjezellen des Kleinhirns.

Poliomyelitis anterior acuta: Seit Einführung der Schluckimpfung fast vollständig aus dem Sektionsgut der Pathologischen Institute verschwunden. Serologisch kann man 3 Virustypen unterscheiden, von denen der Typ II (LANSING) auch für Ratten und Mäuse pathogen ist, die Typen I (BRUNHILDE) und III (LEON) nur für den Menschen und Primaten.

Die fleckförmig verteilten entzündlichen Veränderungen sind im wesentlichen im Vorderhornareal des Rückenmarkes anzutreffen. Nach einer flüchtigen leukocytären Infiltration beherrschen Lymphocyten und Plasmazellen sowie Mikrogliazellvermehrungen das Bild. Die definitiven Lähmungen werden vom Ausmaß des Ganglienzellunterganges bestimmt, der im Gegensatz zur epidemischen Enzephalitis lethargica auf das akute Stadium begrenzt ist, hier aber auch sehr erheblich sein kann (Nachkrankheiten wie der postencephalitische Parkinsonismus bei der epidemischen Encephalitis kommen also bei der Poliomyelitis nicht vor). Besonders gefährlich sind jene motorischen Vorderhornzellen, bei denen eine dem Virusbefall unmittelbar vorangegangene funktionelle Inanspruchnahme zur Eiweißumsatzsteigerung geführt hat: in diesen Zellen können sich die Viren mit ihren Eiweißkörpern in den zelleigenen Stoffwechsel leicht einschalten. Über die identische Reduplikation kommt es dann zur Virusneubildung, histochemisch erkennbar am positiven Ausfall der Feulgenschen Reaktion, mit der die viralen Nucleotide dargestellt werden können. Die Überflutung der Wirtszelle mit infektiösem Material bedeutet deren Untergang. Die nekrotischen Nervenzellen werden von Leukocyten und Mikrogliazellen resorbiert (Neuronophagien). Bei den bulbären Verlaufsformen breitet sich die Entzündung mit Ganglienzelluntergang in den motorischen Hirnnervenkernen und im Gebiet der Substantia reticularis aus. Da hier das Atem- und Kreislaufzentrum dicht nebeneinander liegen, sind diese Verlaufsformen prognostisch sehr ungünstig.

Die Infektion erreicht das ZNS auf dem Blutwege im Stadium der Viraemie. Daß fast ausschließlich große motorische Nervenzellen zugrunde gehen, ist nur über einen spezifischen Neurotropismus der Viren zu verstehen. Tierexperimentell hat man auch eine intraaxoplasmatische Ausbreitung des Virus im Nervensystem wahrscheinlich machen können. Nach Poliovirusinjektion in den N. ischiadicus der Affen finden sich die ersten entzündlichen Veränderungen und Zelluntergänge im Vorderhorngebiet der homolateralen Lumbosakralsegmente, kurze Zeit später aber auch in der kontralateralen motorischen Zentralwindung. Wie weit dieser intraaxoplasmatische Ausbreitungsmodus beim Menschen eine Rolle spielt, ist ungeklärt. — Zur Frage der zentralnervösen Komplikationen nach Polioschluckimpfung s. S. 321).

V. Ausbreitungsmuster der herdförmigen Entmarkungsenzephalitis

Prototyp ist die *Multiple Sklerose*, deren entzündlicher Charakter aus der Anwesenheit lymphocytär-plasmazellulärer Infiltrate hervorgeht, die sich während der Krankheitsschübe auch außerhalb der frischen Herde perivaskulär im ZNS und in den weichen Häuten bei der Mehrzahl der Fälle nachweisen lassen. Sie pflegen allerdings nicht hochgradig zu sein, und da sie in manchen Fällen überhaupt fehlen, ist die Eingliederung der Multiplen Sklerose in die Gruppe der Enzephalitiden nicht unwidersprochen geblieben.

Makroskopisch. Disseminiert frische graurötliche und ältere sklerotische graue Entmarkungsherde, unregelmäßig und ohne Rücksicht auf präexistente Strukturen in der weißen und grauen Substanz verteilt, im Mark besser zu erkennen als in den Grisea, lediglich mit einer gewissen Bevorzugung periventrikulärer Hirnabschnitte, insbesondere der Steinerschen Wetterwinkel[26] (Umgebung der lateralen Ecke der Seitenventrikel). Je länger die Krankheit läuft, um so deutlicher tritt eine diffuse Hirnatrophie mit Erweiterung der Hirnkammern und Leptomeningofibrose hinzu.

Man gewinnt ein besseres Verständnis für die klinischen Besonderheiten dieser in Schüben verlaufenden, oft mit weitgehenden Remissionen einhergehenden Erkrankung, wenn man die polysklerotischen Herde mit neurohistologischen Spezialmethoden näher analysiert.

Alte polysklerotische Herde erscheinen in Markscheidenpräparaten als scharf begrenzte Entmarkungsherde. Bei Anwendung der Bodianschen Silberimprägnationstechnik lassen sich die Axone in den demyelinisierten Bezirken noch gut darstellen. Wo Herde auf die graue Substanz reichen, erweisen sich auch die Nervenzellen als intakt. Die für die Krankheitsbezeichnung maßgebliche Sklerose der Herde infolge sekundärer Gliafaserwucherung finden wir nur in den Plaques mit massivem Markscheidenuntergang, also in der weißen Substanz, nicht jedoch in der Rinde und in den grauen Kerngebieten, wo die geringe Menge zerfallender Myelinscheiden nicht ausreicht, um eine nennenswerte Fasergliose in Gang zu setzen.

Die Herde der Multiplen Sklerose sind also durch eine *elektive Entmarkung* gekennzeichnet. Das macht verständlich, daß nach Abklingen der akuten Veränderungen und nach Abtransport der Myelinabbauprodukte im Herd über die demyelinisierten Abschnitte der betroffenen Axone immer noch eine — wenn auch verlangsamte, dem vegetativen Nervensystem vergleichbare — Erregungsleitung und damit eine *Remission* der klinischen Symptome möglich ist.

Frische Entmarkungsherde fallen durch eine hochgradige Mikrogliazellvermehrung auf. Im Herdzentrum liegt meist eine kleine Vene mit lymphozytären Wandinfiltraten; gegen die Umgebung ist der Herd durch einen *gliösen Randsaum* (Mikrogliazellen, Astrozyten) demarkiert. Je älter der Herd, je weiter die Resorption der Markscheidenabbauprodukte fortgeschritten, um so zellärmer wird der Herd; nur in der Randzone, wo die Entmarkung gegen die Umgebung fortschreitet, ist dann noch ein Gliazellsaum anzutreffen, der jedoch verschwindet, wenn der Entmarkungsprozeß zur Ruhe gekommen ist.

Polysklerotische Herde entwickeln sich nicht nur von einer kleinen Vene aus, sondern auch vom Liquorraum her, saumartig an der inneren und äußeren

---

[26] GABRIEL STEINER, 1883—1965, Neuropathologe in Heidelberg.

Hirnoberfläche. Die Herdausbreitung scheint offensichtlich über eine *Diffusion* zu erfolgen. Das gilt auch für eine Sonderform der MS, die akut bis subakut tödlich verlaufende *konzentrische Sklerose (Balósche Krankheit*[27]) mit geschichteten Entmarkungszonen (wie die Jahresringe eines Baumes oder die Schichtung eines Achates). Die konzentrischen Entmarkungen sind vergleichbar den *Liesegangschen Ringen*, rhythmischen Fällungen bei Diffusion in kolloidalen Medien.

Die *Ätiologie* der MS ist bis heute ungeklärt. Die neuroallergische Theorie besitzt in der bisherigen Form wenig Wahrscheinlichkeit; die experimentelle allergische Enzephalomyelitis ist histologisch mit der MS nicht vergleichbar, eher noch mit der perivenösen Enzephalitis (s. unten). Für eine toxische oder dysfermentative Genese steht ein Beweis bisher aus. Die Virusätiologie hat eine gewisse Wahrscheinlichkeit; man kennt bei Pflanzen virale *ring-spot-diseases*, die mit der Entwicklung einfacher und geschichteter Herde an den Blättern einen formalen Vergleich mit der multiplen und konzentrischen Sklerose nahelegen. Die Hypothese von der Virusätiologie der MS hat in letzter Zeit durch die Erforschung der Slow-Virus-Infektionen neuen Auftrieb gewonnen (vgl. S. 276). In den MS-Forschungszentren beschäftigt man sich heute in vergleichenden Untersuchungen besonders mit der auf eine Slow-Virus-Infektion zurückgehenden Visna, einer histologisch allerdings nicht ohne weiteres mit der MS vergleichbaren Entmarkungskrankheit bei Schafen, und mit der wahrscheinlich durch Papovaviren hervorgerufenen progressiven multifokalen Leukenzephalopathie des Menschen.

Bei der *progressiven multifokalen Leukencephalopathie* handelt es sich um eine zentralnervöse Zweitkrankheit, die sich gelegentlich bei Sarkomen, Sarkoidose, Lymphogranulomatose und Leukämien einstellt. Während im deutschen Sprachbereich bisher nur wenig über dieses eigenartige cerebrale Krankheitsbild bekannt geworden ist, verfügt die anglo-amerikanische Literatur über eine größere Anzahl einschlägiger Beobachtungen. Der Hirnbefund ist durch eine Vielzahl herdförmiger, konfluierender Entmarkungen mit Persistenz der Axone und — wo die Herde auf die graue Substanz übergreifen — auch der Ganglienzellen gekennzeichnet und kann makroskopisch u. U. als frische unvollständige Erweichung fehlgedeutet werden. Von der Multiplen Sklerose unterscheiden sich die Entmarkungsherde durch die atypische Lokalisation, die unscharfe Begrenzung, das Fehlen eines gliösen Randwalles sowie das fakultative Auftreten monströser, „blastomatös" wirkender Riesenzellen. Die Oligodendrogliazellen sind in den Herden teils degeneriert, teils untergegangen. Entzündliche Infiltrate können fehlen, aber auch in reichlicher Zahl vorhanden sein, so daß man an eine Entmarkungsencephalitis denkt. Vereinzelt findet man in Gliazellen intranukleäre Einschlußkörperchen. Die Ätiologie dieser progressiven multifokalen Leukencephalopathie ist bisher noch nicht befriedigend geklärt. Wegen der eosinophilen Kerneinschlüsse liegt der Verdacht einer Viruserkrankung des ZNS mit spezieller Aggression der Oligodendroglia nahe, vielleicht begünstigt durch die Resistenzminderung infolge der konsumierenden Allgemeinerkrankung. Am Leichenmaterial hat man wiederholt elektronenmikroskopisch in den Oligodendrogliazellkernen Viruspartikel mit der Ultra-

---

[27] JOSEF BALÓ, zeitgenössischer ungarischer Pathologe.

struktur der bei Tieren potentiell onkogenen *Papova-Viren* nachweisen können, was für diese Vorstellung spricht. Ein schlüssiger biologischer Beweis steht jedoch noch aus.

Ebenfalls zu den entzündlichen Entmarkungserkrankungen gerechnet werden die diffuse Form der Multiplen Sklerose mit großräumigen, das Hemisphärenmark fast vollständig durchsetzenden Entmarkungsherden (klinisch oft mit den Erscheinungen des apallischen Syndromes) und die *Neuromyelitis optica*.

VI. Ausbreitungstyp der diffusen perivenösen Herdenzephalitis

Nach *Schutzimpfung* gegen Pocken und Tollwut sowie nach *Masern, Windpocken, Röteln* und *Mumps*, wird gelegentlich eine Enzephalitis beobachtet, bei der sich die entzündlichen Veränderungen um die Venen (vor allem in der Marksubstanz) mit perivenösen Mikro- und Oligodendrogliawucherungen etablieren. Im venösen Abschnitt des intracerebralen Gefäßsystemes kommt es zu einer Schrankenstörung mit Plasmaaustritt in die Umgebung. Die histotoxisch wirkenden plasmatischen Substanzen führen im perivenösen Bereich zu einer Partialnekrose von Markscheiden und Axonen und ziehen auch die perivaskuläre Gliaproliferation nach sich. Diese Reaktionsform der perivenösen Enzephalitis kann das menschliche Gehirn erst nach dem 2. Lebensjahr realisieren; bei den Vaccinationskomplikationen in den ersten beiden Lebensjahren erschöpfen sich die Hirnveränderungen in einer „perivenösen Enzephalopathie" ohne entzündlich-infiltrative Komponente. Auch im Erwachsenenalter verlaufen die Enzephalitiden nach Vaccination nicht immer unter dem Bilde der perivenösen Enzephalitis, sondern gelegentlich als perivaskulär-lymphozytäre Enzephalitiden. Schließlich kann man die perivenöse Herdenzephalitis, die ganz selten auch nach der Polio-Schluckimpfung beobachtet worden ist, gelegentlich außerhalb dieser Konstellationen sehen, z. B. nach sogenannten grippalen Infekten vornehmlich der oberen Luftwege *(para- bzw. postinfektiöse Enzephalitis)*. Dabei rücken u. U. diapedetische Blutungen bis zur Purpura cerebri in den Vordergrund *(hämorrhagische Leukenzephalitis)*.

Ob das Virus der Grundkrankheit die Enzephalitis hervorruft oder die Grundkrankheit einen latent vorhandenen Erreger aktiviert, oder aber neuroallergische Abläufe die perivenöse Enzephalitis auslösen, ist noch nicht mit letzter Sicherheit geklärt. Bemerkenswert ist, daß bei den exanthematischen Erkrankungen sich die enzephalitischen Symptome zwischen dem 3. und 5. Tag nach Aufschießen des Exanthemes manifestieren, bei den Vaccinationszwischenfällen am 9. bis 12. Tag. Die Konstanz der zeitlichen Intervalle wird vielfach als Hinweis für eine *neuroallergische* Entstehung der perivenösen Enzephalitis gewertet. Tatsächlich zeigt die experimentell-allergische Enzephalomyelitis histologisch eine große Ähnlichkeit mit den Vaccinationszwischenfällen.

b) Sonderformen der Enzephalitis

Fleckfieberenzephalitis. Hervorgerufen durch die Rickettsia prowaceki. *Mikroskopisch:* Mikrogliaknötchen — meist in Gefäßabhängigkeit — in der Großhirnrinde und im Hirnstamm, leicht nachweisbar in den unteren Oliven in der Medulla oblongata. Daneben lymphozytär-plasmazelluläre perivaskuläre

Infiltrate. Die Mikrogliaknötchen bilden sich von der 6. Krankheitswoche ab wieder zurück. Parenchymausfälle sind nur über sekundäre Kreislaufstörungen zu erwarten. Sonst kann die Fleckfieberenzephalitis, wenn die Krankheit überlebt wird, klinisch und anatomisch folgenlos ausheilen.

Einheimische Panenzephalitis Pette-Doering[28]. Von der Fleckfieberenzephalitis ohne Kenntnis der Vorgeschichte nicht sicher abgrenzbare, nur bei Erwachsenen vorkommende „Knötchenenzephalitis". Als Erreger wird ein Virus vermutet. Zusammen mit der van Bogaertschen Leukenzephalitis gehört sie in die Gruppe der *nicht rubrizierbaren europäischen Enzephalitiden.*

Subakute sklerosierende Leukenzephalitis van Boegaert[29]. Tritt sporadisch im Kindes- und Jugendalter auf. Beginn mit psychischen Auffälligkeiten, nach wochen- bis monatelangem Verlauf dann extrapyramidale rhythmische Hyperkinesen. Typischer EEG- und Liquorbefund. In Blut und Liquor hoher Antikörpertiter gegen Masernvirus. *Anatomisch:* Im subkortikalen Marklager des Großhirnes (akzentuiert besonders occipital) lymphocytäre Gefäßwandinfiltrate und eine teils diffuse, teils herdförmige Gliazellwucherung, die sehr bald zu einer *dichten Fasergliose* führt. Dabei bleiben die Markscheidenausfälle in der Regel sehr gering und können für die Fasergliose nicht verantwortlich gemacht werden. Da in den Oligodendrogliakernen *eosinophile Einschlußkörperchen* vom Typus A und elektronenmikroskopisch auch Myxoviren-verdächtige Ultrastrukturen gefunden wurden und fluoreszenzmikroskopisch Masernantigen in Ganglienzellen nachgewiesen werden konnte, wird heute die van Bogaertsche Leukenzephalitis als persistierende Maserninfektion gedeutet (die nach Masernexanthem auftretende perivenöse Herdenzephalitis ist dagegen wahrscheinlich neuroallergischer Natur; s. o.).

Akute hämorrhagisch-nekrotisierende Enzephalitis. Gehört ebenfalls zu den sogenannten Einschlußkörperchen-Enzephalitiden mit eosinophilen Kerneinschlüssen in der Oligodendroglia und in Ganglienzellkernen. In einzelnen Fällen konnte das *Herpes simplex-Virus* als Erreger gesichert werden. Anatomisch findet man eine nekrotisierende Entzündung besonders der mediobasalen Schläfenrinde, der Insel und des Gyrus cinguli mit Gefäßwandnekrosen und Hämorrhagien. Die hämorrhagische Komponente kann so im Vordergrund stehen, daß der Unerfahrene an eine rote Erweichung oder in Anbetracht der basalen Lokalisation gar an eine Subarachnoidalblutung denkt und zunächst nach einem rupturierten Aneurysma sucht. Obwohl das Verteilungsmuster der entzündlichen Rindenveränderungen mit der Rindenbeteiligung bei der Meningoenzephalitis (s. Abb. 56 I) bemerkenswert übereinstimmt, werden stärkere entzündliche Infiltrate in den weichen Häuten vermißt. Wo sie auftreten, sind sie eine sekundäre Begleiterscheinung. Dieses Verteilungsmuster könnte aber darauf hinweisen, daß die Propagation des Virus innerhalb des Nervensystemes über den Liquorraum erfolgt.

---

[28] HEINRICH PETTE, 1887—1964, Neurologe in Hamburg.
[29] LUDO VAN BOGAERT, zeitgenössischer belgischer Neurologe und Neuropathologe.

Granulomenzephalitiden. Sie sind dem Ausbreitungstyp nach teils Meningoenzephalitiden, teils metastatische Herdenzephalitiden. Ätiologisch kommen u. a. parasitär gewordene Pilzarten, die Listeria monozytogenes und das Toxoplasma Gondii in Frage. Ein Teil der Granulomenzephalitiden bleibt trotz aller Bemühungen ätiologisch unklar. Die *Toxoplasma-Enzephalitis* ist Teilerscheinung der connatalen Form der Toxoplasmose. Die Toxoplasmen führen im Gehirn zu nekrotisierenden Angiitiden mit adventitiellen Granulomen und ausgedehnten Gewebsnekrosen mit besonderer Neigung zur Verkalkung (Röntgenbild). Toxoplasmen können freiliegend und in Pseudozysten nachgewiesen werden; letztere können ihren pathischen Effekt auf das Gewebe nicht entfalten und werden oft reaktionslos im Hirngewebe angetroffen. Die Neurotropie der Toxoplasmen kommt auch in dem häufigen Befall der Retina zum Ausdruck. — Auch die *Listeria-Enzephalomyelitis* geht auf eine diaplacentare Infektion zurück. Die Granulome neigen zur eitrigen Einschmelzung. Die Erreger sind in der Randzone der Knötchen als Gram-positive Kurzstäbchen nachweisbar. Beim *Morbus Besnier-Boeck-Schaumann* ist das ZNS in bis zu 10 % der Fälle mitbeteiligt, teils mit dem Ausbreitungsmuster einer Meningoenzephalitis, seltener mit dem der metastatischen Herdenzephalitis. Die Granulome zeigen den gleichen Aufbau wie in den übrigen Organen, Nekrosen fehlen auch hier. Wo die in der Adventitia gelegenen Knötchen die gliöse Grenzmembran durchbrechen, ist immer auch eine stärkere makro-mikrogliöse Reaktion der Umgebung anzutreffen. Nicht immer sind jedoch zentralnervöse Symptome bei der Boeckschen Sarkoidose auf eine cerebrale Manifestation des Grundleidens zurückzuführen (vgl. S. 320). Auch beim *Morbus Whipple,* der nach den letzten elektronenmikroskopischen Befunden wahrscheinlich als bakterielle Infektion anzusehen ist, wird gelegentlich eine zerebrale Beteiligung beobachtet. Die mikroskopische Diagnose der Whippleschen Krankheit stützt sich auf den Nachweis der von SIERACKI beschriebenen SPC-Zellen (*sickle-form-*particles-containing-cells). Es handelt sich um histiozytäre Elemente mit PAS-positiven sichelförmigen Gebilden im Zytoplasma, bei denen es sich wahrscheinlich um Abbauprodukte von Bakterienmembranen handelt. Im ZNS nehmen Mikrogliazellen, Astrozyten und Ependymzellen an der Bildung von SPC-Zellen teil (vgl. „Spez. path. Anat. II", S. 192). Der histologische Hirnbefund entspricht dem einer „Knötchenenzephalitis".

3. Anhang: Polyneuritis — Polyneuropathie

Die Mehrzahl der klinisch als Polyneuritis bezeichneten Krankheitsbilder läßt anatomisch die Zeichen einer Entzündung im peripheren Nerven vermissen. Man spricht daher besser mit KRÜCKE[30] von Polyneuropathien. Bei den *interstitiellen Polyneuropathien* beschränken sich die pathologischen Veränderungen auf das Zwischengewebe; Beispiel hierfür ist die Paramyloidose, bei der Paramyloid knötchenförmig in das Zwischengewebe der Nerven eingelagert werden kann. Obwohl die Nervenfasern selbst anatomisch weitgehend intakt aussehen, können klinisch erhebliche Funktionsstörungen vorgelegen haben. Bei den *parenchymatösen Polyneuropathien* unterscheidet man zwei

---

[30] WILHELM KRÜCKE, zeitgenössischer deutscher Neuropathologe.

Schädigungsmuster, die auch kombiniert vorkommen: den *Typ der segmentalen Fasererkrankung* mit diskontinuierlicher Markscheidendegeneration einzelner Internodien bei erhaltenen Axonen (z. B. bei der Bleivergiftung oder bei der sogenannten postdiphtherischen Polyneuritis) und die parenchymatöse Polyneuropathie vom *neuronalen Typ* mit Untergang der Axone und Markscheiden, z. B. als paraneoplastisches Syndrom bei Bronchial-Carcinom und nach INH-Intoxikation. Bei den *primär-entzündlichen interstitiellen Polyneuritiden* mit entzündlichen Infiltraten in den Interstitien und meist nur geringer Parenchymschädigung spielt die Landry-Guillain-Barrésche Verlaufsform eine besondere Rolle. Die Ätiologie dieser aufsteigenden, in einem hohen Prozentsatz tödlich ausgehenden Polyneuritiden ist unbekannt. Die Entzündung beschränkt sich oft nicht auf das periphere Nervensystem mit Spinalganglien und Rückenmarkwurzeln („Polyganglioradiculoneuritis"), sondern ist in Form gliöser Knötchen und spärlicher perivaskulärer Infiltrate vielfach auch im ZNS nachweisbar.

V. Hirnveränderungen nach physikalischen und chemischen Einwirkungen

1. Mechanische Traumen

Die Zunahme der Schädel-Hirntraumen unter den Unfallverletzungen bei ständig wachsender Dichte des motorisierten Straßenverkehrs mit jährlich steigender Zahl der Verkehrsunfälle stellt die heutige Medizin vor besondere Probleme. Schädel-Hirnverletzungen, die früher innerhalb weniger Minuten bis Stunden zum Tode führten, können heute dank der Fortschritte in der neurochirurgischen Therapie so weit beherrscht werden, daß der Verletzte über die lebensgefährliche, kritische Initialphase der Traumawirkung hinweggebracht werden kann, freilich oft genug nur unter Inkaufnahme schwerster zentralnervöser Ausfälle. Diese Defektsyndrome auf ein Minimum zu reduzieren, ist eine der wichtigsten Aufgaben der Neuro-Traumatologie. Das Ziel wird nur erreicht werden können, wenn alle Disziplinen sich intensiv um diese Aufgabe bemühen, die Klinik, die Pathophysiologie und die Morphologie.

Die Schädel-Hirn-Verletzungen werden in *offene* und *gedeckte* eingeteilt. Bei den offenen Hirnverletzungen durch Einwirkung energiereicher Gewalt an umschriebener Stelle erschöpft sich die scharfe Gewalt mit der Eröffnung der knöchernen Schädelkapsel und der Dura sowie dem Setzen der Hirnwunde. Bei den gedeckten Hirnverletzungen dagegen wird die stumpfe, breitflächig einwirkende Gewalt als kinetische Energie von der Auftreffstelle auf den Schädelinhalt weitergeleitet. Wichtiges anatomisches Unterscheidungsmerkmal zwischen den offenen und den gedeckten Hirnverletzungen ist der Zustand der Dura mater, die bei den gedeckten Hirnverletzungen intakt bleibt und so das Gehirn vor der sonst mit großer Wahrscheinlichkeit zu erwartenden Infektion abschirmt.

Bei allen Formen der traumatischen Hirnschädigung pflegen sich sekundär cerebrale Kreislaufstörungen einzustellen, die das klinische und das anatomische Bild maßgeblich bestimmen können. Sie sind Ausdruck einer Irritation der terminalen Strombahn, die sowohl zu Störungen der cerebralen Blutzirkulation wie zum Auftreten des posttraumatischen Hirnödemes führen kann. Aus pneumencephalographischen Untersuchungsserien weiß man, daß sich das posttraumatische Hirnödem innerhalb von Minuten bis Stunden entwickelt, bei mittelschweren Hirntraumen nach Tagen zurückbildet und über eine diffuse Markschädigung nicht selten eine Ventrikelerweiterung zurückläßt. Diese Folgen cerebraler Kreislaufstörungen werden als *Zweitschäden* von den traumatischen *Erstschäden* (nämlich den direkten Verletzungsfolgen, Quetschungen, Zerreißungen und Rupturblutungen) abgegrenzt. Ziel aller therapeutischen Bemühungen muß es sein, die Entwicklung von Zweitschäden zu verhindern.

a) Offene Hirnverletzung

Offene Hirnverletzungen durch scharfe oder spitze Gegenstände oder im Rahmen von Schußverletzungen lösen gewöhnlich keine Hirnerschütterungssymptome aus; das Bewußtsein bleibt in der Regel erhalten. Die Hirnwunde ist Folge der direkt-mechanischen Gewebszerreißung. Teile der Kopfschwarte mit Haaren oder Knochensplitter können dabei in die Hirnwunde mit hineingerissen werden und Anlaß zu späteren Komplikationen geben. Diese mechanisch gesetzte traumatische Trümmerzone wird nach Entleerung des verflüssigten nekrotischen Hirnbreies zur Wundhöhle. An sie grenzt eine aufgelockerte „Quetschzone" mit noch leidlich erhaltener Gewebskontinuität und Rhexis- und Diapedesisblutungen. Hier finden eingeschleppte Keime einen besonders günstigen Nährboden. Ein sehr rasch sich entwickelndes kollaterales Ödem in der Umgebung der Trümmer- und Quetschzone kann eine erhebliche Volumenvermehrung des Gehirns zur Folge haben (aseptische Ödemphase) mit Hirndrucksymptomen und Ausbildung eines sich durch den Knochendefekt vorwölbenden Hirnprolapses.

Bleibt eine Wundinfektion aus oder kann sie sofort beherrscht werden, so entwickelt sich wenige Tage nach der Verletzung von der Quetschzone aus ein bindegewebiges Organisationsgewebe mit Kapillarsprossung und Proliferation von Fibroblasten. Es leitet die Resorption und Organisation der Hirnwunde ein.

An der Hirnoberfläche kommt es dabei im Bereiche der Wundränder zu Verwachsungen mit den weichen Hirnhäuten und mit der Dura. Bei komplikationsloser Wundheilung entstehen so bindegewebige, solide, schließlich knorpelharte Narben, in die kleine Knochen- und Geschoßsplitter eingeschlossen sein können. Die narbige Fixierung des Gehirns mit der Dura beeinträchtigt die von Puls und Atmung abhängigen Hirnbewegungen, kann lokale Zirkulationsstörungen in benachbarten Hirnabschnitten nach sich ziehen und ist eine der häufigsten Ursachen der posttraumatischen Epilepsie. Außerdem kommt es zur Ausziehung korrespondierender Abschnitte des Kammersystems (Pneumencephalographie!).

Komplikationen. Primär traumatische Blutungen bei Zerreißung größerer Gefäße im Bereiche der Hirnwunde können über einen Hämatozephalus mit Ventrikeltamponade zum Tode führen. Eine sehr wichtige Gefahrenquelle ist die *Wundinfektion,* bei der die banalen Eitererreger das Feld beherrschen. Je größer die Quetschzone, um so leichter geht die Infektion an. Sie beginnt sich nach etwa zwei Tagen mit einem eiweißreichen Ödem abzuzeichnen und kann im ungünstigen Falle zur meist tödlichen *Markphlegmone* führen, bei der das phlegmonös infiltrierte Gewebe großräumig einschmilzt.

Bleibt die Entzündung im wesentlichen auf die Quetschzone beschränkt, so kann sich bei Sekretverhaltung in der Trümmerzone ein „*Frühabszeß*" entwickeln, wenn infolge des Hirnödems die Wundöffnung zuschwillt und den Abfluß des infizierten, nekrotischen Hirnbreies verhindert. *Traumatische Spätabszesse* dagegen sind immer von einer Kapsel umgeben, deren Festigkeit vom Alter abhängt. Sie entstehen im Narbenbereich oder in der Tiefe des Hirns um eingeheilte infizierte Fremdkörper, können jahre- bis jahrzehntelang klinisch latent bleiben, Apfelgröße erreichen und gekammert sein und dann plötzlich über ein akut auftretendes Hirnödem mit Hirndruck oder durch Einbruch in den Liquorraum mit *eitriger Leptomeningitis* zum Tode führen.

Die traumatische eitrige Leptomeningitis ist bei den offenen Hirnverletzungen eine sehr große Gefahr. Bei tiefgreifenden Hirnwunden beschränkt sie sich oft nicht auf den Subarachnoidalraum, sondern erreicht die Hirnventrikel und dehnt sich auf die Basis des Gehirns aus (Pyozephalus internus et externus). Bei Infektion subduraler Blutungen nach offenen Hirnverletzungen können sich subdurale Empyeme entwickeln.

b) Gedeckte Hirnverletzungen

aa) Commotio cerebri

Gedeckte Hirnverletzungen treten auf bei breitflächig angreifender Gewalt auf den Schädel. Die häufigste Form ist die *Gehirnerschütterung (Commotio cerebri)* bei mechanischer Einwirkung auf den frei beweglichen Schädel. Sie hat eine Beschleunigung des Gehirns zur Voraussetzung (Acceleration Concussion). Obwohl die klinischen Symptome der Commotio cerebri (unmittelbar im Augenblick der Gewalteinwirkung einsetzende Bewußtlosigkeit mit Reflexverlust, retrograde Amnesie, Erbrechen) auf eine erhebliche Alteration des Gehirns hinweisen, ist der anatomische Befund unergiebig. Da Manipulationen am Hirnstamm bei neurochirurgischen Eingriffen gleichsam wie in einem Experiment die Symptome einer Commotio cerebri nach sich ziehen, wird die Gehirnerschütterung heute vielfach als eine traumatische Funktionsstörung des Hirnstammes interpretiert, insbesondere des Aktivatorsystems, der Formatio reticularis. Andere Autoren sind dagegen der Auffassung, daß dem Hirnerschütterungssyndrom immer eine Schädigung des gesamten Gehirnes einschließlich der Hirnrinde zugrunde liegen müsse. Ein morphologisches Äquivalent des Commotionssyndromes ist jedoch mit den heute zur Verfügung stehenden patho-anatomischen Methoden nicht faßbar, selbst nicht in solchen Fällen, die unmittelbar an der schweren Gehirnerschütterung sterben. Man spricht daher von „*spurlosen Vorgängen*". Nach HALLERVORDEN soll eine mechanisch bedingte, spontan reversible Zustandsänderung im Gel-Sol-Zustand des Protoplasma der Nervenzellen dem Commotionssyndrom zugrunde liegen, das aus der Kolloidchemie und Biologie bekannten Phänomen der *Thixotropie*. Die Thixotropiefähigkeit des menschlichen Hirngewebes konnte durch HALLERVORDEN und QUADBECK experimentell nachgewiesen werden.

Die nicht allgemein anerkannte Hallervordensche Hypothese findet in den Hirnbefunden der *Dementia pugilistica* eine gewisse Stütze. Es handelt sich hierbei um ein progredientes posttraumatisches Krankheitsbild, das sich manchmal bei ehemaligen Berufsboxern mit vieljähriger Kampftätigkeit und zahlreichen Niederschlägen oft erst Jahre nach Beendigung der Boxtätigkeit bemerkbar macht. Man findet dann „Veränderungen im Silberbild" ähnlich wie bei der Alzheimerschen Erkrankung, die darauf hindeuten, daß synäretische Vorgänge mit Fällungs- und Quellungsphänomenen an den kolloidalen Systemen des nervösen Parenchymes abgelaufen sind. Der Prozeß der Synärese wird offensichtlich bei diesen Boxern dadurch begünstigt, daß die vollständige Rückbildung der an sich spontan reversiblen Thixotropie infolge unzureichender Erholungszeiten zwischen den erlittenen Kopfschlägen gestört wird. Man weiß, daß auch Gewalteinwirkungen mit Subcommotionsdosen (also ohne das klinische Vollbildung der Gehirnerschütterung) durch Summationseffekt bleibende neurologische Störungen hinterlassen können, wenn die nötige Erholungszeit zwischen den einzelnen Kämpfen nicht eingehalten wird. Im Gegensatz zu der prozeßhaft progredienten Dementia pugilistica mit zunehmenden psychischen und neurologischen Störungen führt die auf kontusionelle Hirnschäden (mit konsekutiven Zirkulationsstörungen) zurückgehende *posttraumatische Boxerenzephalopathie* zu stationären neurologischen und psychischen Defektsymptomen.

bb) Contusio cerebri

Bei der Contusio cerebri sind die Verletzungsfolgen anatomisch nachweisbar. Die direkt mechanisch gesetzten Gewebsläsionen werden in der Regel von Auswirkungen posttraumatischer perifokaler Kreislaufstörungen und vom posttraumatischen Hirnödem überlagert. Gelegentlich können diese „Zweitschäden" ein Ausmaß erreichen, das klinische Dauersymptome zur Folge hat. So wird der posttraumatische Parkinsonismus auf sekundäre zirkulationsbedingte Schäden in der Substantia nigra zurückgeführt: Eine supratentorielle Drucksteigerung als Folge des traumatischen Hirnödems oder epiduraler bzw. subduraler Blutungen würde jene Gefäße komprimieren, welche die Substantia nigra versorgen, und hier kleinherdige Erweichungen auslösen. Zweifellos spielt dieser Mechanismus der oberen Einklemmung nach den Erfahrungen der letzten Jahre in der Neuro-Traumatologie eine sehr viel größere Rolle, als man bisher vermutet hat (s. S. 336).

Kontusionelle Hirnschäden sehen wir sowohl an der Hirnoberfläche (Rindenkontusionen) wie auch in den zentralen Abschnitten des Gehirns (zentrale Kontusion). *Kortikale Kontusionen:* Sie sind zusammen mit kleinflächigen Subarachnoidalblutungen eine häufige Folge von Schädel-Hirn-Verletzungen (Rindenprellungsherde) und finden sich an der Stoß- und an der Gegenstoßstelle. Schlägt bei einem Sturz der freibewegliche Schädel auf eine feste Unterlage, so wird die Bewegung des Schädels im Augenblick des Aufpralles abgebremst, während das Gehirn — dem Trägheitsgesetz folgend — noch in Bewegung bleibt und erst mit Verzögerung an die Schädelkapsel anschlägt. An dieser Stoßstelle entsteht im Gehirn ein Überdruck, an der dem Stoß entgegengesetzten Stelle ein Sog, ein Unterdruck. Die Coupherde entstehen durch Gewebszertrümmerung der an die Stoßstelle gegen die Tabula interna prallenden Rindenabschnitte, die Contrecoupherde werden auf Folgen des Unterdruckes an der Gegenstoßstelle mit Gewebszerreißung und Cavitationen zurückgeführt.

Rindenprellungsherde unterscheiden sich von vasozirkulatorischen Rindenerweichungen durch die typische Lokalisation und Form. Sie finden sich immer im Bereiche der Windungs*kuppen*, die dem Anprall gegen die innere Glastafel ausgesetzt sind. Im frischen Stadium sind sie an den petechialen Rhexisblutungen zu erkennen, die der Rindenoberfläche im Herdbezirk ein bläulichrot gesprenkeltes Aussehen verleihen. Etwas später zeichnet sich auf dem Querschnitt die Nekrose ab, keilförmig, mit der Basis zur Hirnoberfläche zeigend. Nach Einschmelzung und Resorption der Nekrose bleibt ein keil- oder muldenförmiger Substanzdefekt zurück, der Anschluß an die äußeren Liquorräume hat und von einer verdickten, hämosiderinhaltigen Arachnoidea überzogen wird. Im Gegensatz zur Hirnwunde bleibt bei den kortikalen Kontusionen eine bindegewebige, den Defekt ausfüllende Narbe aus. Zerebrale Krampfanfälle sind daher bei den gedeckten Hirnverletzungen sehr viel seltener als nach Hirnwunden. Großflächige Rindenprellungsherde über benachbarten Windungskuppen lassen die dazwischenliegenden Windungstäler in der Regel frei. In den Spätstadien imponieren die gereinigten Rindenprellungsherde als bräunlich pigmentierte spaltförmige oder höhlenförmige Substanzdefekte der Windungskuppen (Schizogyrien), über denen die Molekularschicht fehlt (im Gegensatz zu den ischämischen Rindenerweichungen, bei denen die gegen Sauerstoffmangel relativ unempfindliche oberste Rindenschicht gewöhnlich erhalten bleibt).

Prädilektionsstellen kortikaler Kontusionsherde: überall dort, wo ein breites Liquorkissen fehlt, die äußeren Liquorräume nur spaltförmig entwickelt sind, wie z. B. im Bereiche der basalen Stirnhirnrinde und des Temporalpoles sowie an den Umschlagkanten der Konvexitätsrinde auf die Basis.

Merke: Die Contrecoupherde sind oft größer und zahlreicher als die Coupherde. Nur bei Gewalteinwirkung von frontal ist die Zahl und Ausdehnung der Stoßherde immer größer als die der Gegenstoßherde.

Zentrale Kontusionen: Bestehen in traumatischen Rhexisblutungen im Marklager, den Basalganglien und im Hirnstamm. Besonders bei älteren Menschen sieht man nach schweren Traumen gelegentlich bis walnußgroße zentrale Zerreißblutungen, ohne daß sich kortikale Kontusionsherde nachweisen lassen müssen. Es handelt sich fast immer um innerhalb weniger Tage tödlich ausgehende Hirnverletzungen. Die Rhexisblutungen sind gelegentlich multipel, vorzugsweise im Grenzbereich unterschiedlicher Gewebsstrukturen lokalisiert (z. B. auch verschieden orientierter Fasersysteme). Sie liegen gewöhnlich auf der Verbindungslinie zwischen Stoß und Gegenstoß. Manchmal ist der Unfalltod auf größere Rhexisblutungen im Hirnstamm zurückzuführen. DURET (1878) hat auf sie besonders hingewiesen und sie experimentell dadurch hervorrufen können, daß er nach Trepanation intrakranielle Drucksteigerungen durch in den Epiduralraum eingebrachte Flüssigkeit auslöste, die zu Gewebszerreißungen am Boden des 4. Ventrikels und in der Umgebung des Aquäduktes führten. Ähnlich lokalisierte, jedoch per diapedesin entstandene kleinere Blutungen beschrieb später BERNER. Im Gegensatz zu den Duretschen Rhexisblutungen, die nur bei schwersten tödlichen Hirntraumen vorkommen, handelt es sich bei den Bernerschen Blutungen um einen unspezifischen Befund als Folge agonaler vasozirkulatorischer Störungen bei ganz unterschiedlichen Grundkrankheiten. Die in den ärztlichen Sprachgebrauch eingegangene Bezeichnung „Duret-Bernersche Blutungen" ist für die traumatisch-rhektischen Hirnstammblutungen also nicht korrekt und sollte vermieden werden. Keinesfalls können diese Blutungen als das Substrat des Kommotionssyndromes angesehen werden, wie man lange Zeit glaubte.

In der Begutachtungspraxis wird gelegentlich mit dem Begriff der *Bollingerschen traumatischen Spätapoplexie* operiert, mit dem ein kausaler Zusammenhang zwischen einem Hirntrauma und einem später aufgetretenen apoplektiformen Insult unterstellt wird. Da sich jedoch hinter den Wochen bis Monate nach dem Trauma aufgetretenen intracerebralen Blutungen nach den bisherigen Obduktionsbefunden fast immer unfallunabhängige Erkrankungen verborgen haben wie z. B. hypertonische Massenblutungen, Blutungen aus angiomatösen Fehlbildungen oder Geschwülsten, ist größte Zurückhaltung gegenüber dieser Diagnose angebracht. Es scheint überhaupt fraglich, ob es eine echte traumatisch bedingte Spätapoplexie wirklich gibt.

Dagegen muß man gelegentlich mit *traumatisch bedingten thrombotischen Gefäßverschlüssen* an der A. vertebralis und an der A. carotis rechnen, besonders nach Schleuderverletzungen der Halswirbelsäule oder nach zunächst als Bagatelltrauma imponierenden stumpfen Traumen auf Kopf und Hals. An solche Gefäßverschlüsse wird man besonders bei Vorliegen eines freien Intervalles und bei der Differentialdiagnose epiduraler oder subduraler Hämatome denken müssen. Wenn auch in den bisher bekannt gewordenen Fällen fast immer eine arteriosklerotische Vorschädigung der Gefäßwand nachgewiesen werden konnte, so dürfte dem Trauma im Pathomechanismus der Gefäßthrombose dann doch die entscheidende Rolle zuzusprechen sein.

Eine Sonderform der gedeckten Hirntraumen stellen die *ausgedehnten Hemisphärenmarkschäden* dar, die klinisch mit einem prolongierten, oft monatelangem Koma einhergehen und über das Durchgangsstadium des *apallischen Syndromes* in einen schweren, meist Anstaltspflege erfordernden cerebralen Defekt ausmünden. Sie sind in den letzten Jahren häufiger geworden, seit es möglich geworden ist, das akute Decerebrationsstadium der Verletzungen besser zu beherrschen. Anatomisch findet man eine ausgedehnte, die wechselseitigen Verbindungen zwischen Rinde und Hirnstamm vielfach blockierende Schädigung der Großhirnmarklager mit Markfaserverlust und sekundärem Hydrocephalus internus. In vielen Fällen ist der Balken degeneriert. Regelmäßig werden herdförmige Parenchymausfälle der grauen Substanz angetroffen, besonders im Hirnstamm. In manchen Fällen erschöpfen sich die Veränderungen in Hirnstammläsionen mit Beteiligung der Formatio reticularis, deren Ausfall als Aktivatorsystem dann für das Zustandekommen des apallischen Syndromes verantwortlich gemacht wird. Rindenprellungsherde fehlen in einem großen Teil der Fälle. Man nimmt an, daß sekundär-traumatische Störungen der Hirndurchblutung und das posttraumatische Hirnödem für die Entwicklung dieser Hirnschäden verantwortlich sind (protrahierte Form der posttraumatischen Encephalopathie).

cc) *Compressio cerebri*

Epidurales und subdurales Hämatom. Auch ohne daß es zur kontusionellen Hirnschädigung oder selbst nur zur Commotio cerebri kommen muß, können Schädeltraumen zentralnervöse Symptome nach sich ziehen. Traumatische endokranielle Blutungen in Form des epiduralen oder subduralen Hämatomes wirken raumfordernd, komprimieren das Gehirn und führen, wenn die Raumforderung nicht rechtzeitig behoben wird, unter den Erscheinungen der oberen Einklemmung zum Tode. Mediobasale Anteile des Gyrus hippocampi quellen dabei infolge der Massenverschiebung auf der Seite der Raumforderung in die Cisterna ambiens vor, der Uncus gyri hippocampi wird in die basale Zisterne vorgeschoben und drückt den dabei bandartig ausgewalzten 3. Hirnnerven gegen den freien Tentoriumrand, das Mittelhirn wird gegen die andere Seite gedrängt, komprimiert und in axialer Richtung abwärts verschoben (vgl. Abb. 16, S. 336). Klinisch gibt sich diese akut lebensbedrohende Situation der transtentoriellen Herniation durch eine gleichseitige weite und lichtstarre Pupille und die Zeichen der Enthirnungsstarre zu erkennen. Anatomisch findet man in solchen Fällen fast immer auch streifenförmige, meist mittelständig lokalisierte Blutungen im Mittelhirn und in der Brücke. Sie sind teils venöser, teils arterieller Herkunft (die von der A. basalis rechtwinkelig abgehenden Arterien des Hirnstammes werden bei der axialen Verschiebung des Hirnstammes gezerrt, in ihrem Versorgungsbereich kommt es zu oligämischen Schäden an Parenchym und Blut-Hirn-Schranke und sekundär dann zu Blutaustritten). Die in die Cisterna ambiens vorquellenden Anteile der mediobasalen Schläfenrinde können die hier verlaufende hintere Hirnschlagader und die entsprechende Vene komprimieren und so anämische Infarkte und hämorrhagische Infarzierungen im Bereiche der mediobasalen Occipitalhirnrinde zur Folge haben.

Epidurale Hämatome. Sie sind immer arterieller Herkunft, stammen meist von Einrissen an Ästen der A. meningea media, oft hervorgerufen durch Fissuren oder Frakturen der Tabula interna. Das unter arteriellem Druck stehende Blut breitet sich dann in der Fronto-parieto-temporal-Region innerhalb weniger Stunden polsterartig zwischen der inneren Glastafel und der Dura-Außenschicht aus, wobei die harte Hirnhaut buckelförmig von der Schädelinnenfläche abgehoben wird und dabei zusätzlich kleine Gefäßäste einreißen und die Blutung verstärken können. Das Hirngewebe wird an entsprechender Stelle komprimiert und zeltdachartig abgeflacht. Fast immer kommt es sehr rasch zu einem kollateralen Hirnödem, das die Raumforderung verstärkt. Erfolgt keine chirurgische Intervention, so tritt bereits bei einem epiduralen Hämatom von 100—150 ccm Inhalt innerhalb weniger Stunden der Tod über den Mechanismus der oberen Einklemmung ein.

Subdurale Blutungen. Diese sind — soweit sie nicht als Nebenbefund bei offenen Hirnverletzungen oder bei ausgedehnten Rindenkontusionen mit Zerreißung der Arachnoidea auftreten — gewöhnlich auf Einrisse der Brückenvenen zurückzuführen. Solche Brückenveneneinrisse werden gelegentlich auch nach Kopftraumen beobachtet, die zunächst völlig belanglos erschienen. Subdurale Blutungen entwickeln sich innerhalb von Tagen bis Wochen und sind nicht immer raumbeengend mit der Folge einer Compressio cerebri; flächenhafte subdurale Blutungen, die oft wie ein Mantel der Hemisphäre aufliegen, werden von der Dura (bei Verletzung der Arachnoidea zusätzlich auch von der Spinnwebenhaut) unter Ausbildung einer Neomembran organisiert, die dann der Dura-Innenfläche locker anhaftet und als bräunlich pigmentiertes Häutchen oder dickere Schwarte von ihr gelöst werden kann. Gelegentlich bildet sich während der Organisation ein zystischer, später mit klarer Flüssigkeit gefüllter Hohlraum aus *(Hygroma durae matris)*.

Schwierigkeiten bei der differentialdiagnostischen Abgrenzung eines subduralen Hämatomes, besonders seiner chronisch gewordenen Form, ergeben sich gegenüber der *Pachymeningosis haemorrhagica interna,* einer bei Säuglingen und im höheren Lebensalter auftretenden Erkrankung der harten Hirnhaut, für die ursächlich ein Vitamin B_1 Mangel, bei Erwachsenen auch verschiedene interne Grundkrankheiten und ein chronischer Alkoholismus mit angeschuldigt werden. In der Unfallbegutachtung ist diese Frage oft schwer zu beantworten, wenn lediglich ein Operationspräparat zur Verfügung steht. Bei der Pachymeningosis haemorrhagica interna liegen die Blutungen intradural in der degenerativ aufgelockerten, von Dissektionen durchsetzten Durainnenschicht *(Pachymeningosis dissecans).* Sie sind immer bilateral über der Konvexität ausgebreitet.

Mit fortschreitender Dissektion der harten Hirnhaut weiten sich auch die Blut- und Lymphräume teleangiektatisch aus. Aus ihnen kann es in die aufgelockerte Dura hineinbluten. Größere intradurale Blutungen sind dann zu erwarten, wenn die parasagittal von der Dura in die Kalotte eintretenden größeren venösen Gefäßabschnitte (laterale Brückenvenen) die Blutungsquelle darstellen. Die zunächst kleinflächigen Blutungen können im weiteren Verlauf zu großen intraduralen und schließlich raumfordernden Blutsäcken konfluieren. Resorptiv-entzündliche Veränderungen sind die Folge. Hämosiderin wird von Makrophagen aufgenommen und bedingt die rostbraune Farbe der Durainnenschicht. Die Bewertung traumatischer Einflüsse als pathogenetischer Faktor ist nicht einheitlich. Von verschiedenen Autoren wird mechanischen Traumen allenfalls die Bedeutung einer Bagatellursache zugebilligt.

dd) Gedeckte Rückenmarkverletzungen

Kontusionelle Läsionen des Rückenmarkes kommen gelegentlich bei Wirbelsäulenverletzungen vor, als Sportverletzung besonders nach Kopfsprüngen in Wasser ungenügender Tiefe oder bei der sogenannten „Hechtrolle", also bei Unfallmechanismen mit Hyperflexion und Hypertension der Wirbelsäule. Anatomisch findet man dann Blutungen in der grauen Rückenmarkssubstanz, oft über mehrere Segmente hin (Hämatomyelie), begleitet von mehr oder minder ausgedehnten Nekrosen der Rückenmarksubstanz. Nach Resorption und Organisation bleibt eine röhrenförmige, oft mit xanthochromer Flüssigkeit gefüllte Höhle zurück, umgeben von einem capillarreichen Bindegewebssaum. Gelegentlich wird auch die Entwicklung solider Narben beobachtet. Im oberen Halsmark lokalisierte Hämatomyelien sind prognostisch besonders ungünstig und führen oft innerhalb weniger Tage zum Tode. Bei tiefer sitzenden kontusionellen Rückenmarksschäden mit Querschnittssyndrom kann schließlich eine aufsteigende Pyelonephritis mit Urosepsis bei Blasenlähmung oder eine von Decubitalulcera ausgehende Allgemeininfektion das Schicksal derartiger Patienten besiegeln.

Mit der Möglichkeit kontusioneller Rückenmarkläsionen ist auch bei den dorso-medialen *Bandscheibenvorfällen* zu rechnen. Dorso-laterale Bandscheibenvorfälle sind dagegen häufig durch eine Kompression der entsprechenden Rückenmarkwurzeln kompliziert.

2. Sonstige physikalische Noxen

Einwirkung strahlender Energie. Nach Röntgenbestrahlungen des ZNS mit therapeutischen Dosen stellen sich, wie man aus Tierexperimenten weiß, innerhalb von 4—6 Wochen passagere diskrete lymphocytär-plasmazelluläre perivaskuläre Infiltrate ein (sogenannte Frühreaktion). Sie sind belanglos.

Bei der *Röntgenspätschädigung* des ZNS, die sich bei zu hoher Strahlenbelastung und manchmal auch bei rite durchgeführter Strahlenbehandlung aus nicht bekannten Ursachen einstellen kann, handelt es sich um einen sekundären Hirngewebsuntergang infolge strahleninduzierter dysorischer Erkrankung der Hirngefäße im Bestrahlungsfeld. Zwar können ionisierende Strahlen auch direkt das Hirngewebe schädigen, doch ist bei den in der Strahlentherapie üblichen Verfahren und Dosen ein solcher direkter Effekt nicht zu erwarten. Die strahlenbedingte dysorische Gefäßerkrankung ist histologisch an der plasmatischen Wanddurchtränkung der Hirngefäße erkennbar. Die oft amyloidhaltigen Substanzen diffundieren in das Hirngewebe und bedingen dort eine plasmatische Infiltrationsnekrose mit reaktiver Gliawucherung in der Umgebung. Ausgedehnte Hirnabschnitte können so dem Untergang anheimfallen. Der schubförmig progrediente Verlauf einer klinisch nicht erkannten Röntgenspätschädigung kann irrtümlich als Tumorrezidiv gewertet werden und eine neue Bestrahlungsserie veranlassen, die ihrerseits die klinischen Symptome über eine Intensivierung des Röntgenspätschadens erneut verstärkt und so einen Circulus vitiosus in Gang setzt. — Bei der *Radio-Gold-Implantation* in die Hypophyse, wie sie gelegentlich zur Ausschaltung des wachstumsfördernden hormonellen Effektes der Adenohypophyse bei metastasierendem Mamma-Carcinom vorgenommen wird, ist die erwünschte Nekrose infolge der intensiven Strahlenwirkung schon nach einer Woche voll ausgeprägt. Kommt es dabei zu größeren Zerstörungen der Neurohypophyse oder des Hypophysenstieles (bei nicht exakt sitzendem Stift), so stellt sich ein Diabetes insipidus ein. Die in einem gewissen Prozentsatz bei dieser Therapie auftretenden Sehstörungen finden in Spätschäden parasellärer Strukturen, insbesondere des N. opticus und des Chiasma ihre Erklärung.

Thermische Energie. *Sonnenstich* (lokale Überhitzung des Schädels und seines Inhaltes) und *Hitzschlag* (allgemeine Hyperthermie mit cerebralen Folgen) führen zu Störungen der Blut-Hirn-Schranke mit seröser Transsudation, Hirnödem, Hyperämie und Diapedesisblutungen, gelegentlich bis zur Purpura cerebri. Bei *Verbrennungen* zeigen die Frühtodesfälle mit Überlebenszeit bis zu 48 Stunden Wandverquellungen der Hirngefäße mit Serumaustritt in das Gewebe, Fibrinthromben, Siegmund-Schindlersche Kugeln und Leukostasen, die Spättodesfälle kreislaufbedingte Gewebsschäden. Die vaskulären cerebralen Parenchymschäden nach Verbrennung und Verbrühung mit dem Verteilungsmuster der oligämischen Hypoxydose (Ganglienzellausfälle in der Großhirnrinde, in Striatum und in der Purkinjezellschicht der Kleinhirnrinde) können besonders im Kindesalter ein Ausmaß erreichen, das im Überlebensfall schwere Intelligenzdefekte mit Störungen der Sprachentwicklung, Krampfanfällen und extra-pyramidalen Hyperkinesen zur Folge hat *(Postcombustionelle Encephalopathie).* Kinder mit vorangegangenen perinatalen Schäden sind dabei besonders gefährdet.

Abnorme Luftdruckverhältnisse. Caisson-Krankheit der Taucher: Bei raschem Auftauchen aus Überdruckatmosphäre infolge Druckfall Freisetzung des nur physikalisch gebundenen Stickstoff mit Gasblasenbildung in Blut und Gewebe. Gleicher pathogenetischer Mechanismus bei rasch aufsteigenden Höhenfliegern. Die klinischen Erscheinungen treten oft erst nach mehrstündigem Intervall auf, bei der Caisson-Krankheit überwiegend in Form *spinaler* Symptome. Im Rückenmark finden sich dann neben subarachnoidalen Blutaustritten kleine Nekroseherde besonders im Thoracal- und Lumbalmark mit intraspinalen Blutungen. Bei den Höhenfliegern dominieren die cerebralen Ausfälle. Neben der Freisetzung von Gasblasen im zentralnervösen Gewebe und zentralnervösen Gasembolien spielt zusätzlich die Ischaemie des Nervensystemes eine Rolle, die sich im Gefolge von Gasansammlungen im rechten Herzen und Verlegung der Lungenarterien einstellt (vgl. S. 297).

3. Chemische Noxen

Bei *Blausäurevergiftung* kommt es zu einer Blockierung der eisenhaltigen Atmungsfermente *(Wirkstoffmangelhypoxydose).* Die Vergifteten sterben meist innerhalb weniger Minuten, oft „blitzartig", oder überleben, in der Regel ohne bleibende Schäden. In den wenigen tödlich ausgegangenen Fällen mit mehrtägiger Überlebenszeit fand man bilaterale Pallidumerweichungen, wie sie auch sonst bei innerer Erstickung angetroffen werden können; bei Wirksamwerden cardialer Schäden mit Oligämie entwickeln sich akzidentelle Parenchymnekrosen im Neostriatum und in der Großhirnrinde sowie in der Purkinje-Zellschicht des Kleinhirnes.

Die *CO-Vergiftung* mit Bildung von Kohlenoxydhämoglobin führt zur *hypoxämischen Hypoxydose.* Charakteristischer Befund der Spättodesfälle nach akuter CO-Vergiftung ist die *bilaterale Pallidumerweichung.* Bei der *intervallären* Verlaufsform der CO-Vergiftung, bei der sich nach einem tagelangen symptomarmen Intervall erneut cerebrale Erscheinungen einstellen, finden sich die schwersten Veränderungen in der weißen Substanz der Großhirnhemisphären *(Grinkersche Myelinopathie:* fleckförmig unregelmäßiger Untergang von Markfasern, der zu großen Nekroseherden in der weißen Substanz konfluieren kann). Die Grinkersche Myelinopathie wird als eine besondere Form der Ödemnekrose angesehen, bedingt durch eine durch das CO verursachte, sich aber erst allmählich auswirkende Störung der Blut-Hirn-Schranke, möglicherweise begünstigt durch eine gleichzeitige toxische Leberschädigung. — Ebenfalls über den Mechanismus der hypoxämischen Hypoxydose wirkt sich die Natriumnitritvergiftung aus, bei der der rote Blutfarbstoff infolge Methämoglobinbildung für den Sauerstofftransport ausfällt. Natriumnitritvergiftungen wurden gelegentlich nach Genuß von Fleischwaren beobachtet, denen zur Konservierung Natrium nitrosum zugesetzt war.

Chronischer Alkoholismus. Dem allgemeinen Persönlichkeitsabbau der Alkoholiker entspricht anatomisch gewöhnlich eine diffuse Hirnatrophie mit Ganglienzelldegeneration und Leptomeningofibrose. Beim Delirium tremens ist im ZNS kein pathognomonischer Befund zu erheben. Alkoholische polyneuritische Korsakow-Psychosen bieten neben den Veränderungen am peripheren Nerven mit einer distal betonten Polyneuropathie vom neuronalen Typus (s. S. 323) im Hirnstamm das Bild der von WERNICKE beschriebenen sogenannten Polioencephalitis haemorrhagica superior mit spongiöser Gewebsauflockerung, Capillarwucherung, Gliaproliferation und Hämorrhagien, während die Nervenzellen relativ gut erhalten bleiben. Spätere Untersuchungen haben ergeben, daß es sich hierbei nicht um eine echte Encephalitis handelt, sondern um eine „Pseudoencephalitis". Man spricht daher heute besser von *Wernickescher Encephalopathie*. Ihre Lokalisation im oberen Hirnstamm prägt die klinischen Erscheinungen: Der amnestische Symptomenkomplex wird auf die Veränderungen in den Corpora mamillaria zurückgeführt, die Hirnnervensymptome und vegetativen Erscheinungen auf die Herde im zentralen Höhlengrau um Aquädukt und um 3. und 4. Ventrikel.

Nach dem histologischen Bild gehört die *Wernickesche Encephalopathie* zu den herdförmigen spongiösen Dystrophien. Bei der alkoholischen Form hat der Vitamin B_1 Mangel (reduzierte Nahrungsaufnahme, chronische Resorptionsstörung infolge „Säufergastritis") eine zentrale Stellung. Man kann gleichartige Veränderungen im Experiment z. B. bei der Taube leicht durch Verfütterung von poliertem Reis hervorrufen. Daneben kommt sicher der toxischen Leberschädigung als pathogenetischem Zwischenglied eine gewisse Bedeutung zu. Das gilt auch für die gelegentlich zu beobachtende *funikuläre Spinalerkrankung* (funikuläre Myelose), deren unmittelbare Ursache ein Vitamin B_{12}-Mangel ist. In den langen Rückenmarkbahnen entstehen dabei unsystematische spongiöse Zerfallsherde (Lückenherde). Die funikuläre Spinalerkrankung ist besonders im Zusammenhang mit der *perniziösen Anämie* bekannt geworden und kann da u. U. erstes klinisches Symptom sein.

Seltenere zentralnervöse Krankheitsbilder bei chronischem Alkoholismus.

Bei der *zentralen pontinen Myelinolyse* handelt es sich um eine bei chronischen kachektischen Alkoholikern auftretende Partialnekrose der zentralen Brückenabschnitte mit Oligodendrogliazelluntergang und Entmarkung bei noch relativ gut erhaltenen Ganglienzellen und Ausbildung von zahlreichen Fettkörnchenzellen. Auch hier wird die alkoholische Leberschädigung als wichtiges pathogenetisches Zwischenglied angesehen. Der klinische Verdacht auf eine zentrale pontine Myelinolyse ist bei entsprechender Alkoholanamnese mit Vomitus matutinus dann gegeben, wenn Lähmungserscheinungen vom Typ der Tetraplegie mit bulbärparalytischen Symptomen und Mutismus auftreten (sie stellen sich u. U. erst nach therapeutischer Normalisierung des Elektrolyt- und Vitaminhaushaltes ein). Die *Kleinhirnrindenatrophie* der Alkoholiker (Atrophie cérébelleuse tardive à prédominance corticale) hat ihren Schwerpunkt im Kleinhirnvorderlappen, besonders im Oberwurm, und klinisch dementsprechend eine Rumpfataxie zur Folge. Als *Marchiafava-Bignamisches Syndrom* werden kleinfleckige Markscheidenzerfallsherde mit entsprechender Gliareaktion im Balken bezeichnet, die sich auf das Hemisphärenmarklager ausdehnen können. Der *Alkoholamblyopie* liegt eine Degeneration der papillo-makulären Fasern zugrunde.

Narkosezwischenfälle. Ursache der gelegentlich tödlichen Zwischenfälle ist meist ein zentraler Atem- und Herzstillstand mit totaler Ischämie des ZNS. Daneben gibt es seltene Komplikationen ohne Herz- oder Atemstillstand, bei denen sich Veränderungen im Sinne der Grinkerschen Myelinopathie mit bilateraler Pallidumerweichung wie bei der intervallären CO-Vergiftung nachweisen lassen, vielleicht als Folge einer aus individuellen Ursachen extrem krassen Depression von Durchblutung und Sauerstoffaufnahme im Nervensystem durch das Narkotikum.

Schwermetalle und Metalloide. Die „Fallhand" der Anstreicher, Akkumulatoren-Arbeiter und Kabelarbeiter als rein motorische Radialislähmung nach *Bleivergiftung* mit Markfaserzerfall in distalen Abschnitten des N. radialis wird heute dank der strengen gewerbehygienischen Maßnahmen nicht mehr beobachtet. Als Folgen chronischer Bleivergiftung werden Hirngefäßveränderungen nach Art der hypertonischen Gefäßerkrankung beschrieben und auf die lange fortgesetzte Aufnahme kleiner Bleimengen durch Einatmung von Bleidämpfen und eine dadurch bedingte Hypertonie bezogen. — Chronische Intoxikationen mit *organischen Quecksilberverbindungen* kommen im Rahmen gewerblicher Vergiftungen gelegentlich vor und führen zu einer Degeneration der Körnerzellen in der Kleinhirnrinde. Ein Kuriosum ist die „*Minamata-Krankheit*" in Japan: eine an der Minamatabucht gelegene chemische Fabrik hatte ihre mit organischem Quecksilber angereicherten Abwässer ungereinigt in das Meer abgeleitet. Nach Genuß dort gefangener Fische mit einem hohen Gehalt an organischem Quecksilber erkrankten die ortsständigen Fischer mit cerebellaren Symptomen. In den tödlich ausgegangenen Fällen fand man eine Kleinhirnrindenatrophie vom Körnerzelltyp. — Das als Rattengift verwendete *Thallium* bewirkt Markfaseruntergänge in peripheren Nerven, an den Rückenmarkwurzeln (die sensiblen Wurzeln sind stärker betroffen als die motorischen) und an den Hintersträngen. Als *Salvarsanencephalopathie* werden die nach Salvarsanbehandlung gelegentlich auftretenden Störungen der Blut-Hirn-Schranken-Funktion bis zum Vollbild der Purpura cerebri bezeichnet.

Die *Triorthokresylphosphatvergiftung* (Torpedoölvergiftung) hat das gleiche Schädigungsmuster wie die amyotrophische Lateralsklerose: degenerative Ausfälle im Bereiche des 1. und 2. motorischen Neuron.

VI. Geschwülste des Nervensystems und seiner Häute

1. Hirnödem – Hirndruck

Alle endokraniellen Geschwülste sind zunächst als bösartig anzusehen, weil sie früher oder später das Leben der Kranken bedrohen. Sind in der knöchernen Schädelkapsel die Ausweichmöglichkeiten des Gehirns gegenüber der wachsenden Geschwulst und dem sekundär sich in der Regel entwickelnden perifokalen, ebenfalls raumfordernden Hirnödem erschöpft, wird die intrakranielle Drucksteigerung über eine Lähmung des Atemzentrums tödlich werden, falls nicht eine operative Entlastung erfolgt.

In der Tat kommt dem *perifokalen Hirnödem* der Tumorpatienten oft eine ganz entscheidende Bedeutung zu. Der mechanische Wachstumsdruck der Geschwulst und die Auswirkungen des Tumorstoffwechsels beeinträchtigen die

Blut-Hirn-Schrankenfunktion und den Hirngewebsstoffwechsel und führen häufig zu einer Flüssigkeitsanreicherung in der Umgebung, besonders bei Metastasen und Glioblastomen. Das Ödemwasser kann dann nicht mehr in ausreichendem Maße aus dem Hirngewebe abgepumpt werden und bleibt in der weißen Substanz im Extrazellularraum, in den Grisea im wesentlichen intracellulär in den dabei anschwellenden Astrozytenfortsätzen liegen. Auch die Virchow-Robinschen Räume werden durch die Ödemflüssigkeit entfaltet. Zunächst auf den perifokalen Bereich begrenzt, dehnt sich das Hirnödem oft rasch über das ganze Zentralorgan aus, besonders wenn extrakranielle Faktoren, z. B. eine Rechtsherzinsuffizienz mit venöser Abflußbehinderung, zusätzlich ins Spiel kommen.

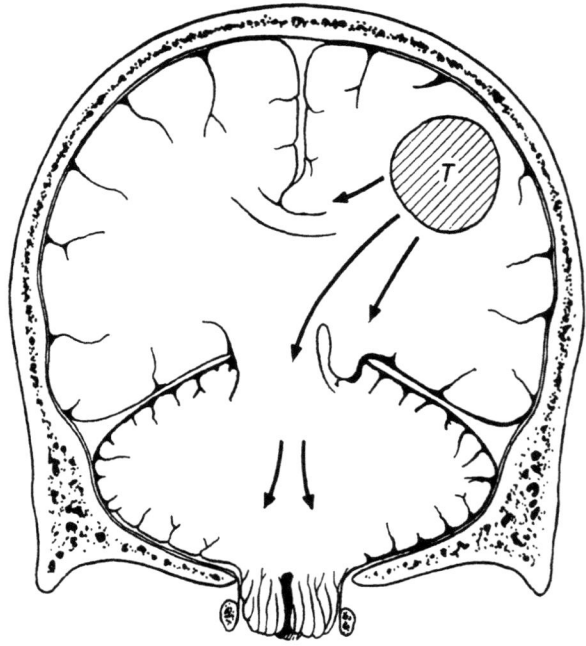

Abb. 16. Massenverschiebung des Gehirns durch einen Tumor (T) der linken Großhirnhälfte. Verlagerung der „Mittellinie" zur Gegenseite, wobei der Balken abwärts gedrängt und der Gyrus cinguli unter der Falx zur anderen Seite gepreßt wird; tentorielle Schnürfurche am Uncus und Gyrus hippocampi, sog. Sektkorkenphänomen an den Kleinhirntonsillen. (n. KAUTZKY u. ZÜLCH)

Der makroskopische Befund des Hirnödemes ist sehr charakteristisch: Die Konsistenz des Hirngewebes ist herabgesetzt, die Hirnschnittfläche feucht und die Blutpunkte der Gefäßanschnitte zerfließen. Mit zunehmender Volumenvermehrung des Gehirns kommt es zu einer Abflachung der Großhirnwindungen, die Furchen sind verstrichen, die Zisternen des Subarachnoidalraumes und die Hirnkammern enggestellt. In die Cisterna basalis quellen Anteile des Uncus gyri hippocampi hinein und drücken u. U. den N. oculomotorius gegen den Tentoriumrand, in die zirkulär das Mittelhirn umgebende Cisterna ambiens schieben sich mediale Anteile der Hippocampuswindung und in die Cisterna cerebellomedullaris die Kleinhirntonsillen, die zapfenförmig in das Foramen occipitale magnum hineinragen können. Sie weisen dann einen „Druckkonus" auf. Wird dabei die Medulla oblongata komprimiert, stellen die lebenswichtigen Zentren für Kreislauf und Atmung ihre Tätigkeit ein („untere Einklemmung"). Bei supratentorieller Raumforderung (vgl. Abb. 16) kann der mittlere Hirnstamm durch den Tentoriumschlitz in kaudaler Richtung verlagert und durch vorquellende Anteile der mediobasalen Schläfenwindung komprimiert werden (obere Einklemmung s. S. 330).

2. Autochthone Hirntumoren

Endokranielle Geschwülste können vom neuro-ektodermalen Gewebe abstammen, von den bindegewebigen Hüllen des Nervensystemes und schließlich auch von ektodermalen Gewebsanteilen, die während der Ontogenese in unmittelbare Nachbarschaft zum Zentralorgan gelangt sind. Sie pflegen weder eine Tumorkachexie hervorzurufen noch in andere Organe Metastasen abzusetzen.

Die ersten Ansätze einer systematischen Einteilung der Hirntumoren gehen auf VIRCHOW zurück. Er hatte den Begriff der Glia geprägt und bezeichnete deren Gewächse als weiche oder harte Gliome und als Gliosarkome. Mit fortschreitender Kenntnis der Histogenese des Nervensystemes erweiterten sich auch die Möglichkeiten einer differenzierteren Gliederung dieser Tumoren. Heute orientieren wir uns nach einem von ZÜLCH[31] fortentwickelten, auf der Einteilung von CUSHING und BAILEY[32] aufbauenden Klassifizierungsschema, das sich nach der histologischen Struktur der Geschwulst ausrichtet, aber auch klinischen Aspekten Rechnung trägt und prognostische Aussagen erlaubt. BAILEY und CUSHING hatten die vorherrschenden Geschwulstzelltypen in Beziehung zu den verschiedenen Differenzierungsstufen der Glia gebracht und dabei biologisch differente Geschwulstgruppen gefunden, mit unterschiedlicher Überlebenschance und Relation zu Erkrankungsalter und Tumorsitz. Zwar reproduzieren die einzelnen Gliomformen nicht lediglich dysembryogenetisch bestimmte Entwicklungsstadien der Histogenese — das Geschwulstproblem ist weniger eine Frage der Differenzierung als ein Problem des Wachstums, und Geschwulstmatrix ist immer eine blastomatös entartete, eine Geschwulstzelle (vgl. „Allgemeine Pathologie", S. 194 ff.) —; aber die an der histogenetischen Leiter (s. Abb. 17) orientierte Gliederung der Tumoren erbringt doch eine praktisch brauchbare Gruppierung der Hirngeschwülste; sie hat sich in der Zusammenarbeit mit der Klinik bisher am besten bewährt.

---

[31] KLAUS JOACHIM ZÜLCH, zeitgenössischer deutscher Neurologe und Neuropathologe.
[32] HARVEY WILLIAMS CUSHING, 1869—1939, amerikanischer Neurochirurg; PERCIVAL BAILEY, zeitgenössischer amerikanischer Neurologe und Neurochirurg.

a) Neuroektodermale Geschwülste

Medulloblastome. Undifferenzierte, sehr maligne Geschwülste des Kindes- und Jugendalters. Vorkommen: Sympathikus *(Sympathoblastom)*, Retina *(Retinoblastom)*, Zirbeldrüse *(Pineoblastom)* und Kleinhirn *(Medulloblastoma cerebelli)*.

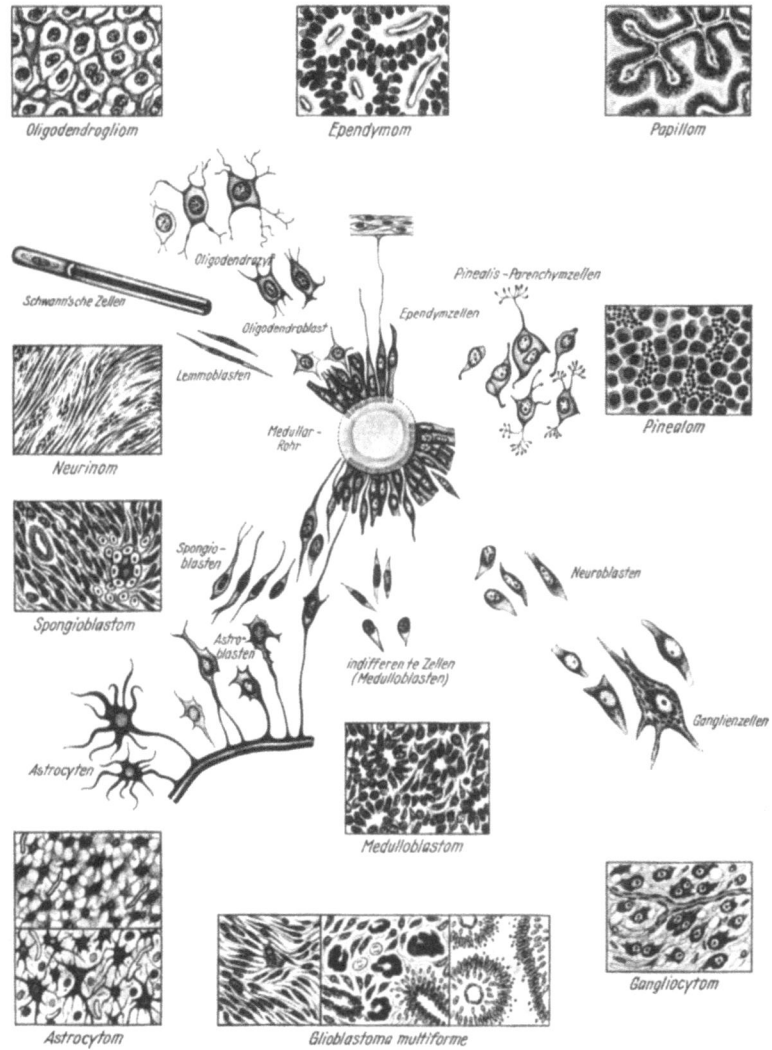

Abb. 17. Differenzierung der verschiedenen Zellen des Nervensystems aus dem Medullarepithel („histogenetische Leiter") mit den dazu in Vergleich gesetzten Geschwulstarten (aus ZÜLCH, 1958).

Die wichtigste Form sind die *Kleinhirn-Medulloblastome*. Sie stellen die bösartigen Geschwülste der hinteren Schädelgrube in den ersten beiden Lebensdekaden. Meist gehen sie vom Kleinhirnwurm aus, wachsen infiltrierend nach allen Seiten vor (auch in den 4. Ventrikel), wenngleich sie makroskopisch relativ gut abgegrenzt erscheinen. Sie haben eine grießbreiähnliche, körnig-weiche Konsistenz und bestehen mikroskopisch aus dichtgelagerten isomorphen Zellen mit rundlichen bis ovalen, teils karottenförmigen Kernen, die oft in einer gewissen Rhythmik angeordnet sind. Neben einer gleichförmigen Lagerung der Kerne findet man *Pseudorosetten* (Kernlagerung radiär zu einem virtuellen Mittelpunkt) und eine „kammartige" Ausbreitung der Geschwulst in der Molekularschicht. Zahlreiche Mitosen unterstreichen die große Wachstumsgeschwindigkeit des Tumors, der gerne in die weichen Häute einbricht und *liquogene Metastasen* setzt, welche sich teils gegen den Liquorstrom über den Aquädukt bis in das Infundibulum, meist aber zuckergußartig in den spinalen Liquorraum bis zur Cauda equina ausbreiten können.

Die neuroektodermale Herkunft der Kleinhirn-Medulloblastome ist nicht allgemein anerkannt. Von manchen Autoren werden sie als Sarkome angesprochen. Die Ähnlichkeit mit den embryonalen Nierensarkomen ist in der Tat groß.

Während die Kleinhirn-Medulloblastome und die Pineoblastome nur innerhalb der Liquorräume metastasieren, haben die Retinoblastome und die Sympathoblastome die Tendenz, auch in keimblattfremdes Gewebe zu metastasieren, die Retinoblastome besonders in den Knochen und in die Lymphknoten, das Sympathoblastom in Knochen, Lymphknoten und Leber.

Spongioblastome. Rund 1/4 der zentralnervösen Tumoren im Kindes- und Jugendalter sind Spongioblastome. Sie kommen in der *„Mittellinie"* vor, vom Chiasma über den 3. Ventrikel bis zum Kleinhirnwurm und als Stiftgliome im Rückenmark. Bei der generalisierten Neurofibromatose auftretende Gliome sind in der Regel Spongioblastome (sogenannte zentrale Neurinome).

Am häufigsten ist das Spongioblastom des Kleinhirns, früher als Kleinhirnastrozytom bezeichnet, oft von kleinen oder einer großen Zyste durchsetzt, die sich aus der Tendenz zu regressiven Veränderungen am Geschwulstparenchym mit Verschleimung ergeben. Die Kleinhirn-Spongioblastome sind makroskopisch gut abgesetzt und wachsen weitgehend verdrängend. Mikroskopisch bestehen sie aus einheitlichen länglichen bipolaren faserbildenden Zellen vom Spongioblastentyp, die in Zügen und Wirbeln angeordnet sind. Die Tumoren sind überwiegend zellarm. Für die histologische Differentialdiagnose besitzen die *Rosenthalschen Fasern* eine wichtige Bedeutung, regressiv veränderte fibrilläre Zellfortsätze, die sich färberisch wie Markscheiden verhalten und deren Nachweis für das Vorliegen eines Spongioblastomes spricht. Mitosen fehlen. Die Geschwülste wachsen sehr langsam. Liquogene Metastasen kommen nicht vor. Radikaloperation kann Dauerheilung bringen; eine Abgrenzung gegenüber dem trotz Operation und Röntgenbestrahlung meist innerhalb eines Jahres tödlich endenden Kleinhirn-Medulloblastom mit gleichem Altersgipfel ist daher unbedingt anzustreben. Wo allerdings die Lokalisation der Geschwulst eine operative Entfernung unmöglich macht, wie z. B. im Hirnstamm, ist trotz der histologischen Ausgereiftheit die Prognose ungünstig, da diese Tumoren kaum strahlenempfindlich sind.

Oligodendrogliome: Ebenfalls langsam wachsende, bedingt gutartige Gliome vorzugsweise des mittleren Lebensalters. Treiben die Großhirnrinde oft *guirlandenartig* auf mit oberflächlichen wärzchenförmigen Verdichtungsherden und zerfallen im Markanteil dann zystisch-schleimig.

Oligodendrogliome können ein sehr buntes histologisches Bild bieten, was die Schnellschnittdiagnose intra operationem sehr erschwert. Sie sind zellreich. In den typisch differenzierten Abschnitten entwickeln sie „*Honigwabenstrukturen*": chromatinreiche, der normalen Oligodendroglia ähnliche Rundzellen liegen in einem Wabennetz und können so an Pflanzenzellen erinnern. Recht oft zeigt das Gefäßnetz des Tumors oder der Tumorrandzone *Verkalkungen* (Röntgenbild!). Die diffuse Ausbreitung in der Rinde, wobei die Ganglienzellen oft lange im Geschwulstparenchym erhalten bleiben, und die in der Wachstumszone der Oligodendrogliome anzutreffende „Satellitose" (Tumorzellansammlungen um Nervenzellen) sind wahrscheinlich für die häufigen fokalen Krampfanfälle bei dieser Gliomform verantwortlich zu machen.

Astrozytome: Zeigen den gleichen Altersgipfel wie die Oligodendrogliome und gelten ebenfalls als bedingt gutartig. Man unterscheidet histologisch verschiedene Untertypen, die allerdings nur selten in reiner Form vorliegen. Die wichtigsten sind die *fibrillären* Astrozytome (Glioma durum im Sinne von VIRCHOW) mit fast speckiger Konsistenz und geringem Zellgehalt, die *zytoplasmatischen* Astrozytome, die über eine schleimige Entartung überwiegend kleinzystisch zerfallen können und die zellreichen *gigantozellulären Astrozytome,* deren Zellen mit einer homogenen Schwellung und Abrundung des Zytoplasma, nur wenigen klobig-plumpen Fortsätzen und randständiger Verlagerung des mäßig chromatinreichen Kernes an gemästete Astrozyten erinnern (gemistocytic astrocytoma).

Astrozytome pflegen keine Metastasen zu setzen, zeigen aber — wie auch die Oligodendrogliome — eine erhebliche Rezidivneigung. Durch Anaplasie können sich aus ihnen Glioblastome entwickeln!

Glioblastome: Maligne gliöse Geschwülste mit Altersgipfel der Häufigkeitskurve im 5. und 6. Lebensjahrzehnt. In den neurochirurgischen Statistiken mit 10—15 % nach den Meningeomen der häufigste Hirntumor. Sie entstehen z. T durch Anaplasie aus differenzierten Gliomformen, können aber auch primär als eigenständige Geschwulst auftreten wie die ihnen vergleichbaren Karzinome.

Glioblastome sind sehr zellreich und in der Regel stark vaskularisiert. Nach dem vorherrschenden Zelltyp unterscheidet man *globuliforme, fusiforme und multiforme Glioblastome,* letztere mit ausgesprochener Zell- und Kernpolymorphie und zahlreichen Mitosen. Da die Tumorzellen nur eine kurze Lebenszeit haben, sind Kernuntergangsformen bis zum Kernschutt häufig. Die Tumorgefäße sind meist nicht ausgereift, haben vielfach sinusoiden Charakter und *arterio-venöse Kurzschlüsse,* die angiographisch erfaßt werden können, so daß schon mit dieser Untersuchungsmethode in bis zu 70 % der Fälle die Artdiagnose „Glioblastom" gestellt werden kann. Die dünnwandigen, brüchigen Gefäßwände reißen leicht ein. Größere Blutungen in den Tumor können klinisch die Symptome einer Apoplexie auslösen *(Glioma apoplecticum).* Thrombotische Gefäßverschlüsse oder endarteriitische Obliterationen haben ausgedehnte Nekrosen zur Folge. In der Umgebung kleinerer streifenförmiger Nekrosen kommt es unter dem chemotaktischen Reiz der Nekrose sekundär zur radiären Anordnung der benachbarten noch erhaltenen Geschwulstzellen („Pseudopalisaden"). Um größere Nekrosen entwickelt das tumoreigene Gefäßsystem glomerulumartige Gefäßknäuel und -Schlingen.

Das Nebeneinander von braunroten Blutungen, graugelben Nekrosen und weißgrauem Geschwulstparenchym gibt den makroskopisch relativ scharf begrenzt erscheinenden rasch wachsenden Glioblastomen ein recht typisches „buntes" Aussehen. Auch die sogenannten *Schmetterlingsgliome,* die vom Balken ausgehen und beiderseits in die Hemisphären schmetterlingsartig vorwachsen, gehören in die Gruppe der Glioblastome.

Ependymome: Zellreiche, isomorphe, makroskopisch oft placentaartig aussehende, überwiegend verdrängend wachsende Geschwülste. Sie kommen überall in der Nachbarschaft des Ependyms vor, können in die Ventrikel vorwachsen (insbesondere in die 4. Hirnkammer) oder in die Großhirnhemisphären (besonders bei Jugendlichen) oder schließlich im Rückenmark lokalisiert sein. Charakteristisch im histologischen Bild sind die *„kernfreien perivaskulären Manschetten",* in denen man mit Spezialmethoden die radiär an der Gefäßwand ansetzenden Zellfortsätze nachweisen kann. — Radikaloperation kann bei den intraventrikulären Formen Heilung bringen, ist jedoch schwer durchzuführen, wenn der Tumor z. B. mit der Rautengrube verzahnt ist. Bei den Großhirnformen im Jugendalter sind Rezidive nicht selten.

Kolloidzysten (Ependymzysten, Foramen-Monroi-Zysten): Sie liegen in Erbs- bis Kirschgröße unter dem Dach des 3. Ventrikels zwischen den Foramina Monroi. Sind von Ependym ausgekleidet und enthalten eine kolloidartige, spontan gerinnende Flüssigkeit. Können durch „Monroi-Block" zum Hydrocephalus der Seitenventrikel führen. Sind klinisch wegen des Fehlens von Herdsymptomen schwer zu diagnostizieren.

Plexuspapillome: Geschwülste des Kindesalters. Gehen vom Plexus chorioideus aus und imitieren den Aufbau des frühkindlichen Plexus. Können über Abrißmetastasen auf dem Liquorwege Tochterabsiedlungen setzen.

Pinealome: Zirbeltumoren sind selten, jedoch die häufigste Geschwulst der Vierhügelregion. Sie machen in der 2. bis 3. Lebensdekade erste klinische Symptome. Kompression der Vierhügelplatte löst eine vertikale Blicklähmung nach oben aus (Parinaudsches Symptom). Die Pinealome entwickeln keine endokrine Aktivität; diencephale Störungen sind als Herdsymptome Folge ektopischer Pinealome im Hypothalamus. Diese Tumoren zeigen in der Regel ein ausgesprochen infiltrierendes Wachstum. Mikroskopisch kann man den selteneren isomorphen Typ mit relativ großleibigen Zellen und den anisomorphen Typ unterscheiden, der den Normalbau der Zirbel wiederholt, mit einem Nebeneinander von zytoplasmareichen polygonal-rundlichen Elementen und Nestern kleiner lymphoider Zellen.

Neurinome: Geschwülste der Schwannschen Zellen. Kommen an den Hirnnerven vor, den Rückenmarkwurzeln und den peripheren Nerven: bei der *generalisierten Neurofibromatose v. Recklinghausen* zusammen mit *Neurofibromen* (den vom Endo- und Perineurium stammenden Fibromen peripherer Nerven) und mit *Meningeomen.*

Unter den Hirnnerven ist der *N. statoacusticus* vor dem Trigeminus am häufigsten betroffen. An den übrigen Hirnnerven sind Neurinome extrem selten. Die Acusticusneurinome, wichtigste Vertreter der sogenannten *Kleinhirnbrückenwinkeltumoren*, treiben den Porus acusticus internus auf (Röntgenbild), machen klinisch zunächst homolaterale Hirnnervensymptome (Schwerhörigkeit, Drehschwindel; von benachbarten Hirnnerven: Fazialislähmung, Abduzenslähmung, sensible Ausfälle des N. trigeminus), später gleichseitige Kleinhirnsymptome und schließlich Hirndruckerscheinungen. Homolaterale Pyramidenbahnsymptome weisen darauf hin, daß durch Massenverschiebung das Mittelhirn auf die andere Seite hochgedrängt und der kontralaterale Hirnschenkelfuß mit den kortikospinalen Bahnen gegen den Tentoriumrand gedrückt wird.

Neurinome sind gut abgekapselte, verdrängend wachsende, mäßig zellreiche Geschwülste mit geringer Wachstumsgeschwindigkeit. Die spindelförmigen Zellen mit stäbchen- bis zigarettenförmigen Kernen sind fischzugartig in Zügen und Strudeln angeordnet. Oft stehen dabei die Kerne in Palisadenstellung, *Kernpalisaden* wechseln rhythmisch mit *kernfreien Bändern*. Dieser fibrilläre Typ A nach ANTONI kann infolge regressiver Veränderungen, insbesondere der starken Tendenz zur Verfettung, in den retikulären Typ B übergehen, mit Entwicklung „honigwabenartiger" Strukturen ähnlich wie in einem Oligodendrogliom. Bei der Neurofibromatose können gelegentlich auch maligne Neurinome mit infiltrierendem Wachstum und zahlreichen Mitosen vorkommen.

b) Mesodermale Geschwülste

Meningeome: Sie sind mit 15—19 % der Hirngeschwülste der häufigste autochthone intrakranielle Tumor, dicht gefolgt vom Glioblastom, und haben ihren Altersgipfel im mittleren und höheren Lebensalter. Im Spinalkanal stellen sie etwa 1/3 aller Geschwülste. Die endokraniellen Meningeome sitzen häufig lateral vom Sinus sagittalis superior (Parasagittales Meningeom), an der Falx, am Keilbeinflügel, seltener in der Olfactoriusrinne, am Tuberculum sellae oder im Kleinhirnbrückenwinkel. Sie wachsen expansiv gegen das Hirngewebe vor, jedoch lokal zerstörend in die Dura und in den Schädelknochen hinein; dabei lösen sie meist eine umschriebene Hyperostose aus (Röntgenbild!).

Histologische Formen. Das *endotheliomatöse Meningeom* leitet sich von den arachnoidalen Deckzellen ab und wächst in synzytialen Verbänden. Die großleibigen Zellen sind polygonal bis rundlich, ihre Zellgrenzen oft unscharf und ihre Kerne bläschenförmig, relativ chromatinarm mit 2—3 Nucleolen. Sie wachsen in Zellrasen, oft mit Neigung zur Wirbelbildung und Anordnung sogenannter *Zwiebelschalenformationen* mit konzentrischer Schichtung der Zellen, wobei die zentralen Abschnitte der Wirbel verkalken können (*„Psammomkörperchen"*). Beherrschen die Zwiebelschalenformationen mit zentraler Verkalkung das Gesichtsfeld und sind die Psammomkörperchen in der Geschwulst so zahlreich, daß der Kalkgehalt bereits röntgenologisch oder beim Einschneiden erkennbar ist, sprechen wir von *Psammomen.* Bei den *fibromatösen Meningeomen* sind die Geschwulstzellen länglich-spindelig, ihre Kerne plump oval bis stäbchenförmig. Im Gegensatz zu den Neurinomen treten Kernpalisaden nicht auf. Zwischen den in

Zügen und Strömen angeordneten Zellen läßt sich mit Spezialmethoden ein dichtes Gitterfasernetz darstellen.

Der Stromaanteil ist bei den Meningeomen in der Regel nur spärlich entwickelt. Meningeome pflegen nur selten sarkomatös zu entarten.

Sarkome: Kommen im ZNS als *Reticulosarkome* und als *adventitielle Sarkome* mit Riesenzellen *(sogenannte monstro-zelluläre Sarkome)* vor. Die monstro-zellulären Sarkome wurden früher fälschlich als multiforme Glioblastome oder maligne Ganglienzellgeschwülste eingeordnet. Ganglienzellgeschwülste des ZNS sind jedoch extrem selten. — Von manchen Autoren werden die *Medulloblastome* des Kleinhirns als embryonale Sarkome den bösartigen bindegewebigen Geschwülsten zugerechnet (s. S. 339).

Primäre Melanoblastome der weichen Hirnhäute: Entwickeln sich von den melaninhaltigen Zellen der Leptomeninx, die sich normalerweise in wechselnder Ausprägung in der Pia mater der Hirnbasis und besonders der Medulla oblongata finden (haben also nichts mit den melaninhaltigen Ganglienzellen der Substantia nigra zu tun!). Die endokraniellen Melanoblastome sind bösartige Geschwülste. Sie breiten sich infiltrierend wachsend flächenhaft im Spatium leptomeningicum der basalen Hirnabschnitte aus, besonders auch in den Sylviusschen Furchen, und greifen häufig entlang den einstrahlenden Gefäßen auf die angrenzenden Rindenschichten über. Die zerebralen Metastasen extrakranieller Melanoblastome dagegen imponieren meist als rundliche, oberflächennahe intracerebrale Knoten, seltener als diffuse leptomeningeale Infiltrate. Sowohl bei den primären wie bei den sekundären Melanoblastomen des ZNS kommen gelegentlich auch amelanotische Formen vor. Für die klinische Diagnose wichtig ist die Thormälensche Probe.

Angioblastome des Kleinhirns: Die sogenannten *Lindau-Tumoren* sind nach dem histologischen Aufbau gutartig mesodermale Geschwülste, nach deren Totalexstirpation mit Dauerheilung gerechnet werden kann. Angioblastome sind mit wenigen Ausnahmen Geschwülste der hinteren Schädelgrube. Sie liegen im Kleinhirn rindennahe und bestehen aus einem *soliden Anteil* und einer oder mehreren *Zysten*. Der kirschrote solide Tumorabschnitt enthält ein dichtes capilläres Gefäßnetz, wobei zwischen die Gefäße sogenannte Zwischenzellen in Form von Zellbändern und Zellnestern eingelagert sind. Diese Zwischenzellen haben eine ausgeprägte Tendenz zur Verfettung und gewinnen dabei ein schaumzellen- bis pflanzenzellähnliches, zusammen mit den Gefäßen an den endokrinen Bautypus erinnerndes Aussehen, das gelegentlich zur Fehldiagnose einer Hypernephrom-Metastase Anlaß gibt. Die Zyste ist meist sehr viel größer als der kompakte Tumorabschnitt und mit einer eiweißreichen, infolge von Blutungen bräunlich tingierten Flüssigkeit angefüllt. Diese Zysten können rasch an Umfang zunehmen, wenn es aus dem kompakten Tumoranteil zu größeren Blutungen kommt. Die Gefahr einer plötzlichen unteren Einklemmung mit Atemlähmung ist dann besonders groß. Wie bei allen Tumoren der hinteren Schädelgrube ist die Lumbalpunktion absolut kontraindiziert und ein Kunstfehler, hier jedoch in besonderem Maße, weil der Druckabfall im spinalen Liquorraum durch die lumbale Liquorentnahme nicht nur den Mechanismus der unteren Einklemmung in Gang setzt, sondern die plötzlich eintretende Druckdifferenz die Gefahr einer Blutung aus dem soliden Tumoranteil in die Zyste mit zusätzlicher Raumforderung begünstigt. — Bei der *v. Hippel-Lindauschen Krankheit* sind die Angioblastome des Kleinhirn mit einer Angiomatosis retinae und mit Pankreas- und Nierenzysten vergesellschaftet.

c) Epitheliale Tumoren

Kraniopharyngeome (Hypophysenganggeschwülste, Erdheimsche Tumoren): Häufigste Geschwulst der Chiasmagegend im Jugendalter, kommen aber auch im höheren Lebensalter vor. Die Geschwulstmatrix wird von liegengebliebenen Epithelresten der Rathkeschen Tasche erstellt, aus der die Adenohypophyse hervorgeht. Bei *intrasellärem* Sitz wird die Hypophyse druckatrophisch, der Türkensattel ausgeweitet, das Diaphragma sellae nach oben gedrückt und das Chiasma opticum bandartig abgeflacht (Sehstörungen!); ein Einbruch in die Keilbeinhöhle ist selten. Die *suprasellären* Kraniopharyngeome, von Keimnestern im Bereiche des Hypophysenstieles und des Infundibulum ausgehend, komprimieren die Zwischenhirnbasis, können in den 3. Ventrikel einbrechen oder sich in Richtung auf das Stirnhirn bzw. Schläfenhirn ausbreiten.

Kraniopharyngeome erreichen Kastanien- bis Madarinengröße. Sie wachsen verdrängend und sind infolge sekundär-entzündlicher Veränderungen im benachbarten Hirngewebe oft mit der Umgebung fest verhaftet. Mikroskopisch sind sie aus epithelialen basaliomartigen mehrschichtigen Bändern aufgebaut, die eine starke Tendenz zu regressiven Veränderungen aufweisen und über eine „Stachelzellbildung" verflüssigt werden und zystisch zerfallen. Auch im Geschwulststroma können Zysten auftreten. Die Epithelien bilden eine hornähnliche Substanz *(Keratoid),* die sekundär *verkalken* kann (Röntgenbild) und auch für den nicht selten unspezifisch-positiven Ausfall der WaR im Liquor verantwortlich gemacht wird, der zu klinischen Fehldiagnosen Anlaß geben kann.

Differentialdiagnostisch sind die Erdheimschen Tumoren von den sogenannten *Perlgeschwülsten (Margaritomen)* abzugrenzen. Hierbei handelt es sich um Mißbildungsgeschwülste die als *Epidermoide* und *Dermoide* aus versprengten Keimen entstehen und bestimmte Vorzugslokalisationen aufweisen (Kleinhirnwurm, 4. Ventrikel, 3. Ventrikel und parapontine Abschnitte). Die Epidermoide haben im Gegensatz zu dem basaliomartigen Aufbau der Kraniopharyngeome ein dreischichtiges Epithel mit Keratohyalinkörnchen im Stratum granulosum und echter Verhornung im Stratum corneum.

Hypophysenadenome: Gutartige epitheliale verdrängend wachsende umkapselte Geschwülste des Hypophysenvorderlappens. Treten erst von der 3. Lebensdekade ab auf und können sich aus chromophoben Zellen zusammensetzen *(chromophobe Hypophysenadenome,* machen etwa 3/4 der Vorderlappengeschwülste aus) oder aus chromophilen. Die endokrinen Störungen bei *eosinophilen* und *basophilen Hypophysenadenomen* wurden bereits auf S. 12 u. 13 besprochen. Lokale und allgemeine Geschwulstsymptome sind bei den basophilen Adenomen, die kaum je Pfefferkorngröße überschreiten, in der Regel nicht zu erwarten. Bei den eosinophilen Adenomen pflegen sich die inkretorischen Symptome vor den lokalen Folgen des Tumorwachstums bemerkbar zu machen, bei den endokrin stummen chromophoben Adenomen wird die gesamte Symptomatologie von den örtlichen und allgemeinen Auswirkungen des raumfordernden Prozesses bestimmt. Hypophysenadenome weiten den Türkensattel ballonförmig aus, schieben sich gegen das Chiasma vor und komprimieren es, wobei die Unterbrechung der kreuzenden Opticusfasern eine bitemporale Hemianopsie *(Scheuklappenblindheit)* nach sich zieht. Bei weiterem Vorwachsen gegen die Hirnbasis führen sie zur Druckatrophie des Zwischenhirnbodens und dehnen sich in den 3. Ventrikel aus oder entwickeln sich in seitlicher Richtung und können dabei die Carotiden umwachsen. Chromophobe Adenome erreichen dabei Pflaumen- bis Kinderfaustgröße.

Mikroskopisch imponieren die basophilen Adenome als kompakte Anhäufung von Geschwulstzellen innerhalb des Vorderlappens ohne besondere Architektonik. Bei den eosinophilen Adenomen sind die acidophilen Zellen in lockeren Nestern angeordnet und von kleineren Zysten durchsetzt. Chromophobe Adenome kommen in zwei Untertypen vor: Die zylindrischen Zellen können balkenartig entlang den Capillaren angeordnet sein wie normalerweise die chromophoben Zellen in der Hypophyse. Beim sogenannten fetalen Typ, bei dem die Geschwulstzellen flacher sind, kommt es auch zur Entwicklung papillärer Strukturen. Als *gemischtzellige Hypophysenadenome* werden solche mit chromophoben und acidophilen Geschwulstzellkomplexen bezeichnet.

3. Metastatische Hirntumoren

Über die Häufigkeit metastatischer Hirngeschwülste im Verhältnis zu den autochthonen Hirntumoren sind die Angaben der Literatur sehr unterschiedlich, je nachdem auf welches Krankengut sich die Statistik stützt. Zieht man Zusammenstellungen Neurochirurgischer Kliniken zu Rate, machen die Metastasen dort 4—10 % der Gesamtzahl der Hirntumoren aus. In den Psychiatrisch-neurologischen Kliniken schwankt der Prozentsatz zwischen 14—17 %. Einigermaßen repräsentativ für den Querschnitt der Großstadtbevölkerung dürften die Sektionsstatistiken großer Allgemeinkrankenhäuser sein; in ihnen macht der Anteil der endokraniellen Metastasen etwa 2/3 (!) von der Gesamtzahl der Hirngeschwülste aus. Das bedeutet, daß man bei Patienten im Krebsalter mit Verdacht auf einen intrakraniellen raumfordernden Prozeß zunächst immer die Frage eines metastatischen Hirntumores abklären muß. Als Primärtumoren kommen in erster Linie *bronchopulmonale Karzinome, Mammakarzinome* und *hypernephroide Karzinome* der Niere in Frage; Krebse der Prostata, der Gebärmutter, des Magen-Darm-Kanales setzen relativ selten cerebrale Metastasen. — Auch hämatologische Systemerkrankungen gehen in 20—30 % der Fälle mit klinischen cerebralen Symptomen einher, teils bedingt durch leukämische Herde, meist jedoch hervorgerufen durch thrombopenische Blutungen. Bei eingehender Untersuchung des Gehirns sind mikroskopisch in rund 50 % der Leukämien Infiltrate nachweisbar.

Karzinommetastasen können flächenhaft und tapetenartig in den weichen Häuten ausgebreitet sein *(Karzinose der Leptomeninx)* selten auch einmal knotenförmig der inneren Hirnoberfläche aufgelagert erscheinen und werden in der überwiegenden Mehrzahl als intracerebrale rundliche, makroskopisch gut abgegrenzte und von einer Ödemzone umgebene singuläre oder multiple Fremdgewebsknoten angetroffen.

Bei Leukämien, Sarkomen, Lymphogranulomatose und Sarkoidose können cerebrale Symptome gelegentlich eine andere Ursache haben, nämlich eine als Komplikation hinzugetretene *progressive multifokale Leukencephalopathie* (s. S. 320). — Schließlich kann eine Tumorsymptomatologie auch einmal auf einem Solitärtuberkel des Groß- oder Kleinhirnes beruhen, noch seltener auf einer Parasitenabsiedelung im Gehirn (Zystizerken, Echinokokken).

4. Anhang: Dysraphische Störungen mit blastomatösem Einschlag

Es handelt sich um Krankheitsbilder auf dem Boden früh-embryonaler ektodermaler, z. T. auch andere Organsysteme einbeziehende Entwicklungsstörungen mit hyperplastischen bzw. blastomatösen Bildungen. Hierher gehören die *v. Hippel-Lindausche Krankheit*[33] (s. S. 343), die *Sturge-Webersche Krankheit* (s. S. 310), die *generalisierte Neurofibromatose*, die *tuberöse Hirnsklerose* und die *Syringomyelie*, die z. T. miteinander kombiniert auftreten können. Die ersten vier Formen der dysontogenetischen Prozesse mit blastomatösem Einschlag werden auch als *Phakomatosen* bzw. als *neurokutane Syndrome* bezeichnet.

Bei der *generalisierten Neurofibromatose v. Recklinghausen*[34] (s. S. 341) nimmt man eine Migrationsstörung der Schwannschen Zellen auf dem Wege von der Ganglienzelleiste zur Peripherie hin an. Da der teratogenetische Terminationspunkt hier sehr früh liegt und sich mit dem der anderen Formen dieser Krankheitsgruppe überschneidet, überrascht es nicht, daß die Neurofibromatose mit Syringomyelie, tuberöser Hirnsklerose und v. Hippel-Lindauscher Krankheit vergesellschaftet sein kann. Die Entwicklung der Neurinome, Neurofibrome, Meningeome und Spongioblastome sowie der Pigmentanomalien (Milchkaffeeflecken) pflegt erst nach der Pubertät Platz zu greifen.

Die *Bournevillesche tuberöse Hirnsklerose*[35] hat ihren Namen nach den *Tubera*, den knotenförmigen Rindenverbildungen mit Fehldifferenzierung der Glia. Auch an der inneren Hirnoberfläche im Bereiche der Ventrikel, werden umschriebene gliöse Differenzierungsstörungen beobachtet, die hier eine Tendenz zu geschwulstartigem Wachstum entwickeln können (Ventrikeltumoren) oder durch Verlegung der Liquorwege (Foramina Monroii, Aquädukt) zum Hydrocephalus occlusus führen können. Recht regelmäßig sieht man bei der tuberösen Sklerose Hautveränderungen im Sinne des schmetterlingsförmig im Gesicht angeordneten *Adenoma sebaceum* und meist *multiple Netzhautgeschwülste*. Weiterhin kommen *Rhabdomyome des Herzmuskels*, eigenartige als *Splenome* bezeichnete Fehldifferenzierungen des Milzparenchymes sowie Fehldifferenzierungen in den Nieren vor. Das vielgestaltige Bild der tuberösen Hirnsklerose

---

[33] EUGEN VON HIPPEL, 1867—1939; Ophthalmologe in Göttingen, ARVID LINDAU, zeitgenössischer schwedischer Pathologe.
[34] FRIEDRICH DANIEL V. RECKLINGHAUSEN, 1833—1919, Prof. der path. Anat. zu Straßburg i. E.
[35] D. M. BOURNEVILLE, 1840—1909, französischer Neurologe.

weist darauf hin, daß hier nicht die Organanlage, sondern die Organ*differenzierung* gestört sein muß, und zwar zu einem Zeitpunkt, in dem die Differenzierung des unreifen Ausgangsgewebes in seine einzelnen Komponenten erfolgt, im Gehirn die Trennung in Neuro- und Spongioblasten. Bemerkenswert ist dabei der Glykogenreichtum der fehldifferenzierten Zellen, der Stoffwechselanomalien in diesen als spätere Geschwulstmatrix in Frage kommenden Zellformationen erkennen läßt. — Die Hirnveränderungen gehen mit Schwachsinn unterschiedlichen Grades und mit Krampfanfällen einher.

Bei der *Syringomyelie*, dem wohl häufigsten Vertreter dieser Gruppe, handelt es sich um eine oft über viele Segmente reichende *Höhlenbildung* in der Medulla spinalis, vorzugsweise im Halsmark, als Folge eines progredienten Gewebszerfalles. Die Höhle liegt gewöhnlich hinter oder neben dem Zentralkanal, der im Gegensatz zur Hydromyelie (dem Gegenstück zum Hydrocephalus) hier nicht erweitert und auch sonst nicht betroffen sein muß. Da die Höhlenbildung auch das Gebiet der weißen Kommissur mit einbezieht, in der die zum Tractus spinothalamicus kreuzenden, die Temperatur- und Schmerzempfindung leitenden sensiblen Fasern verlaufen, ist mit deren Unterbrechung die das Krankheitsbild kennzeichnende „dissoziierte" Empfindungsstörung (Ausfall der Temperatur- und Schmerzempfindung bei erhaltener Berührungs- und Lageempfindung) verständlich. Werden die Höhlen größer, so fallen ihnen auch weitere Abschnitte der Schmetterlingsfigur zum Opfer. Sobald das Gebiet der motorischen Vorderhornzellen mit erfaßt wird, stellen sich sekundäre Muskelatrophien ein, bei der Vorzugslokalisation im Halsmark meist im Bereiche der kleinen Handmuskeln. Im Gegensatz zu der progressiven spinalen Muskelatrophie sind die Ausfälle hier nicht symmetrisch. Bei der Syringobulbie mit Höhlen in der Medulla oblongata sind die motorischen Hirnnervenkerne und damit die Schlund- und Schluckmuskulatur betroffen.

Die pathoanatomischen Veränderungen der Syringomyelie und Syringobulbie erschöpfen sich nicht in der Höhlenbildung, die multipel sein kann. Recht häufig finden sich *stiftförmige Gliazellhyperplasien* anstelle oder in der Umgebung der Zerfallshöhlen. Auch das Bindegewebe kann in stärkerem Umfange an diesen Wucherungsvorgängen beteiligt sein. Alle diese morphologischen Rückenmarkveränderungen lassen sich als *dysraphische Störungen* verstehen mit fehlerhaftem Schluß im Bereiche der dorsalen Nahtstelle des Neuralrohres. Häufig zeigen solche Patienten weitere Manifestationen einer derartigen Entwicklungshemmung mit Syndaktylie, Wirbelsäulenanomalien, Halsrippen und Behaarungsatypien.

Schlußwort

Was das Studium der Pathologie schwierig macht, ist die grundsätzliche Labilität der in Korrelation stehenden Sachbezüge. Denn, was der Form nach gleich ist, kann dem Wesen nach verschieden sein (LETTERER 1959). Morphologische Befunde sind immer irgendwie erklärungsbedürftig. Damit hängt es zusammen, daß in unserem Fache — pointiert gesprochen — 2 mal 2 durchaus nicht immer 4, sondern häufig 5 oder etwas ganz anderes ist! Schlüsse, die zu ziehen in einem bestimmten Falle erlaubt ist, sind in einem anderen scheinbar ähnlich gelagerten durchaus nicht statthaft.

Lernfreiheit ist Lust am Lernen (VIRCHOW 1892). Diese Formulierung mag heute mindestens als ungewöhnlich gelten. Aber ohne Fähigkeit und Neigung, sich immer wieder mit den Dokumenten einer geduldig sammelnden Anatomopathologie *schauend* und *wägend* auseinanderzusetzen, wird kein eigentliches Verständnis zu erwerben sein. Denn der Ursprung der Wahrheit stammt nicht aus der Wissenschaft; Wissenschaft ist nur die *lehrbare* Form der Wahrheit (ROSENSTOCK-HUESSY 1958).

Der Ursprung der Wahrheit aber hängt mit der *schauenden Erkenntnis* zusammen. Nur diejenigen *Gedanken* sind *wahr*, die eine Änderung ertragen, ohne an Substanz zu verlieren. Denn „das Größte, was der Mensch auf Erden vollbringt, ist zu schauen und das Geschaute zu künden". Dieses Goethesche Bekenntnis zu einer idealistischen Morphologie ist die eigentliche Seele des anatomischen Gedankens. In diesen Bahnen (P. ERNST) bewegt sich *unsere* Pathologie.

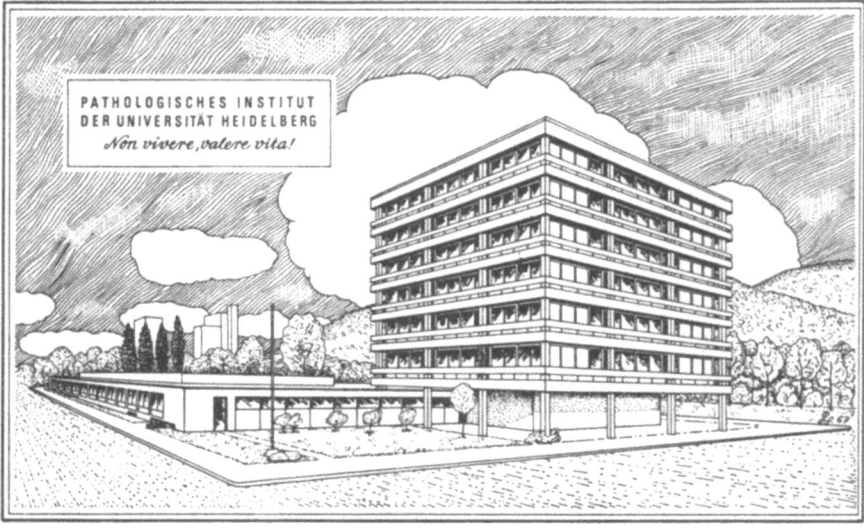

Sachverzeichnis

Abbruchblutung 111
Abort 138
Abortivei 138
Achondroplasia 189
ACTH, Wirkungsweise 72
Adipokinin 9
Adenofibrosis mammae 177, 178
Adenom 11, 14, 33, 40, 41, 48, 50, 67,
   92, 99, 119, 128, 154, 178, 344, 346
—, großzelliges metastasierendes 40,
   41
—, metastasierendes 40, 41
—, toxisches 33
—, tubuläres 92
Adenoma sebaceum 346
— tubulare ovarii 99
— — testis 154
Adenome, „Eigenstellung" 33
Adenose 178
Adiuretin 8
Adoleszentenkropf 32
Adoleszentenkyphose 263
Adoleszenten-Kyphose Scheurmann
   228
Adrenogenitales Syndrom 73
— — bei Frauen 73
— — — Knaben 73
— — — Mädchen 73
— — — Männern 73
Agenesie 26
Agyrie 273
Ahornsirupkrankheit 292
Akranie 272
Akromegalie 12
—, Hyperostosen bei A. 205
Akromikrie 13
Albers-Schönbergsche Krankheit 192,
   193
Alkoholamblyopie 334

Alkoholismus 333
Altersamyloid 305
Alterungsvorgänge, Nervensystem
   276
Alveolärsarkome 243
Alzheimer-Glia 291
Alzheimersche Fibrillenveränderung
   277
— Krankheit 278
Amelie 195
Aminosäurenderivate 4
Ammonshornsklerose 293
Amnion, Erkrankungen 130
Anenzephalie 272
Aneurysma, V. magna Galeni 309
aneurysmal bone cyst 235
Aneurysmen, arteriosklerotische 299
—, Forbussche 308
—, Hirnbasisarterien, Lokalisation
   307
Angioarchitektonik 269
Angioblastome, Kleinhirn 343
Angioma capillare et venosum calcificans 310
Angiome, arteriovenöse 309
—, cavernöse 310
—, cerebrale 307, 308
—, teleangiektatische 310
Angionekrosen, fibrinoide 303
Angiopathie, kongophile 304
Angioplastische Sarkome 243
Angiospasmen 299
Anorexia nervosa 11
Anovulatorischer Zyklus 112
Antihormone 4
Aphasie 300
Aplasie 26, 81, 84
Apoplexia uteri 110
Arachnodaktylie 192

Arachnoidalzysten 311
Area cerebro-vasculosa 272
— medullo-vasculosa 272
Areolitis 174
Argentaffinität 61
argentophile Kugeln 279
Arhinenzephalie 271
Arnold-Chiarische Mißbildung 272
Arrhenoblastome 99
Arthritis 247
—, akute 247
— chronica adhaesiva 249
—·— ulcerosa sicca 249
—, chronische 248
—, eitrige 248
— pauperum 249
—, serofibrinöse 248
—, seröse 247
— urica 254
Arthrosis deformans 250
Askanazy-Zellen 46
Astroglia 269
Astrozytome 340
—, fibrilläre 340
—, gigantozelluläre 340
—, zytoplasmatische 340
Asynchronie 132
Außendrüse 165
Atrophie, s. auch bei den einzelnen Organen
— cérébelleuse tardive 282, 334
—, olivo-ponto-cerebellare 282
Atrophien, diffuse 276, 278
—, systematische 279

Babinski-Nageotte-Syndrom 301
Bäckerknie 201
Balkenmangel 273
Balósche Krankheit 320
Bandscheiben, degenerative Veränderungen 261
—, entzündliche Läsionen 262
—, Verletzungen 262
Bandscheibenpathologie 255
Bandscheibenvorfälle 331
Bartter-Syndrom 72
Basophile Zellen 6

Bauchhoden 83
Beizwischennebenniere 64
Bewegungsapparat 183
Binswangersche Encephalopathia 302
Bisexualität, potentielle, der Anlage 77
Blasenhirn 274
Blasenmole 131, 135
Blastomykose-Meningitis 313
Blausäurevergiftung 333
Bleivergiftung 335
Blutdrüsensklerose, multiple 4
Blut-Hirn-Schranke 269
Boxerenzephalopathie, posttraumatische 327
Brauner Tumor 234
Brenner-Tumoren 92
Breussche Mole 138
Bries 52
Brodie-Abszesse 212
Brösel 52
Brustdrüse s. auch Mamma
Brustdrüse 172
Bulbärparalyse, progressive 285
Burnett-Syndrom 51
Bürstenschädel 68

Cachexia parathyreopriva 45
Caffey-Syndrom 220
—, Periostose 220
Caisson-Krankheit 333
Calcaneus-Sporn 239
Calvities frontalis 221
Camurati-Engelmann-Syndrom 194
Canavansche Krankheit 292
Cancer en cuirasse 181
Capillarfibrose, cerebrale 301
Caput quadratum 201
— succedaneum 207
Carcinom, s. auch bei den einzelnen Organen
— mit amyloidem Stroma 43
— der Gruppe 0 120
—, intraepitheliales 120
Carcinoma folliculoides et cylindromatosum ovarii 98
— in situ 120

Carcinosis peritonei 97
Caries 211
— carnosa 213
— sicca 211
Cavum septi pellucidi 273
— Vergae 273
Cerebralarteriensklerose 298
Cerebrosidsulfatidase 289
Chagas-Thyreoiditis 30
Chaletzky-Neumann-Hofbauer-Zelle 131
Chemoarchitektonik 269
China-Viren 276
Chirurgische Kapsel 163
Cholesteatom, Corpusendometrium 113
Chondrodysplasia 189
Chondrodystrophia foetalis Kaufmann 189
— hyperplastica 190
— hypoplastica 190
— malacica 190
Chondrome 153, 236
—, Halbseitenform 237
—, Strahlform 237
—, systematisiertes Auftreten 237
Chondromyxoidfibrom 238
Chondroplastische Sarkome 244
Chondrosarkom, primäres 244
—, sekundäres 244
Chorda dorsalis, Fehlbildungen 259
Chordom 231
Chordome, kaudale 231
—, kraniale 231
—, vertebrale 231
Chorea Huntington 280
— major 280
Choriocarcinom 154
Chorion, Erkrankungen 131
Chorionepitheliom, Aschheim-Zondek 135
—, Hormonreaktionen 135
—, Krötenteste 135
— des Mannes 155
—, orthotopes 134
—, primär-ektopisches 127
Chorionepitheliome, ektopische 135
Chorionepitheliosis 135

Chromaffinität 61
Chromophobe Zellen 6
Circulus arteriosus Willisi 268
Cisterna interventricularis 273
Colpitis, akute 124
—, chronische 125
— granularis 125
— vetularum 125
Coma basedowicum 36
Comedocarcinome 180
COMESSATTI, Sublimatprobe 61
Commotio cerebri 326
Compressio cerebri 329
Condyloma acuminatum 170
Condylome, spitze 128
Conn-Syndrom 72
Consensus partium 1
Contrecoupherde 327, 328
Contusio cerebri 327
Corpora arenarea 87, 95
Corpus luteum, Differentialdiagnose 85
— —, Differentialdiagnose zwischen C. l. menstruationis und C. l. graviditatis 85
— — menstruationis 85
— —, Zysten 90
— —, —, Differentialdiagnose zu Luteinzysten 90
— pineale 18
— thymicum 52
Corticalisdefekt, fibröser 232
Cortison, Wirkungsweise 72
Cortisoninfarkte 63
Cortison-Knocheninfarkte 197
Coupherde 327
CO-Vergiftung 333
Cranioschisis 272
Cushing-Syndrom 13, 71
—, Fettpolster 71
—, Fischwirbelbildung 71
—, Osteoporose 71
—, Vollmondgesicht 71
Cyklopie 64
Cystadenoma cilioepitheliale serosum 94
— papilliferum serosum 94
— pseudomucinosum simplex 93

Cystadenoma
— serosum simplex 94
Cysticercus cellulosae 246
Cytodiagnostik 122

Dandy-Walker-Syndrom 273
Decidua, Erkrankungen 130
— basalis 129
— capsularis 129
— graviditatis 129
— marginalis 129
— parietalis 129
Decidualknötchen, Peritoneum 129
Deferentitis 159
— tuberculosa 160
Degeneration, hepatolentikuläre 290
—, transneuronale 276
Degenerationen, primäre 275, 276
Dementia pugilistica 327
Demenz, senile 278
Dermoide 101, 344
Descensus paradoxus 84
— testis 76
Deutschländer-Syndrom 229
Diabetes insipidus 15
— —, Cortexon- 15
— —, idiopathischer 15
— —, nephrogener 15
— —, symptomatischer 15
Dijodthyronin 23
Diphallie 84
Diplegia spastica infantilis Little 275
Diverticulum Nucki 76
Dolores osteocopi nocturni 216
Dreiländereck 301
Druckkonus 337
Drüsen, Colliculusgruppe 165
— mit innerer Sekretion 1
—, paraprostatische 165
—, Trigonumgruppe 165
Drüsengruppe, distale 165
Dura 268
Duret-Bernersche Blutungen 328
Dyschondroplasie 237
Dysgerminome 98
Dysmelie-Kinder 191
Dysmelie-Syndrom 195
Dysmenorrhoea membranacea 109

Dysontogenetische Prozesse mit blastomatösem Einschlag 346
Dysostosis cleidocranialis 192
— multiplex v. Pfaundler-Hurler 192
Dysplasie, fibro-ossäre 241
Dysraphien 272
Dysraphische Störungen mit blastomatösem Einschlag 346
Dystopia testis cruralis 83
— inguinalis interstitialis 83
— perinealis 83
— praepenalis 83
— transversa superficialis 84
Dystrophia adiposogenitalis 15
—, neuroaxonale 277, 287
Dystrophien, gliale 289
—, glioneuronale 289
—, glio-vasale 289
—, spongiöse 289
— der Transportstrukturen 289

Eburneisation 211
Echinococcusfälle 246
Eileiter s. auch Tube
Eileiter 102
—, Endometriose 105
—, entzündliche Erkrankungen 103
—, Fremdkörperentzündung 104
—, Kreislaufstörungen 102
—, Mißbildungen 81
—, Pseudoxanthomzellen 103
Eileiterschwangerschaft, Überwanderung des Eies 142
—, Ursachen 141
Einklemmung, obere 330, 337
—, untere 337
Einschlußkörperchen, eosinophile 322
Ekchondrome 236
Ekchondrosis ossificans 238
— physalifora 232
Elephantiasis Arabum 170
— condylomatosa 127
— glabra 127
— papillomatosa 127
— pendulans 127
— tuberosa 127
— vulvae 127

Encephalocele 64
Encephalopathia posticterica
  infantum 275
Encephalopathie, postcombustionelle
  332
Enchondromatosis ossificans 237
Enchondrome 236
Endangitis obliterans, Hirngefäße
  305
Endometrioide Heterotopien 90
— Zysten 90, 126
Endometriose 105
Endometriosen, formale Histogenese
  91
Endometritis 112
— post abortum 113
—, akute 112
— chronica atrophicans 113
—, cervicale 113
—, chronische 112
— deciduae polyposa tuberosa 130
— dissecans 125
— exfoliativa dissecans 109
— haemorrhagica corporis 112
— post partum 113
— puerperalis apostematosa 145
— tuberculosa 116
Endometrium, Aktinomykose 117
—, Cholesteatom 113
—, glandulär-zystische Hyperplasie
  110
—, Listeriose 117
—, Lymphogranulomatose 117
—, Morbus Besnier-Boeck-Schaumann
  117
—, Pasteurellosen 117
—, Typhus abdominalis 117
—, Zuckergußkrebs 113
Endo-Myometritis 112
Endomyometritis chronica sclerosans
  116
Endotheliom 100
Englische Krankheit 200
Enostosis multiplex 194
Entmarkungsenzephalitis 319
Entzündungseisen 316
Enzephalitis 314

Enzephalitis, akute
  hämorrhagisch-nekrotisierende 322
—, Ausbreitungsmuster 314, 315
—, Entmarkungs- 319
—, Fleckfieber- 321
—, Granulom- 323
—, Herdenzephalitis, metastatische
  315
—, Herdenzephalitis, perivenöse 321
— lethargica 317
—, Leukenzephalitis, hämorrhagische
  321
—, —, subakute sklerosierende 322
—, Meningoenzephalitis 315
—, Panenzephalitis, einheimische 322
—, para- bzw. postinfektiöse 321
—, Polioenzephalitis, fleckförmige
  317
—, —, Paralysetypus 316
—, postvaccinale 321
—, Sonderformen 321
—, Tollwut- 317
—, Toxoplasma- 323
Enzephalomyelitiden 313
Enzephalomyelitis, Listeria- 323
Enzephalopathie, hepatogene 291
—, porto-cavale 291
—, subakute nekrotisierende 291
—, — spongiöse 290
Enzephalozele 272
Enzephalozystozele 272
Eosinophile Zellen 6
Ependymome 341
Ependymzysten 341
Epidermoidtumoren 11, 344
Epididymitis, akute 150
—, chronische 150
Epiphysenlösung 209
Epispadie 84
Epitheliofibrosen 175, 178
Epithéliome pavimenteux intra-
  épithélial du col 120
Epithelkörperchen 44
—, Adenome 48
—, akzessorische 47
—, Amyloidose 47
—, Anomalien der Anzahl 47
—, Blutungen 48

Epithelkörperchen,
—, Carcinome 48
—, Geschwülste 48
—, Hämochromatose 47
—, Hyalinose 47
—, Lipomatose 47
Epithelkörperchenadenome bei primären Hyperparathyreoidismus 50
— bei sekundärem Hyperparathyreoidismus 50
Epithelzysten, v. Saarsche 177
—, traumatische 126
Epoophoron 76
Epoophoron-Zysten 96
Epulis gigantocellularis sarcomatodes 235
Erbleichungsherde 292
Erdheim-Tumoren 11, 344
Erosion, echte 113
—, einfache 114
—, glanduläre 114
—, papilläre 114
Erythroplasie 171
Esthiomène 128
Ewing-Sarkom 245
Exenzephalie 272
Exostosis cartilaginea 238
— fibrosa 239
Extremität, Verlängerung 221

Fallhand bei Bleivergiftung 335
Fanconi-Debré — de Toni — v. Gierke — Syndrom 71
feed-back 2
Fetus papyraceus 139
Fibroadenom 178
Fibroadenoma intracanaliculare 178
— pericanaliculare 178
— phylloides 177
Fibroadenome 128
Fibroepitheliosen 178
Fibrom, s. auch bei den einzelnen Organen
—, nicht-ossifizierendes 232
Fibroma thecocellulare xanthomatodes ovarii 100
Fibro-ossäre Dysplasie 241

Fibroosteoklasie 226
Fibroplastisches Sarkom 243
Fibröse Dysplasie Jaffé-Lichtenstein-Uehlinger 241
Fibrosis mammae virilis 175, 178
Fibroxanthoma juvenile 242
Filariasis 170
Fimbrienschwangerschaft 140
Fischel-Erosion 115
Fischwirbelbildung 199
Flajani-Krankheit 34
Fleckfieberenzephalitis 321
Fleischmole 139
Fluor albus 124
Foetus, Mumifikation 139
— sanguinolentus 139
Follikelhämatome 87
Follikelempyem 88
Follikelzysten 89
Foramen-Monroi-Zysten 341
Forelsche Großhirnachse 273
Fragilitas ossium 190
Frakturheilung 207
Fremdkörpergranulome, intravasale 298
Friedreichsche Heredoataxie 281
Froschkopf 272
Frucht, totfaule 139
Fruchtkapselaufbruch, äußerer 140
—, innerer 140
Frühabszeß, cerebraler 326
Fungus 213
— sarcomatodes 154

Galactocele 152, 157
Ganglien, meniskale 264
Ganglienzelle, sympathische 67
Ganglienzellnekrose, anoxische 292
Gargoylen 192
Gargoylismus 288
Gartnerscher Gang, Zysten des 126
Gauchersche Krankheit 288
Gebärmutter s. auch Uterus
Gebärmutter 106
—, Abknickungen 109
—, Adenomyome 118
—, Basalis 106

Gebärmutter,
—, Bindesubstanztumoren, bösartige 118
—, —, einfachere 117
—, Compacta 106
—, Descensus 109
—, Flexionen 109
—, Functionalis 106
—, Geschwülste 117
—, „Grenzkampf physiologischer" 115
—, „Grenzkampf" zwischen Zylinderepithel und Plattenepithel 114
—, Körnchenzellen, endometriale 108
—, Mißbildungen 82
—, Positionen 109
—, Prolaps 109
—, Sarkom, Cervixsarkom 119
—, —, Corpussarkom 118
—, —, Schleimhautsarkom 118
—, Sarkome, myoplastische 119
—, —, Wandsarkome 118
—, Spiralarterien 109
—, Spongiosa 106
—, Syphilis 116
Geburtsasphyxie 274
Gehirn s. auch Nervensystem
—, Atrophien, diffuse 278
—, Coeruloplasmin 290
—, Infarzierung, hämorrhagische 306
—, Kupferablagerungen 290
—, Pigmentstoffwechsel 287
Gehirnerschütterung 326
Gelenke 247
—, Geschwülste 254
—, Syphilis 253
Gelenkketten 247
Gelenkmaus 228
Gelenkrheumatismus, primärchronischer 249
—, sekundär-chronischer 249
Gelenktuberkulose 253
—, Form, primär-kapsuläre 253
—, —, primär-ostale 253
general adaptation-syndrome 64
Genickstarre, epidemische 312
Genitale, männliches, Mißbildungen 83
Genitale, weibliches, Mißbildungen 81
Genitalorgane, männliche 146
Genu valgum 201
Geschlechtsenzyme 78
Geschlechtsorgane 75
Geschwülste, sekundäre, Knochen 246
Getzowasche Matrix 46
Giant cell tumor 234
Gigantismus 12
Gitter, v. Recklinghausensche 186
glande interstitielle 86
Glandulär-zystische Hyperplasie 110
Gliaarchitektonik 269
Gliakerne, nackte 291
Glioblastome 340
Glioblastome, fusiforme 340
—, globuliforme 340
—, multiforme 340
Glioma apoplecticum 340
Globoidzellen 289
Glomerulotropin 19
Glyzinose 292
Gomphosis 247
graft versus host reaction 55
Granularatrophie, Großhirnrinde 305
Granulom, eosinophiles 242
Granulomenzephalitis 323
Granulosazelltumoren 97
Graves' disease 34
Graviditas abdominalis 142
Graviditas ampullaris 140
— infundibularis 140
— interstitialis 140
— isthmica 140
— ovarica 142
— tubaria 140
— tubo-ovarialis 140
— tubo-uterina 140
Gravidität, extrauterine 139
Grenzzonen, Gefährdung 301
Grenzzoneninfarkte 301
Gubernaculum Hunteri 76
Gundu 224
Gynäkomastie 175, 178
—, lobuläre 175
—, tubuläre 175
Gynatresien 83

Haemangioendotheliome 43
Haematocele 157
Haematocephalus internus 304
Haferzellensarkome 243
hairless women-Syndrom 80
Halisterese 186
Hallervorden-Spatzsche Krankheit 287
Hämangiome 240
Hämatocele retrouterina 87, 141
Hämatom, epidurales 329, 330
—, subdurales 329, 330
Hämatommole 138
Hämatomyelie 331
Hämatoporphyrie 203
Hämochromatose 9, 47, 65, 203
Hämokrinie 5
Haubenmeningitis 311
Heidenhain-Nevin-Syndrom 290
Helle Zellen 22, 23
Hemianopsie, homonyme 300
Hemiatrophia cerebri 274
— cruciata 274
Hemicephalie 64, 272
Hemikranie 272
Herdenzephalitis, metastatische 315
—, perivenöse 321
Heredodegenerationen 275
—, spino-cerebellare 281
Hermaphroditismus 77
— ambiglandularis 79
— ovarialis 79
— testicularis 79
— verus 78
Hernia ovarica cruralis 86
Herniation, transtentorielle 330
Herpes simplex-Virus 322
Herring-Körper 17
Herzoperation, cerebrale Schäden bei 297
Heterotopien 273
—, endometrioide 90
Heubnersche Anastomosen 295, 300
— Endarteriitis 305
Hidradenome 128
Hippel-Lindausche Krankheit 344, 346
Hirnbasisaneurysmen, sackförmige 307

Hirnbrüche 272
Hirndruck 335
Hirngefäße, Aneurysmen 299
—, Arteriosklerose 298
—, drusige Entartung 277, 305
—, Embolien 296
—, Embolien, Cholesterinkristallembolie 297
—, —, Fettembolie 296
—, —, Gasembolie 297
—, —, Luftembolie 297
—, —, spontane atheromatöse Embolisation 297
—, Hyalinose 303
—, hypertonische Erkrankung 302
—, Makroembolien 296
—, Mikroembolien 296
—, Sklerose, scalariforme 303
—, Thrombose 299
Hirngewichte 268
Hirnmassenblutungen, hypertonische 302, 303
Hirnödem 335
—, perifokales 335
—, posttraumatisches 325
Hirnsandbildung 19
Hirnsklerose, tuberöse, BOURNEVILLE 346
Hirntumoren, autochthone 337
—, Histogenese 338
—, metastatische 345
Hirnvenenthrombose 306
Hirnverletzung, offene 325
Hirnverletzungen, gedeckte 326
Histamintest 69
Histiozytom, jugendliches 242
Hitzschlag 332
Hoden 146
—, Atrophie 148
—, Blutungen 149
—, Chondrome 153
—, Choriocarcinom 154
—, Fehlwanderung 83
—, Fibrome 153
—, Geschwülste 153
—, Hämangiome 153
—, Hydatiden 152
—, hypernephroides Carcinom 155

Hoden,
—, Infarkte, hämorrhagische 149
—, Leiomyome 153
—, Lipome 153
—, Nekrosen, anämische 148
—, Osteome 153
—, Rhabdomyome 153
—, Sarkome 153
—, Seminom 154
—, —, reines 154
—, Teratoma adultum 155
—, — embryonale 155
—, Zwischenzellentumoren 153
—, Zysten 152
Hodencarcinom 154
Hodenhüllen 147
—, Geschwülste 157
Hodensyphilis 151, 152
—, Differentialdiagnose 152
Hodentuberkulose 151
—, Differentialdiagnose 152
Holzphlegmone 29
Honigwabenstrukturen 340
Hormon 2
—, adrenocorticotropes 7
—, —, Wirkungsweise 72
—, Exophthalmus produzierendes- 8
—, follikelstimulierendes- 7
—, luteo-mammotropes 8
—, Luteotropin 7
—, Melanocyten stimulierendes- 8
—, Parathormon 46
—, Prolactin 7
—, somatotropes 7
—, thyreotropes 7
—, Zwischenzellstimulierendes- 7
Hormonbausteine 3
Hormone, Antihormone 4
—, Ausschüttung 3
—, eiweißartige 4
—, Polypeptidhormone 4
—, releasing factors 3
—, Schicksal der 3
—, Steroidhormone 4
Hormonproduktion, Standorte sogenannter H. 7
Hormonquotient 167
Hormonsynthese, 1. Stufe 23

Hormonsynthese, 2. Stufe 23
Hungerosteopathie 196
Hürthle Zellen 22, 46
Hyalin, epitheliales 22
Hydatiden 152
Hydramnion 130
Hydranenzephalie 274
Hydrenkephalokrinie 18
Hydrocele 156
— bilocularis 157
— funiculi spermatici 157
— herniosa 157
— multilocularis 157
— processus vaginalis 156
— spermatica 153
Hydrocephalus connatus 64
— internus et externus e vacuo 278
Hydromyelie 347
Hydrorrhoea uteri gravidi decidualis 130
Hydrosalpinx 103
Hygroma durae matris 331
Hypercorticoidismus 71
Hypercortizismus 71
Hypernephroides Carcinom 99, 155
Hyperostosen 204
— bei Akromegalie 205
—, allgemeine 206
—, cerebral bedingte 205
—, dysostotische 205
—, hormonal bedingte 205
—, ostitische 205
—, Schädeldach 204
Hyperparathyreoidismus, primärer 49
—, quartärer 49
—, quintärer 49
—, sekundärer 49
—, tertiärer 49
Hypertonische Erkrankung, Hirngefäße 302
— —, —, Rupturblutung 304
Hypertrichose 272
Hypogonadismus, männlicher 158
Hypophyse 4
—, Diaphragma sellae 5
—, Sinus venosus parahypophyseos Ridleyi 5

Hypophyse,
—, Vorderlappenhernien 9
Hypophysenadenome 344
Hypophysenganggeschwülste 344
Hypophysengewichte 6
Hypophysenhinterlappen, Basophileneinwanderung 7
—Syndrome 14
Hypophysenpfortader 5
Hypophysenvorderlappen, Adenome 11, 344
—, Amyloidose 9
—, Atrophie 9
—, Cholesteatom 11
—, Cytologie 6
—, entzündliche Erkrankungen 11
—, Epidermoidtumoren 11, 344
—, Erdheim-Tumoren 11, 344
—, Geschwülste 11
—, Hämochromatose 9
—, Hypoplasie 9
—, Koagulationsnekrosen 9
—, Kraniopharyngeome 11, 344
—, Lues 11
—, Margaritom 11, 344
—, Morbus Besnier-Boeck-Schaumann 11
—, Nekrose, postpartuale 10
—, Reye-Sheehan-Syndrom 10
—, Simmondssche hypophysäre Kachexie 10
—, Tuberkulose 11
Hypophysis pharyngica 5
Hypopituitarismus 14
Hypoplasie 9, 26, 82, 84
Hypospadie 84
Hypothalamisches System 16
Hypothyreosen 36
Hypoxydose 292
—, cerebrale 292
—, histotoxische 292
—, hypoxämische 292, 333
—, hypoxische 292
—, ischämische 292

Idiotie, amaurotische 288
Impressiones gyrorum 268
Induratio penis plastica 170

— — —, Kollagenose 170
Infarkte, blande 230
—, hämorrhagische 149
Infarzierung, hämorrhagische 306
Infektion, puerperale 144
Influenzabazillenmeningitis 312
INH-Intoxikation 292
Innendrüse 165
Innere Sekretion 1
Insult, angiospastischer 299
Interrenalismus 71
Intersexualismus 77
Invasion, choriale 129
Isthmus uteri 106

Jakob-Creutzfeldtsche Krankheit 276, 290
Jodination 23
Jodisation 23

Kahnkopf 265
Kaiser-Fleischerscher Kornealring 290
Kalbsmilcher 52
Kautschukkolloid 26
Keilkopf 265
Keimdrüsenepithel 75
Keimdrüsenfalte 75
Keimlager 273
Keimstränge 75
Kephalohaematom 207
Kephalohaematoma, extremum, externum 207
— internum 207
Kerneinschlüsse, eosinophile 320, 322
Kernikterus 275
Kerninfarkt 300
Kieler Knochenspan 185
Kinderlähmung, cerebrale 274
Kirrhonose 139
Kleinhirnbrückenwinkeltumoren 342
Kleinhirnrindenatrophie 334
— vom Purkinjezelltyp 282
Kleinzystische Degeneration, Ovarium 91
Klinefelter-Syndrom 158
Klippel-Feilsche Halssteifung 191
Kniegelenkmenisci 263
—, Entwurzelung, hintere 264
—, —, vordere 264

Kniegelenkmenisci,
—, Korbhenkelriß 264
—, Längsriß 264
—, — mit Dislokation der Rupturenden 264
Knochen s. auch Skelett
—, Aktinomykose 220
—, Atrophie, exzentrische 197
—, —, konzentrische 197
—, —, senile 196
—, —, trophoneurotische 197
—, Bälkchendifferenzierung, filigranähnliche 224
—, Camurati-Engelmann-Syndrom 194
—, Chondrome 236
—, —, Halbseitenform 237
—, —, Strahlform 237
—, —, systematisiertes Auftreten 237
—, Druckatrophie 195
—, Eburneisation 211
—, Fibrom, nicht-ossifizierendes 232
—, geschwulstähnliche Erkrankungen 231
—, Geschwülste 231
—, —, sekundäre 246
—, —, —, bei hypernephroiden Carcinomen 246
—, —, —, bei Magenkrebs 246
—, —, —, bei Mammacarcinomen 246
—, —, —, bei Melanom 246
—, —, —, bei Prostatacarcinomen 246
—, —, —, bei Schilddrüsencarcinomen 246
—, Gitter, v. Recklinghausensche 186
—, gummöse Entzündung 215
—, Halisterese 186
—, Hämangiome 240
—, Histiozytom, jugendliches 242
—, Inaktivitätsatrophie 195
—, Infarkte, blande 230
—, Kanäle, perforierende 186
—, Lepra 219
—, —, fossile Knochenreste 219
—, Lymphogranulomatose 219
—, Markphlegmone 209

Knochen, Medullisation 210
—, Miliartuberkulose 212
—, Morbus Besnier-Boeck-Schaumann 218
—, Resorption, lacunäre 185
—, Riesenzellengeschwülste, gutartige 234
—, Spongiosaumbauten 225
—, Spontannekrosen, Beziehung zu einem Trauma 228
—, Syphilis 215
—, —, Granulationsgewebe 217
—, —, gummöse Entzündung 215
—, —, Kalkgitter 217
—, —, ossifizierende Entzündung 216
—, Thrypsis 186, 200
Knochenabbau, pathologischer 185
Knochenabszeß 212
Knochenaneurysma 235
Knochenbildung, chondrometaplastische 187
Knochenkavernen 213
Knochennekrosen, aseptische 226
—, —, berufliche 229
—, —, Einteilung 229
—, —, spontane 229
Knochensand 214
Knochentuberkulose 212
—, Epiphysen der Röhrenknochen 214
—, Lokalisationsformen, besondere 214
—, Pachymeningitis spinalis tuberculosa 214
—, Pottscher Buckel 214
—, Schädeldach 214
—, Senkungsabszeß 214
—, Wirbelsäule 214
Knochenveränderungen bei abnormer Stoffablagerung 202
— bei Amyloidablagerungen 204
— bei Diabetes mellitus 203
— bei Hämatoporphyrie 203
— bei Hämochromatose 203
— bei Hand-Schüller-Christianscher Krankheit 204
— bei Icterus 203

Knochenveränderungen
— und Innere Sekretion 202
— bei Morbus Gaucher 203
— bei Paraproteinablagerungen 204
Knochenzyste, juvenile 233
Knochenzyste, seröse 210
—, solitäre 233
Knopfsondeneinbruch, CHROBAK 122
Knötchenenzephalitis 323
Köhler I 227
Köhler II 227
Kolliquationsnekrose 293
—, Stadium I 293
—, Stadium II 294
—, Stadium III 295
Kolloidkröpfe 31
Kolloidzysten 341
Kolposkopie, HINSELMANN 121
Kontusionen, kortikale 327
—, zentrale 328
Kopf, Abflachung 250
—, Walzenform 250
Korbhenkelriß 264
Körnchenzellen, endometriale 108
Korsakow-Psychosen 333
Kraniopharyngeome 11, 344
Kraniosclerosis 206
Kraniostenose 206
Kraniotabes 201
Kraurosis vulvae 127
Kretinismus 37
—, endemischer 37, 202
—, sporadischer 37, 202
Kropf, Kröpfe s. auch Struma
— bei Morbus Basedow und Myxödem 33
Kropfbildung, Ursachen der 38
Kröpfe, Kolloidkröpfe 31
—, mikromorphologische Manifestation 31
—, Parenchymkröpfe 31
Kropfproblem 31
Krukenbergtumoren 99
Kugelblutungen 303
Kugelventil 164
Kuru 275
Kurzschlüsse, arterio-venöse 340

Kybernetik 2
Kyematogenese 270
Kyphoskoliose 201
Kystom, papilläres pseudomucinöses 93
—, traubiges pseudomucinöses 93
Kystome 93, 95

Lactes 52
Lafora-Körperchen 288
Langdon Down-Syndrom 273
Lateralsklerose, amyotrophische 276, 285
Laurence-Moon-Biedl-Bardet-Syndrom 15
Leberglia 291
Leighsche Krankheit 291
Leistenhoden 83
Leiter, histogenetische 338
Leontiasis ossium 206
Leptomeningitis 311
— chronica circumscripta adhaesiva cystica 311
—, eitrige 311
—, nicht-eitrige 311
—, syphilitische 313
—, tuberkulöse 313
Leptomeninx 268
Leukencephalopathie, progressive multifokale 320, 346
Leukenzephalitis, hämorrhagische 321
—, subakute sklerosierende, v. BOEGAERT 322
Leukodystrophie, metachromatische 289
Leukodystrophien 287
Leukoplakie 171
Leydigsche Zwischenzellen 147
Lindau-Tumoren 343
Liparocele 157
Lipocele 157
Lipotropin 9
Liquor cerebrospinalis 268
Liquorräume, äußere 268
—, innere 268
Listeria-Enzephalomyelitis 323
Listeriose 117

Lithokelyphopädion 141
Lithopädion 141
Lochien 144
Loosersche Umbauzonen 199, 230
Lues, s. auch bei den einzelnen
 Organen
— cerebro-spinalis 282, 315
Lunatummalacie 227
Luteinzysten 90
Luxations-Perthes 227
Lymphgefäßzysten 126
lymphocytosis stimulating factor 54
Lymphogranuloma inguinale 125
Lymphogranulomatose, s. bei den
 einzelnen Organen
Lyssa 317

Mafucci-Syndrom 237
Makrogenitosomia praecox 19
Makromastie 181
— bei Cushing-Syndrom 181
Malacie, myeloplastische 190
Malum coxae juvenile 227
— — senile 249
Mamma s. auch Brustdrüse
—, Adenom 178
—, —, reines 178
—, Adenome, zystopapilläre 178
—, Adenose 178
—, Aktinomykose 174
—, akzessorische 173
—, August Mostscher Lymphknoten 182
—, Epitheliofibrosen 175, 178
—, Epithelzysten, v. Saarsche 177
—, Fibroepitheliosen 178
—, Geschwülste, Übersicht 177
—, Lues 174
—, Spaltenadenom 179
—, Tuberkulose 174
Mammacarcinom 179
—, Carcinom, Drüsenkörper 179
—, —, Mamille 179
— und Follikelhormon 176
—, Milchgangskarzinom 178
—, Paget's disease 181
—, Paget's disease of the nipple 180
—, schleimbildendes 180

Mammacarcinom, scirrhöses
 (Scirrhus) 179
Mammacarcinome, Comedocarcinome 180
—, cribriforme 180
—, lobuläre 180
—, Plattenepithelkrebse 180
Marchandsche Nebenniere 64
Marchiafava-Bignamisches Syndrom 334
Margaritome 11, 344
Markphlegmone 209
—, cerebrale 326
Marmor-Knochenkrankheit 192
Marschgeschwulst 229
Massenverschiebung 330, 336
Mastitis 174
— obliterans 174
—, Retentions- 174
Mastodynie und Fibroadenomatose 182
Mastopathia chronica cystica 176
— —, maligne Entartung 177
—, proliferative 176
Matronenpolyp 119
Maturationsarrest 132
Maturitas praecox placentae 132
— retardata 132
Medullisation 210
Medulloblastome 338
Megalenzephalie 268
Melanoblastome, Leptomeninx 343
Melanome, maligne 128
Melatonin 19
Mélorhéostose 194
Membran pyogene 88
Membrana chorii, Phlegmone 133
Meningeome 341, 342
—, endotheliomatöse 342
—, fibromatöse 342
Meningitis, basale 311, 313
—, Blastomykose-M. 313
—, sympathische 311
Meningoenzephalitis 315
Meningokokkenmeningitis 312
Meningozelen 272
Menomastopathia 172
Meroenzephalie 272
Merokranie 272

Merseburger Trias 34
Mesonephroma ovarii Schiller 98
Metachromasie, braune 289
Metallosteopathien 202
Metamorphose, kalkmilchartige 295
Metritis tuberculosa 116
Metrolymphangitis puerperalis 146
Metrophlebitis puerperalis 146
Meynertsche Hirnstammachse 273
Michaud-Hitzigsche Epithelbläschen 37
Migration 273
—, Störungen der 273
Mikrenzephalie 268
Mikroangiome 309
Mikrocarcinome 121
Mikrocephalie 64
Mikrogliazellen 270
Mikropolygyrie 273
Milchgangskarzinom 178
Milieu intérieur 1
Milkmansche Linien 199
Minamata-Krankheit 335
missed abortion 131, 138
Mola hydatidosa botryoides 131
— — progressiva 132
— — progressiva destruens 135
Mole, sterile 131
Möller-Barlow-Syndrom 207
Mongolismus 273
Monojodthyronin 23
Morbus Addison 69
— —, Pigmentierungsproblem bei 70
— —, Tuberkulose 69
— Basedow 33
— —, Entkoppelung 35
— —, pathologische Anatomie 35
— Canavan 292
— Morquio 192
— Ollier 237
— Whipple 323
Morgagnis Triade 205
mors thymica 58
Mosaikstrukturen 222
Müllersches Epithel, Zysten aus 126
Multiple Sklerose 319
Multiplicitas testiculorum 83

Muskelatrophie 285
—, neurogene 285
—, progressive spinale 283
—, — —, Typus Duchenne-Aran 284
—, — —, Typus Werdnig-Hoffmann 283
—, Verteilungsmuster 285
Muskeldystrophie, progressive Erbsche 286
Myatonia congenita Oppenheim 284
Myelinisationsgliose 269
Myelinopathie, Grinkersche 333, 335
Myelinolyse, zentrale pontine 334
Myeloarchitektonik 269
Myelolipome 67
Myelom, Sehnenscheiden 235
Myelopathia necroticans Foix-Alajouanine 302
Myelopathien, progressive vasozirkulatorische 302
Myeloplaxen 224
Myelozystozelen 272
Myoklonusepilepsie, progressive 288
Myome, s. auch bei den einzelnen Organen
—, atypische 119
—, „dunkle" 117
—, experimentelle Reproduktion 118
—, „helle" 117
—, intramurale 117
— der Mittellinie 117
—, submuköse 117
—, subseröse 117
—, Uterus 117
—, Wachstumszentren 118
Myometritis 116
— phlegmonosa 145
Myopathie 285
—, central-core 287
—, myotubuläre 287
—, Nemaline-M. 287
—, Riesenmitochondrien-M. 287
—, zentro-nukleäre 87
Myxödem 36
Myxoma chorii 131
Myxoplastisches Sarkom 243

Naevoxantho-Endotheliom 242
Nageottesche Zone 82
Nahtsynostosen, prämature 265
Nannosomia hypoplastica 189
— pituitaria 202
— primordialis 189
— thyreogenes 202
Narkosezwischenfälle 334
Natriumnitritvergiftung 333
Nebenhoden, Hydatiden 152
—, hypernephroides Carcinom 155
—, Retentionszysten 152
—, Zysten 152
Nebenhodensyphilis 151
Nebenhodentuberkulose 151
Nebenhypophysen 9
Nebenniere, Marchandsche-N. 64
—, Versprengungen 64
Nebennieren 60
—, Alarmphase 64
—, Amyloidose 65
—, Apoplexie 65
—, Blutungen 65
—, cytotoxische Schrumpfnebenniere 65
—, entzündliche Erkrankungen 65
—, Erschöpfungsphase 64
—, Fehlen, doppelseitiges, angeborenes 63
—, Geschwülste 66
—, —, sonstige 68
—, Hämochromatose 65
—, kalkdichte Schatten 65
—, Kreislaufstörungen 65
—, Lymphogranulomatose 66
—, Mißbildungen 63
—, Resistenzphase 64
—, Stoffwechselstörungen 65
—, Tollwut 66
—, toxische Läsionen 65
—, Tuberkulose 66
Nebennierengewichte 62
Nebennieren-Insuffizienz 70
Nebennierenmark, Geschwülste 67
—, Phäochromoblastome 67, 68
—, Phäochromocytome 67, 68
—, Sympathicogoniome 67
—, Sympathoblastome 67

Nebennierenrinde, Adenom 67
—, Carcinom 67
—, Geschwülste 66
—, Hyperplasie 66
—, Myelolipome 67
—, Superfunktion 71
Nebennieren-Syndrome 68
Nekrose, Calcaneus-Apophyse 228
—, 2. Metatarso-Phalangealgelenk 227
—, Os naviculare pedis 227
—, Tibiaapophyse 227
Nervensystem s. auch Gehirn
Nervensystem 267
—, Atrophien, diffuse 276
—, —, systematische 279
—, Erbleichungsherde 292
—, Fehlbildungen 271
—, Mißbildungen 270
—, Morbus Besnier-Boeck-Schaumann 323
—, Prozesse, atrophisierende 276
—, —, degenerativ-metabolische 275
—, Röntgenspätschädigung 332
—, Sauerstoffmangel 271
Netzhautgeschwülste 346
Neurikrinie 5
Neurinome 341
Neuroblasten 273
Neurofibromatose, generalisierte 346
— v. Recklinghausen 341, 346
Neurofibrome 341
Neurohormonale Zellen 22
Neurokrinie 5, 18
—, Sekretstrom, zentrifugaler 18
—, —, zentripetaler 18
—, Sekretwege, zentrifugale und zentripetale 18
Neuromyelitis optica 321
Neuronophagie 293, 318
Neuropil 269
Neurosekretion 16
Nidus 240
Niemann-Picksche Krankheit 288
Nonidez-Zellen 46
Nonne-Mariesche-Heredoataxie 281
Noxen, chemische 333
Nucleus infundibularis 16

Nucleus
— paraventricularis 16
— supraopticus 16
— tuberis 16

O-Beine 201
Oberflächenpapillom 94
Oestrogenwirkung 107
Oligodendrogliome 340
—, Honigwabenstrukturen 340
Oligodendrozyten 269
Oligohydramnion 130
Onkozyten 22
Oophoritis 88
Orchiepididymitis syphilitica 151
Orchitis 149
—, akute 150
—, chronische 150
—, granulomatöse 149
—, gummöse 151
—, hämatogene 149
—, interstitielle fibroplastische 151
Ossifikation, chrondrale 183
—, desmale 183
Ossifikationsdefekte 189
Ossifikationspunkte 183
Osteitis fibrosa cystica Albright 241
Ostéoarthropathie hypertrophiante pneumique 206
Osteoblastom, benignes 239
Osteochondritis deformans juvenilis coxae 227
— dissecans 228
— luica 216
Osteodysplasia enchondrotica 237
Osteodystrophia fibrosa Jaffé-Lichtenstein-Uehlinger 241
Osteofibrom, xanthöses 242
Osteofibrosis deformans juvenilis 241
Osteogene Sarkome 243
Osteogenesis imperfecta 190
— — tarda 191
Osteoid-Osteom 240
Osteoklastisches Sarkom 243
Osteoklastome 226
Osteomalacie 198
—, puerperale 198

Osteome 238
—, harte 238
Osteomyelitis 208
—, akute 209
—, chronische 211
— fibrosa 211
—, gummöse 216
—, käsige 213
—, seröse 222
—, tuberkulöse 213
Osteopathie bei Hypercortizismus 196
— bei Morbus Cushing 196
Osteopetrosis 192
— Albers-Schönberg II 193
Osteophyt 210
—, rachitisches 200
Osteoplastisches Sarkom 243
Osteopoikilie 193
—, Form, noduläre 194
—, —, nummuläre 194
—, —, striäre 194
—, Formen 194
Osteoporosis cranii circumscripta 222
Osteopsathyrosis 190
Osteosklerose 198
Osteosclerosis fragilis generalisata 192
Osteosklerotische Anämie 193
Ostitis 208
—, akute 209
—, chronische 211
— condensans 211
— — disseminata 194
— cystoides multiplex Jüngling 218
— deformans Paget 221
— — —, Formen 222
— — —, grobmaschig-zystische Form 222
— — —, sklerotische Form 222
— — —, strähnige Form 222
— — —, wabig-zystische Form 222
— fibrosa generalisata Engel-v. Recklinghausen 223
—, käsige 213
—, rarefizierende 211
Otter-, Speck- und Wasserkälber 189
Ovarialkrebse 97
—, primäre 97

Ovarialkystome, Histogenese 95
—, krebsige Umwandlung 95
Ovarialsteine 87
Ovarium 84
—, Abszeß 88
—, Adenom, tubuläres 92
—, Aplasie 81
—, Arrhenoblastome 99
—, Atrophie, senile 87
—, Bildungsfehler 81
—, Chondrom 100
—, Cystadenoma cilioepitheliale serosum 94
—, — papilliferum serosum 94
—, — pseudomucinosum simplex 93
—, — serosum simplex 94
—, Dermoide 101
—, Dysgerminome 98
—, Endotheliom 100
—, Follikelempyem 88
—, Follikelhämatome 87
—, Follikelzysten 89
—, Geschwülste 89, 92
—, hypernephroides Carcinom 99
—, kleinzystische Degeneration 91
—, Krebsformen, besondere 97
—, Membran, pyogene 88
—, Myome 100
—, Myxom 100
—, Oberflächenpapillom 94
—, Osteom 100
—, Peritheliom 100
—, Phlegmone 88
—, Sarkome 100
—, Seminome 98
—, spezifische Entzündungen 89
—, Teratome 101
—, Tumoren, bösartige, epitheliale 97
—, —, gutartige, epitheliale 92
—, Zwischenzell-Tumoren 99
—, Zysten, endometrioide 90
—, zystische Geschwülste 92
—, Zystom, traubig-polypöses seröses 94
—, Zystome, krebsige 97
Oxytocin 8

Pacchionische Granulationen 268

Pachygyrie 273
Pachymeningitis 310
— cervicalis hypertrophicans 311
Pachymeningosis dissecans 331
— haemorrhagica interna 331
Paget's disease 181
—, —, boules 181
— —, globes 181
— —, grains 181
— — of the nipple 180
Pallidumerweichung, bilaterale 333
Panenzephalitis, einheimische, PETTE-DOERING 322
Papovaviren 320
Paraffinkrätze 172
Parafollikuläre Zellen 22
Paralyseeisen 316
Paralyse, progressive 316
Paralysis agitans 280
Parametritis 116
Paraprostatische Drüsen 165
Parastruma maligna 40, 42, 48
Parathormon 46
Parathyreoiditis 48
Parenchymkröpfe 31
Parenchymnekrose, elektive 293
Parenchymnekrosen, mottenfraßartige 296
Parkinsonismus, postenzephalitischer 280, 317
—, posttraumatischer 327
Parkinsonsche Krankheit 276, 280
Parovarialzysten 96
Pathoklise 279
Pechwarzen 172
Pectus carinatum 201
Pelizaeus-Merzbachersche Krankheit 288
Penis 170
—, Aplasie 84
—, Blumenkohlkrebs 171
—, Condyloma acuminatum 170
—, Erythroplasie 171
—, Hypoplasie 84
—, Leukoplakie 171
— subcoccygeus 84
Peniscarcinome 171

365

Penisspaltbildungen 84
Periorchitis chronica serosa 156
— fibroplastica 156
— proliferans 156
Periostitis 208
— albuminosa 210
—, akute 208
—, chronische 210
— fibrosa 210
— ossificans 210
—, ossifizierende 218
— purulenta 208
— simplex 208
—, tuberkulöse 213
Peritheliom 100
Perlgeschwülste 344
Perthes, Luxations-P. 227
Phakomatosen 346
Phäochromoblast 67
Phäochromoblastome 67, 68
Phäochromocyt 67
Phäochromocytome 67, 68
—, Histamintest 69
—, Regitintest 69
Phenylketonurie 292
Phimose 84
Phlegmasia alba dolens 146
Phokomelie 191, 195
Phosphornekrose, Kiefer 212
Phrenologie 265
Picksche Krankheit 279
— —, Scheitellappentyp 279
— —, Schläfenlappentyp 279
— —, Stirnhirntyp 279
Pineoblastom 338
Pinealoblastome 20
Pinealome 341
Plaques, senile 277
Plattenepithel, gesteigert atypisches 120
—, praeinvasives atypisches 120
Plattenepithelbezirke, „hormontaube" 120
Plazenta, Asynchronie 132
—, — der Ausreifung 132
—, Blutungen 133
—, Carcinom 134
—, Erkrankungen 132

Plazenta, Geschwülste 134
— bei Lues connata 137
— — Praeeklampsie 136
— — Schwangerschaftsgestosen 136
—, spezielle Morphologie 135
—, spezifische Entzündungen 133
—, Syphilis 133
—, Tuberkulose 133
— bei Übertragung 136
Plazentarinfarkte 133
Plazentarpolypen 139
Plazentarzotten bei Blutgruppeninkompatibilität 137
— — Diabetes mellitus 137
Plexus chorioideus 268
Plexuspapillome 341
Plica genitalis 75
— urogenitalis 75
Plummerung 34
Pneumokokkenmeningitis 312
Polioenzephalitis, fleckförmige 317
—, Paralysetypus 316
— anterior acuta 318
Polyarthritis rheumatica 248
— tuberculosa acuta Poncet 252
Polyneuritis 323
—, primär-entzündliche, interstitielle 324
Polyneuropathie 323, 334
Polyneuropathien, interstitielle 323
—, parenchymatöse 323
polyostotische Ostitis fibrosa 241
Polypeptidhormone 4
Porenzephalie 274
Portio, „Mikrocarcinome" 121
— uteri, Syphilis, Primäraffekte 116
Portioerosion 113
—, Erosion, echte 113
—, Fischel-Erosion 115
—, Heilungsstadien 115
—, Pseudoerosion 114
Pottscher Buckel 214
Prostata 160
—, Atrophie 161
—, chirurgische Kapsel 163
—, Geschwülste 168
—, Infarkte 168
—, Konkremente 161

Prostata
—, Sarkome 168
—, Syphilis 163
—, Tuberkulose 163
—, —, Hodogenese 163
Prostatacarcinom, Alterscarcinom 169
—, kleinzelliges 168
—, Krebs, hellzelliger 168
—, Progression 169
Prostatacarcinome 168
—, Plattenepithelkrebse 168
Prostatadrüsen, akzessorische 165
—, periurethrale 165
—, urethrale 165
Prostatahypertrophie 163
—, Adenofibroleiomyom 167
—, Altersverteilung 167
—, Form, episphinkterische 164
—, —, hyposphinkterische 164
—, Häufigkeit 167
—, Ursachen 166
Prostatasteine 161
prostatisme sans prostate 162
Prostatismus 162
Prostatitis 162
—, Aktinomykose 163
—, akute 162
—, Blastomykose 163
—, chronische 162
protein bound iodine 23
Prozesse, atrophisierende 276
—, degenerativ-metabolische 275
Psammome 342
Psammomkörperchen 342
Pseudoerosion 114
Pseudohermaphroditismus 78
— femininus 79
— — externus 79
— — internus 79
— — externus und internus 79
— masculinus 78
— — externus 78
— — externus und internus 78
— — internus 78
Pseudomonas aeruginosa 162
Pseudomyxoma peritonei e cystadenomate 93
Pseudoxanthomzellen 103

Psoriasis uteri 113
Pubertätsmakromastie, virginelle Hypertrophie 181
Puerperalfieber 144, 145
Purpura cerebri 296
Pyozephalus internus et externus 326

Quecksilberverbindungen, organische 335
Querschnittssyndrom 331

Rabies 317
Rachischisis posterior 272
Rachitis 199
—, osteoide Formationen 200
—, renale 201
—, Störung der enchondralen Ossifikation 200
— tarda 201
—, Ursachen 201
Radio-Ulnar-Synostosen 191
Redlich-Obersteinsche Zone 282
Regitintest 69
Relaxin 108
releasing-factors 3
Reserveraum 268
Retentio testis abdominis 83
— testis inguinalis 83
Reticulosen 243
Reticulumzellsarkom, peritheliomatöses 245
Retinoblastom 338
Reye-Sheehan-Syndrom 10
Rhabdomyome 153, 346
RIEDEL, eisenharte Struma 29
Riesenfibroadenom 177
Riesenwuchs 191
—, gekreuzter 191
Riesenzellen, epitheliale 28
Riesenzellengeschwülste, gutartige 234
Rinde, basale 280
Rindenprellungsherde 327, 328
ring-spot-diseases 320
Robbengliederigkeit 191, 195
Röntgenspätschädigung 332
Rosenkranz, skorbutischer 207
Rosenthalsche Fasern 339

Rückenmarkläsionen, kontusionelle 331
Rückenmarkverletzungen, gedeckte 331
Rudimentum processus vaginalis peritonei 76
Runt-Disease 55

Salpingitis isthmica nodosa 105
— rara 104
— tuberculosa 104
Salvarsanencephalopathie 335
Salzverlust-Syndrom 71
Samenblasen 159
—, Carcinome 160
Samenleiter 159
Samenstrangtuberkulose 160
Sängerfleck 128
Sarkom, s. auch bei den einzelnen Organen
—, Chondrosarkom, primäres 244
—, —, sekundäres 244
—, Ewing-Sarkom 245
—, fibroplastisches 243
—, myxoplastisches 243
—, osteoklastisches 244
—, osteoplastisches 243
Sarkome, Alveolär- 243
—, angioplastische 243
—, chondroplastische 244
—, Haferzellen- 243
—, osteogene 243
—, parossale, periostogene 243
—, skelettogene 243
—, Spindelzellen- 243
—, zellreiche, faserarme 243
Schädeldach, Lückenbildungen 189
—, Ossifikationsdefekte 189
—, Synostose 188
Schädeldachveränderungen 265
Schädel-Hirn-Verletzung, gedeckte 324
—, offene 324
Schädelumfang, Zunahme 221
Schalenkind 141
Scheide s. auch Vagina
Scheide 124
—, Angiom 126

—, Chorionepitheliom, primärektopisches 127
—, Epithelzysten, traumatische 126
—, Fibrom 126
—, Geschwülste 126
—, —, bindesubstanzlich-nichtepitheliale 126
—, —, epitheliale 126
—, Lues I 125
—, Lues III 125
—, Lymphgefäßzysten 126
—, Lymphogranuloma inguinale 125
—, Mißbildungen 82
—, Myom 126
—, Myxom 126
—, Sarkome 126
—, spezifische Entzündungen 125
—, Tuberkulose 125
—, Zysten 125
—, — endometrioide 126
Scheidendiphtherie 125
Schiefkopf 265
Schienbeine, säbelförmige 201
Schilddrüse 21
—, Adenom, toxisches 33
—, Agenesie 26
—, Aktinomykose 30
—, Amyloid 26
—, Aplasie 26
—, Carcinom 40
—, — mit amyloidem Stroma 43
—, Erwachsenen- 22
—, Geschwülste 39
—, Gewicht 22
—, Haemangioendotheliome 43
—, Hyalin 26
—, Hypoplasie 26
—, Kautschukkolloid 26
—, luische Veränderungen 30
—, Lymphogranulomatose 30
—, Mißbildungen 25
—, Morbus Besnier-Boeck-Schaumann 30
—, Neugeborenen- 22
—, Papillom 40, 42
—, Sarkome 40
—, Tuberkulose 30
Schilddrüsen, akzessorische 26

Schilddrüsenkolloid 22
Schilddrüsenkrebse, Häufigkeit 44
Schilddrüsentumor Graham,
 sklerosierender 40, 43
Schillersche Jodprobe 121
Schizogyrien 328
Schlägelchen 302
Schmetterlingsgliome 341
Schmorlsche Knötchen 260
— —, Häufigkeit 260
Schnupftabaksprostata 161
Schwangerschaft, Pathologie der 128
Schwangerschaftsosteophyt 205
Scrapie 276
Scrotalhaematom 157
Scrotalhaut, Krebse 171
Scrotum 170
Seminom, reines 154
Seminome 98, 154
Sequester 209
Serotonin 19
Sertoli-Zellen 147
Sexualentwicklung, Drehpunkt der 78
Silberbild, Veränderungen 277
Simmondssche hypophysäre Kachexie 10
Sinusthrombose 306
Skelett s. auch Knochen
—, parasitäre Erkrankungen 246
Skenesche Gänge, Zysten aus 126
Sklerose, diffuse degenerative, Typus Krabbe 289
—, konzentrische 320
—, multiple 319
Sklerosen, lobäre 274
Skorbut 207
Slow-Virus-Gruppe 318
Slow-Virus-Infektion 276
Sommerscher Sektor 293
Sonnenstich 332
Spaltenadenom 179
Spätabszesse, traumatische, cerebrale 326
Spätapoplexie, Bollingersche 329
SPC-Zellen 323
Speicherungsdystrophien 287
Spermagranulome 153
Spermatoangiitis fibrosa obliterans 151

Spermatocele 152
Spermatocystitis 159
Spermiohistiogenese 147
Spermiophagen 148
Sphingomyelinthesaurismose 288
Spielmeyer-Schaffersche Zellblähung 288
Spina bifida occulta 272
— ventosa 215
Spinalerkrankung, funikuläre 334
Spinalparalyse, spastische 283
Spindelzellensarkome 243
Spiralarterien 109
Spitzkopf 265
Spondylarthritis ancylopoetica Strümpell-Marie-Bechterew 252
Spondylosis deformans, Bandscheiben, Beziehungen zur — 263
Spongioblastome 339
Sprengelscher Schulterblatt-Hochstand 191
Stäbchenzellproliferation 293
Staphylokokkenmeningitiden 312
Status cribrosus 278, 304
— dysmyelinisatus 275
— lacunaris 302
— marmoratus 275
— spongiosus 279, 289
Steinbißsche Schalenkugeln 66
Steinkind 141
Steinmole 139
Steroidhormone 4
Streptokokkenmeningitiden 312
Strukturen, perisynaptische 278
Struma s. auch Kropf, Kröpfe
— Basedow 33
— basedowiana 33
— basedowificata 33
— diffusa microfollicularis parenchymatosa 32
— — tubularis parenchymatosa 32
—, eisenharte, RIEDEL 29
—, Getzowasche 40
— lymphomatosa Hashimoto 29
— maligna 39
— —, Formen der 40
— nodosa macrofollicularis colloides 32

369

Struma nodosa macrofollicularis
— — — cystica colloides 32
— vasculosa 27
—, wuchernde Struma Langhans 40, 41
Sturge-Webersche Krankheit 310, 346
Subarachnoidalblutung 307, 308
Sublimat-Probe von Comessatti 61
Substantia nigra 280
— —, Depigmentierung 280
Sudecksche Atrophie 197
Sympathicogoniome 67
Sympathicusneurose 34
Sympathoblast 67
Sympathoblastom 338
Sympathoblastome 67
Sympathogonie 67
Synapsen 269
Synchondrose, primäre 191
Synchondrosen 247
Syndesmosen 247
Syndrom, apallisches 329
— des chromophoben Adenomes 14
—, Marchiafava-Bignamisches Syndrom 334
—, synäretisches 277, 278
Syndrome, hypophysäre 12
—, —, Akromegalie 12
—, —, Akromikrie 13
—, —, Cushing-Syndrom 13
—, —, Diabetes insipidus 15
—, —, Dystrophia adiposogenitalis 15
—, —, Gigantismus 12
—, —, Hypophysenhinterlappen-Syndrome 14
—, —, Hypopituitarismus 14
—, —, Laurence-Moon-Biedl-Bardet-Syndrom 15
—, —, Syndrom des chromophoben Adenomes 14
—, —, Zwergwuchs 12
—, neurokutane 346
Synergiden 2
Synostose 191
—, Schädeldach 188
Synovialom 254
Syphilis, s. bei den einzelnen Organen

Syringobulbie 347
Syringomyelie 346, 347
Systematrophien 276

Tabes dorsalis 275, 282
Tabo-Paralyse 282
Target-fibers 285
Teratoma adultum 155
— embryonale 155
Teratome 101, 155
Terminationspunkt, teratogenetischer 270
Tetanie, chronische 45
Tetrajodthyronin 23
Thalidomid-Unglück 191
Thalliumvergiftung 335
Thelitis 174
Theorie, dysplastisch-hämodynamische 309
Thixotropie 326
Thrypsis 186, 200
Thymus 52
—, Fehlbildungen, geschwulstähnliche 56
—, Geschwülste 59
—, —, banale 59
—, —, spezifisch-thymische 59
—, Infektabwehr 54
—, Lymphogranulomatose 57
—, Mißbildungen 56
—, Syphilis 57
—, Tuberkulose 57
Thymusgewichte 53
Thymushyperplasie bei Akromegalie 58
— bei Morbus Addison 58
— bei Morbus Basedow 58
— bei Myasthenia pseudoparalytica gravis 58
— bei Status thymico-lymphaticus 58
— bei Status thymicus 58
— bei Störungen der Keimdrüsen 58
Thymusinvolution 53
—, akzidentelle 56
Thyreocalcitonin 46
Thyreoiditis 27
—, Autoimmun- 30

Thyreoiditis,
—, Chagas- 30
— als Mitreaktion 28
— de Quervain 28
Thyreostatica 24, 38
Thyroxin 23
Tigrolyse 292
Tollwutenzephalitis 317
Totalnekrose 293
Totenlade 211
—, Kloaken 212
Toxoplasma-Enzephalitis 323
Toxoplasmose 323
Transfusions-Syphilis 16
Triäthylzinnvergiftung 292
Trijodthyronin 23
Triorchie 83
Triorthokresylphosphatvergiftung 335
Trisomie 21, autosomale 273
Trommelschlägelbildung 206
Tubarabort, eigentlicher 141
Tubargravidität, Schicksal 140
Tube s. auch Eileiter
—, Geschwülste 105
—, —, bösartige 106
—, —, gutartige 105
—, infantile 82
Tubendurchwanderung, Hindernisse 142
Tuberkulose, s. auch bei den einzelnen Organen
—, genito-primäre 150
—, genito-sekundäre 151
Tuboovarialzysten 105
Tunica vaginalis propria testis 76
Turmkopf 265

Uhrglasnägel 206
Ulegyrien 274
Umbauzonen, LOOSER 199, 230
Uratohistechie 254
Urnierenabschnitt, epigenitaler 75
Urogenitalverbindung 75
Urosepsis 167
Uterus s. auch Gebärmutter
—, Adenome 119
— arcuatus 82

Uterus bicornis bicollis 82
— — unicollis 82
— biforis 82
—, Carcinome 119
—, —, Cervixcarcinome 122
—, —, Collumcarcinome 119
—, —, Corpuscarcinome 119, 123
—, —, —, Adenocarcinome 123
—, —, —, Adenokankroid 123
—, —, —, Carcinome, solide 123
—, —, —, malignes Adenom 123
—, —, Portiocarcinome 120
—, —, —, Frühdiagnose 121
—, —, —, Plattenepithelcarcinom, praeinvasive Phase 121
—, —, Stumpfcarcinome 122
—, Carcinosarkome 124
—, Cervixhöhlenkrebs, tiefer 122
— didelphys 82
—, Hypoplasie 82
—, Papillome 119
—, Psoriasis uteri 113
— septus bilocularis 82
— — bilocularis cum vagina septa 82
— subseptus 82
—, Tumoren, epitheliale 119
Uterusmucosa bei ektopischer Gravidität 143
Utriculus prostaticus 76

Vagina s. auch Scheide
—, Reinheitsgrad 124
Vaginitis emphysematosa 126
— exfoliativa dissecans 125
Van Dyke-Protein 9
Vasopressin 8
Vertebra plana Calvé 228
Vesiculitis seminalis 159
Viren, langsame 276
Visna 276, 320
Vitalcytologie 122
Vulpiansche Eisenchlorid-Reaktion 61
Vulva 127
—, Condylome, spitze 128
—, Fibroadenome 128
—, Fibrome 128
—, Geschwülste 128
—, Leiomyome 128

Vulva,
—, Lipome 128
—, Melanome, maligne 128
—, Myxome 128
—, Papillome 128
Vulvovaginitis, primäre gonorrhoische 127

Wallenberg-Syndrom 301
Wallersche Degeneration, sekundäre 276
Wanderzellen, choriale 129
Warzenhof, Entzündungen 174
Wasting-Syndrom 55
Waterhouse-Friderichsen-Syndrom 70
Wernickesche Enzephalopathie 291, 334
— —, infantile 291
Wilsonsche Krankheit 290
Wirbelbogen 257
Wirbelkörper, Deckplatte 257
—, Grundplatte 257
Wirbelkörperendplatte 257
Wirbelsäulenskoliose 191
Wirkstoffmangelhypoxydose 292, 333
— à distance 291
Wurzelstock 184

Xanthochromie 203
Xanthogranulom 242
Xanthoma tuberosum multiplex juvenile 242

Zellen, Askanazy- 46
—, basophile 6
—, chromophobe 6
—, eosinophile 6
—, Helle- 22, 23

Zellen, Hürthle- 22, 46
—, neurohormonale 22
—, Nonidez- 46
—, parafollikuläre 22
—, Sertoli-Z. 147
Zellerkrankung, homogenisierende 293
Zellveränderung, ischämische 292
Zentralnervensystem, Geschwülste 337
Zephalozelen 272
Zirbeldrüse 18
—, Geschwülste 20
—, Glomerulotropin 19
—, Melatonin 19
—, Pinealoblastome 20
—, Pinealome 20
—, Serotonin 19
Zona dermatica 272
— epithelio-serosa 272
Zuckergußkrebs 113
Zwergwuchs 12, 189
—, primordialer, v. HANSEMANN 189
Zwischenwirbellöcher 257
Zwischenwirbelscheiben 257
—, Ausbuchtungen 259
—, hohe 259
—, niedrige 259
Zwischenwirbelscheibengewebe, Verlagerungen 260
Zwischenzell-Tumoren 99
Zwittertum 77
Zyklopie 271
Zysten, s. auch bei den einzelnen Organen
—, endometrioide 90, 126
Zystenmamma, blutende 177
Zystische Geschwülste 92
Zystizerkenmeningitis 313
Zystom, traubig-polypöses seröses 94
Zystome, krebsige 97
zytoarchitektonisch 269

200~# Heidelberger Taschenbücher

Medizin – Biologie

3 W. Weidel: Virus und Molekularbiologie. 2. Auflage. DM 5,80
4 L. S. Penrose: Einführung in die Humangenetik. DM 8,80
5 H. Zähner: Biologie der Antibiotica. DM 8,80
18 F. Lembeck/K.-F. Sewing: Pharmakologie-Fibel. DM 5,80
24 M. Körner: Der plötzliche Herzstillstand. DM 8,80
25 W. Reinhard: Massage und physikalische Behandlungsmethoden. DM 8,80
29 P. D. Samman: Nagelerkrankungen. DM 14,80
32 F. W. Ahnefeld: Sekunden entscheiden – Lebensrettende Sofortmaßnahmen. DM 6,80
41 G. Martz: Die hormonale Therapie maligner Tumoren. DM 8,80
42 W. Fuhrmann/F. Vogel: Genetische Familienberatung. DM 8,80
45 G. H. Valentine: Die Chromosomenstörungen. DM 14,80
46 R. D. Eastham: Klinische Hämatologie. DM 8,80
47 C. N. Barnard/V. Schrire: Die Chirurgie der häufigen angeborenen Herzmißbildungen. DM 12,80
48 R. Gross: Medizinische Diagnostik – Grundlagen und Praxis. DM 9,80
52 H. M. Rauen: Chemie für Mediziner - Übungsfragen. DM 7,80
53 H. M. Rauen: Biochemie – Übungsfragen. DM 9,80
54 G. Fuchs: Mathematik für Mediziner und Biologen. DM 12,80
55 H. N. Christensen: Elektrolytstoffwechsel. DM 12,80
57/58 H. Dertinger/H. Jung: Molekulare Strahlenbiologie. DM 16,80
59/60 C. Streffer: Strahlen-Biochemie. DM 14,80
61 Herzinfarkt. Hrsg. von W. Hort. DM 9,80
68 W. Doerr/G. Quadbeck: Allgemeine Pathologie. DM 5,80
69 W. Doerr: Spezielle pathologische Anatomie I. DM 6,80
70a W. Doerr: Spezielle pathologische Anatomie II. DM 6,80
76 H.-G. Boenninghaus: Hals-Nasen-Ohrenheilkunde für Medizinstudenten. DM 12,80
77 F. D. Moore: Transplantation. DM 12,80
79 E. A. Kabat: Einführung in die Immunchemie und Immunologie.

Aus den übrigen Fachgebieten

1 M. Born: Die Relativitätstheorie Einsteins. 5. Auflage. DM 10,80
2 K. H. Hellwege: Einführung in die Physik der Atome. 3. Auflage. DM 8,80
6 S. Flügge: Rechenmethoden der Quantentheorie. 3. Auflage. DM 10,80
7/8 G. Falk: Theoretische Physik I und Ia auf der Grundlage einer allgemeinen Dynamik.
Band 7: Elementare Punktmechanik (I). DM 8,80
Band 8: Aufgaben und Ergänzungen zur Punktmechanik (Ia). DM 8,80
9 K. W. Ford: Die Welt der Elementarteilchen. DM 10,80
10 R. Becker: Theorie der Wärme. DM 10,80
11 P. Stoll: Experimentelle Methoden der Kernphysik. DM 10,80
12 B. L. van der Waerden: Algebra I. 7. Auflage der Modernen Algebra. DM 10,80
13 H. S. Green: Quantenmechanik in algebraischer Darstellung. DM 8,80
14 A. Stobbe: Volkswirtschaftliches Rechnungswesen. 2. Auflage. DM 12,80
15 L. Collatz/W. Wetterling: Optimierungsaufgaben. DM 10,80
16/17 A. Unsöld: Der neue Kosmos. DM 18,–

19	A. Sommerfeld/H. Bethe: Elektronentheorie der Metalle. DM 10,80
20	K. Marguerre: Technische Mechanik. I. Teil: Statik. DM 10,80
21	K. Marguerre: Technische Mechanik. II. Teil: Elastostatik. DM 10,80
22	K. Marguerre: Technische Mechanik. III. Teil: Kinetik. DM 12,80
23	B. L. van der Waerden: Algebra. 4. Auflage der Modernen Algebra II. DM 14,80
26	H. Grauert/I. Lieb: Differential- und Integralrechnung I. 2. Auflage. DM 12,80
27/28	G. Falk: Theoretische Physik II und IIa. Band 27: Allgemeine Dynamik. Thermodynamik (II). DM 14,80 Band 28: Aufgaben und Ergänzungen zur Allgemeinen Dynamik und Thermodynamik (IIa). DM 12,80
30	R. Courant/D. Hilbert: Methoden der mathematischen Physik I. DM 16,80
31	R. Courant/D. Hilbert: Methoden der mathematischen Physik II. DM 16,80
33	K. H. Hellwege: Einführung in die Festkörperphysik I. DM 9,80
34	K. H. Hellwege: Einführung in die Festkörperphysik II. DM 12,80
36	H. Grauert/W. Fischer: Differential- und Integralrechnung II. DM 12,80
37	V. Aschoff: Einführung in die Nachrichtenübertragungstechnik. DM 11,80
38	R. Henn/H. P. Künzi: Einführung in die Unternehmensforschung I. DM 10,80
39	R. Henn/H. P. Künzi: Einführung in die Unternehmensforschung II. DM 12,80
40	M. Neumann: Kapitalbildung, Wettbewerb und ökonomisches Wachstum. DM 9,80
43	H. Grauert/I. Lieb: Differential- und Integralrechnung III. DM 12,80
44	J. H. Wilkinson: Rundungsfehler. DM 14,80
49	Selecta Mathematica I. Hrsg. von K. Jacobs, DM 10,80
50	H. Rademacher/O. Toeplitz: Von Zahlen und Figuren. DM 8,80
51	E. B. Dynkin/A. A. Juschkewitsch: Sätze und Aufgaben über Markoffsche Prozesse. DM 14,80
56	M.J. Beckmann/H. P. Künzi: Mathematik für Ökonomen I. DM 12,80
62	K. W. Rothschild: Wirtschaftsprognose. Methoden und Probleme. DM 12,80
63	Z. G. Szabó: Anorganische Chemie. DM 14,80
64	F. Rehbock: Darstellende Geometrie. 3. Auflage. DM 12,80
65	H. Schubert: Kategorien I. DM 12,80
66	H. Schubert: Kategoien II. DM 10,80
67	Selecta Mathematica II. Hrsg. von K. Jacobs. DM 12,80
71	O. Madelung: Einführung in die Halbleiterphysik. DM 12,80
72	M. Becke-Goehring/H. Hoffmann: Vorlesungen über Anorganische Chemie: Komplexchemie. DM 18,80
73	G. Pólya/G. Szegö: Aufgaben und Lehrsätze aus der Analysis I.DM 12,80
74	G. Pólya/G. Szegö: Aufgaben und Lehrsätze aus der Analysis II.
75	Technologie der Zukunft. Hrsg. von R. Jungk. DM 15,80
78	A. Heertje: Grundbegriffe der Volkswirtschaftslehre.
80	M. Gross, A. Lentin: Mathematische Linguistik.
81	K. Steinbuch: Automat und Mensch.
82	R. Süss/V. Kinzel/ J. O. Scribner: Krebs.

MIX
Papier aus verantwortungsvollen Quellen
Paper from responsible sources
FSC® C105338

If you have any concerns about our products,
you can contact us on
ProductSafety@springernature.com

In case Publisher is established outside the EU,
the EU authorized representative is:
**Springer Nature Customer Service Center GmbH
Europaplatz 3, 69115 Heidelberg, Germany**

Printed by Libri Plureos GmbH
in Hamburg, Germany